髋部外科学

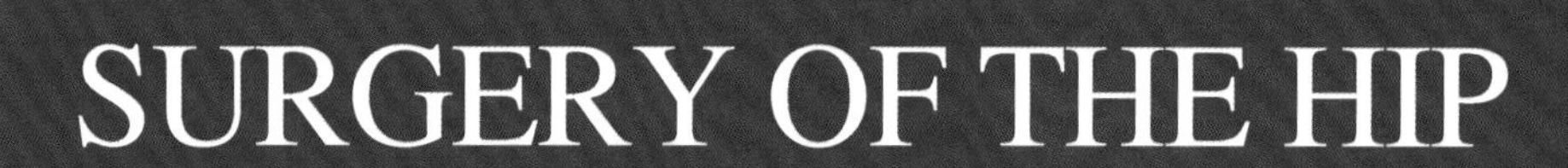
SURGERY OF THE HIP

编著·张长青

上海科学技术出版社

图书在版编目（CIP）数据

髋部外科学 / 张长青编著. —上海：上海科学技术出版社，2018.4

ISBN 978-7-5478-3946-1

Ⅰ. ①髋… Ⅱ. ①张… Ⅲ. ①髋关节－外科学

Ⅳ. ① R687.4

中国版本图书馆 CIP 数据核字（2018）第 052255 号

髋部外科学

编著 张长青

上海世纪出版（集团）有限公司
上 海 科 学 技 术 出 版 社 出版、发行

（上海钦州南路 71 号 邮政编码 200235 www.sstp.cn）

浙江新华印刷技术有限公司印刷

开本 889 × 1194 1/16 印张 20.5

字数 500 千字

2018 年 4 月第 1 版 2018 年 4 月第 1 次印刷

ISBN 978-7-5478-3946-1/R · 1586

定价：188.00 元

内容提要

有别于髋关节外科学，该著作不仅描述髋关节内的疾病，也描述髋关节周围的相关疾病。当患者出现髋部不适时，医生不仅要思考髋关节内有无疾患，而且还要将思维扩展到髋部周围乃至全身。该著作的编写方式有助于医生树立完整的临床思维方法。

该著作有以下几个特点：第一，体系化地将成人、儿童髋关节内和髋关节外的疾病加以阐述，使读者易于完整掌握该部位有关疾病的诊治。第二，汇总了编者在各类疾病诊治中的经验和技术。第三，编者团队创作、绘制了立体彩色线条图，与术中彩色图片对照，使读者易于理解和掌握相关内容。

本书与临床应用结合紧密，内容新颖、知识丰富，体现了髋部外科学领域的最新学术进展和相关手术技巧，具有很好的实践操作性，可供医学院校医学生、研究生和各级骨科医生参考。

主编简介

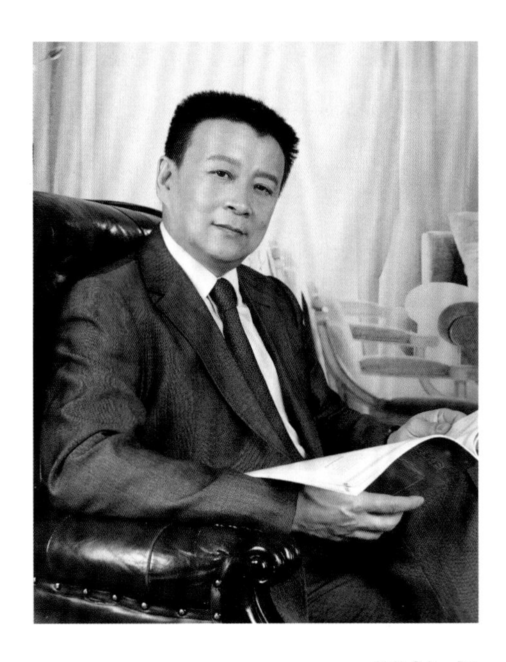

张长青

主任医师，博士生导师，二级教授
上海交通大学附属第六人民医院副院长
上海市创伤骨科临床医学中心主任
上海市重中之重临床医学中心主任

1986年毕业于兰州医学院（现兰州大学医学院）。1988年师从冯守城教授，攻读骨科学硕士学位并在兰州大学第二附属医院骨科工作。1993年师从顾玉东院士，学习了臂神经及手外科专业知识。1996年师从侯春林教授，创新研发了臂神经C8神经根部分切断术，解决了痉挛型脑瘫手术困难的问题，该项手术技术获得第二届中华医学会骨科分会中青年优秀论文一等奖。

从事骨科临床工作和研究30余年，在手外科、创伤外科以及关节和脊柱等疾病领域受到良好的专业训练。自2000年起，将工作重点聚焦在股骨头缺血性坏死、股骨颈骨折与骨不连以及各类骨科并发症的治疗等。

改良和创立了吻合血管游离腓骨移植治疗股骨头坏死的新术式，17年来共治疗患者达4 000余例，临床治愈率达80%以上，处于国际先进水平。

创新了股骨颈骨不连的切开复位结合游离腓骨移植和内固定手术方案，成为治疗股骨颈骨不连的最佳术式。

创立和发展了自体血清干细胞（platelet rich plasma，PRP）分离装置，并实现了产业化。首次发现PRP不仅能够修复组织损伤，而且具有良好的抗菌作用；同时还发现PRP可促进软骨、肌腱及骨的修复作用。

2014年，在我国首次提出老年骨折快速通道理念，强调老年患者骨折48小时内开展手术治疗的重要性，并制订了详细的手术治疗方案，使老年患者骨折治疗效果有了显著的提升和突破。

荣获2017年度上海医学百年发展杰出贡献奖，2015年度仁心医者·上海市杰出专科医师奖，2012年度第二届上海市十佳医生，2012年度上海市职工职业道德建设十佳标兵个人。

曾获2015年度第七届国家卫生计生突出贡献中青年专家，2015年度全国用户满意度服务之星，2014年度全国先进工作者，2012年度全国卫生系统先进工作者。

曾获2009年度上海市卫生系统百名跨世纪优秀学科带头人，2008年度上海市领军人才，2007年度上海市优秀学科带头人等殊荣。

科研成果先后获得中华医学科技进步奖一等奖（2016）、教育部科技进步奖一等奖（2012）、上海科技进步奖一等奖（2013）等12项省部级奖项。

在学术任职上，兼任世界重建显微外科联盟常委、亚太显微外科联盟主席、中华医学会显微外科学分会主任委员、中华医学会骨科学分会常委、中国医师协会骨科医师分会副会长、上海医师协会骨科分会会长、上海医学会骨科分会候任主任委员等诸多职务，同时担任包括《国际骨科学杂志》主编在内的国内外多本杂志主编、副主编和编委职务。

编者名单

编　著

张长青

参编人员

（以姓氏笔画为序）

占　师　冯　勇　朱振中　关俊杰　杜大江
李广翼　杨庆诚　吴　昊　张　伟　张智长
陈　捷　陈圣宝　陈博昌　林　森　金东旭
胡　兵　胡　海　姚伟武　袁　霆　贾伟涛
徐佩君　殷吉旻　高悠水　黄轶刚　盛加根
谢宗平　蔡宗远　戴生明

秘　书

陈　醇

序　一

髋关节及周围疾病严重影响患者的劳动能力和日常生活。然而，随着关节置换技术的飞速发展，关节外科已逐渐成为关节置换外科的代名词，许多治疗髋部疾病行之有效的治疗方法，如截骨术、加盖术、髓芯减压术等，逐渐无人问津。然而这些治疗手段具有关节置换不可替代的优点，它对一些儿童髋部疾病、髋部早期疾病以及某些髋部病变仍是颇为有效的治疗方法。

作者依托强大的显微外科技术功底，将吻合血管的游离腓骨移植技术用于股骨头坏死的治疗。通过4 000余例手术，积累了大量手术治疗经验，总结和创新了一系列新术式，并将传统技术进行了发展和改良，对于股骨颈骨不连的治疗创造性地采用了修复重建技术吻合血管腓骨移植结合内固定等，显著提高了髋关节及周围疾病的手术疗效。

作为当前国内专注于股骨头坏死的关节外科专家，张长青教授编著的《髋部外科学》一书，突破了传统观念，将髋关节内疾病和髋关节周围疾病作为一个整体来考虑，有助于医生树立完整的临床思维方法。以张长青教授为首的团队，利用二十多年治疗股骨头坏死的经验，将自己的基础理论、诊疗经验、手术技术等做了细致完整的总结。该书将成人、儿童髋关节内外疾病加以系统阐述，使读者易于完整掌握该部位有关疾病的诊治；同时，本书精心创绘了立体彩色线条图，结合术中彩色图片对照，使读者易于理解和掌握相关内容。该书充分体现了髋部外科学领域的最新学术进展和相关手术技巧，具有很好的临床指导意义。

相信此书的出版，必将对我国髋部外科学的发展有所裨益。一定会深受广大读者欢迎，感谢张长青团队的辛勤劳动，并对此成果表示衷心地祝贺。

2018 年春

序　二

髋关节是人体最大也是最重要的关节，是机体中心轴与双侧偏心轴转换的力的交汇点，是人体承上启下的枢纽。其特点为关节周围肌肉丰厚、韧带纵横交错、血管和神经密集；髋臼深大，容纳了全身最大的半球形关节面——股骨头；并具有全身唯一的头悬吊韧带，可完成伸、屈、外展、内收、外旋、内旋、旋转等复杂动作。

由于髋关节极其重要的运动功能和特殊的解剖结构，其损伤和发病风险极高。髋关节损伤约占全身骨折的 6.9%；股骨头坏死的发病率为 20%~25%；髋臼发育不良的发病率约 3%。如果髋关节及周围疾病发现不及时或治疗措施和方法不当，大部分可能造成不同程度的残疾。如何能够早期发现髋关节及其周围损伤，并选择正确有效的治疗策略和方法，是骨科临床医生面临的难题和挑战。

上海交通大学附属第六人民医院张长青教授团队经过近二十年的实践研究，从解剖学、生理学、组织学、组织工程学、生物力学等方面进行科学实验和临床验证，取得了世界领先的原创性成果。改良了国际上最早由美国医生 Dr. Urbanic 提出的吻合血管的游离腓骨移植技术治疗股骨头坏死，不仅大幅缩短手术时间、减少术中出血、有效改善患者的生活质量，而且避免患者过早接受人工髋关节置换；采用这种改良技术结合内固定治疗股骨颈骨折骨不连，可明显提高股骨颈骨折的愈合率，并最大限度避免了继发股骨头坏死的发生。

张长青教授团队编著的这部《髋部外科学》就髋部疾患及手术的基本临床问题展

开介绍，并对他们长期从事髋关节疾患诊疗所积累的经验与体会做了梳理与总结，配以精美插图，使读者可以更直观、有效地接收知识和汲取经验。我相信，本书的出版能够帮助大家解决髋部疾患诊疗过程的一些难题，推动我国髋关节外科的不断发展，百尺竿头更进一步。

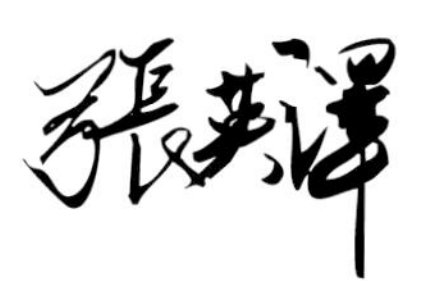

2018 年 1 月

前　言

在描述髋部外科学之前，很想把股骨头坏死诊治中的一些经历和一些思考交代一下。1999年，我当时有一个思考，能否将显微外科技术用于髋部常见病及疑难病的治疗呢？如果临床能够有突破，不仅能够拓展学科发展，而且可使广大患者受益。基于这样一种逻辑，我就将焦点聚焦在股骨头坏死的治疗上。显然，在人工关节已经非常发达的今天，青少年及一部分中青年，在临床需求和疗效上，都需要很好地保留髋关节，使髋关节恢复到正常功能。我们的前辈陈中伟、于仲嘉、曾炳芳等教授，他们创造的吻合血管的腓骨移植技术已用于各类骨的修复，但尚未用于股骨头的重建。美国医生 Dr. Urbannic 将该技术用于股骨头坏死，临床取得了惊人效果，但手术技术复杂，需两组医生共同参与。我们根据这样一种现状，开始了漫长的临床探索。我们在继承的基础上，通过实践不断改良手术技术，让传统的取腓骨时间从最快的40分钟缩短到10~15分钟；我们也设计了髋部前侧、内侧入路，解决了更充分显露血管和清理股骨头坏死的新技术，使腓骨移植更方便，一组医生仅需1~2小时就可完成手术所有操作。随着股骨头坏死诊治研究的进展，各类髋部疑难疾病不断被发现，其中之一就是股骨颈骨不连。对于股骨颈骨不连，我们创立了腓骨移植结合内固定的修复重建技术；我们还对各类股骨头畸形、青少年骨性关节炎等各类股骨头疾病开展了截骨术、矫形术等治疗，拓宽了手术治疗髋部疾病的范围。

临床技术的发展总是围绕着患者的需求而开展的。近些年围绕股骨头坏死的诊治研究使我越来越深刻地感受到，所有疾病并不是孤立的。如果患者感到髋部疼痛，其原因可能不仅仅是髋部疾病，也可能是腰部疾病，也可能是损伤导致的疼痛等。只有进行体系化的临床诊治，才能使患者最大受益；同时，也必须看到，能够为患者提供完整的体系化的诊治方案，才是临床医生需要追求的目标。该书之所以命名为“髋部外科学”，而未命名为“髋关节外科学”，正是出于这样的考量。我们希望帮助读者体系化地掌握在髋部这一解剖区域会发生什么样的创伤，什么样的疾病，为何会出现疼痛和不适，希望读者能够从书中学到一些手术技巧；同时也希望专科医生们能够从书中了解局部解剖、病理生理及其与髋部各类疾病之间的关系，完整系统地掌握髋部疾病的诊治。

感谢我的老师们，没有你们的培养和支持，不可能让我走到今天的高度。

感谢我的同学们和弟子们，我们共同学习、成长，共同成熟。

感谢家人、爱人和孩子们对我的关爱和支持。

张长青

2018 年 1 月

目　录

第一章

髋关节外科解剖

第一节　概述

髋关节是人体最大的球窝关节，由股骨头和髋臼构成，连接骨盆与下肢，是人体重量传达于下肢及负重和行走的枢纽。髋臼为髂骨、坐骨与耻骨共同形成的半球形杯状凹陷，周缘骨质隆起，覆有纤维软骨的髋臼盂唇，增加了髋臼的深度，使髋关节既稳定，又有较大的活动范围。髋关节的关节囊坚韧致密，周围有多条韧带加强。其中，在关节囊前面有最为强健的髂股韧带，又称Y韧带或Bigelow韧带，它可限制髋关节的后伸，加强关节囊的强度，有助于维持人体直立姿势。在髋臼深部与股骨头之间还有一根长1.2 cm的V形韧带，称之为股骨头韧带，内含营养股骨头的血管。股骨头呈半球形，朝向前内上方，在股骨头中央有股骨头凹，为股骨头韧带附着处，余为关节面，为透明软骨所覆盖。髋臼的杯形窝与球形的股骨头关节面相适合、对应，可做三轴的屈、伸、收、展、旋内、旋外以及环转运动（图1-1）。

一、髋臼

髋臼位于髂前下棘与坐骨结节连线的中点，为半球形的深凹窝，其直径约为4.5 cm，朝向外下方。髋臼由髂、坐和耻三骨的体合成。由髂骨体构成髋臼顶，约占髋臼面积的2/5；坐骨体构成髋臼后壁及臼底，约占髋臼面积的2/5；髋臼的前壁由耻骨体构成，占髋臼面积的1/5。髋臼边缘的骨质隆起，髋臼窝较深，在其下部有一宽而深的缺口，称为髋臼切迹，髋臼横韧带附着其上。髋臼深面与切迹之间有一小孔，称为髋臼孔，内有营养髋臼的血管通过。髋臼的周缘还有坚韧的纤维软骨覆盖，称髋臼盂唇，加深了髋臼的深度，使髋臼的面积超过球面的一半，将股骨头深纳其中，使髋关节更为稳定。

二、股骨上端

股骨上端包括股骨头、股骨颈、大转子和小转子。股骨头膨大呈球形，与股骨颈相连，其直径为4.5~5.5 cm，股骨头的关节面为关节软骨所覆盖，并与髋臼相关连。股骨头的关节面较髋臼的关节面为大，这样可增加股骨头的活动范围。平时股骨头的前

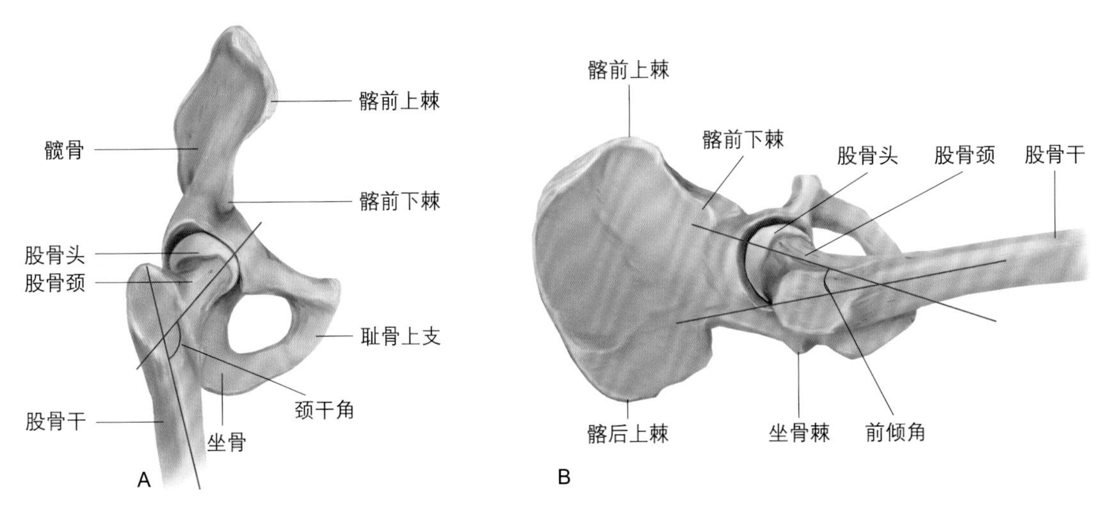

图1-1　髋关节骨性组成

A. 正面观；B. 侧面观

部、外上部及后部边缘不被髋臼所覆盖，仅在髋关节极度屈曲和伸展时，股骨头周围的这部分软骨面始与髋臼的关节软骨面相接触。关节软骨面可分为3个区，位于应力轴线上覆盖股骨头压力骨小梁的部位为压力负重区，内侧为非压力负重区，外侧边缘部分为非压力负重区。股骨头的中央稍靠下侧有一小窝，称为股骨头凹，为股骨头韧带的附着部。股骨头韧带中有动脉，股骨头可由此动脉获得少量血供。

三、股骨颈

股骨头与股骨体之间狭细的部分称股骨颈。股骨颈长轴与股骨干长轴之间形成一内倾角，称为颈干角。颈干角可使躯干重力由狭窄的髋关节负重区传达至较宽广的股骨颈基底部，并可增加下肢的活动范围。成人颈干角约127°（男性132°，女性127°左右）。儿童颈干角较大，约为160°，以后随年龄的增大而减小。颈干角如小于110°则称为髋内翻，大于140°则称为髋外翻（图1-1A）。在冠状位切面上，股骨颈长轴投影线与股骨两髁连线投影线之间所形成的向前的倾斜角，称为前倾角或扭转角。成人前倾角为10°~15°（男性12.2°，女性13.2°，图1-1B）。前倾角的形成一般认为是由于髋关节外旋肌力大于内旋肌力所致。前倾角是反映股骨头颈长轴对股骨髁和膝关节、踝关节的冠状轴而言向前扭转的角度。

第二节　髋关节前侧解剖及入路特点

髋关节前侧以腹股沟与腹部分界，位于深面的腹股沟韧带是该区的重要结构，该韧带外侧起自髂前上棘，内侧终止于耻骨结节。其深面与髋骨间被髂耻弓分割成内、外侧两部分，外侧为肌腔隙及内侧的血管腔隙，是腹、盆腔与股前内侧区的重要通道。

缝匠肌由外上髂前上棘发出，斜向下终止于内下方股骨内上髁，将髋关节前侧分内、外两个三角区域，前者包括股神经及股动静脉，是髋部手术时需要保护的重要结构，也是临床手术时应当尽量避免进入的区域。而前外侧多以肌肉覆盖，重要血管、神经分布较少，是临床多种手术入路的常用区域（图1-2）。

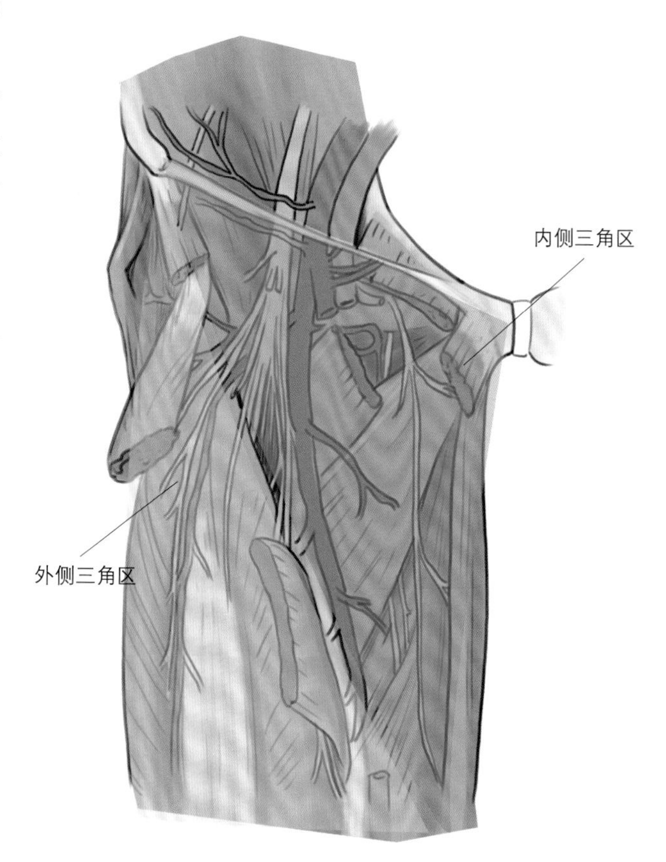

图1-2　髋前区三角区域划分

一、髋关节前外侧解剖及常用入路的形成

（一）体表标志

1. 髂前上棘　位于髂嵴的前端，为腹股沟韧带、缝匠肌及阔筋膜张肌的共同附着点，亦可作为

测量下肢长度的标志，由于靠近股外侧皮神经，该处很少作为取骨区。

2. **股骨大转子** 髋关节前侧最外缘的骨性隆突，为诸多髋外展及外旋肌肉所附着。大转子的上缘因阔筋膜附着于髂嵴及大转子尖端之间，不易摸出，但若使大腿外展，因阔筋膜松弛，大转子即比较容易摸到。

3. **腹股沟韧带中点** 在腹股沟韧带中点以下用力下压，再使下肢旋转，可感觉到股骨头在指下滚动。

（二）浅层解剖

多数髋关节前侧入路由缝匠肌与阔筋膜张肌之间进入，外侧入路由阔筋膜张肌与臀中肌之间进入。这两个入路经过的浅层结构是阔筋膜、缝匠肌及阔筋膜张肌（图 1-3）。

1. **缝匠肌** 为全身最长的肌肉，位居前（外）侧入路的内侧，起于髂前上棘及其下方的骨面，斜向下内，于该肌的起端浅层，常有股外侧皮神经通过，术中应注意保护。缝匠肌上部接受股深动脉及旋股外侧动脉的分支供应血液。两动脉的缝匠肌支，均在髂前上棘下方 10 cm 左右，于该肌的内侧缘进入肌肉。支配缝匠肌的股神经分支与血管伴行，一同（形成血管神经束）进入肌肉。所以，沿此入路，在髂前上棘下方横断肌起端并翻向内侧，不会伤及上述血管神经。

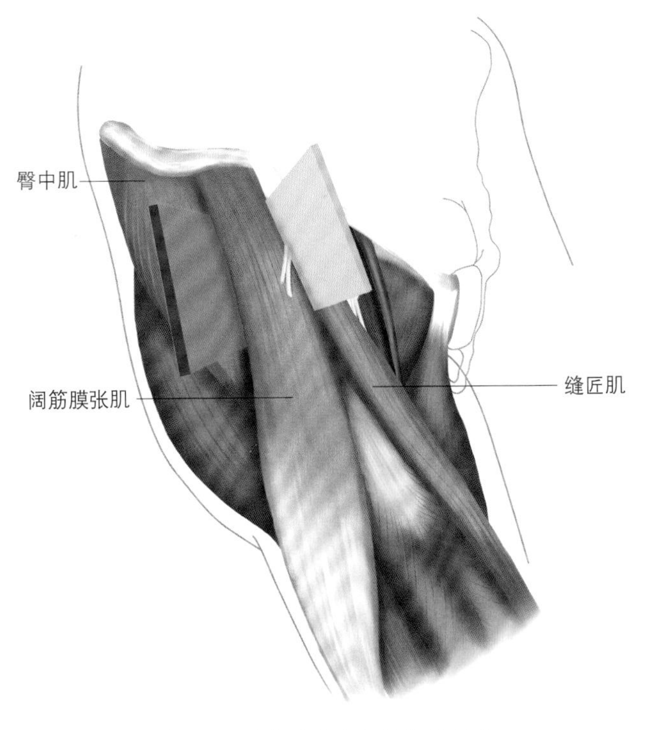

图 1-3 前侧入路常见的肌肉间隙

2. **阔筋膜张肌** 位于缝匠肌与臀中肌之间、髋关节外侧入路的前方。该肌呈三角形，与缝匠肌一同起自髂嵴前端，并列下行一段距离后分开，移行于髂胫束，股直肌位于二肌之间。阔筋膜张肌肌腹长 16 cm，中宽 3 cm，厚约 1.3 cm。阔筋膜张肌主要从旋股外侧动脉升支接受血供，由臀上神经支配。由于阔筋膜张肌的后缘与臀中肌前缘之间有重叠，这为外侧入路确定两肌之间的间隙位置带来一定困难。

（三）深层解剖

位于髋关节前外侧区的深层肌肉包括内侧的股直肌、髂腰肌和外侧的臀中肌及臀小肌。

1. **股直肌** 为股四头肌一部分，全肌呈梭形，以大的直头起于髂前下棘，以扁薄的反折头起于髋臼上方及关节囊，二头以锐角合并呈腱膜状延伸向下续于肌束。肌束浅层纤维呈双羽状，深层纤维垂直下行，止于深面的腱板。后者向下缩窄成索，与股内、外侧肌纤维愈合成一总腱止于髌上缘及两侧缘。该肌的血供为多源性，主要接受旋股外侧动脉的分支供应。接受股神经的分支支配。分布于股直肌的血管神经的分支，分成两束，分别从该肌上、中部的内侧缘进入肌肉。在前（外）侧入路的深层分离中，应自股直肌外侧分离，避免损伤自内侧进入肌肉的血管神经。

股直肌起点切断或者向内侧牵开，其深部有筋膜覆盖于股中间肌，旋股外侧动脉及其分支潜行于该筋膜下方，分为升支、降支和横支。升支分布于阔筋膜张肌、缝匠肌等；降支至股四头肌下半部及膝关节；横支穿越股外侧肌到股骨后面，在大转子下方吻合旋股内侧动脉和臀下动脉、第一穿支动脉环。旋股外侧动脉发出到股骨颈前部的分支，从髂腰肌前面经外侧缘向深部行走。分支供应沿转子间线的股骨颈基底部、关节囊部、囊内股骨颈部。进入关节囊内颈部的动脉较大，位于关节滑膜下沿股

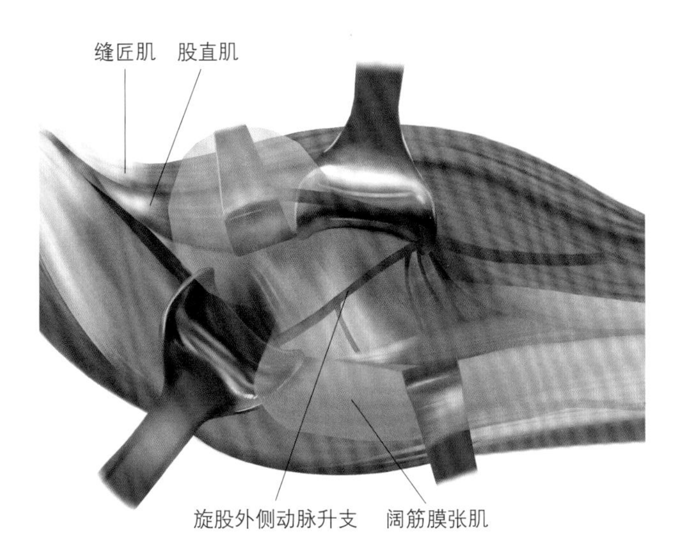

图 1-4　旋股外侧动脉升支界面及解剖

骨颈上升，靠近旋股内侧动脉的支持动脉分出头上动脉，终于股骨颈上部。术中需切断并结扎旋股外侧动脉升支，才能显露出位于其深面的股中间肌起点及髋关节前侧关节囊（图 1-4）。

2. 髂腰肌　由腰大肌和髂肌合成，经腹股沟韧带外侧深面入股，经髋关节囊前内侧下行止于股骨小转子，部分纤维止于关节囊。该肌前面外侧被缝匠肌和股直肌上部覆盖，毗邻股神经及血管，后（深）面紧贴关节囊的前内侧，两者间有滑液囊。此囊可与关节腔相通，且常见因关节的退行性变而闭塞消失，致使髂腰肌肌腱与关节囊前内侧壁粘连。在前（外）侧入路的深层分离中，必须将该肌止于关节囊的部分肌纤维小心剥离，然后牵向内侧，以扩大手术野。

3. 前侧关节囊、韧带及血供分布　髋关节囊为圆筒状结构，厚而坚韧，分为外表的纤维层和内面的滑膜层。纤维层在近端起自髋臼缘、髋臼横韧带和髋臼盂唇外面。在远端，前面附着于转子间线，后面附着小转子间嵴内侧 1.25 cm 处（即股骨颈中、外 1/3 交界处），股骨颈前面全包于囊内，纤维膜由浅纵纤维和深横纤维组成，一部分纤维呈螺旋形、斜行和弓形走向。囊壁厚薄不一，前壁和上壁极厚，由髂股韧带增强后内壁和内下壁很薄，在髂腰肌肌腱下，纤维层甚至缺如，形成关节囊薄弱部。因此，髋关节在暴力作用下可造成内下方脱位或后下方脱位。

关节囊滑膜层薄而柔润，其构成以薄层疏松结缔组织为基础，内面衬以单层扁平上皮——间皮，边缘与关节软骨相连续。滑膜上皮可分泌滑液，略呈碱性，除具润滑作用外，还是关节软骨等进行物质代谢的媒介。股骨颈表面由滑膜覆盖，滑膜宽阔，近端起自髋臼缘，覆盖髋臼盂唇和脂肪组织，股骨头韧带亦被滑膜包裹。在远端，滑膜于纤维膜附着处反折向上，覆盖股骨颈，直达股骨头关节面周缘。在股骨颈下面，滑膜形成数条皱襞，皱襞下通行有滋养头颈的血管。因此，股骨颈骨折时，如未损及滑膜及其中的血管，将有利于骨折的愈合。滑膜腔有时与髂耻囊相交通。

旋股外侧和内侧动脉在转子间的关节囊附着处之外的股骨颈基底部形成动脉环。从这个动脉环沿股骨颈部向内上方发出前、后、后上、后下 4 组血管束，一般成组排列，很少分散分布，分别称前支持带动脉、后支持带动脉、后上支持带动脉、后下支持带动脉。常将后、后上支持带动脉组合称为后上支持带动脉。这些血管束穿过关节囊在股骨颈的附着部，行走于关节囊纤维层和滑膜层之间，贴股骨颈表面到达头下沟，在关节软骨缘的滑膜下可吻合形成囊内动脉环。囊内动脉环较细，常不完整，上、下部常呈网状，前后部常缺损。支持带动脉各发出骺动脉入骺，发出干骺端动脉到股骨干骺端。骺软骨消失之后，干骺端动脉与骺软骨广泛吻合，共同供血给股骨头和颈。一部分进入股骨颈的支持带动脉分支与颈内滋养动脉相吻合。血管进入股骨头后，与滋养动脉和头凹动脉均有吻合。支持带动脉较脆弱，又紧贴股骨颈，局部血肿、水肿或骨折移位时都会遭损伤，从而产生股骨头缺血性坏死。

二、髋关节前内侧解剖

与前外侧三角区域不同，内侧区由腹股沟韧带、缝匠肌内缘和长收肌内缘围成，三角的底由髂腰肌和耻骨肌及两者的筋膜构成，两肌合并形成三角形小窝即髂耻窝，其尖相当于小转子，股血管恰通行于窝中。一般手术入路很少涉及此区域。主要包括内收肌、股动静脉及骨神经。

1. 股动脉　从腹股沟韧带中点深面延续至髂外动脉，下行经股三角尖入股管，至收肌腱裂孔续于腘动脉。除发出腹壁浅动脉、旋髂浅动脉和阴部外动脉外，在腹股沟韧带下 3~4 cm 处，常由其后壁发出股深动脉。股深动脉发出旋股内、外侧动脉和 3~4 支穿动脉。股动脉在股三角上部位置表浅，较易受伤，可引起动脉瘤，又因其与股静脉相邻，亦可引起动静脉瘘。

2. 股静脉　在股三角上部位于股动脉内侧，在股三角尖部位于股动脉之后。大腿的深静脉有数支汇入股静脉。在腹股沟韧带下方约 8 cm 处，股深静脉汇入股静脉。在腹股沟韧带下方 2.5 cm 处，大隐静脉经隐静脉裂孔的筛筋膜注入股静脉。

此区可见股外侧皮神经和生殖股神经的分布。生殖股神经出现于髂肌和腰大肌之间的沟中，沿髂肌表面下降，经肌腔隙至股部，居股动脉外侧。股神经于腹股沟韧带下方 3~4 cm 处分成前、后两股，两股又分成若干皮支（前皮支、隐神经）和肌支，并有旋髂浅动脉穿行其间。

第三节　髋关节外侧解剖及入路特点

股骨大转子是髋关节外侧的重要结构，是髋关节外展、外旋的力学支点，也是承接骨盆和下肢运动控制的重要枢纽。作为常用外侧及后侧入路的中点，位置浅表，表面为阔筋膜所覆盖，可大致将髋关节外侧分为转子上区及转子下区。其外侧上部由臀中、小肌与骨盆相连。其下部通过股外侧肌与股骨远端相连（图 1-5）。

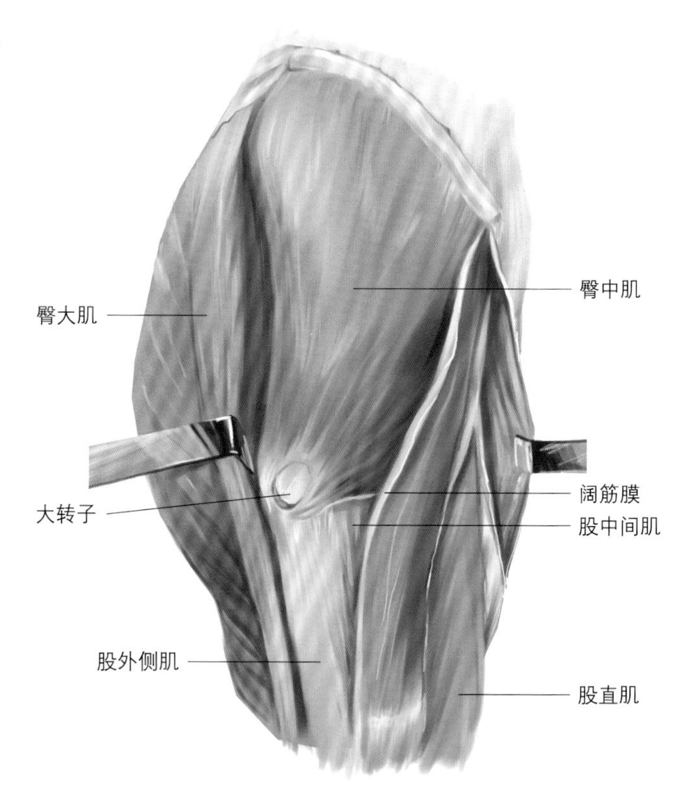

图 1-5　股骨大转子的肌肉连接

（一）体表标志

1. 髂前上棘　于髂嵴前端用手指由下向上滑动，易于触及该骨性隆起。

2. 股骨大转子　屈伸髋关节时，可在大腿上部外侧的最隆起部扪及（图 1-6）。

（二）浅层解剖

1. 阔筋膜　为大腿深筋膜，坚韧致密，包裹髋关节周围及大腿的所有肌肉。向上附着于腹股沟韧带和髂嵴，向下续于腘筋膜及小腿筋膜，向后续于臀筋膜。阔筋膜的上部，分别以单层覆盖于缝匠肌和臀中肌表面，以双层包裹阔筋膜张肌和臀大肌。包裹阔筋膜张肌上部的阔筋膜与肌肉紧密相连，下部合并成髂胫束，其后缘与臀大肌肌腱膜相连续。

2. 臀中肌　位于髋关节的外侧，该肌前上部位于皮下，后下部为臀大肌所覆盖前邻阔筋膜张肌（并有部分被掩盖），后邻梨状肌，深面为臀小肌。全肌呈扇形，上缘以肌纤维起于髂骨背面，下端为

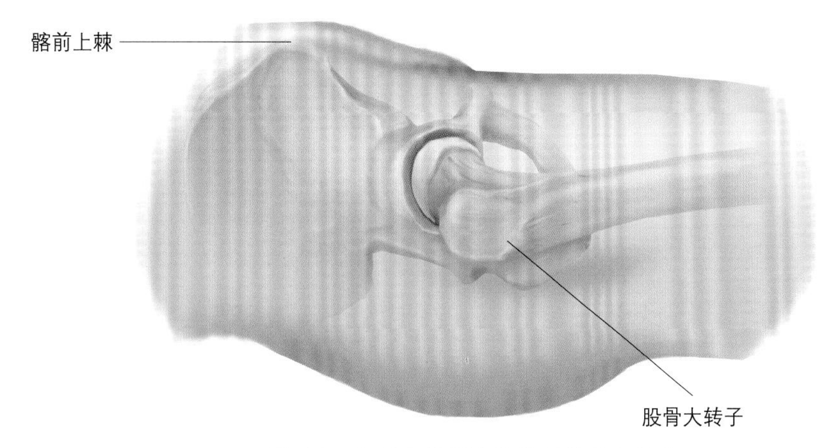

图 1-6　**髋关节外侧入路常用的体表标志**

肌腱止于股骨大转子。此处有 1~2 个臀中肌转子囊。该肌麻痹可导致鸭行步态（Trendelenburg 征阳性）。臀中肌与臀小肌之间有臀上血管深支及臀上神经通过，接受其血供及神经支配。臀中肌的下部位于股直肌上部的外侧，两肌分别接受不同神经支配，通过其间隙（神经界面）可安全地到达关节囊的前面。

3. 臀小肌　位于臀中肌的深面，前部肌纤维与之愈合。该肌的形态、起止、功能及其血管神经与前肌相同，故可视为臀中肌的一部分。在外侧入路的深层分离中，常将大转子连同二肌止点一并切断翻向上方，以充分显露关节囊。

4. 股外侧肌　位于股直肌及股中间肌的外侧，上端起于股骨大转子基底部下缘的股外侧肌嵴，从后外侧包围股骨上段。在外侧入路时需要暴露股骨大转子时，需要切断该肌肉的起始部并向下翻转才能显露（图 1-7）。

5. 血管神经及手术中易损伤的组织　显露臀上动静脉深支的上支和下支及臀上神经。上支滋养臀中、小肌和髂骨，前行与旋髂深动脉和旋股外侧动脉深支吻合。下支外行，滋养臀中、小肌和髋关节，至转子窝的分支与臀下动脉和旋股内侧动脉深支吻合。臀上神经支配臀中肌、臀小肌和阔筋膜张肌。阔筋膜张肌下方有旋股外侧动脉升支、横支、降支。臀上神经分上、下两支，上支沿臀小肌上缘分布于臀中肌，下支行于臀中肌、臀小肌之间，支配臀中肌、臀小肌及阔筋膜张肌。

臀上动脉与臀上神经伴行，出梨状肌上孔处外径平均 3.1 mm。分浅、深两支，浅支分布臀大肌，深支行于臀中肌深面，又分上、下两支。上

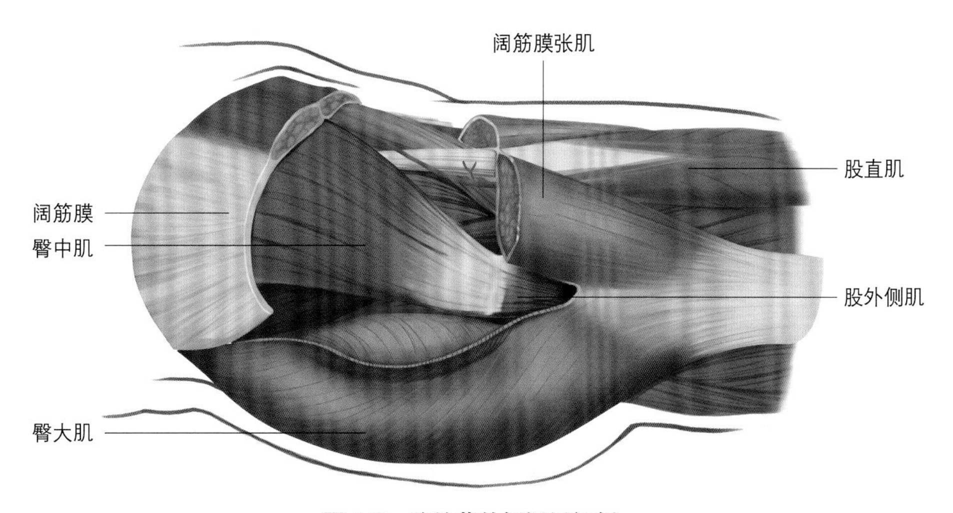

图 1-7　**髋关节外侧深层解剖**

支沿臀小肌上缘前进，至髂前上棘与旋髂深动脉和旋股外侧动脉升支吻合。下支沿臀中肌、臀小肌之间外行，分支至该两肌，并发小支穿臀小肌至髋关节。至转子下窝的分支与臀下动脉和旋股内侧动脉的深支吻合。施行骶髂关节手术时，注意勿损伤臀上动脉，因其被切断后往往向盆腔缩入，必要时可紧急剖腹结扎髂内动脉，否则将导致大量内出血。

第四节 髋关节后侧解剖及入路特点

髋关节后方覆盖着两层肌肉，浅层为臀大肌，深层为髋关节外旋肌（包括梨状肌、闭孔内肌、上下孖肌和股方肌）。坐骨神经经深浅两层肌肉之间垂直下行，经过后侧入路的手术区。根据入路与臀大肌的位置关系，对后侧入路目前有两种不同意见。Marcy-Fletcher 主张后侧入路经过臀大肌前缘，即臀大肌（臀下神经支配）与臀中肌（臀上神经支配）之间进行分离。该入路由于利用了神经界面，故较符合解剖要求。Moore 和 Osbome 等主张经臀大肌纤维间入路，虽然后一种入路没有利用神经界面，但由于可以比较充分地暴露髋关节而又不会引起明显的失神经支配，所以在临床上较前一入路更为常用。

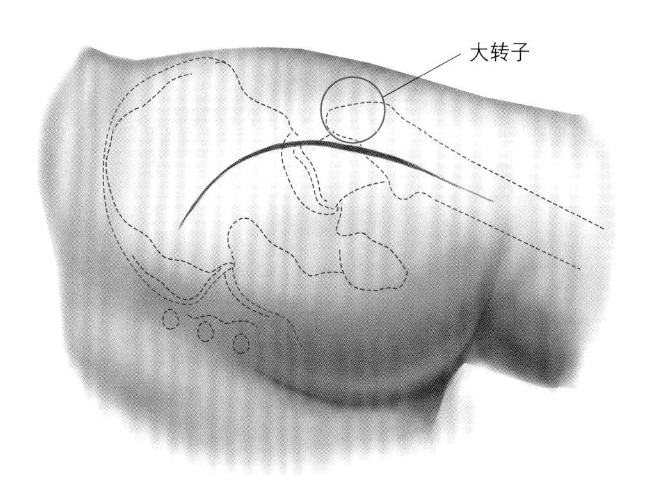

图 1-8 髋关节后侧入路及体表标志

（一）表面解剖

1. 大转子 是股骨颈干移行处向上后方的突起。约在前嵴下方一掌宽处，相当于髂前上棘至坐骨结节连线的中点。后侧入路的皮肤切口通常以它为中点。

2. 髂后上棘 为髂嵴后端的突起。

3. 坐骨结节 为坐骨体下端转为坐骨支处的粗壮突起，在腕关节屈曲位时，可在臀大肌下缘触及（图 1-8）。

4. 体表投影

（1）梨状肌（臀部）：髂后上棘与大转子连线相当于梨状肌上缘；髂后上棘与尾骨尖连线中点至大转子之间的连线，相当于梨状肌下缘。

（2）坐骨神经（臀部）：位于髂后上棘与坐骨结节连线中、上 1/3 交点及坐骨结节与大转子连线的中点。

（3）臀上血管神经：位于髂后上棘与大转子尖端连线的上、中 1/3 交点。

（4）臀下血管神经：位于髂后上棘与坐骨结节连线中点。

（二）浅层解剖

臀大肌为臀部（髋关节后方）浅层肌肉，近似方形，起于内上方的髂翼后部外面及骶骨背面，肌束斜向外下止于髂胫束和臀肌粗隆。臀部的深筋膜前续阔筋膜，在髋后部包围浅表的臀大肌及阔筋膜张肌，覆盖于深在的臀中肌表面。臀大肌、阔筋膜（臀中肌表面）及阔筋膜张肌共同形成一个延续的髋部外层肌鞘，称之为骨盆“三角肌”（图 1-9）。

臀大肌主要从臀上、下动脉接受血供。臀上动脉出梨状肌上孔，分支分布于该肌的上半部；臀下动脉出自梨状肌下孔斜向外上方，布于该肌的下半部，两动脉分支相互吻合，血供丰富。

臀大肌接受臀下神经支配。该神经出梨状肌下孔进入该肌内侧部（靠近该肌起始处）的深面，并分布于整个肌肉。所以在该肌的外侧部及止点附近平行分离臀大肌纤维，不会使臀大肌主要部分失神经支配。即使分离到内侧部，也不会碰到神经主干。

（三）深层解剖

髋关节后方的深层肌肉，由上向下依次为梨状肌、上孖肌、闭孔内肌、下孖肌和股方肌。它们后邻臀大肌深面，间隔以疏松结缔组织的臀肌间隙，使其容易分离；前邻关节囊的后部，在后侧入路的深层分离时，必须切断部分深层外旋肌，才能显露关节囊后部。因此，熟悉深层肌肉的位置排列及其由骨盆走出的血管神经是重要的。而认识梨状肌及其上、下孔的位置关系，又是理解手术区血管神经解剖的关键（图 1-10）。

1. 梨状肌　呈三角形，起自骶骨盆面，出坐骨大孔，经髋关节后面，止于股骨大转子点尖，将坐骨大孔分成梨状肌上孔及梨状肌下孔。梨状肌上孔（由外侧到内侧）通行有臀上神经及臀上血管，梨状肌下孔（由外侧到内侧）通行有坐骨神经、股后皮神经、臀下神经、臀下血管、阴部内血管及阴部神经，直接由骶丛发出的梨状肌神经于盆内直接进入该肌；闭孔内肌神经及股方肌神经出梨状肌下孔进入二肌。此外，坐骨神经与梨状肌的关系时有变

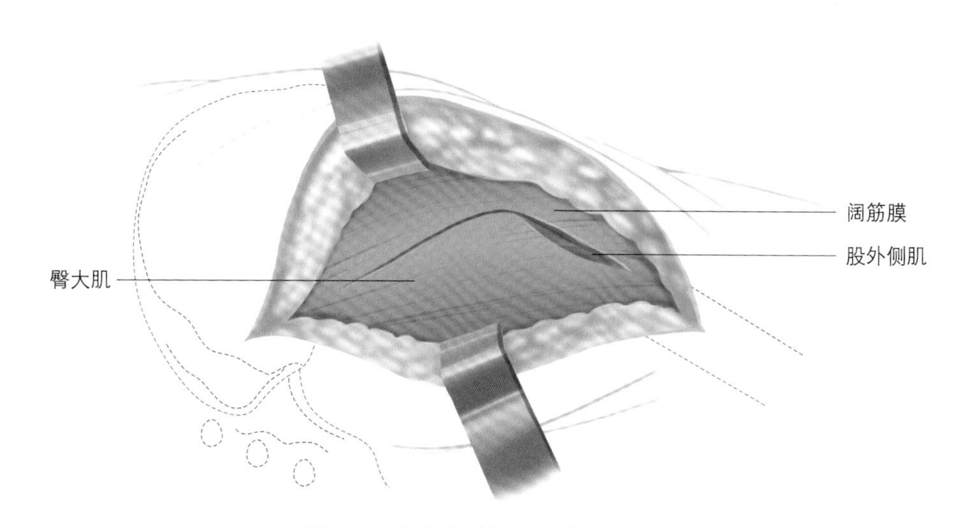

图 1-9　髋关节后侧入路浅层解剖

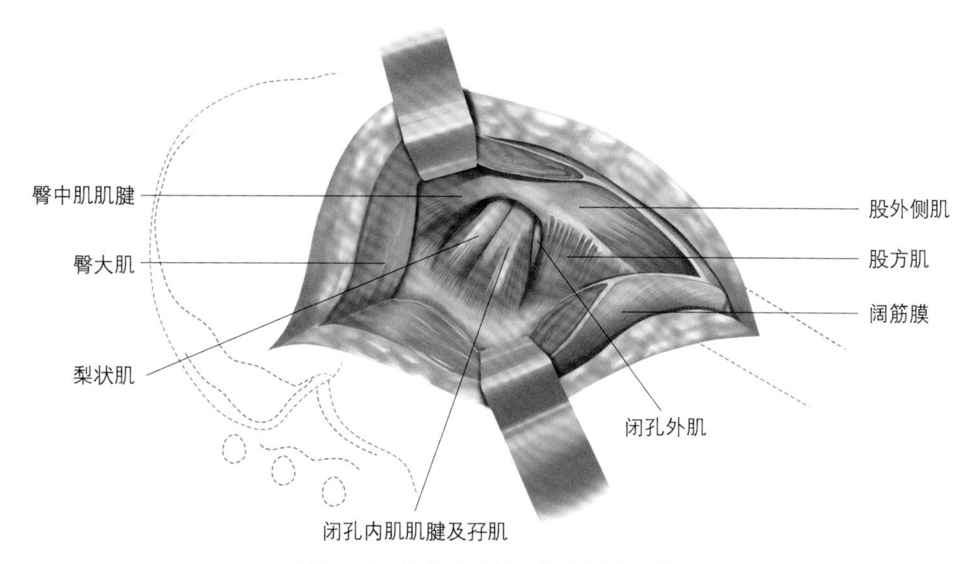

图 1-10　髋关节后侧入路深层主要肌群

异，其后面常见有臀下动脉分出的营养支伴行。

2. 闭孔内肌　位于梨状肌的下方，是人体中为数不多的呈直角弯行的肌肉，绕过坐骨小切迹，与上、下孖肌肌腱共同止于转子窝。

3. 股方肌　位于闭孔内肌及下孖肌的下方，其纤维横架于坐骨结节与大转子之间，全肌呈长方形。于该肌止点下缘处，由第一穿动脉升支、臀下动脉降支及旋股内、外侧动脉横支形成十字吻合。由于股方肌血供非常丰富，故尽量不要切断该肌，否则出血较多，难以控制。

（四）易损伤结构

在髋关节后侧入路的手术中，容易损伤的是坐骨神经及臀上、下动脉。

1. 坐骨神经　经梨状肌下缘（孔）进入臀部浅、深两层肌肉之间，通常被脂肪组织包围而不易看到，只要留意其位置而不会被损伤。如牵开器放置不当而过分牵拉，或在人工股骨头还纳入髋臼内时不注意保护，均可造成损伤，导致膝关节以下的肌肉弛缓性麻痹。如果先将切断的髋关节外旋肌连同其后面通行的坐骨神经一同翻向内侧，然后再放置牵开器，神经即可得到保护。

2. 臀上、下动脉　进入臀部的位置偏内侧，手术一般不涉及该部位。但由于二动脉出梨状肌上、下孔后，分出许多分支，呈扇形散入臀大肌中，所以在钝性分离臀大肌时，必然要伤及这些动脉分支，引起较多出血。鉴于这一解剖特点，在分离此肌时，应先找出并结扎这些分支，防止断裂后小血管回缩至肌中，出现难以控制的出血。在骨盆骨折累及坐骨大切迹时，若骨折端刺破臀上或臀下动脉主干、断端回缩到骨盆内时，须经腹膜外入路进入骨盆，结扎其近侧的髂内动脉方能控制出血。

第五节　髋关节的血液供应

在成人髋关节的血液供应系统中，主要分为髋臼和股骨头颈两大部分。供应股骨头颈部主要有4条动脉的分支，为旋股内侧动脉、旋股外侧动脉、闭孔动脉和股骨滋养动脉。随着人体的生长发育，股骨头血供系统变异较多，个体差异也较大。髋臼的血液供应主要来源是臀上、臀下动脉。另外，股深动脉第一穿支、闭孔动脉等分支在髋关节周围也形成较多的侧支循环。这些血液供应对髋关节的生长发育、各种疾病与创伤方面的病理生理研究十分重要。

一、髋关节周围血供

1. 旋股内侧动脉　旋股内侧动脉起始于股动脉和股深动脉，在小转子的近侧绕过股骨到股骨后面，向大转子方向走行。有时旋股内侧动脉与旋股外侧动脉共干。旋股内侧动脉穿支穿出耻骨肌与髂腰肌之后，在闭孔外肌下缘附近与旋股外侧动脉、第一穿动脉和臀下动脉相吻合。另外发出一髋臼支，伴随闭孔动脉关节支通过髋臼横韧带下方到髋臼凹，分布于髋关节，且与闭孔动脉的关节支相通。旋股内侧动脉于关节囊内侧与闭孔外肌之间发出后下支持带动脉；行至关节囊外后方在大转子间嵴发出后支持带动脉；并发出分支与臀上动脉相吻合。继续向外行走，其终末支延续成后上支持带动脉，行走于髋关节囊后面附近斜行经过转子窝。后上支持带动脉分支供应股骨头、颈和大转子，为髋关节股骨头血供的重要动脉。旋股内侧动脉与旋股外侧动脉吻合成一关节囊外动脉环。旋股内侧动脉在转子窝上行时，分出许多小支进入骨孔，供养股骨颈基底部。同时，此处有3~4个大支穿过外侧关节囊附着处，向近侧在股骨颈增厚的滑膜下行进，达股骨头颈交界处，从关节软骨边缘的4~5个大的血管孔进入股骨头，数目比较恒定。

2. 旋股外侧动脉 旋股外侧动脉直接起自股动脉或在股三角处发自股深动脉，一般比旋股内侧动脉粗大。两者围绕股骨颈根部，共同组成囊外动脉环。旋股外侧动脉组成动脉环的前部，旋股内侧动脉组成环的内、后、外侧部。但此动脉环完整的仅占10%，多数不完整。旋股外侧动脉行至缝匠肌和股直肌深面时分为升支、降支和横支。升支分布于阔筋膜张肌、缝匠肌等；降支至股四头肌下半部及膝关节；横支穿越股外侧肌到股骨后面，在大转子下方吻合旋股内侧动脉和臀下动脉、第一穿支动脉环。旋股外侧动脉发出到股骨颈前部的分支，从髂腰肌前面经外侧缘向深部行走。分支供应沿转子间线的股骨颈基底部、关节囊部、囊内股骨颈部。进入关节囊内颈部的动脉较大，位于关节滑膜下沿股骨颈上升，靠近旋股内侧动脉的支持动脉分出头上动脉，终于股骨颈上部。

3. 闭孔动脉 闭孔动脉通常起于髂内动脉的前干，在盆腔腹膜壁层深面，沿骨盆侧壁向前下方行进，经闭膜管出骨盆，分出前、后两终支。前支沿闭孔前缘行走，分布于闭孔外肌，并与其后支和旋股内侧动脉的分支相吻合。后支沿闭孔后缘行走，分支分布邻近肌肉之外，亦发出一个髋臼支经髋臼切迹至髋臼内，分布于臼内软组织。其中有一支通过股骨头韧带到达股骨头凹，进入股骨头，分布于股骨头内下部小范围区域。此动脉称为股骨头韧带动脉，这是分布股骨头诸多动脉中唯一不经过股骨颈者，在骺软骨消失之前，它是股骨头的主要供血来源。闭孔动脉在骨盆内上发出一个耻骨支，经耻骨后面上行，与腹壁下动脉的闭孔侧支吻合。闭孔动脉在闭孔外肌的附着处形成血管环。在髋臼窝内有丰富的分支分布于脂肪、滑膜及髋臼。股骨头韧带动脉仅为髋臼动脉的一个分支。在髋臼后部，从臀下动脉发出分支与闭孔动脉环相吻合。分支进入髋臼后部。

4. 臀上动脉 臀上动脉为髂内动脉后干的直接延续，穿过腰骶干和第一骶神经之间，由梨状肌上孔出骨盆。分支供应臀肌和髋臼的上部、关节囊的上部、大转子等。当臀上动脉从坐骨切迹处穿出时，分出一支下行，供应髋臼后缘及关节囊后部。另有一支沿髂骨横行于臀小肌下，分支供应该肌。

5. 臀下动脉 臀下动脉为髂内动脉前干的直接延续，沿阴部内动脉的后方下降，穿行在第2和第3脊神经之间，经梨状肌下孔出骨盆，至臀大肌的深面，分支分布于臀大肌、髋关节囊、坐骨神经、臀部及股后部皮肤，并发出交通支，向下与股深动脉第一穿支和旋股内、外侧动脉相吻合，即十字吻合。臀下动脉除发出众多分支供应臀大肌之外，向后发出两个主支供应髋关节的深部结构。横支越过坐骨神经，分支分布于坐骨神经后分出一支向下，称髋臼后动脉，供应髋臼缘的下部、后部及邻近纤维性关节囊。本干继续外行在闭孔内肌、两孖肌（上孖肌、下孖肌）及梨状肌之间，有众多小分支分布于这些肌肉附着点、臀中肌及大转子的上后缘。从坐骨神经内侧发一个分支向下深处行走在神经及髋臼后部之间，向前绕坐骨，在髋臼下部及坐骨结节的切迹部、在闭孔外等处与闭孔动脉相吻合，供应髋臼下部。

6. 股深动脉 股深动脉第一穿支发自股动脉大收肌止点水平，穿过大收肌的上部，位于臀大肌附着点之下，分一些分支供应臀大肌及大收肌之外，一大支从臀大肌附着点以下沿股骨干上升，在股方肌下缘分出一小支至小转子后下面，另一分支至大转子的后下面与臀下动脉及旋股内、外侧动脉吻合，共同分支分布该区域（图1-11）。

二、股骨头颈部的血供

1. 支持带动脉 支持带动脉又称滑膜下动脉、颈升动脉、关节囊动脉、干骺动脉等。支持带动脉在靠近骨骺板处进入股骨颈，为股骨头血供的主要来源。旋股外侧和内侧动脉在转子间的关节囊附着处之外的股骨颈基底部形成动脉环。从这个动脉环沿股骨颈部向内上方发出前、后、后上、后下4组血管束，一般成组排列，很少分散分布，分别称前支持带动脉、后支持带动脉、后上支持带动脉、后下支持带动脉。常将后支持带、后上支持带动脉组合称为后上支持带动脉。这些血管束穿过关节囊在股骨颈的附着部，行走于关节囊纤维层和滑膜层之间，贴股骨颈表面到达头下沟，在关节软骨缘的滑膜下可吻合形成囊内动脉环（图 1-12A）。囊内动脉环较细，常不完整，上、下部常呈网状，前后部常缺损。支持带动脉各发出骺动脉入骺，发出干骺端动脉到股骨干骺端。骺软骨消失之后，干骺端动脉与骺软骨广泛吻合，共同供血给股骨头和颈。一部分进入股骨颈的支持带动脉分支与颈内滋养动脉相吻合。血管进入股骨头后，与滋养动脉和头凹动脉均有吻合。支持带动脉较脆弱，又紧贴股骨颈，局部血肿、水肿或骨折移位时都会遭损伤，如血管扭曲成角亦可导致口径变小或阻塞，从而产生股骨头缺血性坏死。股骨头的血供中，70% 来自支持带动脉，25% 来自滋养动脉，仅 5% 来自股骨头韧带动脉（图 1-12B）。

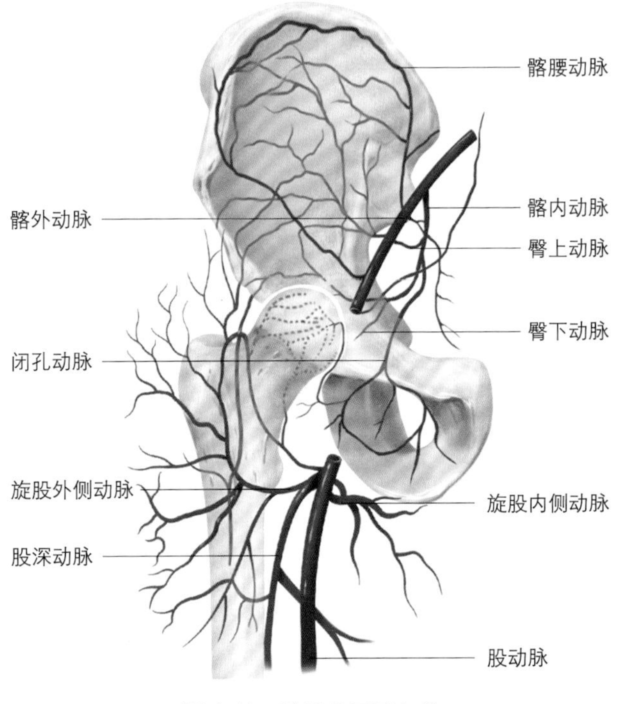

图 1-11　髋关节周围血供

股骨头较股骨颈的血液供应更少，因此股骨颈骨折的部位越高，则骨折处上端越缺乏血液供应。股骨颈骨折后移位程度决定血管损伤的严重程度。而血供受损后残留的血供多少，又决定了股骨头将来能否存活。骨折后股骨颈内滋养血管全部断裂。移位严重时，后上支持带动脉最容易损伤断裂，而其供应了股骨头大约 2/3 的血液。严重的向后上移位，再伴有下肢外旋，又可损伤到后下支持带动脉，进一步影响并破坏股骨头的血供，故血管损伤程度与骨折端移位程度成正比。没有移位或轻度移位的股骨颈骨折容易愈合，股骨头坏死率较低。而股骨颈骨折移位程度越严重，股骨头坏死率越高。故骨折早期不宜采用大重量牵引快速复位。

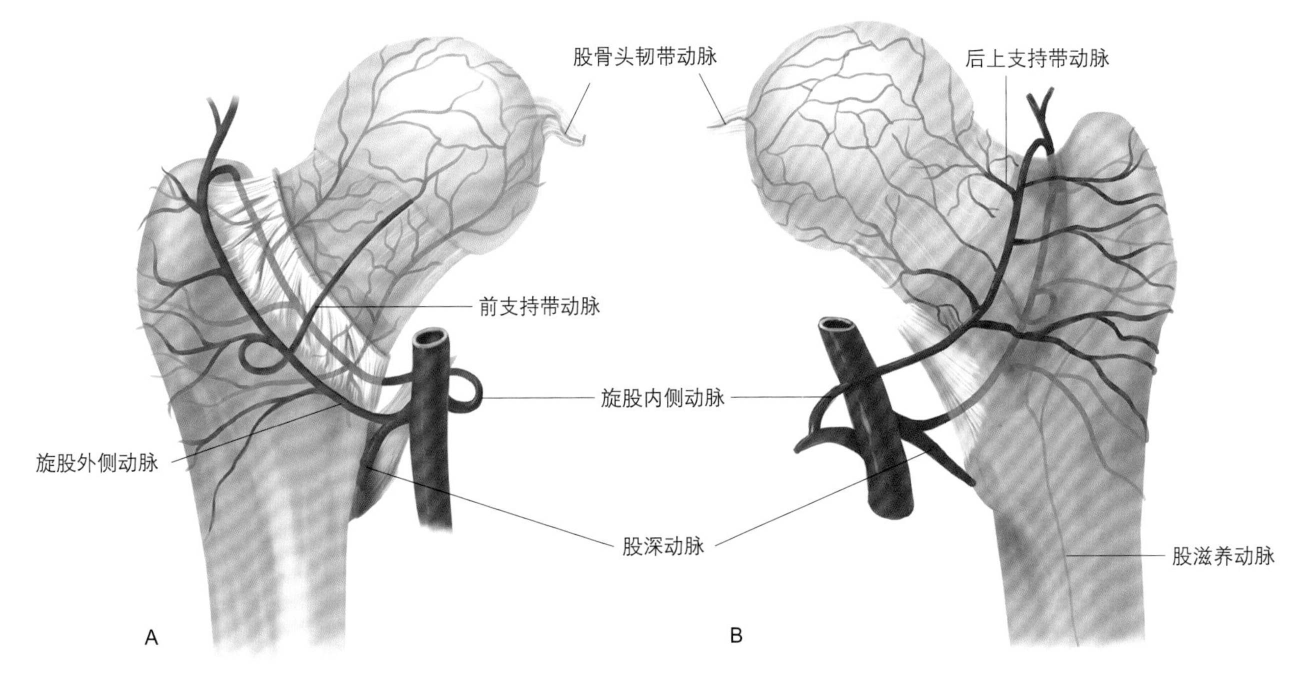

图 1-12　股骨头血供

A. 正面观；B. 后面观

早期负重并不是促进股骨头缺血坏死的主要原因，但早期负重是使未能完成爬行替代过程的已坏死的股骨头产生塌陷的直接原因。股骨颈骨折之后，股骨头圆韧带动脉可以代偿性增大，部分坏死的股骨头可从该动脉重新获得部分血供。骨折明显移位时，近骨折端失去大部分血供，往往骨组织难以维持其存活，除非接受骨折远端股骨颈带来的血供方能愈合。若复位不正确、固定不完善、负重过早，均可造成骨折不愈合或骨吸收。正确复位，牢靠持久地固定，才能恢复骨折后股骨头颈部的有效血液供应，使骨折愈合，并通过爬行替代过程使缺血坏死的股骨头获得新生。股骨头坏死的面积大小，取决于供血动脉损伤的程度和范围。保持头凹动脉对维持股骨头存活非常重要。从治疗角度考虑，股骨颈骨折内植物的粗细、位置、手术操作的正确与否对血液供应影响颇大。一般认为粗大的内植物使股骨头缺血坏死率远较使用3根细小的针为高。较粗的内植物出入可能会破坏骨内的滋养动脉、头凹动脉，损害股骨头前部的血供。对股骨头颈部穿针内固定，对血供影响较小，但是应避免穿入股骨头的后上1/4区域及股骨颈周围，以免损伤主要血管。穿针越靠近头颈的中心区，切断股骨头血供的机会就越少，在股骨头的内1/3，因为有来自外侧骨骺动脉与头部圆韧带动脉吻合，在此穿针对股骨头血供也难以造成严重影响。股骨颈骨折线通过外上部头颈交界处，严重移位时外侧骨骺动脉的损伤才是股骨头缺血坏死的主要原因。

2. **股骨头圆韧带动脉**　股骨头圆韧带动脉多数来源于闭孔动脉的分支，这是条个体差异最多的血管，其对股骨头血供个体差异和年龄差异很大。有学者认为该韧带可供应股骨头约1/3的血供，而有些学者则认为对股骨头的血供无多大重要性，而且圆韧带动脉随着年龄的增长，硬化、闭塞的概率也会增加。一般认为，除少数例外，与上、下支持带动脉相比，股骨头圆韧带动脉不是重要的营养股骨头的血管。

3. 股骨头滋养动脉　股骨头滋养动脉来自股深动脉的穿动脉，穿股骨干中部的滋养孔进入髓腔，并分为两支行向两端骨骺，行进时以螺旋状绕中央静脉窦。上支在髓腔内向近侧行走，经股骨颈至股骨头。滋养动脉一方面发出平行分支到骺端，同时发支形成骨内膜血管网。从骨内膜血管网发支到骨皮质，并与骨外膜血管网吻合。成人滋养动脉可分布于股骨头和股骨颈，在儿童滋养动脉被阻于骺软骨之下，但也有学者认为部分小动脉可穿过骺软骨到股骨头。

三、髋臼的血供

髋臼的血供也来自附近的动脉。旋股内侧动脉、旋股外侧动脉、闭孔动脉、臀上动脉和臀下动脉在髋臼周围形成一个动脉环。由髋臼动脉环发出关节囊支供应髋关节囊，其中臀上动脉主要分布于髋臼处关节囊上部，臀下动脉供应髋臼后下部及附近关节囊。闭孔动脉或旋股内侧动脉的髋臼支，经髋臼孔进入髋臼窝，除发出股骨头韧带动脉外，还供应髋臼窝的软组织，并发支到附近髋骨。诸关节囊支与股骨颈基底血管环的关节囊支吻合，髋臼支与髂内动脉的髂骨营养支吻合。

（朱振中）

参考文献

[1] 高士濂 . 实用解剖图谱 · 下肢分册 [M]. 2 版 . 上海 : 上海科学技术出版社 , 2004, 104-137.
[2] Stanley Hoppenfeld. 骨科手术径路 [M]. 张英泽 , 译 . 北京 : 人民卫生出版社 , 2011.
[3] Arnoczky S P. Blood supply to the anterior cruciate ligament and supporting structures[J]. Orthop Clin North Am, 1985, 16(1): 15-28.
[4] Gautier E, Ganz K, Krugel N, et al. Anatomy of the medial femoral circumflex artery and its surgical implications[J]. J Bone Joint Surg Br, 2000, 82(5): 679-683.
[5] Rego P, Mascarenhas V, Collado D, et al. Arterial topographic anatomy near the femoral head-neck perforation with surgical relevance[J]. J Bone Joint Surg Am, 2017, 99(14): 1213-1221.
[6] Zlotorowicz M, Szczodry M, Czubak J, et al. Anatomy of the medial femoral circumflex artery with respect to the vascularity of the femoral head[J]. The Journal of Bone and Joint Surgery (Br), 2011, 93(11): 1471-1474.

第二章

髋关节生物力学

第一节 概述

肌肉骨骼系统尽管比较复杂，但仍然遵循力学的基本规律。生物力学是一门研究力作用于生物有机体的学科，它是涵盖生物学、工程学、运动科学和临床医学等多学科的交叉学科。一般来说，生物力学将经典力学定律用于生物体模型，来描述生物体的特性和功能，其着重研究诸如骨、软骨、韧带、滑液以及肌腱等组织的力、力矩与组织运动和变形之间的关系。这些研究对于开发和设计常见于临床的关节置换和骨折固定等装置都是非常重要的。

髋关节生物力学主要包括生物固体力学、生物运动学和生物动力学等内容。生物固体力学描述生物体的力学特性，包括力量的传递和关节面之间的摩擦；生物运动学主要描述肌肉骨骼系统中的运动、协调及控制；生物动力学主要描述生物体运动过程中受力的情况，以此来了解关节稳定性、协调性、骨折愈合、步态等的变化。

髋关节作为人体运动系统的重要组成部分，了解其生理和病理的生物力学特征有助于我们加深对髋关节疾病发生机制的理解，指导髋关节疾病的有效治疗和康复，以及手术和植入物（包括人工关节）设计的改进。

第二节 髋关节固体力学

一、髋关节力学特性

髋关节属球窝（杵臼）关节，是人体中稳固性很强的关节，股骨头和髋臼的精确对合，为髋关节提供了大范围的活动度。髋关节有以下特点：①精确对合的球窝关节；②厚而紧的关节囊；③强有力的韧带；④关节周围发达的肌肉。前三者为静态稳定结构，而后者为动态稳定结构（图 2-1）。

二、骨性稳定结构

髋关节的球窝设计是其内在稳定性的主要保障。在日常活动中，髋关节受到压应力、张应力、剪切应力、力矩以及摩擦力等影响。受力时，作用于髂骨的力通过髋关节传导至股骨颈，而后再传导至下肢。由于颈干角的存在，作用于股骨颈的合力的力线并不与股骨颈轴线相一致。合力与股骨头中心相交后向远侧延伸并向下偏离，从而在股骨颈产生压应力和张应力，并且压应力总是大于张应力。最大压应力位于股骨颈的内侧缘，越靠近股骨颈的中性轴，压应力与张应力越小，股骨颈中性轴处为0。由于合力是斜向作用于股骨颈，故亦产生剪切应力。剪切应力的大小取决于合力的力线与股骨颈轴线的倾角。

髋关节骨性结构不良可导致股骨头和髋臼之间的包容性下降，如髋臼发育不良，可引起被动的髋关节不稳定，从而使髋关节对其周围软组织（尤其是前侧的关节囊盂唇结构）的依赖性增加。随着时间的推移，这种增加的应力可能导致盂唇损伤及随后的软骨退变。如图 2-2，在正常情况下外展肌产生合力 M，只有 $M \times a = G \times b$（G 为重力），人体才能维持平衡。

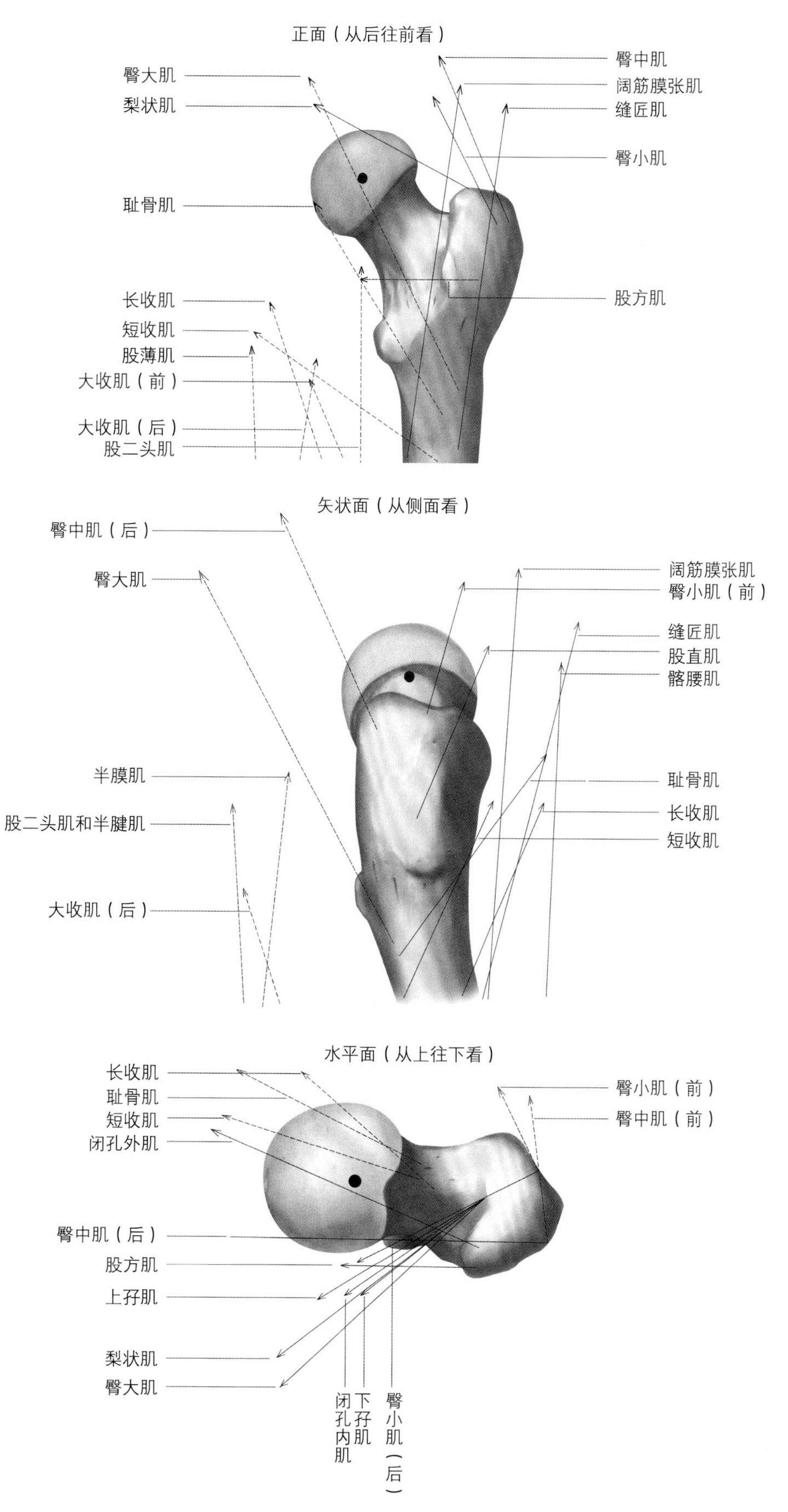

图 2-1　髋关节周围肌肉收缩方向

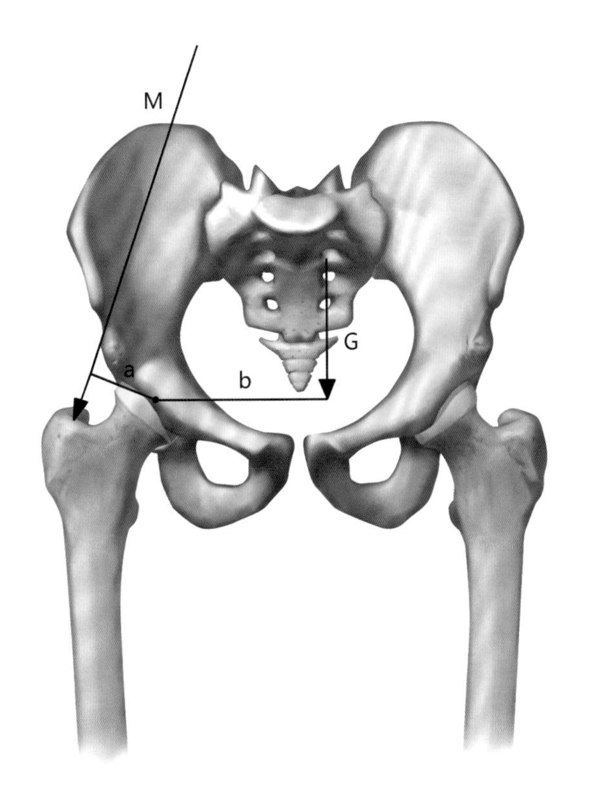

图 2-2 外展肌产生合力示意图

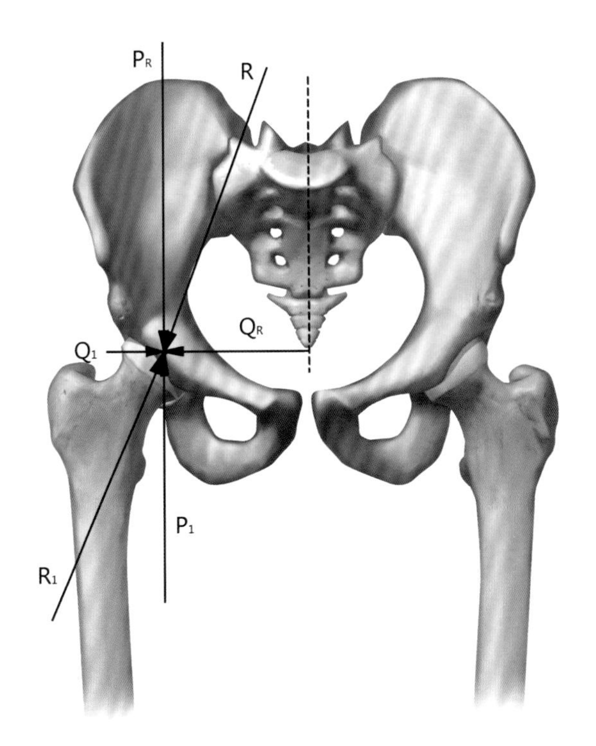

图 2-3 髋臼发育不良患者髋关节受力情况

根据 $M=G\times b/a$，随着负重面倾斜，股骨头亦向外移动，故 b 增大，a 减少；随着力臂改变，M 只有不断增大，才能维持人体平衡。为了维持骨盆平衡，臀中肌等外展肌和其他肌肉需要更多的收缩。而长期肌肉紧张和挛缩也是造成临床上臀中肌无力步态和髋部疼痛的原因。随着 M 不断增大，其与 G 所产生的合力 R 也就不断增大。可将合力 R 分解为将骨盆推向下的力 P_R 及将股骨头推向外的力 Q_R（图 2-3）。此两力虽然不会随着负重面倾斜而改变，但随着股骨头向外移位，合力 R 也就不断增大，其分力也有增大的趋势。图 2-3 为髋发育不良示意图，髋生物力学变化随着负重面倾斜增大，Q_R 将更容易把股骨头推向外侧而造成股骨头半脱位或脱位。在此情况下 $R_1=R$，即髋臼负重面所受合力 R_1 也会改变，可将其分解为垂直于负重面的压力 P_1 及平行于负重面的剪切力 Q_1 两个分力。随着负重面的倾斜两个力也不断变化，在一定范围内髋臼负重面所受压力 P_1 不断增大直至 $P_1=R_1$，然后再逐渐减小恢复到原来的大小。此过程中由于髋臼所受压力要大于正常状态下所受压力，根据 Poisson 效应，软骨受到挤压，便会产生横向扩展。于是便在潮线处产生出较大剪切应力，使软骨深层也就是在钙化软骨与未钙化软骨的分界处产生破裂。另一方面，软骨的横向扩张所产生的张应力与应变足够大时会对关节表面胶原纤维与网状结构产生损害。当髋臼负重面进一步倾斜时，髋臼负重面所受压力 P_1 呈不断减小的趋势，而其所受的剪切力 Q_R 则不断增大，直接作用于负重面的软骨，使其表面受力不断加大，对软骨表层产生损害，而且髋臼倾斜度越大，此种损害就越重。

另外，股骨近端几何形态的改变会对髋关节力臂产生影响，髋关节的受力状态会随着这种变化而发生改变，髋内翻时，外展肌的静息肌张力提高了，关节接触力相应降低，同时股骨头深入髋臼，关节稳定性增加，但髋关节力臂增大，股骨近端的剪切力亦增加。而髋外翻时力臂缩短，外展肌静息肌张力下降，关节接触力增大，而股骨头远离髋臼，关节稳定性降低。因此，对于全髋关节置换术来说，中立或外翻可降低剪切力，有利于减少假体中聚甲基丙烯酸甲酯（PMMA）的磨损。

三、关节囊、韧带和盂唇的静态稳定功能

髋关节关节囊本身较厚，可防止髋关节因极度活动而引起脱位，其表面由3个不同的韧带共同形成一个复杂的韧带系统，以维持髋关节稳定：①髋关节前侧为髂股韧带，限制髋关节过伸和内旋；②前内侧为耻股弧形韧带，限制髋关节外展和外旋；③后侧为坐股韧带，当髋关节屈曲时限制髋关节内旋和内收。但是后侧韧带的强度明显低于前侧韧带的强度，因此髋关节后脱位的概率明显高于前脱位。

盂唇是一种纤维软骨组织，其不仅增加了髋臼的有效深度，也增加了对股骨头的覆盖范围，从而增加了髋关节的稳定性。另外，盂唇在调节滑液流动、维持关节负压吸力密封、分担负荷等方面均具有重要的生物力学作用。临床证据表明，在切除盂唇或盂唇出现病理性改变与髋关节过早发生骨性关节炎和关节疾病密切相关。盂唇撕裂会削弱髋关节的稳定性，造成髋关节面不正常的侧滑，从而加速关节软骨的磨损。

另外，关节囊和韧带组织还存在一种蠕变性(creep)，对于髋部创伤、髋关节骨性关节炎或髋部手术后长期固定一个姿势，往往造成一侧挛缩，一侧松弛，从而引起关节僵硬和功能障碍。认识关节囊和韧带这种生物力学特性有助于指导对于这些疾病的康复锻炼。

四、髋关节动态稳定结构

相对于静态稳定结构，髋关节周围的肌肉则为髋关节提供了动态稳定性。在神经系统的控制下，多条肌肉的相互协调和相对拮抗在维持髋关节站立或运动中的稳定性起到重要的作用。目前针对髋关节的动态稳定研究仍然较少，我们还不清楚有多少肌肉参与、肌肉间如何协调、病理状态下肌肉功能的变化如何等。

理论上，机体存在两套肌肉系统：局部（local）和全局（global)。局部肌肉被认为是重要的关节稳定结构，因其紧贴关节，可直接作用于关节轴心，产生主要的关节紧缩力（而非扭转力)，如臀小肌等。同时，这些肌肉不断地接收神经系统的反馈来调节关节的张力。相反，全局肌肉系统是一些相对表浅的肌肉，因其具有较大的力臂，可对关节产生较大的扭转力，这些肌肉往往物理横截面积较大，如臀大肌。以下主要介绍在髋关节动态稳定性中起主要作用的一些深部肌肉。

深部外旋肌群（股方肌、闭孔内肌、闭孔外肌、上孖肌和下孖肌）是髋关节重要的稳定肌群，与内旋肌、臀小肌合称为髋关节的“旋转袖”。Ward等学者推测这些肌肉能控制髋关节稳定度及关节细微移动。在对后侧入路进行假体置换的患者的研究中发现，保留外旋肌群或对其加强修复的患者，脱位率显著减少，这也间接证实了这些外旋肌群的关节稳定作用。而同为外旋肌的梨状肌因收缩时力线方向为水平，其并无关节压迫作用。

髂小肌（iliocapsularis）起于髂前下棘下缘和前内侧关节囊，止于小转子，其收缩时可紧张前侧关节囊，从而加强关节稳定性。

臀小肌的肌纤维方向与股骨颈平行，并附着于关节囊上侧，该解剖特点也决定了它是重要的髋关节稳定肌肉。

臀中肌是主要的髋外展肌和髋/骨盆重要的稳定肌，尤其在行走的单脚站立相，可防止骨盆倾斜，维持站直。其分前、中、后三束纤维，每束纤维均有各自的神经支配和纤维走向。行走时，后束纤维将股骨头牢牢地锁紧在髋臼中，而中束纤维启动髋外展活动，前束纤维启动骨盆旋转。国外学者在研究老年人行走摔倒的风险因素时发现，外展肌功能减弱严重影响其步态控制，这类老年人容易摔倒。

髂腰肌含腰肌和髂肌两部分，各有独立的神经支配，在屈髋时主动收缩。在步态的站立相后期，髂肌对稳定髋关节起到重要的作用。

五、髋关节的生物摩擦学

髋关节磨损是髋关节骨性关节炎等疾病的诱因，因此对髋关节生物摩擦学的了解，有助于对此

类疾病的诊断和治疗。髋关节的关节面之间存在旋转滑动动作，并且两个负荷关节面由被压缩的润滑流体层所分割，形成具有润滑作用的流体-膜润滑。研究表明，髋关节尺寸和形状对接触力有一定的影响，髋关节在做屈伸、收展、旋转及环转运动时，髋臼窝内充满的脂肪，可随关节内压的增减被挤出或吸入。当股骨头与髋臼的关节软骨接触出现相对滑动或相对滑动运动趋势、转动或者转动运动趋势时，均会产生摩擦力。其中包含了两种摩擦形式，静止性摩擦和动力性摩擦。动力摩擦系数依赖于两个物体表面之间滑移速度，通常小于静止摩擦系数，因此要启动两个面之间运动，往往需要高能量的力，而一旦启动，需要维持运动的力则减少了。

完整的髋臼盂唇能防止关节液溢出，使髋关节保持低摩擦的环境，一旦盂唇损伤，关节液流失，所谓的流体-膜润滑受到破坏，关节之间摩擦力增加，这有可能损伤关节软骨，导致骨性关节炎。

第三节 髋关节运动学和动力学

髋关节属于球窝关节，它可以进行以股骨头为中心的多轴运动。为便于分析，只选择互相垂直的三个轴为代表。二侧股骨头中心的连线为横向水平轴，围绕此轴的运动为髋关节的屈和伸；围绕通过股骨头前后方向水平轴（矢状轴）的运动为内收和外展。髋和膝关节两中心的连线为机械轴，是髋关节的旋转轴，围绕此轴运动为内旋和外旋。在日常生活中，大多数活动均为三种运动的联合。正常髋关节的最大活动度在矢状面上，屈曲幅度为0°~140°，伸展为0°~15°；在冠状面上外展0°~45°，内收0°~30°；在横截面上，当髋关节屈曲时，能外旋0°~45°，内旋0°~50°。这些活动受到关节囊和骨性结构的限制。正常髋关节可以完全后伸，但若股骨近端前倾角过大，关节后伸时转子和骨盆会在后方产生撞击，关节外旋也会减少；若股骨近端前倾角过小，关节屈曲时在前方产生撞击，则关节内旋减少。

健康人完成日常活动大约需要髋关节屈伸100°，内外旋20°和内收外展20°。不同体位（卧位、坐位、站立位和离心位）下，髋关节运动特点不尽相同。每一种体位又有更细的划分：譬如站立位，又细分站立（双足站立、单足站立）、步行（不同速度平地、上楼、下楼）、跑步等。同时，髋关节运动还需要周围部位（如腰、骨盆等）的协调运动以完成髋关节的功能要求，如膝关节的运动异常也会影响髋关节的运动特征。以髋关节重复运动最多的活动——步行为例，这是一种周期性的运动，分负重相和摆动相。在摆动相后期，下肢因足跟着地而前移时，髋关节屈曲最大；在站立相开始、身体前移时，髋关节伸直，在足跟离地时达到伸直最大。

髋关节动力学相当复杂，其受力情况并不是单一的载荷，实际上往往是多种载荷的复合。它随身体运动不断变化，再加上骨骼断面的不规则形状，计算时比较复杂。由于体外测量会受到肌肉韧带等影响，无法直接得到关节内部力学参数。在可植入传感器出现之前，研究者使用各个数学模型来计算髋关节受力情况，而有限元分析是其中之重要手段。髋关节的CT/MRI扫描图像通过建模软件进行建模后，导入有限元分析软件中，再添加上适当的边界条件进行计算，可以模拟不同受力状态下的髋关节力学性能。少数情况下，通过在人工假体内放置应变传感器的方法可以测得髋关节的内部应力。如Bergmann证实，正常步态下，髋关节应力为2.1~4.3倍体重，上楼时达到2.3~5.5倍体重，当患者突发性绊倒时，其应力达到8倍体重。

髋关节运动学和动力学的异常往往导致髋关节损伤和髋关节疾病的发生，其中最典型的例子就是股髋撞击综合征（femoral acetabular impingement, FAI）。在 FAI 中，股骨头颈交界处的凸轮样改变和（或）髋臼缘的钳夹样改变，使原本股骨头在髋臼中的同心圆运动变得不协调了，导致盂唇和软骨损伤，进而产生疼痛和活动受限。髋臼侧钳夹样畸形可以是髋臼后倾合并髋臼前缘过度生长，也可以是更广泛的畸形如髋臼过深或髋臼内陷。当髋关节屈曲时，髋臼缘即撞击至股骨颈，从而压迫前盂唇。随着反复地屈髋，盂唇不断承受微损伤，并逐渐地从髋臼软骨分离出来，最终剥脱。随着病情发展，髋臼后下缘和股骨头后内侧面之间的持续压力使得髋臼软骨损伤，即所谓的“对冲伤”。股骨侧的凸轮样畸形使股骨头失去正常的球形结构，股骨的头颈偏移度（offset）也随之下降。在屈髋状态下，变形的股骨头颈旋转经过前上髋臼缘，即产生剪切应力和挤压应力。这时股骨头和髋臼接触的区域在髋臼软骨和盂唇之间，因此，不同于髋臼侧钳夹畸形，髋臼软骨首先受损。

近年来，根据 FAI 是髋关节反复动态撞击所造成损害这一特征，而常规的 X 线、CT 和 MRI 仅能取得髋关节的静态几何形状，无法直接测量其动态运动过程，生物力学家尝试着更精确地评估 FAI 复杂的三维几何形态和髋关节功能，并且描述撞击的确切部位。Puls 等用等距法结合动态髋关节中心检测 FAI 获得的精准度显著性提高，并在临床上用于诊断的辅助手段和术前规划。在髋关节动态活动范围模拟中，髋关节中心的定义至关重要。研究发现，髋关节活动中，并不是围绕一个固定的关节中心点进行同心圆活动的，而是存在一定程度的位移，类似蚌线运动。以往按固定同心圆活动研究髋关节运动学和动力学的方法势必出现偏差，对 FAI 的判断也会产生不精确的结果。Puls 等发现，将按动态髋关节中心旋转与按固定中心旋转相比较，后者旋转误差达到 5.0°~5.6° 以上。因此精确的运动学测量和模拟有助于临床判断 FAI 的程度和范围，帮助术前规划。但如何在临床上快速准确地进行测量，比如引入双平面 X 线测量法；还有软组织（如髋臼盂唇）在股髋撞击中三维动态的影响如何，都还需要将来进一步的研究。

（胡　海　占　师　蔡宗远）

参考文献

[1] Neumann D A. Kinesiology of the hip: a focus on muscular actions[J]. J Orthop Sports Phys Ther, 2010, 40(2): 82-94.
[2] Nepple J J, Carlisle J C, Nunley R M, et al. Clinical and radiographic predictors of intra-articular hip disease in arthroscopy[J]. Am J Sports Med, 2011, 39: 296-303.
[3] Maquet P. Biomechanics of hip dysplasia[J]. Acta Orthopaedica Belgica, 1999, 65(3): 302-314.
[4] Adeeb S, Sayed Ahmed E, Matyas J, et al. Congruency effects on load bearing in diarthrodial joints[J]. Comput Methods Biomech Biomed Eng, 2004, 7: 147-157.
[5] Ferguson S J, Bryant J T, Ganz R, et al. The acetabular labrum seal: a poroelastic finite element model[J]. Clin Biomech (Bris-tol, Avon), 2000, 15: 463-468.
[6] Ferguson S J, Bryant J T, Ganz R, et al. The influence of the acetabular labrum on hip joint cartilage consolidation: a poroelastic finite element model[J]. J Biomech, 2000, 33: 953-960.
[7] Ferguson S J, Bryant J T, Ito K. The material properties of the bovine acetabular labrum[J]. J Orthop Res, 2001, 19: 887-896.
[8] Ferguson S J, Bryant J T, Ganz R, et al. An in vitro investigation of the acetabular labral seal in hip joint mechanics[J]. J Biomech, 2003, 36: 171-178.
[9] Hewitt J, Guilak F, Glisson R, et al. Regional material properties of the human hip joint capsule ligaments[J]. J Orthop Res, 2001, 19(3): 359-364.
[10] Retchford T H, Crossley K M, Grimaldi A, et al. Can local muscles augment stability in the hip? A narrative literature review[J]. J Musculoskelet Neuronal Interact, 2013, 13(1): 1-12.
[11] Ward S R, Winters T M, Blemker S S. The architectural design of the gluteal muscle group: implications for movement and rehabilitation[J]. J Orthop Sports Phys Ther, 2010, 40(2): 95-102.
[12] Khan R J, Yao F, Li M, et al. Capsular-enhanced repair of the short external rotators after total hip arthroplasty[J]. J Arthroplasty, 2007, 22(6): 840-843.
[13] Gottschalk F, Kourosh S, Leveau B. The functional anatomy of tensor fasciae latae and gluteus medius and minimus[J]. J Anat, 1989, 166: 179-189.

[14] Arvin M, Hoozemans M J, Burger B J, et al. Effects of hip abductor muscle fatigue on gait control and hip position sense in healthy older adults[J]. Gait Posture, 2015, 42(4): 545-549.
[15] Afoke N Y, Byers P D, Hutton W C. Contact pressures in the human hip joint[J]. J Bone Joint Surg Br, 1987, 69(4): 536-541.
[16] Song Y, Ito H, Kourtis L, et al. Articular cartilage friction increases in hip joints after the removal of acetabular labrum[J]. J Biomech, 2012, 45(3): 524-530.
[17] Powers C M. The influence of abnormal hip mechanics on knee injury: a biomechanical perspective[J]. J Orthop Sports Phys Ther, 2010, 40(2): 42-51.
[18] Bergmann G, Deuretzbacher G, Heller M, et al. Hip contact forces and gait patterns from routine activities[J]. J Biomech, 2001, 34(7): 859-871.
[19] Kuhns B D, Weber A E, Levy D M, et al. the natural history of femoroacetabular impingement[J]. Front Surg, 2015, 2: 58.
[20] Puls M, Ecker T M, Tannast M, et al. The equidistant method – a novel hip joint simulation algorithm for detection of femoroacetabular impingement[J]. Comput Aided Surg, 2010, 15(4-6): 75-82.
[21] Gilles B, Christophe F K, Magnenat-Thalmann N, et al. MRI-based assessment of hip joint translations[J]. J Biomech, 2009, 42(9): 1201-1205.
[22] Menschik F. The hip joint as a conchoid shape[J]. J Biomech, 1997, 30(9): 971-973.

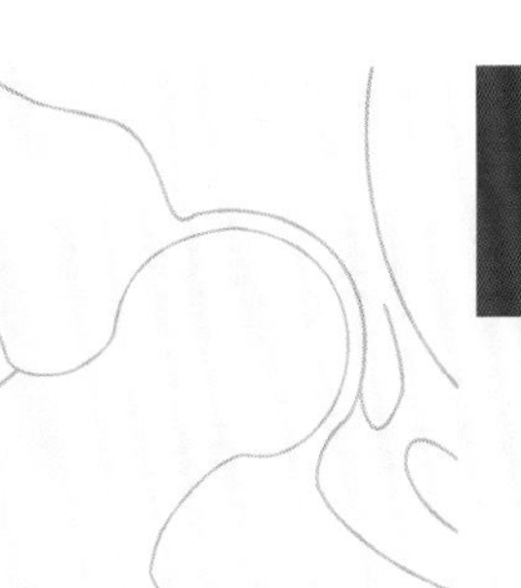

第三章

髋部疼痛的评估

第一节 概述

疼痛是髋部疾病最为常见的临床症状之一，髋部疼痛的症状复杂多样，其疼痛部位可位于腹股沟，大转子上方，股骨近端或臀部。病因亦复杂多变，可以来自髋关节腔，也可以来自髋关节周围，也可能来自骨盆、腰椎、骶髂关节或者腹膜后间隙。由于髋关节和骨盆软组织丰富，解剖结构非常复杂，所以常规检查明确疼痛的原因是比较困难的。因此，明确髋部疼痛的病因诊断，有目的性地进行治疗，对于恢复患者的身心健康有重要的作用。

髋部疼痛的来源根据部位可以分为髋关节内、髋关节周围、髋关节以外部位。髋关节以外部位来源包括腰部、腹部、盆腔、膝关节等处（表 3-1）。通常根据详细的病史、疼痛的性质、体检、辅助检查、诊断性注射治疗等，对大多数髋部疼痛患者可以做出明确的诊断；对尚不能做出明确诊断的，应进行密切观察，定期复查，观察疼痛的变化及转归。

表 3-1 引起髋部疼痛的常见疾病分类

髋关节内疾病	髋关节周围疾病	髋关节以外部位疾病
股骨头坏死	髂胫束综合征（外侧弹响髋）	骶髂关节疾病
发育性髋关节发育不良	髂腰肌肌腱疾患（内侧弹响髋和肌腱炎）	强直性脊柱炎
股骨髋臼撞击综合征	转子滑囊炎	运动性疝
盂唇损伤或撕裂	肌肉肌腱劳损	腰部疾患
髋关节脱位或者半脱位	梨状肌综合征	腹部疾患
创伤所致的髋臼、股骨头、股骨颈骨折	骨化性肌炎	耻骨炎
髋关节感染	腘肌肌腱综合征	盆腔疾患
髋关节不稳	股骨转子间骨折	膝关节疾患
软骨损伤或退变		大腿部疾患
骨髓水肿综合征		骨盆骨折
滑膜软骨瘤病		
髋臼、股骨头肿瘤		

第二节 临床表现

一、病史

应进行认真详细的病史询问与采集，关键要记录疼痛的部位、频率、病程和缓解因素；疼痛具有放射性有助于病因诊断；疼痛发作和持续的时间对于鉴别诊断至关重要。另外，还应当询问疼痛的下述特点：疼痛是否缓解或加重，或维持现状？是否导致患者夜间痛醒？何种因素可使症状缓解（体位或药物）？何种因素使得症状加重？有无某一种动作或体位可加重症状等。

既往病史包括儿童时期的髋关节疾患，髋部外伤史、髋部手术史；近期活动量增加有引起应力性骨折的可能；缺血性坏死的危险因素，包括使用激素、饮酒等；有无其他系统性或者局部性疾病史等。

所有既往的治疗过程以及对治疗的反应也应当记录，包括药物的使用情况、局部封闭注射、理疗、工作与日常活动习惯调整以及是否使用辅助设备，如手杖、拐杖、助步器、轮椅等。

二、体格检查

1. 望诊　注意观察患者的站立姿势和步态，从站立到坐位，从座椅上站起以及上检查床的能力，脊柱的活动度，有无C征（患者的手呈杯状放在大转子处，手指用力按在腹股沟处，常提示髋关节内疼痛与病变）。应充分显露双侧髋关节，对比髋的前、后和侧方，有无畸形与肿胀，皮肤有无手术瘢痕、皮疹、溃疡等，肢体有无长短，肌肉有无萎缩。观察股骨大转子的高度，臀部、膝和足的位置有无异常。当有髋关节疾患时，通常表现为髋关节屈曲、轻度外展、外旋，此时关节内压力相对较小。

2. 触诊　检查与记录最明显的压痛点，是否有肿胀和肌肉痉挛，特别是内收肌痉挛是髋关节疾病的早期表现。患者体表骨性标志如髂前上棘、髂嵴、髂后上棘、坐骨结节、大转子等。评估有无骨盆倾斜及其程度。肌力检查有无异常（表3-2）。神经系统尤其是感觉神经评估（表3-3），动脉搏动情况如股动脉、胫后动脉、足背动脉，肌腱反射有无异常。

3. 动诊　评估髋关节的主动和被动活动度（ROM），进行双侧对比：下肢伸直，髌骨向上，即中立位，为0°。屈曲130°~140°；后伸10°；外展30°~45°；内收（髋于微曲位时）20°~30°。于仰卧位内旋30°~45°；外旋40°~50°。于俯卧位内旋40°~50°；外旋30°~40°。在检查外展内收和外旋内旋时，应保持骨盆稳定，即髂嵴位于同一水平，消除腰椎的侧弯来代偿髋关节的活动。

常用的动诊试验有以下几种。

（1）Trendelenburg试验：患者单腿站立时，检查者从后方观察并触摸骨盆。如果对侧髋关节下降为阳性，提示可能存在髋关节外展肌功能不全（图3-1）。对侧半骨盆下降提示患髋外展肌力弱，常见于髋关节早期关节内疾病和撞击。此外，外展肌功能障碍也可由于疼痛或者神经源性问题引起。

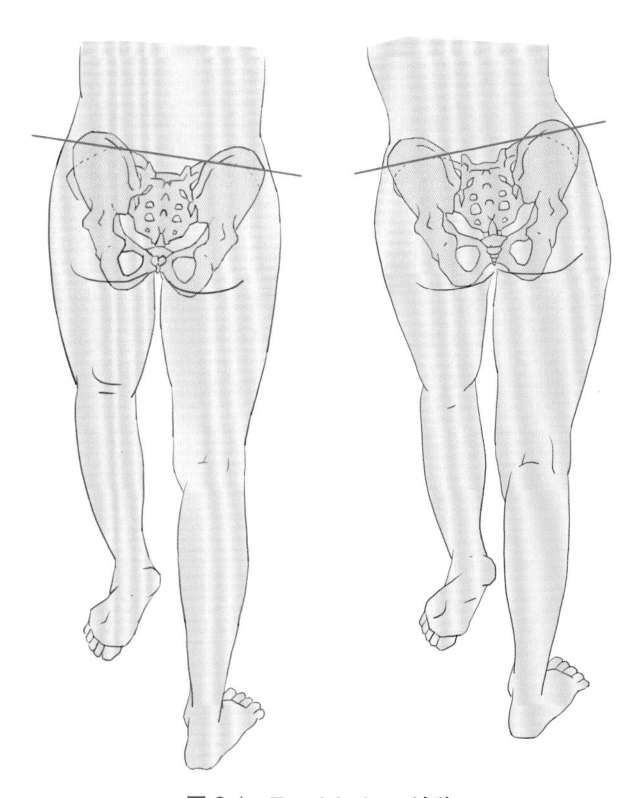

图3-1　Trendelenburg试验

表3-2　肌力检查

分级	肌力
5	正常肌力
4	关节可以抗阻力运动，但较正常弱
3	关节可以抗重力运动，但不可抗阻力
2	肌肉能收缩，关节仅能进行不抗重力运动
1	肌肉能收缩，关节无活动
0	肌肉不收缩，关节无活动

表3-3　感觉神经评估

神经根	支配区域
L1	腹股沟前区和耻骨上
L2	大腿前面
L3	大腿前面较低处和膝
L4	小腿内侧
L5	小腿外侧
S1	足底

（2）股骨髋臼前方撞击试验：患者仰卧位，髋关节屈曲 90°，内收、内旋患者的髋关节，诱发疼痛为阳性，典型疼痛常位于腹股沟区域，该试验对髋关节内病变较为特异，尤其是存在前方骨性异常且伴有盂唇损伤者（图 3-2）。

（3）股骨髋臼后方撞击试验：患者仰卧位，髋关节后伸、外旋，腹股沟或者臀部出现与临床症状相似的疼痛为阳性，该试验有助于发现关节内是否存在伴发的后方病变（图 3-3）。

（4）髋关节滚动试验（Logroll 试验）：患者仰卧位，将下肢在大腿近端从一边向另一边转动，如果转动诱发腹股沟区疼痛为阳性，提示存在髋关节内病变，如在股骨颈骨折部位会产生剪切力，会导致剧烈疼痛。

（5）Thomas 试验：患者仰卧位，患侧下肢放平时腰椎前凸增加；将健侧髋与膝尽量屈曲，使腰部平贴在检查台上，患侧下肢不能伸直平放于床面者为阳性，用于评估髋关节是否有屈曲畸形（图 3-4）。

（6）4 字试验（Patrick 试验）：患者仰卧位，髋关节屈曲、外展、外旋，同侧足部以 4 字形置于伸直的对侧膝关节上，检查者一手稳住骨盆，另一只手下压屈曲的膝关节，无髋部不适为阴性，如产生与患者临床症状相似的疼痛为阳性，提示骶髂关节异常或者髂腰肌痉挛（图 3-5）。

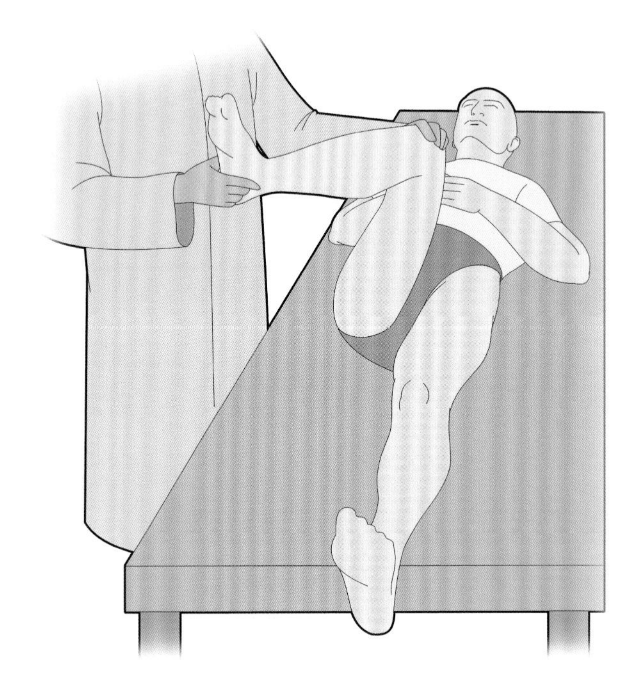

图 3-2 股骨髋臼前方撞击试验

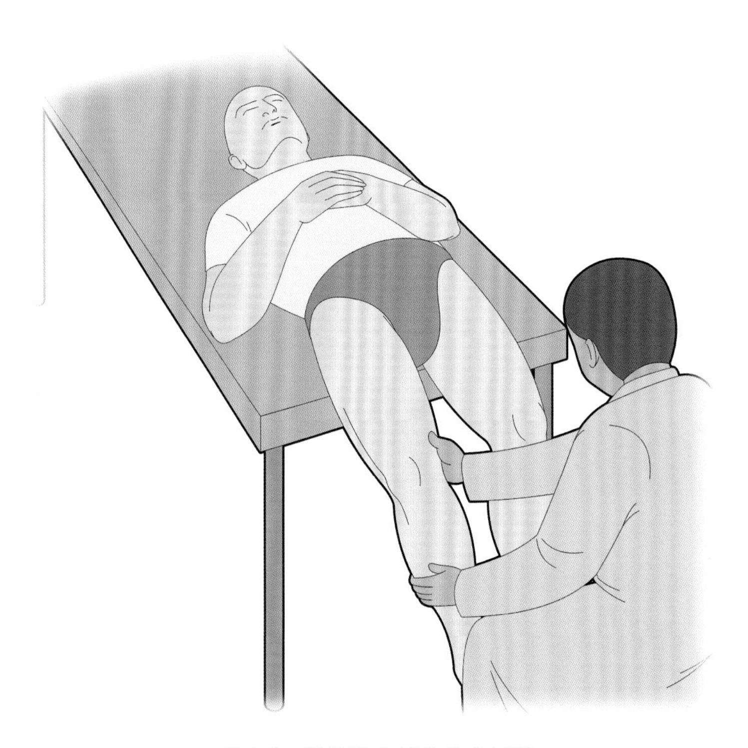

图 3-3 股骨髋臼后方撞击试验

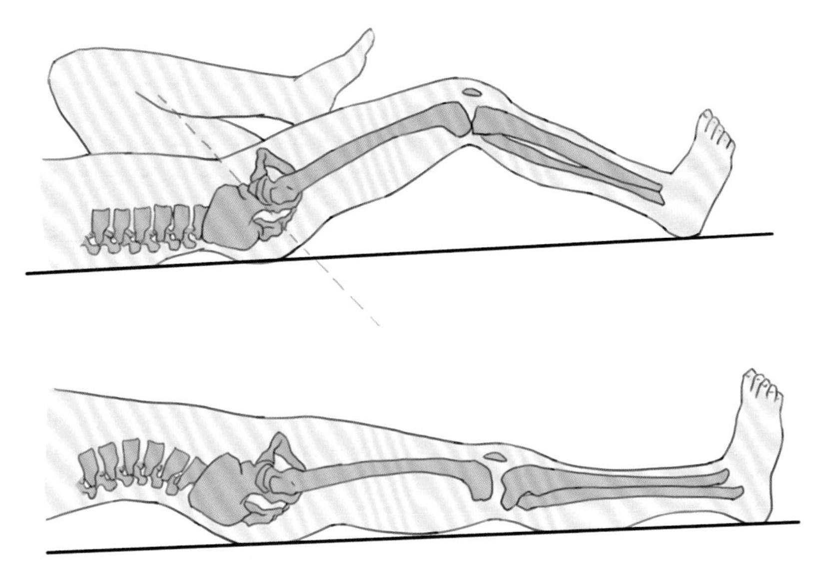

图 3-4　Thomas 试验

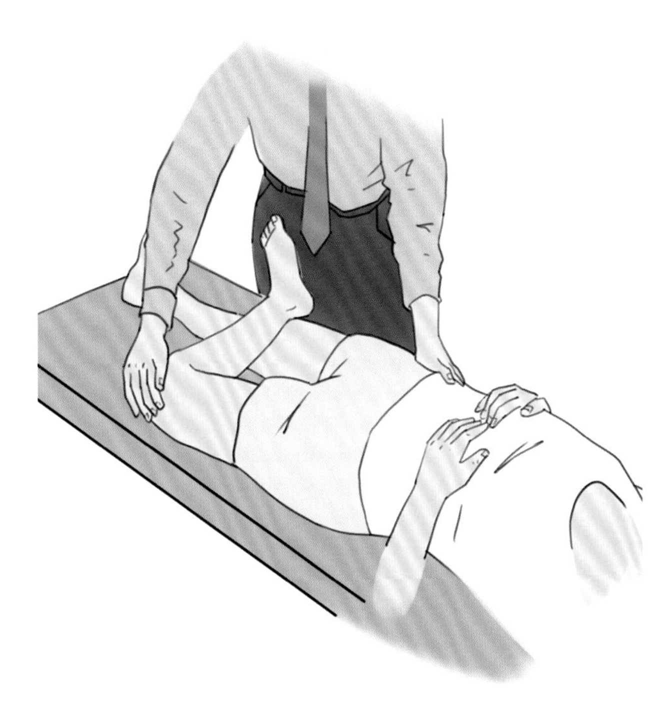

图 3-5　Patrick 试验

（7）被动直腿抬高试验（Lasegue 试验）：患者仰卧位，检查者一手扶住患者膝部使其膝关节伸直，另一手握住踝部并徐徐将之抬高，直至患者产生下肢放射痛为止；正常人一般可达 80° 左右，且无放射痛。若抬高不足 70°，且伴有下肢后侧的放射痛，则为阳性。表明疼痛来源于坐骨神经或者腰椎，直腿抬高可能受限于感染或假体松动导致的疼痛而无法进行（图 3-6）。

（8）髂腰肌肌腱前方压迫试验：患者仰卧位，检查者手指紧压患者髋关节前方关节囊会阻止弹响，常用于检查由髂腰肌引起的内侧弹响髋。

（9）髂胫束试验（Ober 试验）：患者侧卧位，后伸并外展患髋，屈曲同侧膝关节，扶住患侧足部同时松开扶住大腿的手，持续的髋外展，大腿不能自然下落提示髂胫束挛缩或紧张。

（10）夹腿试验：患者仰卧位，屈膝 90° 以夹腿的方式主动内收，对抗检查者施加的阻力，疼痛而伴随或不伴随力量缺失提示与内收肌相关的疾患。

4. 量诊　下肢长度和周径的测量是检查不对称的主要方法。下肢长度测量在患者站立位和平卧位时都应该进行，区分真性和假性的下肢长度差异十分重要。

双下肢必须置于对称位，骨盆应放在同一水平位，两侧髂嵴应在一横面上，可测量下肢的相对长度和真实长度。若一侧出现畸形，健侧应置于相同状态，测量的长度比较才有可靠性。对称的周径测量可了解肌肉的萎缩程度。

（1）表观下肢长度：患者仰卧位，测量脐孔部到每一侧内踝的距离。数值受发育停止、肥胖或下肢位置不对称的影响；提示外展肌或内收肌痉挛，或者由于脊柱侧凸引起的骨盆倾斜。

（2）真性下肢长度：患者仰卧位，双脚分开 15~20 cm，测量髂前上棘到同侧内踝的距离，即使表观下肢长度存在差异，但真性下肢长度可能相等。1 cm 以内的轻度不等长可视为正常，但在某些患者中可能引起症状。进行性进展的双下肢不等长提示假体下沉。

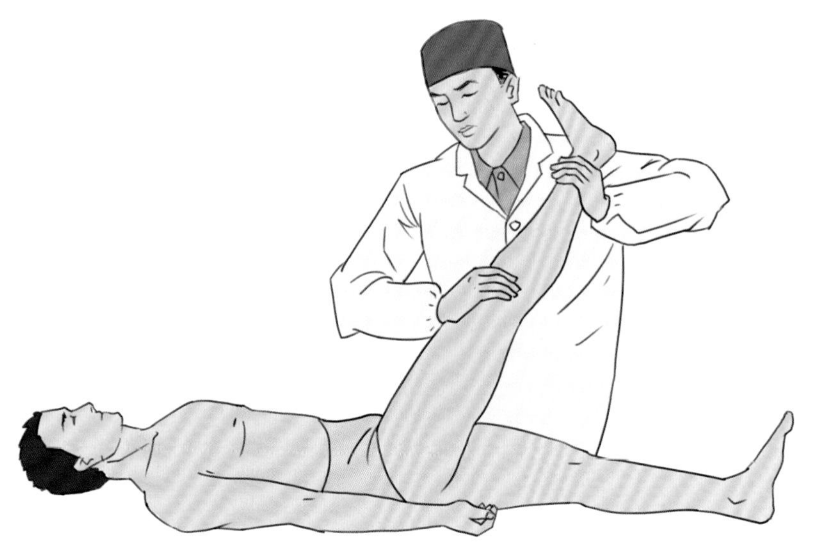

图 3-6 Lasegue 试验

第三节 实验室与影像学检查

根据病史、体检进行相关的实验室检查，包括血常规、红细胞沉降率、C 反应蛋白、降钙素原，痛风及风湿和类风湿免疫性疾病相关检查等对髋部疾病的诊断都有所帮助。

对于髋部疼痛的影像学检查，主要包括 X 线平片、CT 检查、磁共振成像（MRI）、磁共振血管造影（MRA）、肌电图检查、髋关节超声检查以及 PET-CT 检查等。

一、X 线平片

1. 骨盆正位片　可以了解骨盆、髋关节的整体结构是否有异常，通过测量一些参数可以了解髋关节发育程度、有无骨折、股骨头坏死等（图 3-7）。

（1）中心边缘角（CE 角）：股骨头中心点到髋臼外侧缘的连线与通过股骨头中心点垂线的夹角。正常情况下，CE 角 >25°，临界值为 20°<CE 角 <25°，CE 角 <20° 可以诊断。

（2）Tönnis 角：髋臼负重区的倾斜角，正常髋关节中，这个角度应该 <10°。

（3）髋臼前后倾：观察髋臼的前缘和后缘，如果前缘跨过后缘，即显示有交叉征，表明髋臼存在后倾。

（4）Shenton 线：正常闭孔上缘弧形线与股骨颈内侧弧形线相连在一个抛物线上，如果不连续表明继发于髋关节发育不良引起的半脱位。

（5）如果髋臼边缘存在骨折表示此处有应力集中。

（6）髋关节间隙大小可以用来评估关节软骨退变的程度。

2. 骨盆蛙式位片　可以更好地显示股骨头前侧的异常，在股骨头坏死、股骨髋臼撞击综合征等疾病的诊断方面较为常用（图 3-8）。

3. 髋关节外展功能位片　髋关节置于最大外展的位置，可以用来模拟截骨需要纠正的角度，观察髋关节的对合、复位和覆盖情况。

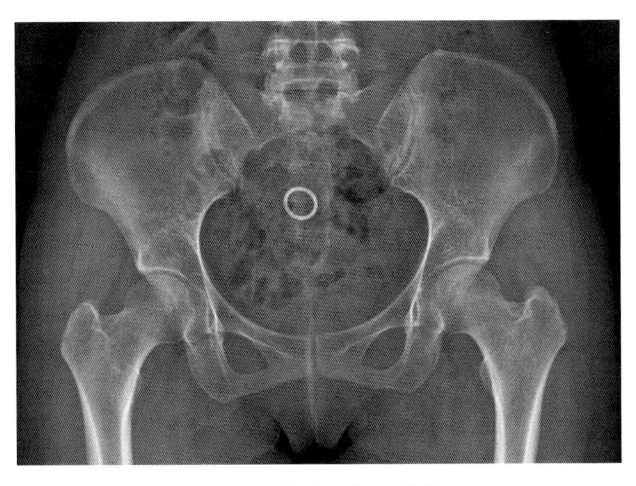

图 3-7　骨盆正位 X 线片

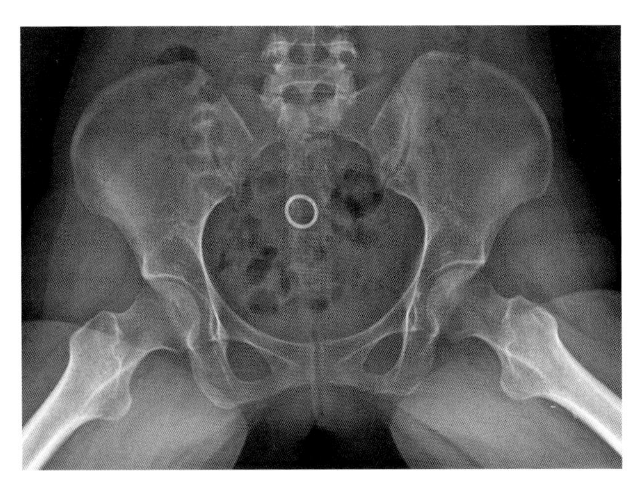

图 3-8　骨盆蛙式位 X 线片

二、CT 检查

通过 CT 检查能够在三维空间观察髋臼和股骨头在冠状面、矢状面和横断面的变化（图 3-9）。在 CT 片上测量股骨颈前倾角既简便又准确，将股骨内外髁中点连线与股骨颈纵轴线重叠后的夹角即为股骨颈的前倾角，成人正常为 10°~15°。3D-CT 可清晰地显示髋臼和股骨头以及周围组织的各种病理改变，作为术前评估和术后评价方法均优于其他检查方法，并能进行手术模拟，为制订个性化治疗方案提供帮助。

三、磁共振成像

磁共振成像（magnetic resonance imaging，MRI）具有较高的软组织分辨率，同时可多参数成像，在髋关节疾病的诊断方面有独特优势。对显示关节复杂的三维结构及组织层次具有明显的优势。可以帮助分析髋臼盂唇形态结构以及与异常应力相关的影像学特征，如软骨缺失，可以提醒术者在术中定位和明确病变的特性，并在术中给予相应处理（图 3-10）。

四、磁共振血管成像

磁共振血管成像（magnetic resonance angiography，MRA）可以分为间接造影与直接造影两种，前者将造影剂（钆喷酸葡胺注射液）通过静脉输入，之后需等待一段时间待造影剂逐渐渗透入关节腔后行磁共振扫描；后者将少量造影剂稀释后直接打入关节腔，为了提高精确性，通常在超声引导下或者 C 臂机透视下操

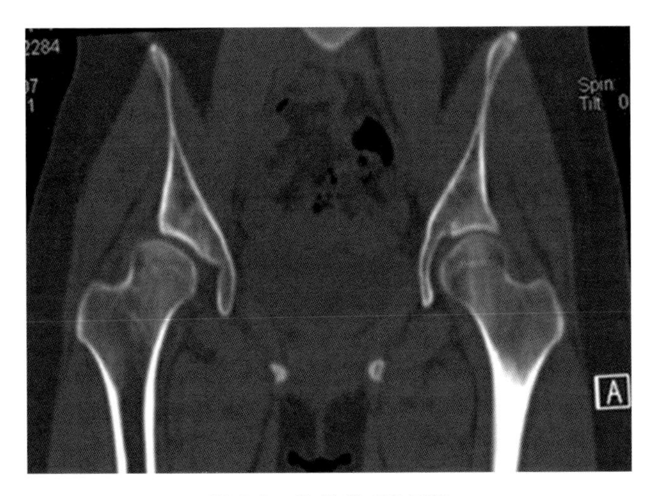

图 3-9　髋关节 CT 扫描

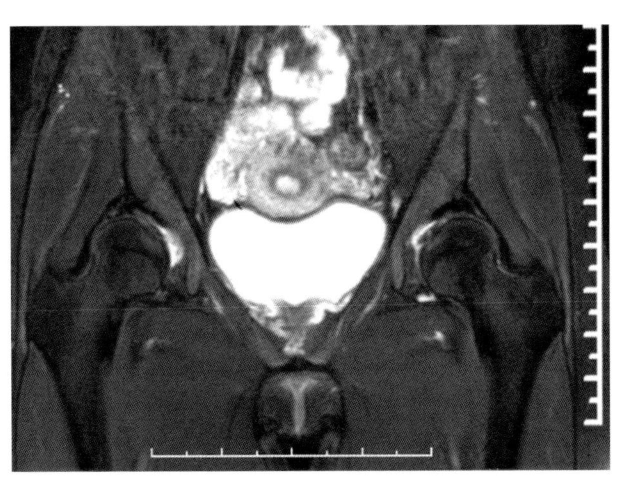

图 3-10　髋关节 MRI 扫描

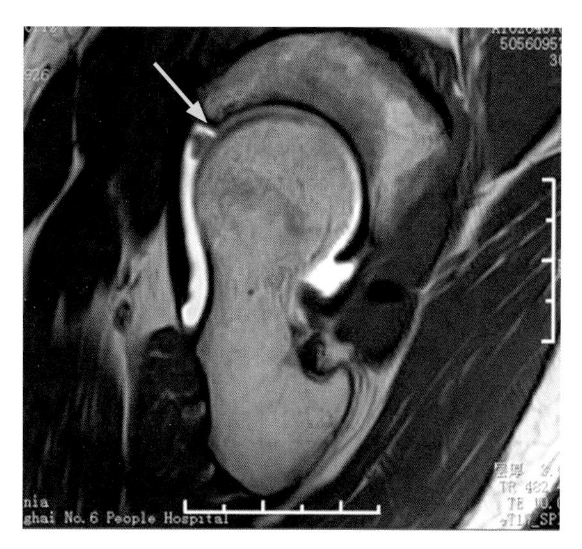

图 3-11　髋关节 MRA 扫描，可见盂唇撕裂

作，由于造影剂的存在，使关节内结构对比更为明显，可以更为清晰、准确地分析和诊断关节腔内损伤与病变，在盂唇撕裂、软骨损伤或剥脱、关节囊松弛导致关节不稳等方面有很高的诊断价值（图 3-11）。

五、肌电图检查

通过肌电图检查可以确定神经损伤的有无、定位和定性，为鉴别诊断提供参考。

六、髋关节超声检查

作为一种无创性、便捷的检查手段，超声在髋关节疾病诊断中应用日渐增多，可以应用于关节周围肿块的定性和定位、滑膜炎、关节感染与积液的穿刺、弹响髋的动态观察等方面。

七、PET-CT 检查

全身性 PET-CT 检查通常用于排除癌症的转移灶。髋关节局部性的检查通常用于原因不明的髋关节疼痛的排除诊断，如感染性关节炎等。

第四节　诊断性注射治疗

髋关节疼痛的诊断性注射治疗，操作相对简单，损伤小，易于在门诊进行。对于是或怀疑髋关节疾病的患者，在排除局部占位、结核和骨折等情况下，且其他辅助检查不能够明确诊断的疼痛患者，是一种非常实用的诊治方法，既可明确诊断，又可起到治疗作用。

由于髋关节位置较深，为使定位更为准确，通常使用超声引导下关节腔或者痛点注射（图 3-12），常使用的药物为利多卡因和（或）曲安奈德注射液，注射前后应详细记录，检查疼痛的变化与转归，为明确诊断及可能的后续治疗提供依据。

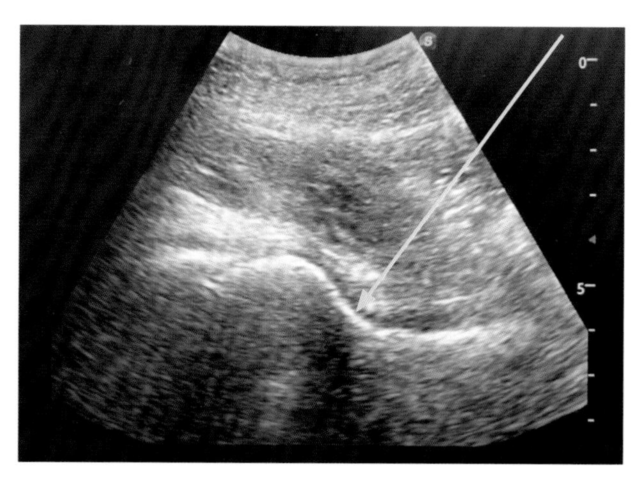

图 3-12　超声引导下髋关节腔注射

第五节　髋关节功能评定量表

通过髋关节功能评定量表，可以在整体上评估疾病的严重程度以及对治疗效果进行评价。

一、Harris 髋关节评分系统

Harris 评分系统是最为常用的髋关节评分系统，由患者自评和医生检查相结合来进行评分。该评分系统观察指标包括疼痛（44 分）、功能（47 分）、畸形（4 分）和关节活动度（5 分）4 个方面，满分为 100 分（表 3-4）。该评分系统从权重上看重点强调疼痛与关节功能的评价，体现出“宁要一个不动而不痛的髋关节，也不要一个能动而疼痛的髋关节”。

1. 历史　1969 年由 Harris 提出，用于评价人工髋关节置换术前患者的功能状态与术后疗效，目前已广泛用于髋关节疾病的评价。

2. 分级标准　优：90~100 分；良：80~89 分；可：70~79 分；差：≤ 69 分。

3. 优点　①突出疼痛和关节功能的权重，以体现患者的感受为主，重复性好；②无须特别的影像学检查，医患面对面时评分。

4. 缺点　①该评分未经过系统的可靠性验证（包括效度、信度等），真实、全面地反映髋关节状态存疑。②关节活动权重不大，但计分过于复杂，需医生精确测量，无法用于患者自评。③部分度量标准表述（比如距离用街区）不适用于中国国情，患者不易理解。④双侧髋关节受累者评分时存在天然的测量偏倚，易造成评价不准。

5. 适用人群　单侧髋关节疾病（如髋部骨折、人工髋关节置换、单侧股骨头坏死、骨性关节炎等）。

二、Oxford 髋关节评分系统

临床较为常用，该评分系统属于诊疗处置结果

表 3-4　Harris 髋关节评分系统

项　目	评分
Ⅰ. 疼痛	
• 无痛：无痛或不明显	44
• 轻度：偶痛或稍痛，不影响功能	40
• 中度：一般活动不受影响，过量活动后偶有中度疼痛	30
• 明显：可忍受，日常活动受限，但能正常工作，偶服止痛药	20
• 剧痛：十分明显疼痛，活动严重受限，需服用比阿司匹林更强的镇痛药	10
• 病废：因疼痛被迫卧床；卧床也有剧痛；因疼痛跛行；病废	0
Ⅱ. 功能	
ⅡA. 步态	
◦ 跛行	
• 无	11
• 轻度	8
• 中度	5
• 重度，不能行走	0
◦ 助行器	
• 不需要	11
• 长途行走需要手杖	7
• 行走时需要手杖	5
• 需单手杖	4
• 双侧手杖	2
• 双侧拐杖	0
• 不能行走（详细说明原因）	0
◦ 行走距离	
• 无限制	11
• 6 个街区	8
• 2~3 个街区	5
• 只能在室内活动	2
• 卧床或坐轮椅	0

（续表）

项　目	评分
ⅡB. 功能性活动	
◦ 上楼	
• 正常	4
• 需要扶手	2
• 通过其他方式上楼	1
• 根本不能上楼	0
◦ 穿脱袜 / 鞋	
• 容易	4
• 有些困难	2
• 不能完成	0
◦ 坐	
• 随便什么椅子，可持续坐 1 小时	5
• 坐高椅半小时而无不适	2
• 不能舒适地坐任何椅子上（小于半小时）	0
◦ 乘公交车 / 出租车	
• 能乘坐	1
• 不能乘坐	0
Ⅲ. 下肢畸形	
• 固定内收畸形 <10°	1
• 下肢伸直髋内旋畸形 <10°	1
• 双下肢长度相差 <3.2 cm	1
• 固定屈曲挛缩畸形 <30°	1
Ⅳ. 髋关节活动范围（得分均乘以校正系数 0.05）	
屈曲	
• 30°~45° × 1.0	
• 45°~90° × 0.6	
• 90°~110° × 0.3	
外展	
• 0°~15° × 0.8	
• 15°~20° × 0.3	
• >20° × 0	
内收	
• 0°~15° × 0.2	
伸直外旋	
• 0°~15° × 0.4	
• >15° × 0	

评价体系，是基于患者自身体验的量表。该评分量表由 12 条简单问题和封闭选项组成，问题包括过去 4 周内的髋关节疼痛、功能、步行能力和工作能力 4 个方面，每项选项由轻到重得分为 1~5 分，突出强调疼痛问题（表 3-5）。

1. 历史　1996 年由 Dawson 等学者提出，该评分系统的可靠性和敏感性已被证实。

2. 分级标准　优：12~23 分；良：24~35 分；可：36~47 分；差：48~60 分。

3. 优点　①该量表问题简单易懂，适用于各种文化程度患者。②患者自评，除了面对面评价，还可适用于电话或信件等非面对面随访，临床实用性强。

4. 缺点　以患者的主观感受为主，程度或频次缺乏具体描述，存在一定的个体差异性。

5. 适用人群　髋关节骨性关节炎人工关节置换术前与术后比较。

表 3-5　Oxford 髋关节评分系统

项目（根据在过去 4 周内的身体状况作答）	评分	类别
Ⅰ. 您怎样描述您髋部的疼痛	1	没有疼痛
	2	很轻微
	3	轻度疼痛
	4	中度疼痛
	5	严重疼痛
Ⅱ. 由于髋部的原因，您自己洗澡和擦干全身有什么困难	1	没有困难
	2	很少困难
	3	中度困难
	4	非常困难
	5	不能完成
Ⅲ. 由于髋部的原因，您出入轿车或乘坐公交车时有什么困难	1	没有困难
	2	很少困难
	3	中度困难
	4	非常困难
	5	不能完成
Ⅳ. 您能自己穿短袜、长袜或紧身衣吗	1	是的，很容易

（续表）

项目（根据在过去4周内的身体状况作答）	评分	类别
Ⅳ. 您能自己穿短袜、长袜或紧身衣吗	2	有一点困难
	3	中度困难
	4	非常困难
	5	不能完成
Ⅴ. 您自己能完成家庭购物吗	1	是的，很容易
	2	有一点困难
	3	中度困难
	4	非常困难
	5	不能完成
Ⅵ. 您步行多长时间髋部疼痛将变得非常严重（无论是否用手杖）	1	无疼痛或 > 30 分钟
	2	16~30 分钟
	3	5~15 分钟
	4	只能室内走动
	5	根本不能步行
Ⅶ. 您能爬一层楼梯吗	1	能，很容易
	2	有一点困难
	3	中度困难
	4	非常困难
	5	不能完成
Ⅷ. 坐在饭桌前吃完饭后，从椅子上站立时髋部有多痛	1	没有疼痛
	2	轻微疼痛
	3	中度疼痛
	4	非常疼痛
	5	无法忍受
Ⅸ. 是否由于髋部的原因，行走时出现跛行	1	没有
	2	偶尔或仅在开始时
	3	经常，不仅限开始
	4	多数时间
	5	所有时间
Ⅹ. 您是否有过突发、严重的疼痛——“剧痛”“刺痛”或“痉挛性疼痛”	1	没有

（续表）

项目（根据在过去4周内的身体状况作答）	评分	类别
Ⅹ. 您是否有过突发、严重的疼痛——“剧痛”“刺痛”或“痉挛性疼痛”	2	一两天
	3	有些日子
	4	大多数日子
	5	每天
Ⅺ. 髋部疼痛对您日常工作（包括家务）影响多大	1	完全没有
	2	有一点困难
	3	中度
	4	极大
	5	不能完成
Ⅻ. 髋部疼痛会影响到夜间睡眠吗	1	完全没有
	2	一两晚
	3	有些夜晚
	4	大多数夜晚
	5	每个夜晚

三、WOMAC 骨性关节炎指数

专门针对髋关节或膝关节疾病设计的评分系统，主要由患者本人进行评分，包括疼痛、关节僵硬、机体功能3个方面的评价（表3-6）。

1. 历史　1988年由Bellamy等学者提出，用24个参数来评估膝关节和髋关节骨性关节炎的患者，也可用于监测疾病进展以及确定抗风湿药物的疗效等。

2. 分级标准　评分越高，病情越严重。

3. 优点　①国际上较公认的骨性关节炎评价标准。②患者自评相对简单。

4. 缺点　①适用范围相对窄。②在用于年轻人时，存在天花板效应。

5. 适用人群　髋关节骨性关节炎、风湿性关节炎治疗前后比较。

表 3-6 WOMAC 骨性关节炎指数

评价指标	程度与评分				
	无（0 分）	轻度（1 分）	中度（2 分）	严重（3 分）	极度（4 分）
疼痛					
行走					
爬梯					
夜间痛					
静息痛					
负重时疼痛					
关节僵硬					
晨僵					
除早晨之外的其他时间僵硬					
机体功能					
下楼梯					
上楼梯					
坐起					
站立					
弯腰拾物					
平地行走					
上下车					
购物					
穿袜					
从床上坐起					
脱袜					
平躺于床					
进入浴缸					
坐下					
上厕所					
重体力家务					
轻体力家务					

四、上海六院髋关节功能评分系统

在综合分析多个髋关节评分系统的基础上，设计出的髋关节功能评分系统。该评分系统完全由患者自评完成，突出强调疼痛在髋关节疾病中的重要性。该评分系统由Ⅰ～Ⅴ部分组成，包括Ⅰ疼痛(45 分)、Ⅱ日常生活能力（25 分)、Ⅲ行走能力（21 分)、Ⅳ劳动能力（9 分）四方面（共计 100 分)，Ⅴ部分为 VAS 评分（0~100 分)，由患者根据自身髋关节状态给予一个总的评价，用 VAS 评分的形式呈现。最后总的评分为Ⅰ～Ⅳ部分总评分 ×85%+ Ⅴ部分评分 ×15%（表 3-7)。

1. 历史　2017 年，上海六院张长青教授团队在总结其他髋关节评分量表优缺点基础上，结合临床上双侧髋关节疾病同时受累不在少数的特点，设计出该评分系统。经先后几轮征询骨科与流行病学专业专家意见和建议后，确定评价内容并计算各项赋分权重。

2. 分级标准　评分越低，病情越严重。

3. 优点　①该评分系统涵盖内容经专家评价完整性和一致性较好。②化繁为简，完全由患者自评完成，简单实用，不仅可用于现场评分，也可满足非现场随访评价。③单、双侧均可评价，解决了双侧受累时测量偏倚问题。④增加了患者对自身髋关节状态总的评价，且控制权重比例在 15%，有利于总体评分的均衡可靠。

4. 缺点　该评分系统仍有待临床实践检验和进一步修正完善。

5. 适用人群　单侧或者双侧髋关节疾病（髋部骨折、股骨头坏死、骨性关节炎、髋关节发育不良等）术前与术后评价。

表 3-7 上海六院髋关节功能评分系统

评价指标	评分
Ⅰ. 疼痛（45 分）	
• 正常：无疼痛	45
• 轻度：轻微或偶发疼痛，不影响功能	40
• 中度：开始活动时不适，而后好转；或过度活动后疼痛，影响活动不明显，偶用止痛药	30

（续表）

评价指标	评分
• 中重度：步行时或做动作时疼痛，虽能忍受，但影响活动，需用止痛药	20
• 重度：自发疼痛，步行或做动作时加重，常用止痛药，偶用强效止痛药	10
• 极重度或剧痛：持续自发疼痛，难以忍受，拒绝一切活动，需频繁用强效止痛药	0
Ⅱ. 日常生活能力（25 分）	
ⅡA. 膝交叉“4”字动作下穿脱袜或系鞋带（7 分）	
• 正常：容易完成，无不适	7
• 基本正常：小腿可交叉过对侧膝，加压有不适感	5
• 有困难：可抬腿，但小腿无法交叉过对侧膝	2
• 无法完成：僵硬无法抬腿	0
ⅡB. 坐（5 分）	
• 坐任何椅子持续 1 小时无不适	5
• 坐中等高度（比如沙发）椅子超过 30 分钟感到不适	3
• 坐高椅子超过 30 分钟感到不适	2
• 坐高、中、低任何椅子不足 30 分钟后均感觉不适	0
ⅡC. 由坐到立（4 分）	
• 无困难，可自行站立	4
• 有困难，需借助上肢或其他支撑站立	2
• 不能，需依赖他人协助	0
ⅡD. 下蹲（或屈髋）（5 分）	
• 正常，可轻松完成下蹲或屈髋超过 120°	5
• 接近正常，借助工具可完成下蹲超过 90°	4
• 比较困难，借助工具屈髋不足 90°	3
• 很困难，借助工具屈髋不足 60°	1
• 无法下蹲，关节僵硬，屈髋不足 30°	0
ⅡE. 上下楼（4 分）	
• 正常	4
• 需用扶手，一步一台阶	3
• 需其他辅助，两步一台阶（缓慢上下）	1
• 完全不能	0
Ⅲ. 行走能力（21 分）	
ⅢA. 行走距离（9 分）	
• 正常，可持续步行超过 1 500 米以上	9

（续表）

评价指标	评分
• 能持续步行 45 分钟或 1 500 米以内	8
• 可持续户外步行 30 分钟或 1 000 米以内	6
• 可持续户外步行时间少于 15 分钟或不超过 500 米	4
• 仅能室内活动，步行不足 50 米	2
• 无法行走	0
ⅢB. 行走时辅助支撑（7 分）	
• 不需要任何辅助支撑	7
• 长距离偶用单手杖	6
• 常用单手杖	4
• 单拐或双侧手杖	3
• 使用助行器或拄双拐	2
• 完全不能，卧床或轮椅	0
ⅢC. 步态（因髋部导致）（5 分）	
• 正常，无跛行	5
• 轻度或稍跛行	4
• 中度跛行	3
• 重度跛行或蹒跚步态	2
• 不能走	0
Ⅳ. 劳动能力（9 分）	
• 正常，负重状态下体力劳动不受限制	9
• 负重状态下中等体力劳动	7
• 负重状态下轻体力劳动（如一般家务、购物、站立操作仪器、控制设备、装配工作等）	5
• 非负重状态下部分轻体力劳动（如坐姿下手工作业或腿的轻度活动如打字、缝纫等）	3
• 完全丧失劳动能力	0
Ⅴ. 髋关节状态 VAS 评分（0~100 分）	
• 0 分表示最差状态；100 分表示最佳状态 0 10 20 30 40 50 60 70 80 90 100	
髋关节总评分	
• Ⅰ ~ Ⅳ髋关节总评分 ×85%+ Ⅴ. 髋关节 VAS 评分 ×15%	

（张长青　冯　勇　陈圣宝）

参考文献

[1] Bellamy N, Buchanan W W, Goldsmith C H, et al. Validation study of WOMAC: a health status instrument for measuring clinically important patient relevant outcomes to antirheumatic drug therapy in patients with osteoarthritis of the hip or knee[J]. Journal of Rheumatology, 1988, 15(12):1833-1840.

[2] Brown M D, Gomez-Marin O, Brookfield K F, et al. Differential diagnosis of hip disease versus spine disease[J]. Clinical Orthopaedics and Related Research, 2004: 280-284.

[3] Buckland A J, Miyamoto R, Patel R D, et al. Differentiating hip pathology from lumbar spine pathology: key points of evaluation and management[J]. J Am Acad Orthop Surg, 2017, 25: e23-e34.

[4] Byrd J W, Jones K S. Diagnostic accuracy of clinical assessment, magnetic resonance imaging, magnetic resonance arthrography, and intra-articular injection in hip arthroscopy patients[J]. Am J Sports Med, 2004, 32: 1668-1674.

[5] Byrd J W T, Potts E A, Allison R K, et al. Ultrasound-guided hip injections: a comparative study with fluoroscopy-guided injections[J]. Arthroscopy, 2014, 30(1): 42-46.

[6] Chan Y S, Lien L C, Hsu H L, et al. Evaluating hip labral tears using magnetic resonance arthrography: a prospective study comparing hip arthroscopy and magnetic resonance arthrography diagnosis[J]. Arthroscopy, 2005, 21: 1250.

[7] Dawson J, Fitzpatrick R, Carr A, et al. Questionnaire on the perceptions of patients about total hip replacement[J]. J Bone Joint Surg Br, 1996, 78:185-190.

[8] Defroda S F, Daniels A H, Deren M E. Differentiating Radiculopathy from Lower Extremity Arthropathy[J]. American Journal of Medicine, 2016, 129(10): e1121-e1127.

[9] Dreyfuss P, Dreyer S J, Cole A, et al. Sacroiliac joint pain[J]. J Am Acad Orthop Surg, 2004, 12: 255-265.

[10] Feinberg J H. Hip pain: differential diagnosis[J]. J Back Musculoskelet Rehabil, 1994, 4: 154-173.

[11] Frank R M, Slabaugh M A, Grumet R C, et al. Posterior hip pain in an athletic population: differential diagnosis and treatment options[J]. Sports Health, 2010, 2(3): 191-196.

[12] Grumet R C, Frank R M, Slabaugh M A, et al. Lateral hip pain in an athletic population: differential diagnosis and treatment options[J]. Sports Health, 2010, 2(3): 191-196.

[13] Harris W H. Traumatic arthritis of the hip after dislocation and acetabular fractures: treatment by mold arthroplasty. An end-result study using a new method of result evaluation[J]. J Bone Joint Surg Am, 1969, 51:737-755.

[14] Hasan B A. The presenting symptoms, differential diagnosis, and physical examination of patients presenting with hip pain. Dis Mon, 2012, 58(9): 477-491.

[15] Hung C Y, Chang K V, Ozcakar L. Snapping hip due to gluteus medius tendinopathy: ultrasound imaging in the diagnosis and guidance for prolotherapy[J]. Pain Med, 2015, 16(10): 2040-2041.

[16] Iagnocco A, Filippucci E, Meenagh G, et al. Ultrasound imaging for the rheumatologist Ⅲ. Ultrasonography of the hip[J]. Clin Exp Rheumatol, 2006, 24: 229-232.

[17] Keeney J A, Peelle M W, Jackson J, et al. Magnetic resonance arthrography versus arthroscopy in the evaluation of articular hip pathology[J]. Clinical Orthopaedics and Related Research, 2004, 163-169.

[18] Kubicki S L, Richardson M L, Martin T, et al. The acetabular fossa hot spot on 18F-FDG PET/CT: epidemiology, natural history, and proposed etiology[J]. Skeletal Radiol, 2015, 44: 107-114.

[19] Magee T. Comparison of 3.0-T MR vs 3.0-T MR arthrography of the hip for detection of acetabular labral tears and chondral defects in the same patient population[J]. Br J Radiol, 2015, 88(1053): 20140817.

[20] Magerkurth O, Jacobson J A, Morag Y, et al. Capsular laxity of the hip: findings at magnetic resonance arthrography. Arthroscopy, 2013, 29(10): 1615-1622.

[21] Minardi J J, Lander O M. Septic hip arthritis: diagnosis and arthrocentesis using bedside ultrasound[J]. J Emerg Med, 2012, 43(2): 316-318.

[22] Ostrom E, Joseph A. The use of musculoskeletal ultrasound for the diagnosis of groin and hip pain in athletes[J]. Curr Sports Med Rep, 2016, 15(2): 86-90.

[23] Peng P W. Ultrasound-guided interventional procedures in pain medicine: a review of anatomy, sonoanatomy, and procedures. Part Ⅳ: hip[J]. Reg Anesth Pain Med, 2013, 38(4): 264-273.

[24] Plante M, Wallace R, Busconi B D. Clinical diagnosis of hip pain[J]. Clinics in Sports Medicine, 2011, 30(2): 225-238.

[25] Rho M, Mautner K, Nichols J T, et al. Image-guided diagnostic injections with anesthetic versus magnetic resonance arthrograms for the diagnosis of suspected hip pain[J]. Pm & R, 2013, 5(9): 795-800.

[26] Rowbotham E L, Grainger A J. Ultrasound-guided intervention around the hip joint[J]. American Journal of Roentgenology, 2012, 198(1): W122-W127.
[27] Schon L, Zuckerman J D. Hip pain in the elderly: evaluation and diagnosis[J]. Geriatrics, 1988, 43: 48-62.
[28] Tibor L M, Sekiya J K. Differential diagnosis of pain around the hip joint[J]. Arthroscopy, 2008, 24: 1407-1421.
[29] Wahl C J, Warren R F, Adler R S, et al. Internal coxa saltans (snapping hip) as a result of overtraining: a report of 3 cases in professional athletes with a review of causes and the role of ultrasound in early diagnosis and management[J]. Am J Sports Med, 2004, 32: 1302-1309.
[30] Yue B, Tang T. The use of nuclear imaging for the diagnosis of periprosthetic infection after knee and hip arthroplasties. Nucl Med Commun, 2015, 36: 305-311.

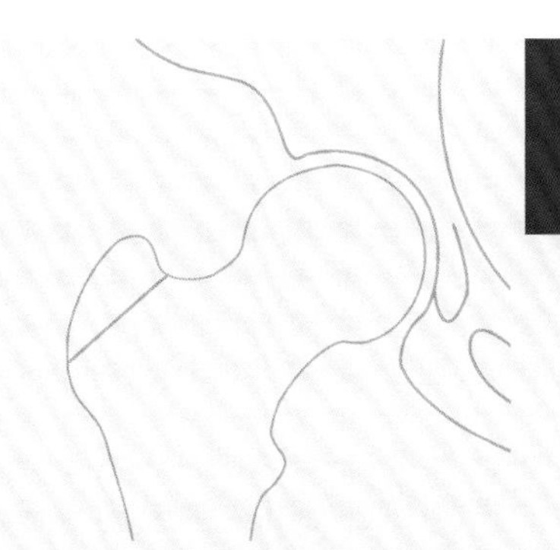

第四章

髋关节影像学检查及测量

第一节 髋关节影像学检查

一、髋关节 X 线检查

髋关节 X 线检查操作简单，费用低廉。在显示关节间隙、骨关节面以及髋关节全貌方面显示清晰，是检查髋关节病变首选的影像学检查方法。最常用的 X 线片有前后位片、侧位片、蛙式位片、后前斜位片、闭孔斜位片和髂骨斜位片。

X 线摄影技术已实现了数字化成像技术，分为直接将 X 线信号转化为数字信号的数字式射线摄片术（digital radiography，DR）系统和间接将 X 线信号转化为数字信号的计算机 X 线摄影术（computed radiography，CR）系统。数字化的优势在于：影像分辨度明显提高，后期可以进行多种功能处理及方便存储管理，可根据诊断需要进行图像后处理，分别显示骨组织、关节软组织等，提高了病变的检出率。

1. 髋关节前后位 患者仰卧，双下肢伸直，双足内旋 15°，足尖靠拢，球管中心对准股骨头并与腹股沟平面垂直投照。此位置可显示髋关节、股骨头、股骨颈、大小转子和股骨上端的正位影像。为将患侧与健侧相比较，髋关节前后位片往往以骨盆前后位片或双髋前后位片取代。

2. 髋关节侧位 患者仰卧，患侧臀部略抬高至与探测线中线等高，患肢下肢伸直，外展内旋，对侧髋关节与膝关节屈曲，患者双手抱住下肢使大腿与躯干垂直。将球管中心线水平方向对准股骨颈垂直暗盒投照。此位置可显示股骨头、股骨颈和大小转子的侧位影像。

3. 髋关节蛙式位 不要对怀疑有髋部骨折或髋关节脱位的患者拍摄蛙式位片。拍摄蛙式位片时，患者仰卧，双侧髋关节与膝关节同时屈曲，双足靠拢，两大腿最大限度外展。将球管中心对准双侧股骨头连线中点投照。此位置可显示双髋臼正位和两侧股骨颈侧位影像。

4. 髋关节后前斜位 髋关节后前斜位对检查股骨头向后脱位极有价值。患者俯卧位，对侧髋部抬高 35°~40°，膝部与肘部弯曲用以支撑身体。被检测髋部对准暗盒中线，股骨大转子对胶片中心。与暗盒垂直投照。此位置可显示髋关节、髂骨和股骨上段斜位影像。

5. 髋关节闭孔斜位 患者斜仰卧位，即患者身体冠状面与床面呈 45° 角，被测髋在上方。在背部，对侧髋部和膝部分别用棉垫支撑。水平投射，即球管中心线自耻骨上支与坐骨下支间连线中点射入对准髋关节投照。髋关节闭孔斜位主要用来显示闭孔，髂耻线、髋前柱和髋臼后缘。

6. 髋关节髂骨斜位 患者斜仰卧位，被测髋在下方，患者身体冠状面与床面呈 45° 角，片盒水平放置，正对髋关节，球管中心线自髋关节内前垂直于片盒，对准髋关节投照。髋关节髂骨斜位可用来显示整个髋骨翼，髂嵴，以及髋后柱和髋臼前缘。

二、髋关节 CT 检查

髋关节 CT 常用的是 CT 平扫（plain scan）和增强扫描（contrast enhancement）。所有的 CT 检查一般先行平扫。一些复杂病变如肿瘤性病变或血管性病变需要加增强扫描。

电子计算机断层扫描（computed tomography，CT）显示的是断面解剖图像，无结构的重叠，密度分辨率明显高于 X 线平片，多层螺旋 CT（multi-slice CT，MSCT）又进一步提高了时间和空间分辨率，极大地提高了骨关节病变的检出率和诊断的准确性，同时能进行多平面重建、表面内覆盖显示和容积显示等后处理技术，能从多个切面了解病变

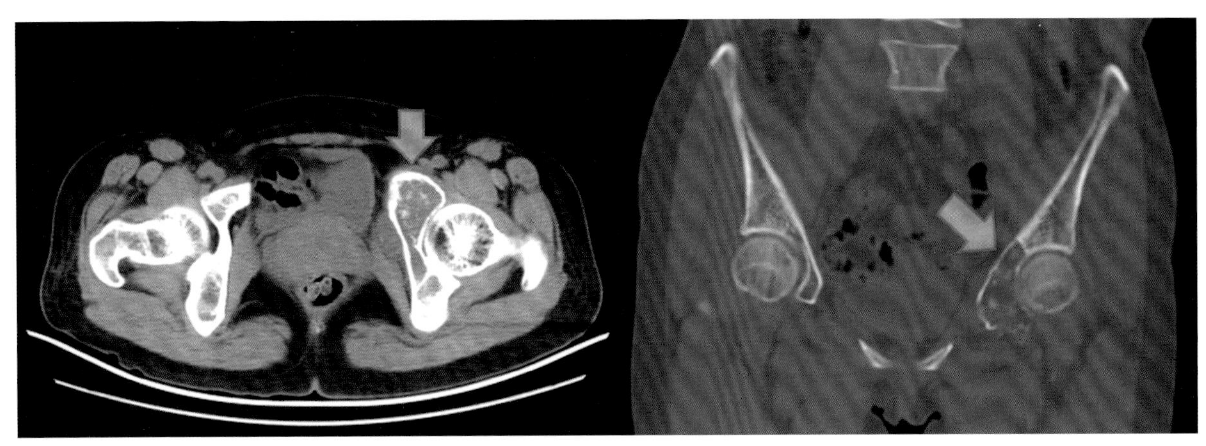

图 4-1 CT 横断面和冠状面

可以清楚观察到左侧髋臼内侧肿瘤的边界、对骨皮质的破坏以及与周边组织的关系

的部位、边界以及与周边组织的关系。髋关节结构复杂，X 线平片由于重叠影，在诊断髋臼骨折或髋关节病变时能力有限。CT 能显著提高诊断正确率（图 4-1）。

螺旋三维 CT 重建三维骨结构，可以较好地展示髋关节的立体结构，以及病变涉及的立体范围。比如，三维 CT 重建可将股骨头和髋臼分离观察，清晰显示髋臼与股骨头的关系；另外，髋关节三维 CT 可以为 3D 打印植入物提供数据。对病情判断和术前手术设计具有重要的意义（图 4-2）。

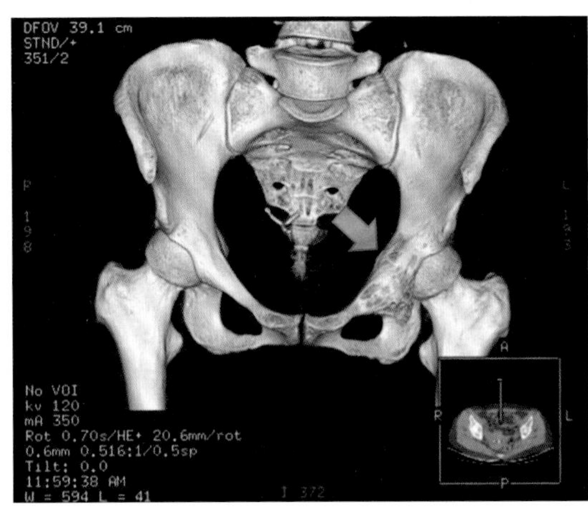

图 4-2 CT 三维重建

可以较好地展示病变部位的立体结构和病变涉及的立体范围

CT 检查时，患者取仰卧位，尽量保持左右对称即可。

三、髋关节磁共振成像

磁共振成像（magnetic resonance imaging，MRI）是依靠氢质子发射信号而成像的检查技术，无放射性损伤。骨骼、肌肉系统的各种组织有不同的氢质子密度和弛豫时间，产生不同的信号强度，通过计算机处理后形成不同的灰阶而形成图像。MRI 的优势在于软组织的分辨率高，多参数成像，多方位成像，如横断面、冠状面、矢状面或任何角度。MRI 能敏感地检测出组织成分中水含量的变化，比 X 线和 CT 能更早期地发现病变（图 4-3）。

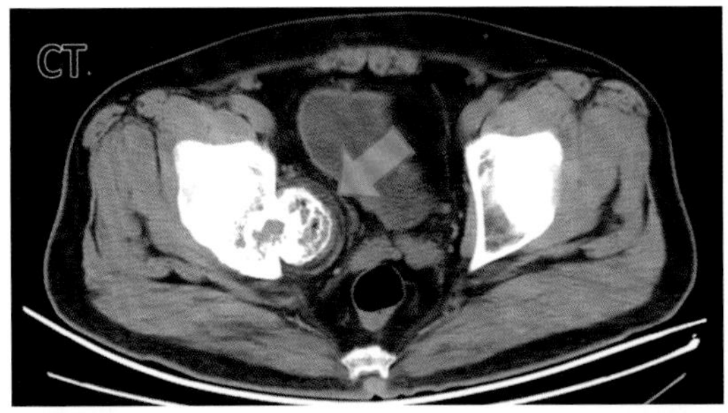

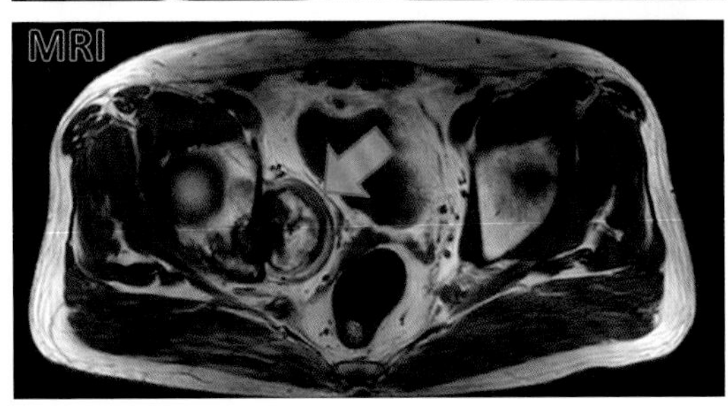

图 4-3 右侧髋臼肿瘤 CT 和 MRI

MRI 相比 CT 可以更清楚地显示肿瘤周围组织反应带的情况，显示肿瘤与周边肌肉、血管、神经等软组织结构的关系

髋关节 MRI 检查时，患者体位与 CT 检查相同，取仰卧位，蹲趾相触以保持身体尽量左右对称。

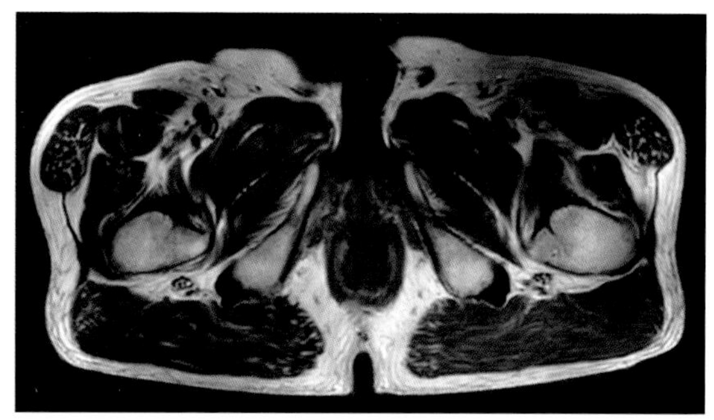

图 4-4 股骨小转子层面横切面 MRI

MRI 有良好的软组织分辨率和多序列成像的优势，不但能显示 CT 不能显示的关节软骨、关节内外的韧带、椎间盘和骨髓等组织，还能显示 CT 不能反映的某些病理改变，如软组织及骨髓腔的水肿、骨挫伤、肌肉撕裂、骨髓的改变，以及肌腱、韧带和软骨的损伤及变性等。MRI 是关节病变的首选检查方法，也是骨肿瘤术前分期和疗效观察的有效手段（图 4-4~ 图 4-6）。

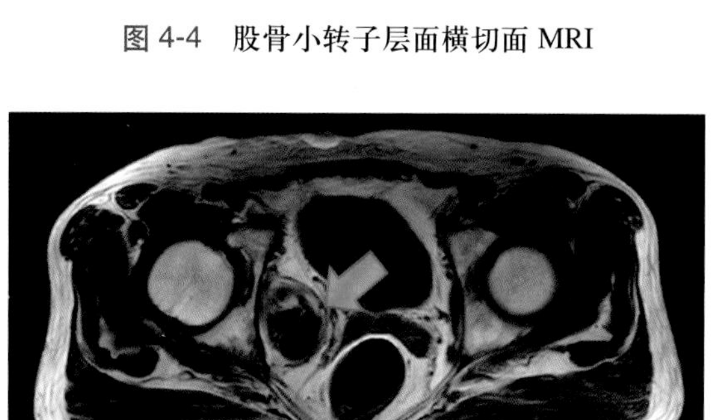

图 4-5 经股骨头横切面 MRI
可见右侧髋臼内侧肿瘤，信号不均

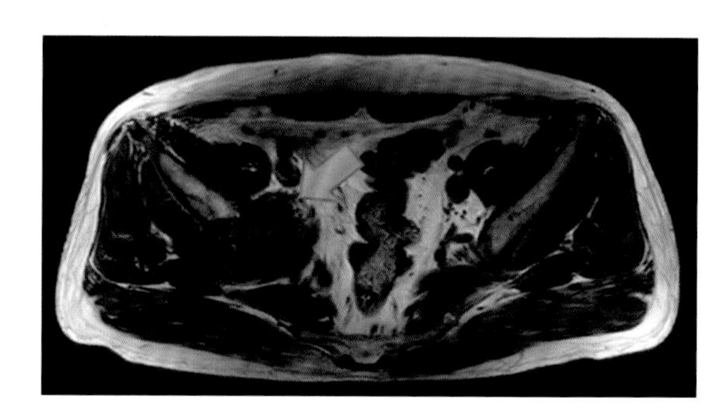

图 4-6 髋臼上横切面 MRI
可见肿瘤破坏髂骨骨质，向盆腔膨出

第二节 髋关节的 X 线测量和参数

一、髋关节相关参数

1. Shenton 线（Menard 线，耻颈线） 正常股骨颈内侧缘与同侧闭孔上缘的连续弧线。髋关节半脱位和脱位时，此线完整性消失。也可用来评估假体的位置（图 4-7）。

2. Calve 线（髂颈线，卡尔维线） 髂骨外缘与股骨颈外缘连成的弧线，反映股骨头与髋臼的关系以及髋臼上缘的完整性（图 4-7）。

3. Skinner 线（司肯尼线） 在成年人髋关节前后位片上，大转子上缘和股骨头圆韧带附着的隐窝之间的连线，与股骨干中轴线在成年人成角为 90°。股骨颈或大转子错位骨折会导致 Skinner 线超过圆韧带窝（图 4-8）。

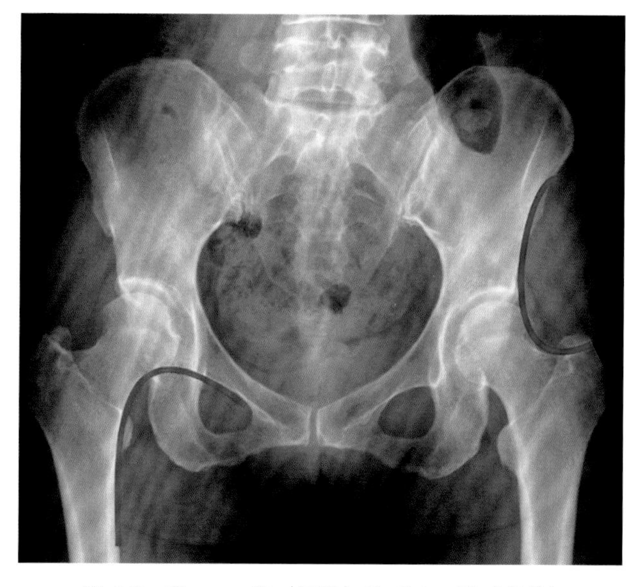

图 4-7 Shenton 线（红线）和 Calve 线（蓝线）

二、股骨近端相关参数

1. 股骨颈干角　在髋关节正位片上，分别画出股骨干轴线与股骨颈轴线，两线相交内侧的夹角，即为股骨颈干角。正常值为 110°~140°（图 4-9），大于 140° 为髋外翻，小于 110° 为髋内翻。

2. 股骨颈前倾角　股骨颈轴线与人体冠状面所成的夹角。成年人股骨颈前倾角为 12°~15°（图 4-10）。

3. 股骨偏心距　股骨偏心距是股骨头中心与股骨干轴线的垂直距离，是重建髋关节生物力学的重要参考指标。通过髋关节置换术将股骨偏心距恢复，这对于平衡髋关节软组织张力具有非常重要的作用（图 4-11）。

三、髋臼相关参数

1. 中心边缘角（CEA）　骨盆正位片上，股骨头中心至髋臼外上缘的连线，与股骨头中心的垂线形成的夹角。正常值为 2 岁 22°，4 岁 28°，6 岁 30°，15 岁 35°（图 4-12）。此夹角反映了髋臼与股

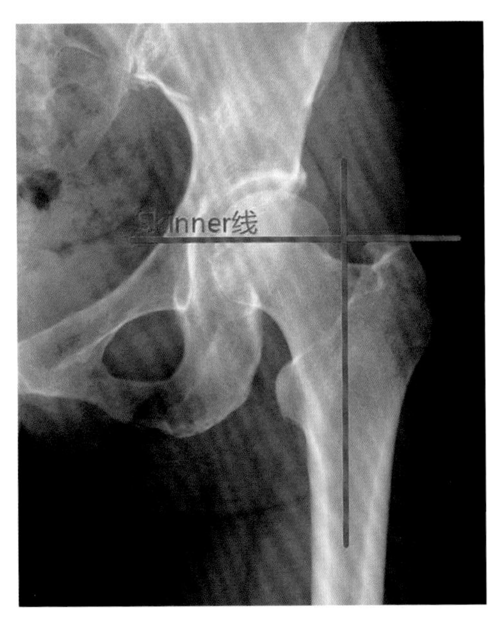

图 4-8　Skinner 线
Skinner 线通过股骨大转子顶点与髋臼圆韧带窝，与股骨干中轴线垂直

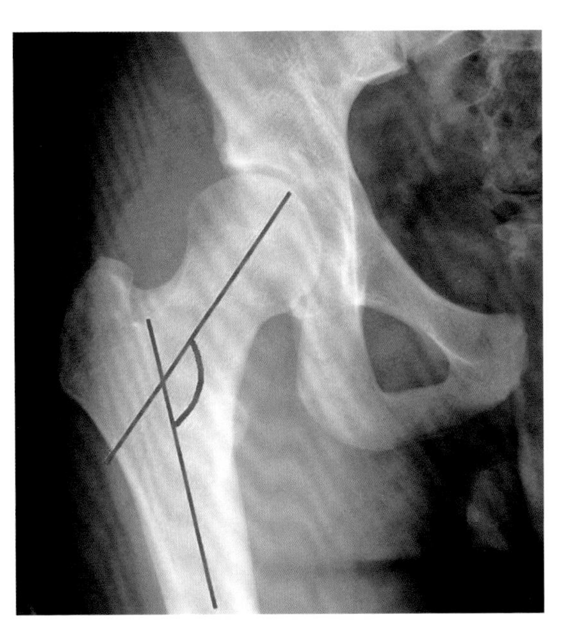

图 4-9　股骨颈干角
正常值为 110°~140°

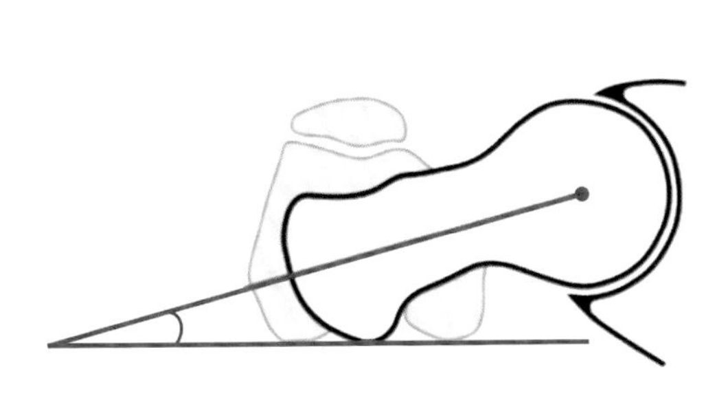

图 4-10　股骨颈前倾角
成年人股骨颈前倾角为 12°~15°

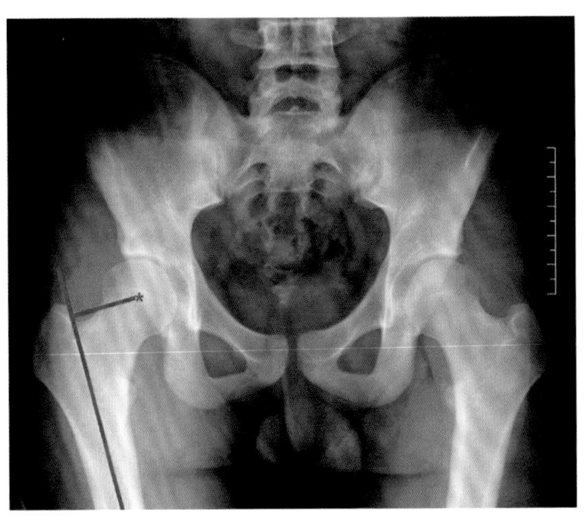

图 4-11　股骨偏心距
为股骨头中心与股骨干轴线的垂直距离

骨头的关系，是判定股骨头在髋臼窝中稳定的一项重要指标，髋臼发育不良、髋关节脱位、股骨头形状改变、股骨头外移时，此角度变小。

2. 髋臼指数（臼盖角，髋臼角） 是测定髋臼深度和斜度的一种方法，即双侧 Y 形软骨中心连线与髋臼面上下缘连线形成的夹角。正常值新生儿为 30°，2 岁为 20°，成人为 10°（图 4-13）。髋臼指数在一定程度上反映了髋臼受力面的倾斜度，指数越大，髋关节越容易出现脱位。髋臼指数在临床上对于先天性髋关节脱位的治疗和预后判断有一定的作用。

3. 夏普（Sharp）角 骨盆正位片上，双侧泪滴下缘连线与泪滴下线至髋臼上缘连线的夹角，正常值为 33°~38°。当此角大于 40° 时，可诊断为髋臼发育不良（图 4-14）。

4. Kohler 线（科勒线，髂坐线） 坐骨内缘与髂骨内缘的双切线连线，代表髋臼的内侧界，髋臼陷入症或髂关节置换骨质磨锉过深时髋臼突至此线内侧，用于髋关节置换术中假体深度的评价（图 4-15）。

5. HE 角 双髋臼 Y 形软骨的连线（H 线，Hilgenreiner 线）与股骨头骺板的延长线的夹角，正常为 25° 左右，髋内翻时 HE 角大于 25°。连续测量 HE 角，可了解髋内翻进展程度（图 4-16）。

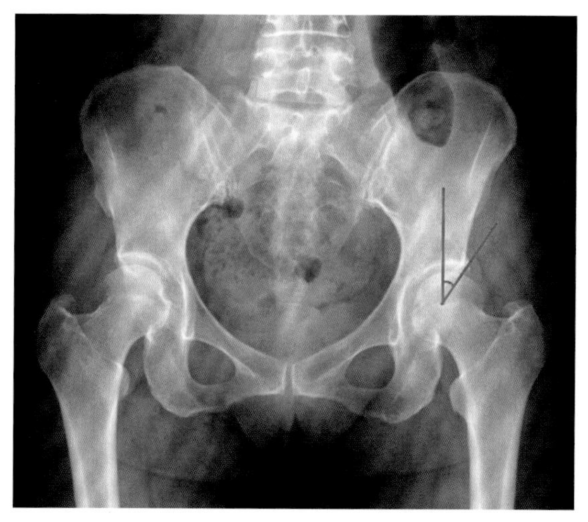

图 4-12 髋臼中心边缘角
为股骨头中心至髋臼外上缘的连线，与股骨头中心的垂线形成的夹角。正常为 2 岁 22°，4 岁 28°，6 岁 30°，15 岁 35°

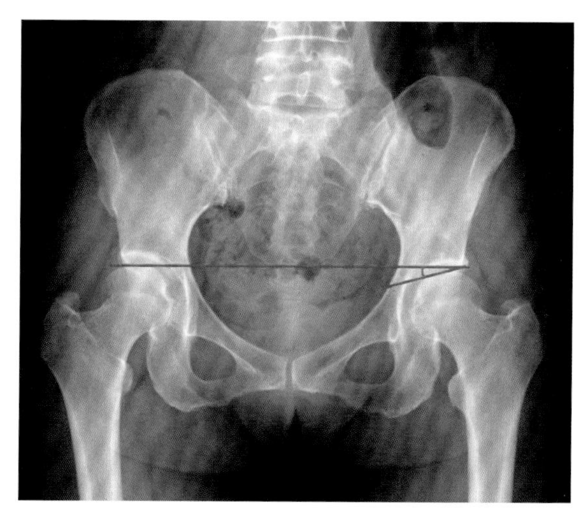

图 4-13 髋臼指数
双侧 Y 形软骨中心连线与髋臼面上下缘连线形成的夹角

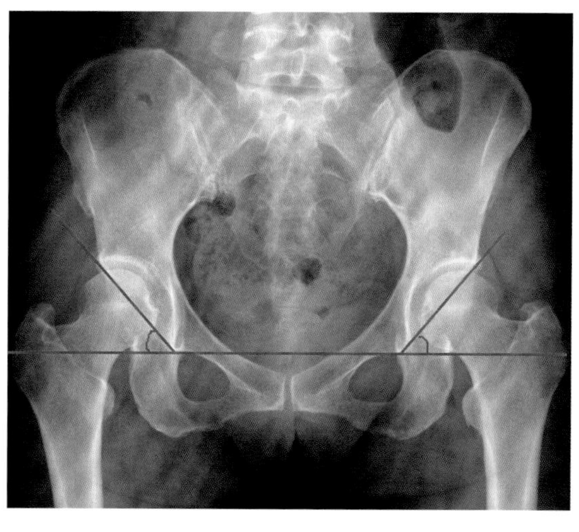

图 4-14 夏普（Sharp）角
双侧泪滴下缘连线与泪滴下线至髋臼上缘连线的夹角

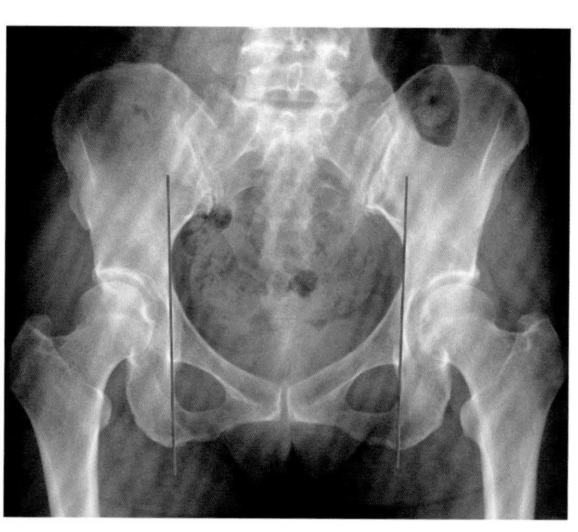

图 4-15 Kohler 线
坐骨内缘与髂骨内缘的双切线连线，代表髋臼的内侧界

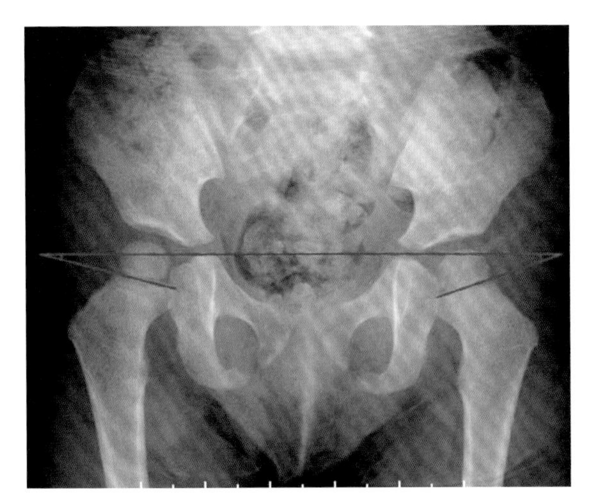

图 4-16　HE 角

双髋臼 Y 形软骨的连线与股骨头骺板的延长线的夹角

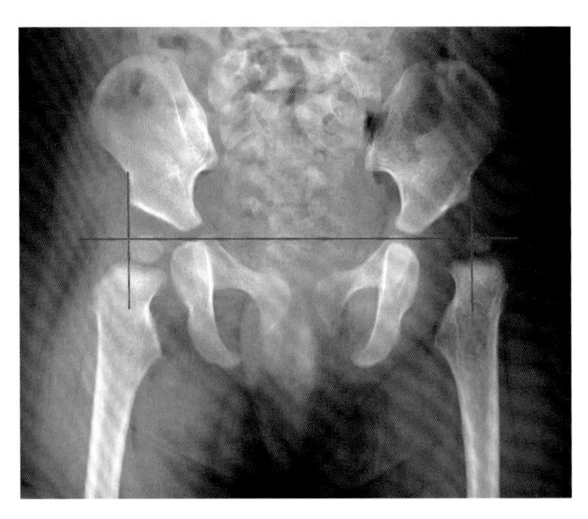

图 4-17　Perkin 方格

自髋臼外上缘做 P 线（Perkin line），与双髋臼 Y 形软骨的连线（Y 线）垂直。P 线与 Y 线将髋臼区划分为 4 个象限

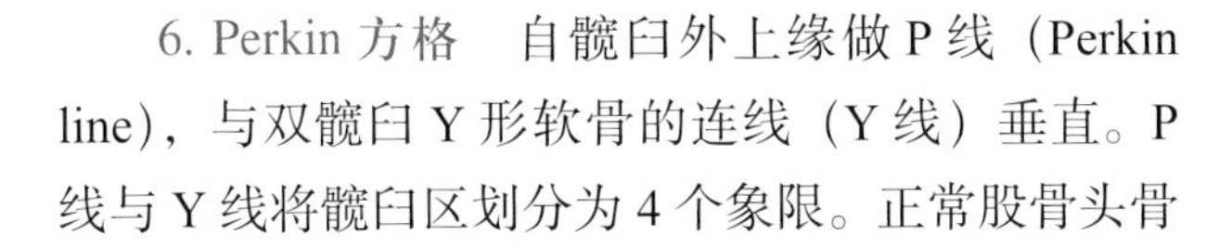

6. Perkin 方格　自髋臼外上缘做 P 线（Perkin line），与双髋臼 Y 形软骨的连线（Y 线）垂直。P 线与 Y 线将髋臼区划分为 4 个象限。正常股骨头骨骺中心位于内下象限，若骨化中心移向外下或外上象限表示髋关节脱位（图 4-17）。

（姚伟武　袁　霆）

参考文献

[1] Conway W F, Totty W G, Mcenery K W. CT and MR imaging of the hip[J]. Radiology, 1996, 198(2):297-307.

[2] Rengier F, Mehndiratta A, Tenggkobligk H V, et al. 3D printing based on imaging data: review of medical applications[J]. International Journal of Computer Assisted Radiology & Surgery, 2010, 5(4):335.

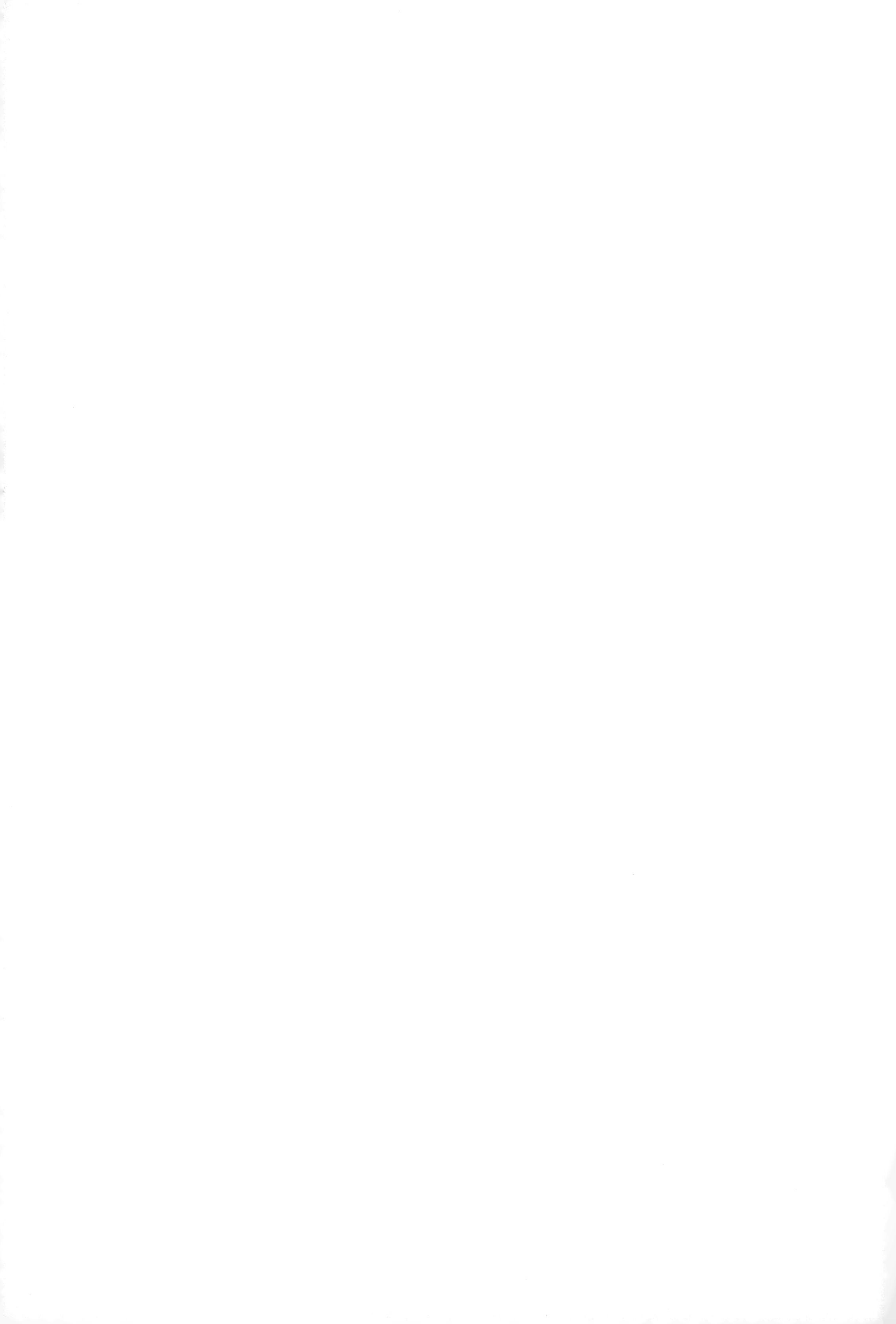

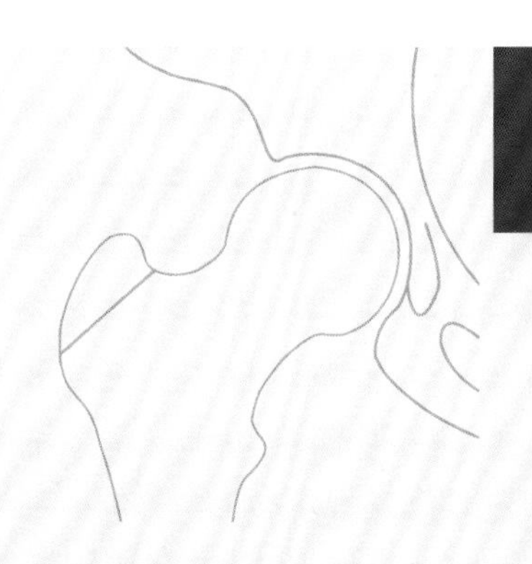

第五章

超声在髋部疾病诊断中的应用

超声是现代影像学的重要组成部分，在腹部、心血管、甲状腺和乳腺等疾病诊断中发挥着重要的作用。随着超声仪器性能的提升和检查技术的进步，超声在肌肉骨骼系统包括髋关节的应用也越来越成熟，对肌肉、肌腱、血管、神经等软组织结构具有优良的成像效果。超声具有分辨率高、便携、无创等特点，实时超声能动态观察肌肉、肌腱的运动情况，提供其他影像无法得到的重要信息。

第一节 正常成人髋部超声探测

成人髋关节位置相对较深，根据受检者身材和所观察结构的深浅，可选择 5~7 MHz 的低频探头和 7~12 MHz 的高频探头相结合进行探测。

髋关节的超声检查按照部位分为前部、内侧部、外侧部和后部 4 部分。掌握髋部的几个重要骨性标志，如髂前上棘、髂前下棘、股骨头、股骨大转子、坐骨结节等，有助于明确声像图中的解剖结构。

1. 前部　患者仰卧位进行检查。此区主要观察关节腔、髋臼盂唇、前部肌层、血管神经束等。

（1）髋关节：探头平行于股骨颈，斜矢状位扫查，可清晰显示弧形、强回声的股骨颈及覆盖在其上的薄层关节囊。在关节囊和股骨颈之间有一个潜在性腔隙，为关节前隐窝，是覆盖髋关节前侧的关节囊在转子间线部位向上返折形成。声像图中只有少数人能区分两层结构，多数情况呈均匀一致的低回声（图 5-1）。正常情况下，前隐窝内只有少量滑液，起润滑作用，髋关节积液时液体常首先积聚于此，此处也是髋关节滑膜增生的常见部位。

（2）盂唇：探头稍向头端移动，可显示强回声的髋臼和股骨头，两者之间可见盂唇的前上部分，呈三角形高回声结构，此处为盂唇撕裂的好发部位（图 5-2）。股骨头表面可见薄层低回声关节软骨。

（3）前部肌层：髂腰肌由髂肌和腰大肌组成，经髋关节前内侧止于股骨小转子，在髋关节前方水平，肌束与肌腱成分同时共存。在声像图上，髂腰肌位于髋关节的前内侧，肌束部分位于浅部，呈束

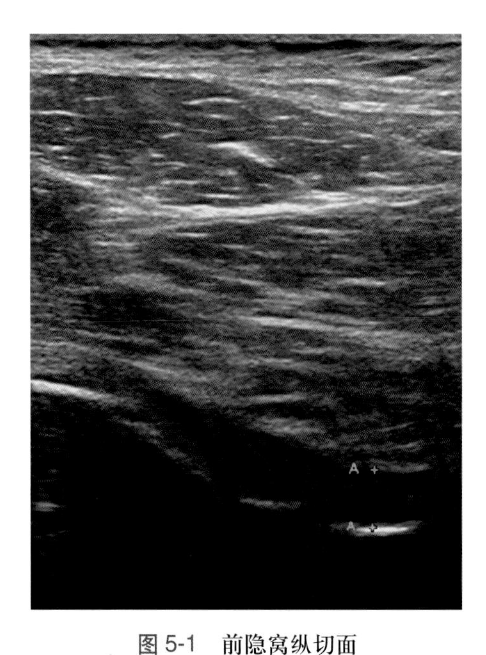

图 5-1　前隐窝纵切面

前隐窝呈薄层低回声结构（标尺显示前隐窝厚度），深部弧形强回声为股骨颈

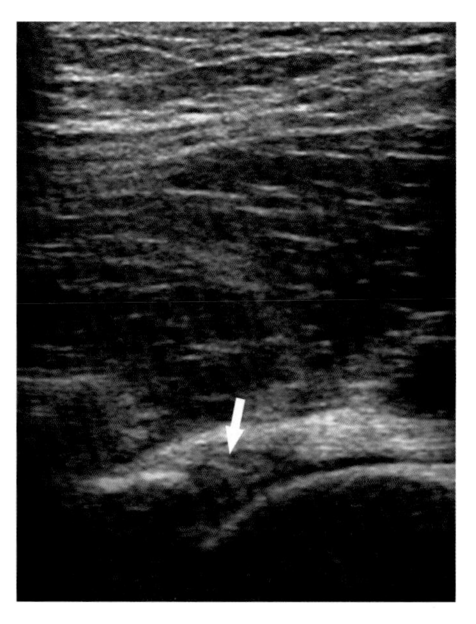

图 5-2　关节前部盂唇声像图

盂唇呈三角形稍高回声，其深部为股骨头，股骨头表面可见薄层软骨，呈低回声

带状低回声，薄层高回声腱性部分位于其深部（图 5-3）。髂腰肌肌腱与关节囊之间有一潜在性腔隙，为髂腰肌滑囊。滑囊炎或积液时超声可探及。

缝匠肌和股直肌，两者为大腿前群肌，分别于髂前上棘和髂前下棘做横切面和纵切面，显示肌肉的短轴和长轴（图 5-4）。

（4）血管神经束：探头置于腹股沟韧带中部下方横切，显示股动脉、股静脉，彩色多普勒超声可见血流信号充盈，股动脉外侧可探及股神经，横切面呈筛网状结构，神经深部为髂肌（图 5-5）。

2. 内侧部　患者仰卧位，髋关节轻度外展、外旋进行检查。在血管神经束的内侧横切面扫查，由外向内分别显示浅部的耻骨肌、长收肌和股薄肌，前两者深面为短收肌和更深面的大收肌，上述肌腱均起自耻骨（图 5-6）。

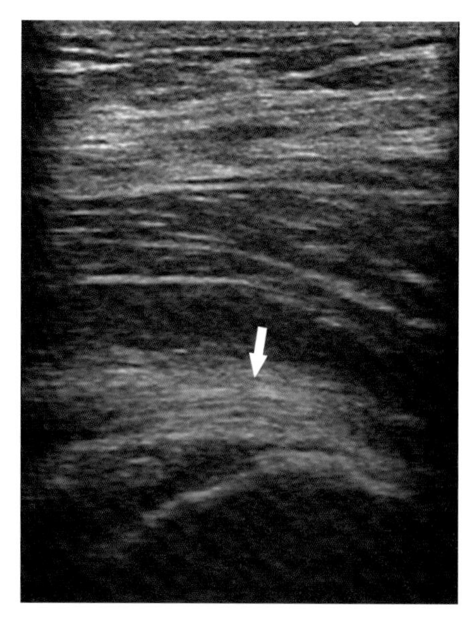

图 5-3　髂腰肌肌腱长轴切面

箭头显示股骨头前方髂腰肌肌腱，呈条索状高回声，其前部为髂腰肌的肌性部分

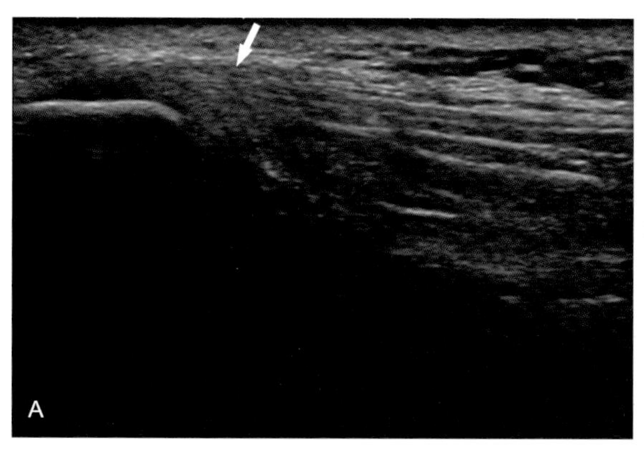

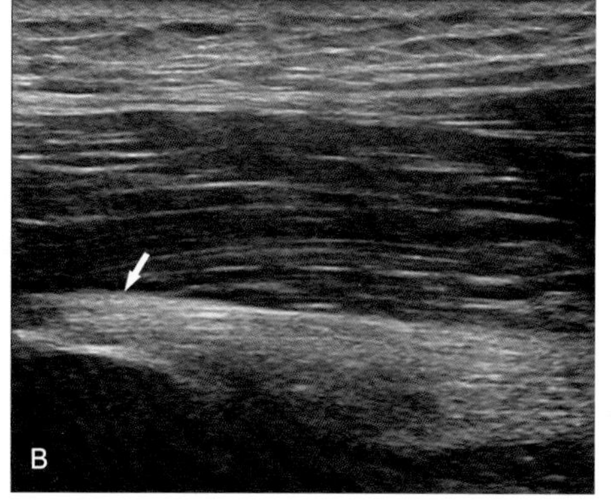

图 5-4　缝匠肌和股直肌起点纵切面图

A. 缝匠肌纵切面，其近端起于髂前上棘；B. 股直肌纵切面，其近端起于髂前下棘，浅部为缝匠肌

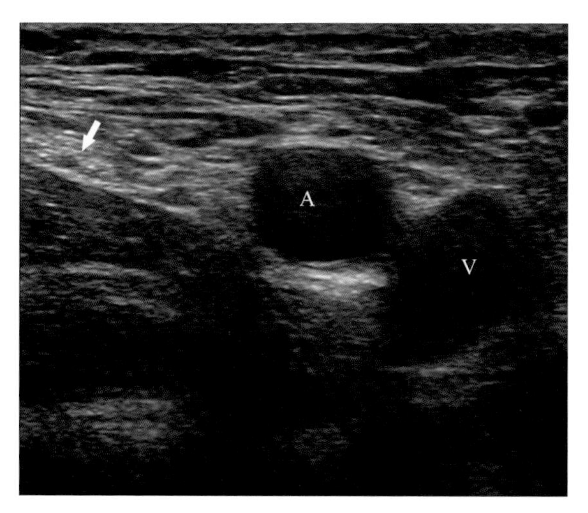

图 5-5　腹股沟区血管神经束横切面

在腹股沟韧带中部下方横切，从内向外依次显示股静脉（V）、股动脉（A）、股神经（箭头）

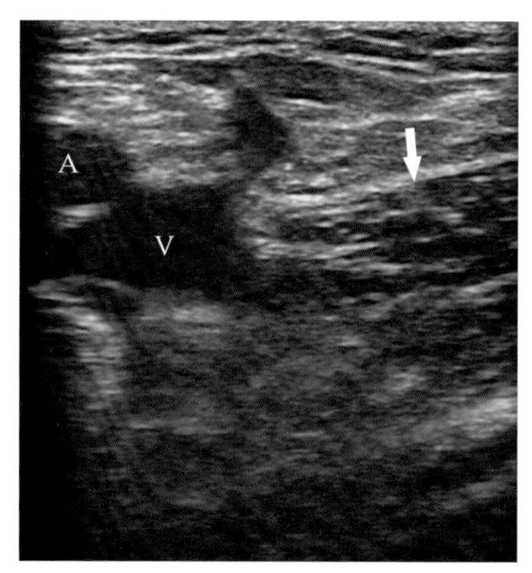

图 5-6　髋部内侧横切面

腹股沟韧带内侧下方横切，显示股动脉（A）、股静脉（V）及耻骨肌（箭头）

3. 外侧部　患者侧卧位，下肢伸直。此区主要观察股骨大转子、臀肌及其肌腱和滑囊。

股骨大转子呈强回声结构，表面略不平，臀中肌和臀小肌以肌腱附着于此（图 5-7），前者附着在大转子外侧和后上部，而后者附着在大转子前部，上述肌腱旁存在滑囊，发生病理性改变积液增多时，超声可探及。外侧区浅部可见臀大肌纤维，下部深层肌纤维止于臀肌粗隆，下部浅层和上部肌纤维共同止于髂胫束。髂胫束位于大转子前方，为阔筋膜张肌的腱性部分。

4. 后部　患者俯卧位，下肢伸直。此区主要观察臀肌、腘绳肌和坐骨神经等，坐骨结节为重要解剖标志。

探头在臀部横切或纵切，声像图中主要显示的是臀大肌肌腹。探头逐渐下移，可观察腘绳肌，包括股二头肌长头、半腱肌和半膜肌，三者均起自坐骨结节（图 5-8）。坐骨神经于坐骨结节外侧上行，走行于臀大肌深面，横断面呈椭圆形筛网状结构。

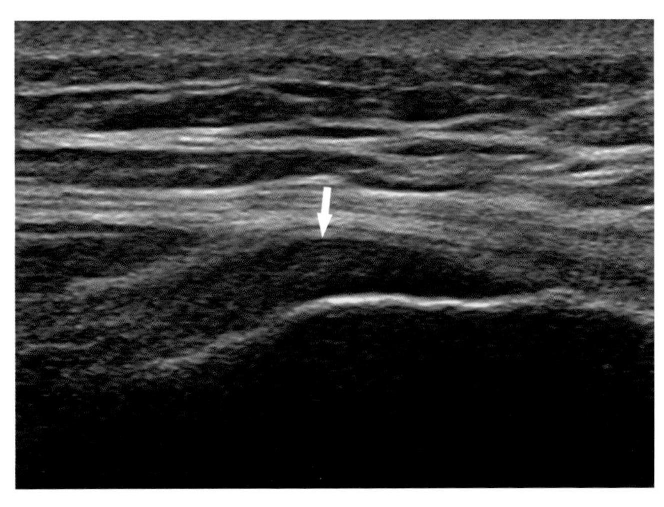

图 5-7　髋部外侧横切面

显示臀小肌肌腱（箭头）附着于股骨大转子，大转子骨皮质表面光滑

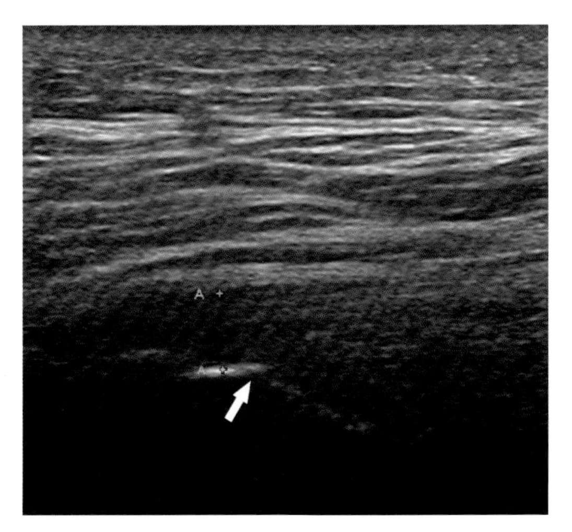

图 5-8　臀后部纵切面

显示腘绳肌肌腱（标尺）附着于坐骨结节（箭头）

第二节　成人髋部疾病超声诊断

一、关节积液

关节积液是髋关节疼痛超声探测常见现象，最常见于前隐窝处。在髋关节前方股骨颈斜矢状位声像图中，髋关节前隐窝增厚，内可探及无回声，探头加压，无回声的厚度明显变薄（图 5-9）。液体浑浊时也可呈低回声，或可见絮状回声漂浮，代表陈旧性出血或炎症反应后的碎屑。前隐窝的正常厚度目前国内尚无统一标准，一般认为大于 8 mm 或双侧差值大于 2 mm 有意义。积液增多时，液性区范围增大，超过前隐窝到达股骨头前方甚至关节周围。

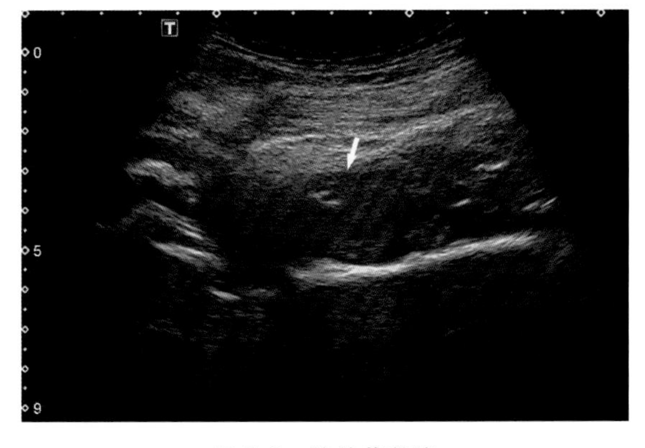

图 5-9　髋关节积液

髋关节前方纵切，前隐窝见多量积液，透声差，可见絮状回声漂浮，考虑脓液形成

二、髋关节滑膜炎

关节急性或慢性损伤、骨性关节炎、感染、关节置换术后、全身性疾病（如风湿病、痛风）等均可造成髋关节滑膜增生、滑膜炎，观察滑膜的最佳位置是关节前隐窝，在股骨颈前方斜矢状位进行探测，在声像图上表现为前隐窝增厚，呈低回声（图5-10）。探头加压，滑膜的厚度基本不可压缩，可与关节积液进行鉴别。根据病变活动状态，可分为活动性滑膜炎和静止期滑膜炎，前者在滑膜内可探测到彩色多普勒血流信号。滑膜厚度和血流信号的变化有助于判断治疗效果。

三、髋关节周围肿物

与CT、MRI相比，超声是检查髋关节周围肿物最简单、方便的影像学方法。超声检查的主要作用在于：①明确有无肿物，确定肿物的大小、层次、与周围组织的关系等。②判断肿物的囊实性，超声对肿物囊实性的判断具有较高的准确性，可通过回声类型和有无血流信号进行鉴别。③对于囊性病变，大多数根据病变与邻近组织的解剖关系及病史，超声即可得出明确诊断，而非囊内容物的声像图表现。④实性肿物的超声表现多无特异性，需要超声引导下组织学活检进行确诊。

1. 囊性肿物　髋关节周围常见的囊性肿物包括滑膜囊肿、髋臼盂唇囊肿、滑囊囊肿、血肿、脓肿等。股动脉假性动脉瘤的二维超声表现与囊肿类似，应用彩色多普勒超声可发现瘤体内充满彩色血流信号。

（1）髋关节滑膜囊肿：可源于关节囊、肌层等，超声可在相应部位发现边界清晰的无回声肿块，形态多为圆形或椭圆形，由于张力较高，探头加压不易变形（图5-11）。

（2）髋臼盂唇囊肿：多为盂唇受损后，关节液包裹形成，盂唇损伤多由创伤或退变造成，前上部位好发。典型的临床表现为髋部疼痛，多发生在腹股沟处，疼痛可较剧烈或渐进性加重，可伴有弹响或“咔嚓”感，当损伤的盂唇嵌入到关节腔内时可出现关节绞索症状。髋关节的活动有不同程度的受限，髋关节内收伴旋转时疼痛症状加重。由于声窗限制，超声仅能观察到关节前部的盂唇，发生病变时可在高回声盂唇旁看到椭圆形无回声囊肿结构，边界清晰，内部无血流信号。

（3）血肿：软组织内的血肿常有明确的外伤史，少数使用抗凝治疗患者可在无诱因下出现自发性出血。血肿不同时期的声像图表现存在明显的差异。出血早期，呈不均匀回声包块，回声强度由低到高分布不均匀，血肿形态可呈椭圆形或不规则形，边缘多不清晰，内部无血流信号。随时间进展，血肿回声逐渐减低。出血4~5天后，血肿明显

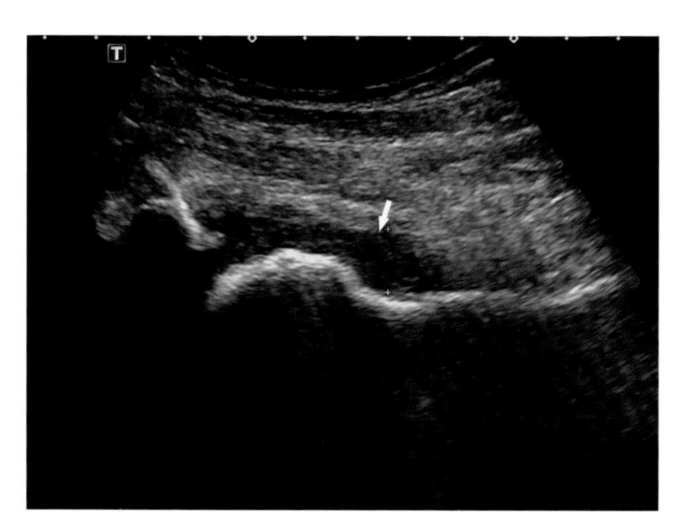

图5-10　前隐窝滑膜增生
箭头示前隐窝滑膜增厚，探头加压厚度无变化

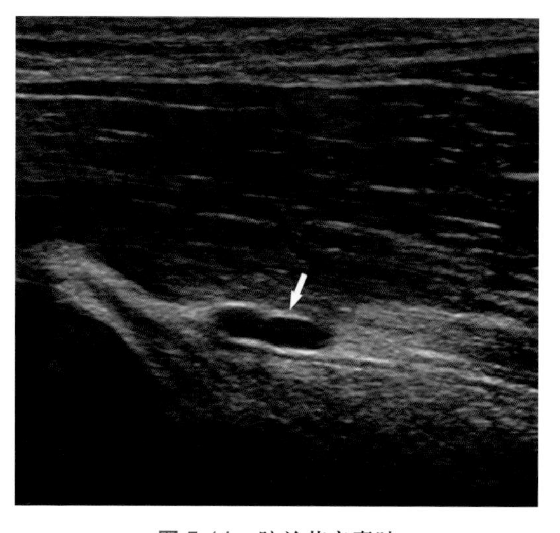

图5-11　髋关节旁囊肿
关节前方斜矢状切，关节囊表面见一椭圆形无回声，边界清晰

液化，呈无回声，边界清晰，此时为抽吸的最佳时机（图 5-12）。未吸收的血肿在 2 个月后周边及内部逐渐机化，呈低回声改变，形态不规则，边界多不清晰，出现钙化时呈强回声。

（4）脓肿：髋关节外伤、异物、骨髓炎、关节置换术后均可引起脓肿，脓肿位于关节腔或其周围软组织。高血糖、肾功能异常、免疫功能低下者较易发生。临床表现为局部出现红、肿、热、痛，触诊有波动感。小脓肿、位置深、腔壁厚时，波动感不明显，严重者可出现全身症状。超声可见低回声为主病灶，周边炎性反应区血流信号增多，内部液化区无血流信号，探头加压，液化部分可见漂动感（图 5-13）。对于形成窦道者，超声可以观察窦道的走行、分布及与脓腔的位置关系等，有助于手术方案的制订。

（5）滑囊积液和滑囊炎：滑囊是内部含有少许滑液的封闭性囊，内壁覆盖内皮细胞，通常位于关节附近的骨突与肌腱或肌肉及皮肤之间，它的主要作用是促进滑动，减少人体软组织与骨组织间的摩擦和压迫，少数与关节相通。

髋部滑囊有坐骨结节滑囊、髂腰肌滑囊和臀中肌、臀小肌滑囊等，正常情况下超声无法显示，其中坐骨结节滑囊和髂腰肌滑囊是常见的病变部位。滑囊积液的原因为髋关节退变和各种原因所致的滑囊炎，包括创伤性、感染性、炎性（类风湿关节炎）等，急性滑囊炎的临床特征是局部疼痛、红肿、活动障碍，触诊有压痛。高频超声可观察滑囊滑膜增生、囊壁增厚、囊内积液、囊内钙质沉积等，彩色多普勒超声显示滑膜血流信号的丰富程度，与炎症反应的严重程度有较好的相关性（图 5-14）。超声还可以引导囊内液体的穿刺抽吸。

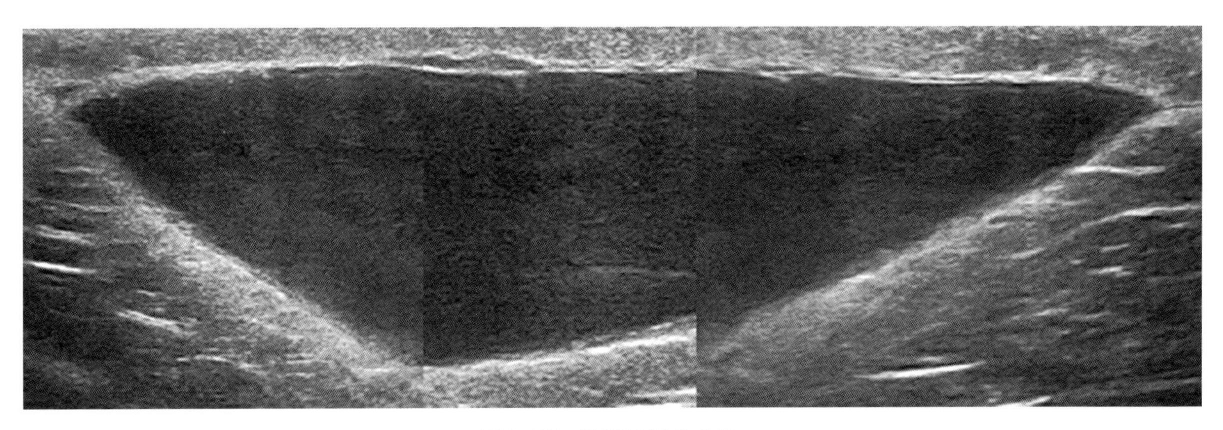

图 5-12 髋部软组织血肿

患者女性，髋部外伤后 1 个月，关节外侧局部隆起，无疼痛感，超声于皮下探及巨大血肿

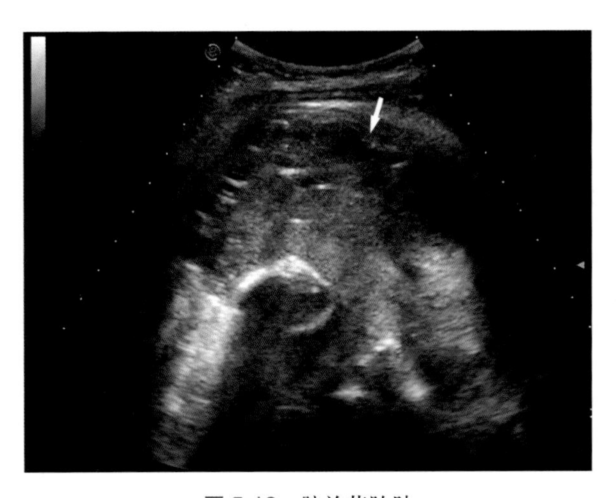

图 5-13 髋关节脓肿

髋关节前方横切，股骨头周围见大范围脓肿形成，低回声为主，内有散在点状强回声

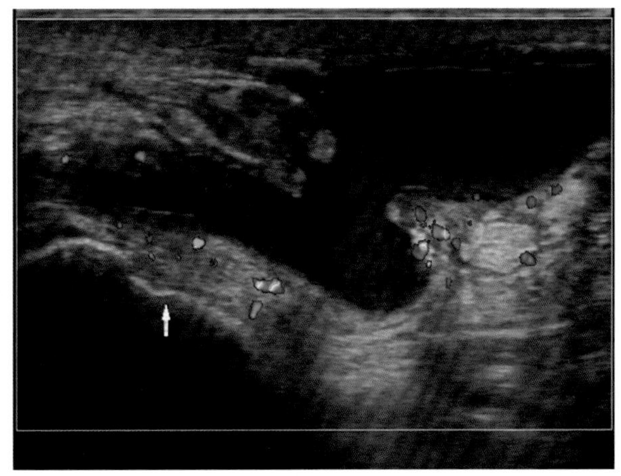

图 5-14 髋后部坐骨结节囊肿

髋后部纵切面，坐骨结节（箭头）浅部滑囊积液，液体透声稍差，囊壁上可见丰富的血流信号，提示滑囊炎伴积液

2. 实性肿物　髋关节周围常见的实性肿物，包括脂肪瘤、血管瘤、神经鞘瘤、滑膜来源的肿瘤及瘤样病变等多种疾病。间叶组织来源的肿瘤病理类型多样，大多数无特异性的超声表现。超声检查的主要目的在于明确肿物的大小、组织层次、与周围解剖结构的关系，彩色多普勒超声可评价肿物的血供情况（图 5-15）。对良恶性判断有疑问者，可行超声引导下穿刺活检。

四、肌肉损伤

用力不当、肌肉过度疲劳或超负荷等常常导致肌纤维损伤，根据撕裂严重程度不同，可分为 0 度、1 度、2 度、3 度损伤，不同程度的损伤其声像图表现也各异。

1. 0 度损伤　肌纤维可逆性损伤，不累及结缔组织，超声检查无异常改变。

2. 1 度损伤　肌肉拉伸度在弹性极限内。患者有疼痛感，肌肉功能基本正常，肌肉受损范围小于 5%。大体病理检查可发现小范围断裂的肌纤维，常在肌腹－肌腱连接处附近。超声检查可看到局部的肌纤维纹理不清，呈低回声改变，可伴少量出血。数周后，声像图显示肌纤维结构恢复正常。

3. 2 度损伤　肌肉拉伸度超出弹性极限，肌纤维损伤范围进一步扩大，但横断面上未超过整体的一半。患者有时可以感到肌肉的撕裂感，肌肉功能基本丧失，局部明显肿胀，皮下出现瘀斑，触诊可发现肌肉的薄弱区。声像图发现大范围肌纤维连续性中断，也可能是肌纤维与肌外膜连接处的中断，断裂处见血肿形成，呈低回声或无回声，探头加压可见肌肉断端漂浮于血肿区。疾病后期，血肿机化，周围肉芽组织增生瘢痕形成，逐渐取代肌纤维组织。

4. 3 度损伤　肌肉完全断裂，功能完全丧失，局部软组织更加肿胀，触诊局部肌层可有空虚感。超声检查显示肌肉连续性完全中断，两侧断端回缩、增粗，边缘形态不规则，断端间血肿充填，肢体被动拉伸时断端距离增大（图 5-16）。

五、肌腱病

反复的髋关节运动造成周围肌腱微小损伤是肌腱病的主要原因，常见于老年人或职业运动员等。风湿病、自身免疫性疾病等多种原因也可导致髋部肌腱发生炎性改变，且以肌腱附着端较为多见，也称为附着端炎，髋关节肌腱端病变好发于臀中肌肌

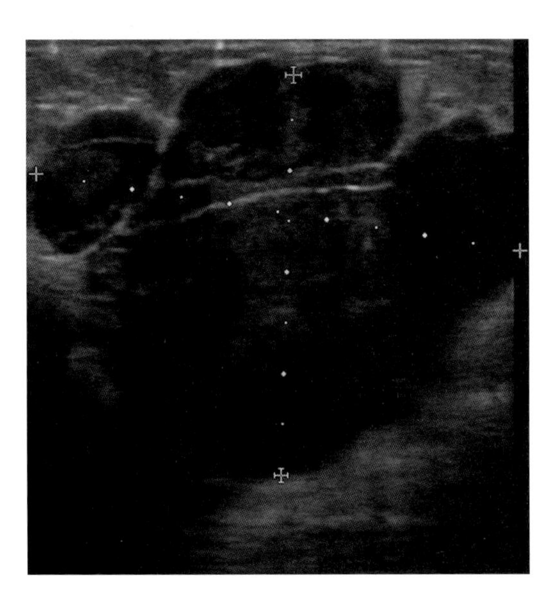

图 5-15　髋关节前方软组织实质性肿块

患者，男性，45 岁。髋关节前方肌层内见一巨大低回声肿块，形态不规则，呈分叶状，边界尚清，深部与髋关节分解不清。手术病理示软骨肉瘤

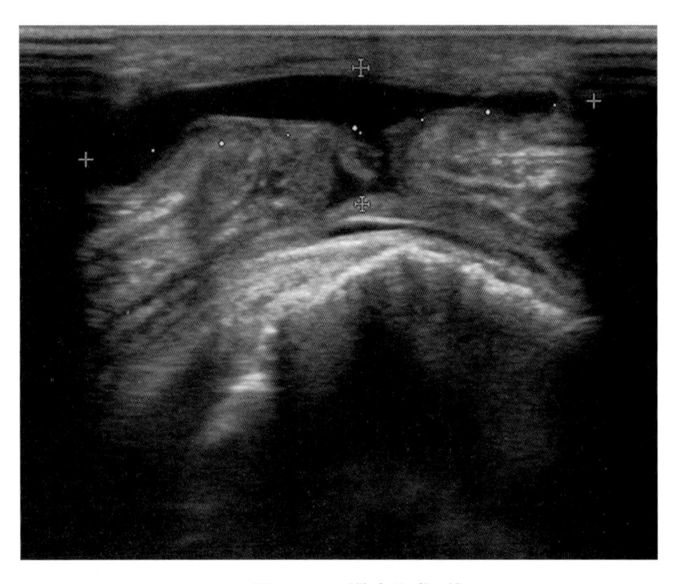

图 5-16　臀大肌撕裂

患者，男性，35 岁。车祸伤后 3 天，臀大肌完全断裂，断端分离，断端间血肿形成

腱、臀小肌肌腱附着于股骨大转子处。超声表现为肌腱增厚、回声减低，炎症处于活动期时肌腱内可见彩色血流信号。髋部肌腱炎多为钙化性炎，钙化灶多为点状、斑块状强回声，后方伴或不伴声影。炎症可引起局部骨侵蚀，骨皮质表面呈虫蚀样改变(图 5-17)。

六、弹响髋

髋关节在主动伸屈或行走过程中，髋关节运动到某一位置时患者听见或感到髋部弹响，轻者弹响时有时无，重者每次都可引出，可伴或不伴髋关节疼痛。根据弹响发生的原因、部位分为内弹响和外弹响。外弹响多为髂胫束或臀大肌肌腱与股骨大转子之间发生摩擦，内弹响最常见的原因为髂腰肌肌腱与髂耻粗隆之间发生摩擦，也可见于关节游离体和盂唇撕裂等。超声是唯一可在运动状态下进行探测的影像学检查，在弹响髋的诊断中发挥着重要作用，尤其对于肌腱原因的弹响可作为首选检查。

1. 髂胫束弹响综合征　患者朝对侧卧位，探头在关节外侧股骨大转子水平横切，在髋关节屈曲过程中，可见髂胫束在瞬间跨越股骨大转子，发出弹响。由于长期受到摩擦，髂胫束较正常增厚（图 5-18）。

2. 髂腰肌肌腱弹响综合征　患者平卧位，伸直下肢，探头于髋关节前方髂腰肌肌腱处横切，同时显示髂耻粗隆。髋关节连续进行屈曲、外展、外旋、伸直动作，在发出弹响的同时，声像图中可见髂腰肌肌腱横向越过髂耻粗隆，向内侧滑动。在静止状态下，超声也常可发现髂腰肌肌腱增厚、回声减低等改变。

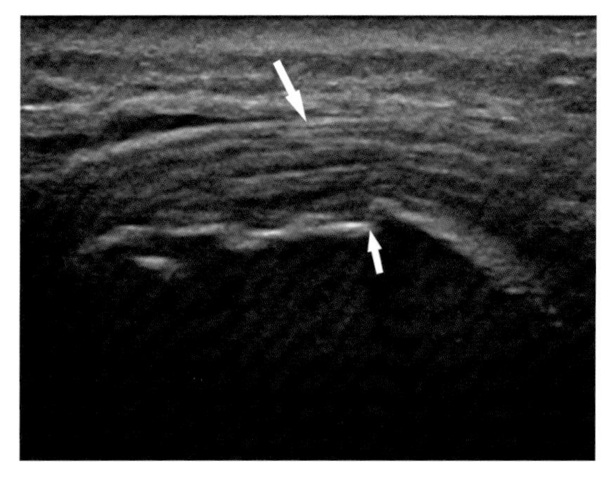

图 5-17　臀小肌肌腱炎伴骨侵蚀

髋部外侧横切面，臀小肌肌腱增厚，回声减低，分布欠均匀，大转子骨皮质表面不光滑，呈虫蚀样改变

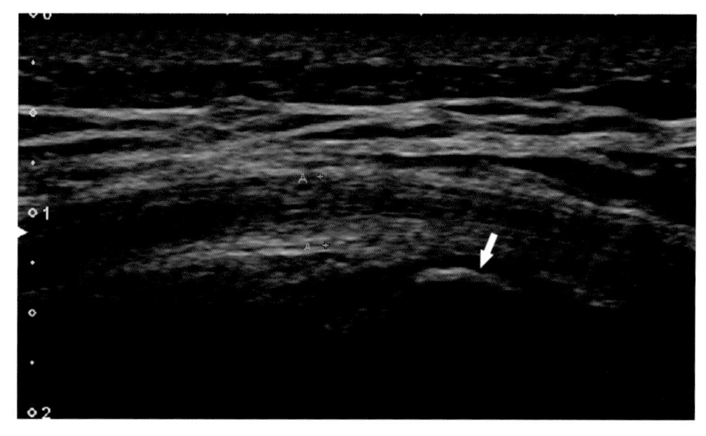

图 5-18　髂胫束弹响综合征

患侧髂胫束明显增厚，回声减低，箭头所指为深部股骨大转子，运动状态下可见髂胫束滑过其表面发出弹响

第三节　发育性髋关节发育不良的超声诊断

发育性髋关节发育不良（developmental dislocation of the hip，DDH）是小儿骨科最常见的一种发育性疾病，目前公认的 DDH 的治疗原则是早期发现、早期治疗。治疗越早，治疗的方法越简单，也更容易获得正常或接近正常的髋关节。由于婴儿股骨头主要为软骨，X 线无法显影。中华医学会 2017 年制定的 DDH 诊疗指南指出，对于小于 6 个月的婴儿，超声检查是 DDH 的重要辅助检查方法，并推荐在有医疗条件的地区采用超声普查。发育性髋关节发育不良的超声诊断（Graf 法）是

最早根据髋关节冠状面诊断 DDH 的超声检查方法，可对骨性髋臼和软骨性髋臼进行全面的观察，并判断股骨头与髋臼的位置关系，目前在全世界应用最为广泛。

一、超声检查方法

根据患儿月龄选择 7~12 MHz 线阵探头。对侧卧位，髋关节稍内旋、接近伸直位，可选择专门的检查床，方便固定体位。探头于髋关节外侧做冠状面扫查，应避免声束向前或向后倾斜。一般采用先左侧、后右侧的顺序进行检查。

二、正常声像图

正常髋关节声像图可清晰显示髋臼、股骨头形态及两者的位置关系。骨性髋臼形态发育好，骨顶缘锐利或稍圆钝，软骨性髋臼完全覆盖股骨头，股骨头与髋臼位置正常，两者紧密接触。Graf 法采用通过髋臼中心的冠状位切面作为标准图像进行测量和诊断分型，即图像显示髂骨骨化最低点、平直的髂骨外缘和盂唇，标准图像中还可显示股骨头、骨软骨交界面、骨化缘、软骨膜、骨顶、软骨顶、关节囊、滑膜折返等结构（图 5-19）。

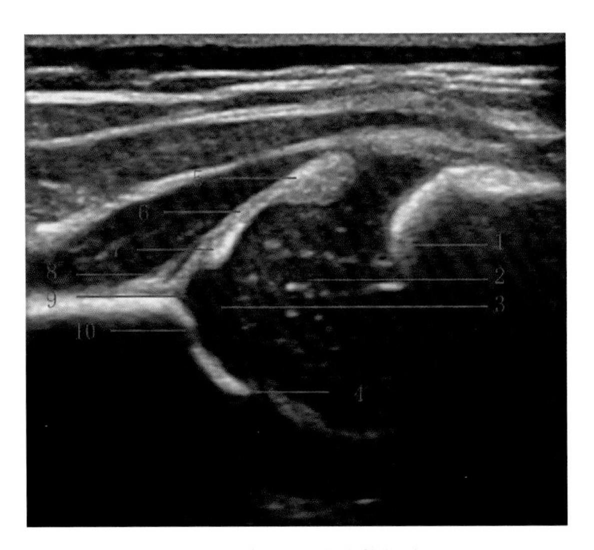

图 5-19 正常婴儿髋关节标准切面

1. 股骨头骨软骨交界面；2. 股骨头；3. 软骨性髋臼顶；4. 髂骨骨化最低点；5. 滑膜折返；6. 关节囊；7. 盂唇；8. 软骨膜；9. 髂骨外缘；10. 骨化缘

三、超声测量

在通过髋臼中心的标准图像上进行测量。以软骨膜顶点为起点，向髂骨缘做切线称为基线；以髂骨骨化最低点向骨顶做切线称为骨顶线；骨化缘与盂唇中点的连线称为软骨顶线。基线与骨顶线构成骨顶线夹角（α），反映骨性髋臼的发育程度，α 角度越大，说明骨性髋臼发育越成熟。基线与软骨顶线构成软骨顶线夹角（β），反映髋臼软骨，尤其是外侧缘软骨的发育程度，β 角度越小，说明髋臼对股骨头覆盖越好（图 5-20）。

四、超声分型

Graf 法根据 α、β 的测量值，将髋关节分为Ⅰ~Ⅳ型（表 5-1），其本质在于髋臼形态以及与股骨头的位置关系的不同。Ⅰ型为正常髋关节，Ⅱ型包含了髋关节轻度发育不良至股骨头脱位之前的一系列状态。Ⅲ型、Ⅳ型为脱位的关节，股骨头向后上方移位，因此，往往不能在一个冠状面上同时清晰显示髋臼和股骨头。图 5-21~ 图 5-23 显示Ⅱ~Ⅳ型髋关节声像图。

超声对于成人髋部软组织疾病具有较好的诊断价值，对于髋关节积液、滑膜增生等的敏感性也较

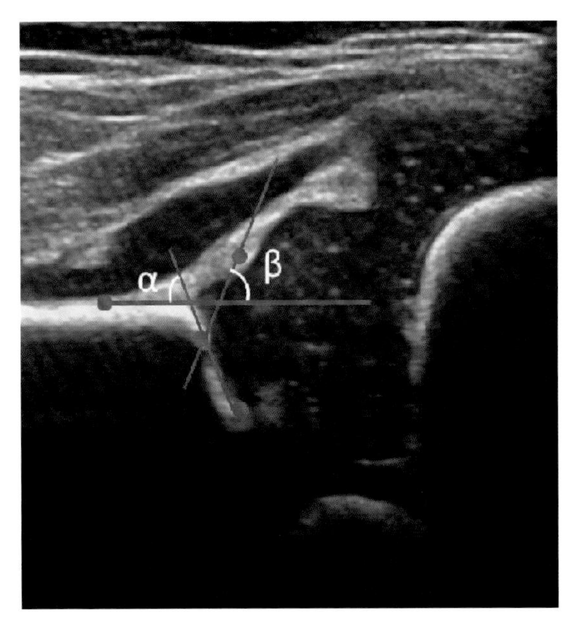

图 5-20 髋关节超声测量

表 5-1　Graf 法髋关节分型

Graf 分型	骨顶 / 骨顶线夹角（α）	骨顶缘	软骨顶 / 软骨顶线夹角（β）	年龄
Ⅰ型	形态良好，头臼对位 α ≥ 60°	锐利或稍圆钝	完全覆盖股骨头 Ⅰa：β ≤ 55° Ⅰb：β>55°	任何年龄
Ⅱa/b 型	形态稍差，未脱位 α=50°~59°	圆钝或弧形	完全覆盖股骨头 β=55°~77°	Ⅱa<3 个月 Ⅱb>3 个月
Ⅱc 型	形态差，未脱位 α=43°~49°	扁平或阶梯状	覆盖股骨头 β<77°	任何年龄
Ⅲ型	形态差，股骨头脱位 α<43°	扁平	股骨头向上加压，近端软骨膜向上靠近髂骨壁	任何年龄
Ⅳ型	形态差，股骨头脱位 α<43°	扁平	股骨头向下加压，近端软骨膜嵌压在股骨头与髂骨壁之间	任何年龄

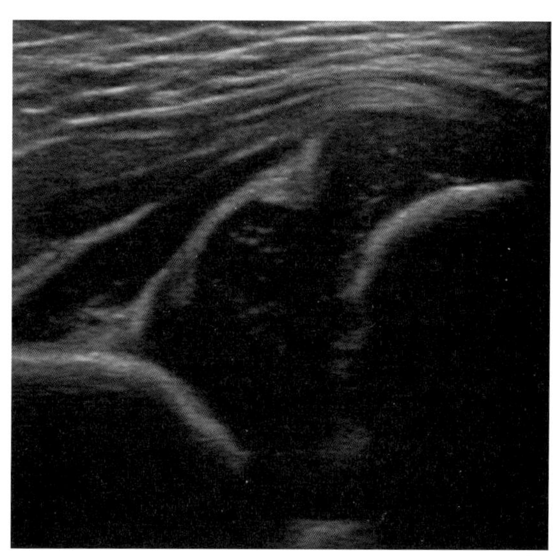

图 5-21　Ⅱc 型髋关节

骨性髋臼形态差，骨顶扁平，软骨性髋臼仍覆盖股骨头，α=45°，β=76°

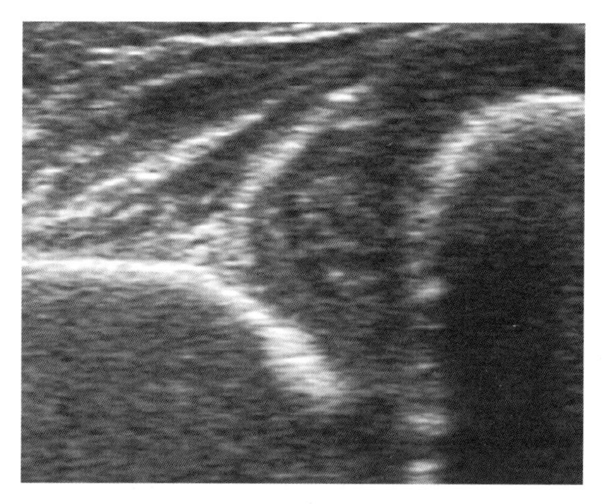

图 5-22　Ⅲ型髋关节

骨性髋臼形态差，骨顶扁平，软骨性髋臼未覆盖股骨头，股骨头向后上方移位，软骨膜始终走向头端

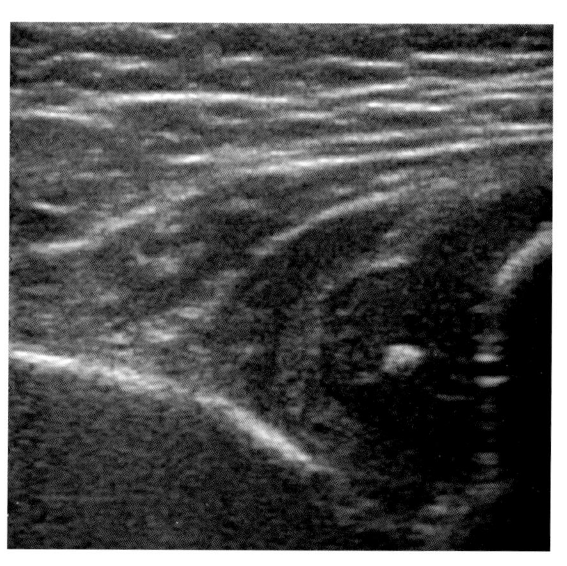

图 5-23　Ⅳ型髋关节

骨性髋臼形态差，骨顶平坦，软骨性髋臼未覆盖股骨头，股骨头向后上方移位，嵌压在股骨头与髂骨壁之间

高，其不足之处在于对关节盂唇、韧带、骨质等深层结构的显示不如 MRI、CT 等，多种影像学资料相结合有助于对髋部疾病的综合评估。对于 6 个月以内婴儿发育性髋关节发育不良的诊断和随访，超声可作为首选的影像学手段。

（胡　兵　陈　捷）

参考文献

[1] 中国医师协会超声分会 . 中国肌骨超声检查指南 [M]. 北京 : 人民卫生出版社 , 2017.

[2] Tagliafico A, Bignotti B, Rossi F, et al. Ultrasound of the Hip Joint, Soft Tissues, and Nerves[J]. Seminars in Musculoskeletal Radiology, 2017, 21(5):582.

第六章

小儿髋关节疾病

第一节 儿童发育性髋关节发育不良

儿童发育性髋关节发育不良（developmental dysplasia of the hip，DDH）是婴幼儿和儿童常见的出生缺陷性疾病，指出生时髋关节结构存在异常并在出生后发育过程中不断恶化的髋关节病变，病变范围从出生时的髋关节不稳定到股骨头脱离髋臼的一系列病变。

儿童DDH发病率因初诊时间各异，差别巨大。由于新生儿或小婴儿髋关节不稳定也被归为DDH，发病率可以高达3%~5%。随着出生后髋关节的继续发育，多数不稳定可以转为正常。国内以X线摄片为主要诊断手段，婴儿6个月时通过体格检查和摄片普查，DDH发病率为0.1%。DDH被认为是多因素引发的出生性缺陷，以女孩发病占多，北方寒冷地区被认为发病较高，也与新生儿早期的生活习惯有一定的关系。

一、病理

DDH的病理变化较为复杂，既有软组织的病变，也有骨性组织的病变；既有出生缺陷的原始病变，也有出生后发展或治疗带来的继发病变。了解不同时期DDH的病理改变是治疗DDH的基础，本章重点介绍2~6岁儿童DDH的病理变化。

（一）软组织病变

儿童髋关节软组织成分多，又处在生长发育阶段，DDH的病变程度不一样，软组织的病例也呈现多样性。

1. 髋臼　主要包括盂唇、髋臼横韧带、股骨头圆韧带和关节囊。DDH患者盂唇的病理变化与股骨头的位置有很大关系，股骨头在髋臼内，盂唇则在股骨头上形成环形加深结构；股骨头不在髋臼内，盂唇可以出现内翻，会对股骨头的中心复位产生阻挡和卡压。髋臼横韧带也是髋臼内侧底部的加固结构，但如果股骨头不在髋臼底部，横韧带就会出现短缩，给股骨头的复位造成阻挡。

2. 圆韧带　股骨头圆韧带是早期股骨头的血运系带，对防止股骨头的脱位也有牵拉阻止作用。随着股骨头脱位程度增加，圆韧带会变长、增厚，以进一步增加阻止脱位的力量，但同时增厚变长了的圆韧带在股骨头复位时就成为阻挡股骨头接触髋臼底部的阻挡物。也有些病例随着股骨头脱位，圆韧带出现断裂，部分被吸收，部分则退缩到髋臼底部形成阻挡。

3. 关节囊　关节囊的变化也与脱位程度成正比。完全性股骨头脱位的DDH，关节囊可以出现顶部和后部的增大、拉长和增厚，也可以出现在真假髋臼间形成囊袋样缩窄，形成“葫芦状”关节囊，给股骨头复位带来困难。

4. 髂腰肌　髂腰肌的肌腱止于股骨小转子，DDH患者髂腰肌会出现挛缩，卡压在关节囊前方，这是阻挡股骨头复位的重要因素。对于完全脱位的病例，这样的卡压可以促使关节囊形成“葫芦状”。

5. 周围肌肉　股骨头脱位时，内收肌群和臀中小肌出现短缩，给复位带来困难。

（二）骨性病变

1. 股骨头　股骨头随着脱离髋臼，其与髋臼接触的轨迹也发生了改变，股骨头不再是球形，会逐渐变形。完全脱位的股骨头，其内侧与髂翼接触，形成假髋臼，股骨头则在与髂翼侧形成扁平，甚至出现鸟嘴样改变。

2. 髋臼　髋臼变浅，马蹄形髋臼软骨发育不良，中间非软骨区出现骨性凸起，形成骨脊。髋臼的方向也会出现变化，多数情况下髋臼出现前倾。

3. 股骨近端　股骨颈前倾增大，股骨颈干角增大。

二、分型

DDH的分型较多，主要是诊断手段的不同。婴幼儿诊断与治疗常采用Graf超声髋关节检查的分类方法；6个月以后，主要采用放射摄片方法，基本上分为髋关节脱位、髋关节半脱位和髋关节发育不良三大类。主要的判断指标是骨盆平片的Perkin方格测量和髋臼指数。按照骨盆平片的测量，股骨头骨化中心位于Perkin方格外上象限为髋关节脱位；位于外下象限为半脱位；骨化中心位于内下象限，但髋臼指数大于25°，则分类为髋关节发育不良。

Tönnis分型是DDH分类分型的主要依据，由德国医生Tönnis分别在1978年和1982年提出，其主要根据德国国家髋关节发育不良研究委员会对各分型、分类系统的比较，基于简单、易用的原则提出，得到了学界的广泛认可。Tönnis分型系统分为4型，通过判断骨盆正位片上股骨头骨化中心的位置，依据髋臼外侧缘垂线和外侧缘水平高度，描述髋关节脱位的严重程度（图6-1）。① 1型：股骨头骨化中心位于髋臼外缘垂线（Perking线）内侧。② 2型：股骨头骨化中心位于Perking线外侧，但没有超过髋臼上缘水平。③ 3型：股骨头骨化中心位于髋臼上缘水平线高度。④ 4型：股骨头骨化中心位于髋臼上缘水平线以上。

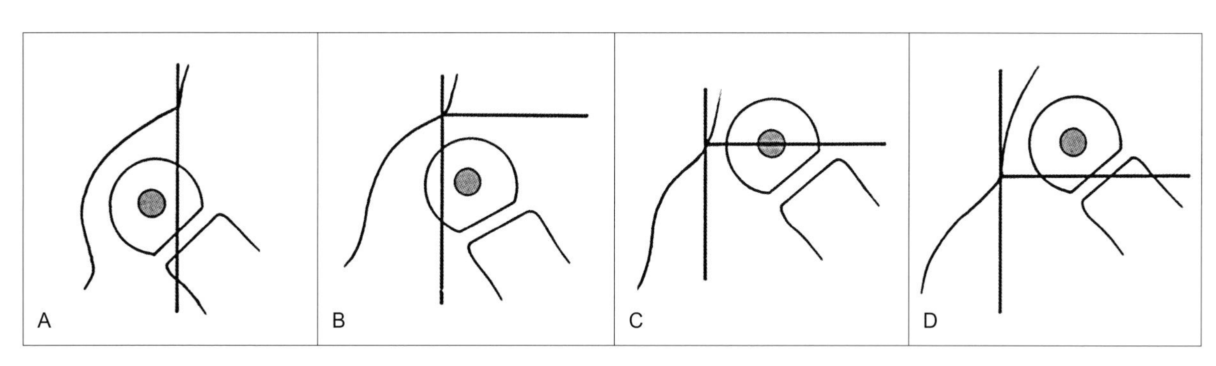

图6-1　Tönnis分型示意图

A.Tönnis 1型；B.Tönnis 2型；C.Tönnis 3型；D.Tönnis 4型

三、临床表现

（一）症状

儿童DDH按照临床表现分为非行走期（non walking age）和行走期（walking age）两类。非行走期儿童没有症状，行走期儿童症状多样。由于病变轻，临床上没有明显的症状，同时该病为双侧对称性病变，症状的对称出现常被忽视。DDH的主要症状表现为行走不稳、行走跛行等。由于婴幼儿体重轻，8岁以前很少会有疼痛等主观感觉。

（二）体征

行走跛行、肢体出现不等长、髋关节外展受限是DDH主要的临床体征。

（1）由于髋关节出现异常，患儿常出现跛行体征，伴随疾病的进展，跛行也可以表现出严重度的不同。单纯髋臼发育不良，可以没有跛行表现。双侧脱位的病例，也可以出现典型的类似鸭子行走的“摇摆步态”，也成“鸭步”。

（2）由于股骨头出现不同程度的脱位，患侧下肢出现短缩，并在体表的纹路上表现出两侧的不对称。检查双下肢长度可以看到患侧的短缩，屈曲两侧髋关节可以发现双侧的膝关节处在不同的水平高度。

（3）脱位一侧的髋关节外展受到限制。个别病例需要在屈曲位向上牵引髋关节才能获得外展，并在牵引髋关节获得复位的同时，产生“复位感”或“弹跳感”，称为外展试验阳性。

大龄儿童，除了上述体征，还可能出现脱位侧的Trendelenburg试验阳性。

四、影像学检查

（一）X 线平片

1. 骨盆平片及测量　是儿童 DDH 诊断的基本检查，可以明确 DDH 的诊断及其严重程度（图 6-2）。

2. Perkin 方格　由通过双侧髋臼中心的 Y 线（hilgenreiner line）与通过骨性髋臼外缘的垂线（perkin line）组成四格图，股骨头骨骺中心正常是位于内下象限。如果股骨头骨化中心出现在外上象限，为髋关节完全脱位；出现在外下象限为髋关节半脱位。

3. 髋臼指数（acetabular index，AI）　由 Y 线与通过髋臼中点到髋臼外缘连线的夹角，反映髋臼发育的程度以及髋臼对股骨头的包容程度。由于髋臼表面覆盖有软骨，儿童 AI 自出生后有继续发育的过程，AI 也呈现逐步下降趋势。正常儿童 AI 小于 25°，如果患儿年龄大于 2 岁，AI 仍大于 25°，可以诊断为 DDH。

4. Shenton 线（Shenton line）　股骨颈内侧缘与耻骨上支下缘在 X 线骨盆平片上的虚拟连线称为 Shenton 线。髋关节正常的情况下，Shenton 线是连续的。当髋关节偏离髋臼底部并逐渐向上、向外脱位时，Shenton 线可以表现为断裂，这是诊断 DDH 并判别其严重程度的指标之一。

（二）CT 检查

CT 检查因为射线剂量大，一般在儿童较少使用。但患者如果需要手术治疗，特别是考虑进行截骨治疗时，CT 可以帮助我们进一步了解骨性病变。CT 检查可以观察髋臼形态的方向和股骨颈前倾角大小，这在需要进行骨盆或是股骨近端截骨治疗时都会给术者以帮助。CT 三维成像可以直观地反映股骨头和髋臼的关系以及髋臼和股骨头的形态。

（三）磁共振成像检查

磁共振成像（MRI）主要检查 DDH 患者髋关节及周围软组织的变化。在小年龄儿童，由于髋关节软骨成分多，通过 MRI 检查可以观察到软组织的改变，如髋臼盂唇的形态和位置、股骨头与髋臼底部的关系、圆韧带是否增大阻挡等。MRI 也可以对保守治疗后复位的质量进行判定。

五、治疗

DDH 的治疗提倡早发现、早治疗。业界公认，早期成功的保守治疗，疗效优于任何晚期手术治疗。随着髋关节超声筛查的开展，DDH 的诊断已经提前到了新生儿期，早期治疗在早期诊断做出后

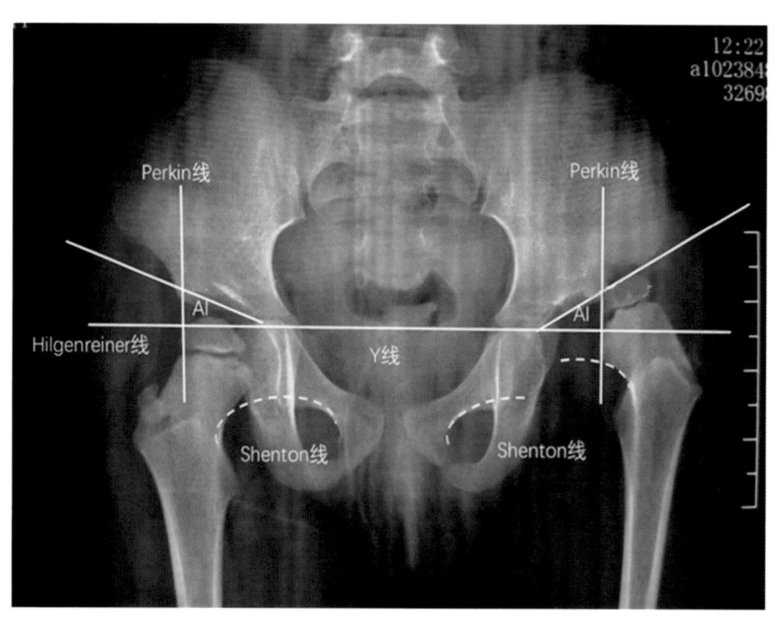

图 6-2　骨盆平片及其测量示意图

即可进行，主要的方法包括 Pavlic 吊带治疗、外展类支具治疗、手法复位 + 石膏固定治疗等。多数病例由于早期继发病变轻，髋关节发育潜力大，基本都能通过早期保守治疗获得治愈，个别可能出现残余畸形或治疗失败，也可能出现早期治疗中的股骨头缺血性坏死（avascular necrosis，AVN）。

下述内容重点讨论 DDH 的手术治疗。DDH 的手术治疗主要针对年龄大于 18 个月，经过保守治疗后失败或有残余畸形的病例，根据病变程度不同和术者的喜好，手术方式较多。

（一）内收肌切断术

1. 手术适应证　内收肌切断术是 DDH 治疗的基础手术，主要用于脱位股骨头复位。其主要作用是减少内收肌对股骨头复位的牵拉作用，减轻复位后股骨头在髋臼内的压力，有防止股骨头复位后出现 AVN 的作用。

2. 手术指征　股骨头完全或半脱位病例试行手法复位前；髋关节发育不良病例；髋关节屈曲外展时内收肌可在皮下触及紧张的病例。

3. 手术操作　麻醉后，患儿取仰卧位，患侧臀部轻微垫高，手术区域消毒铺巾。助手握住患侧膝关节，维持髋关节和膝关节屈曲体位，使挛缩或紧张的内收肌在皮下凸出。术者沿内收肌根部做一约 2 cm 的直切口，分离皮下，切开深筋膜，暴露内收长肌，沿内收长肌两侧顿性分离，主要保护其下的闭孔神经前支，在内收长肌耻骨的起点部，将其切断并严格止血。分离深筋膜两侧，做横行切开。最后逐层关闭至皮肤。

（二）切开复位术

1. 手术适应证　单纯的髋关节切开复位术主要用于保守治疗失败病例，年龄小于 18 个月。主要考虑保守治疗失败的原因是髋关节内有增厚拉长的股骨头圆韧带阻挡，或是其他囊内或囊外软组织阻挡，影响了手法复位的成功或维持，必须手术清理髋关节才能获得股骨头复位的病例。

2. 手术体位　患儿取仰卧位，臀部垫高。麻醉后，消毒铺巾。

3. 手术操作

（1）Smith-Peterson 切口，分离皮下，沿缝匠肌和阔筋膜张肌间隙切开深筋膜，拉向两侧暴露股直肌起点部，分离挑起股直肌直头和反折头并切断，拉股直肌向下分离翻转，暴露髋关节囊外侧。沿关节囊向内侧分离，在髂腰肌近股骨小转子处切开肌膜，暴露髂腰肌肌腱部分，分离挑起并切断。

（2）暴露髋关节囊前侧、外侧和部分后侧，在髋臼外缘下约 1 cm 处弧行切开关节囊。此时，关节液会流出，可见关节囊里面的股骨头。轻轻外旋下肢，暴露关节腔内部，用直角止血钳挑出连接股骨头的圆韧带，在股骨头侧留 0.5 cm 后切断，继续外旋下肢至股骨头与髋臼扩大分离。

（3）用钳子咬住圆韧带的头端，向外牵拉，暴露髋臼底部，切断圆韧带根部，清除髋臼内充填的脂肪组织。用拉钩拉开内侧关节囊，暴露髋臼底部横韧带，切除或切断，髋臼底部止血。

（4）复位股骨头，检查股骨头与髋臼接触，保证股骨头完全坐落于髋臼底部。缝合关节囊。关节囊松弛或顶部已有增生的病例，可行部分关节囊切除后缩窄缝合（图 6-3）。

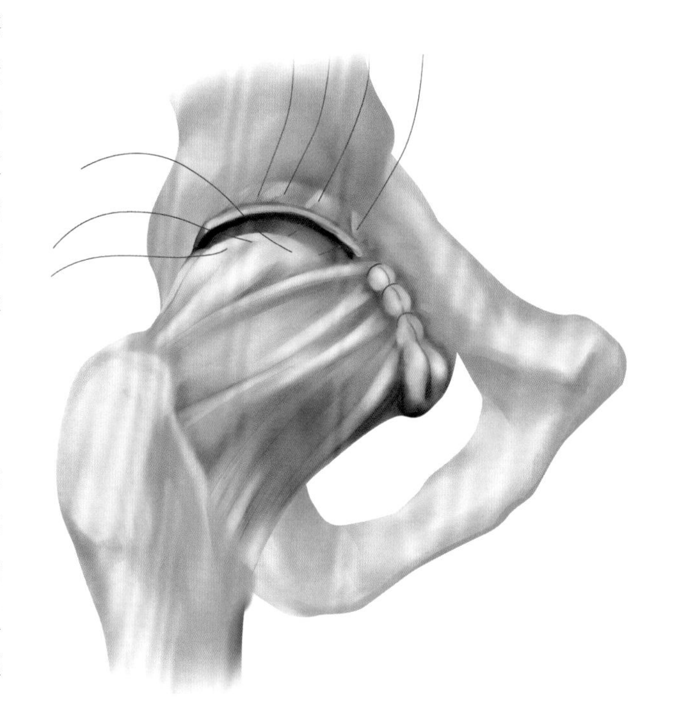

图 6-3　关节囊紧缩示意图
切除关节囊顶部及前方部分增厚膨大的关节囊，用缝线折叠紧缩缝合，增加复位后股骨头的稳定性

（5）缝合切断的股直肌，缝合缝匠肌和阔筋膜张肌间隙，逐层缝合皮肤。

（6）髋关节屈曲外展位，石膏固定。

（三）Salter 骨盆截骨术

1. 手术适应证　Salter 骨盆截骨术是 DDH 手术治疗的主要术式之一，通过在髂骨髋臼上方的横行截骨，利用耻骨联合的软骨铰链，将髋臼向外、向下和向后翻转，达到更好地覆盖股骨头的目的。

2. 手术指征　年龄大于 18 个月，髋臼指数 AI 大于 25°。股骨头可以在髋臼内，也可以在髋臼外。手术反指征：体重小于 10 公斤，髂翼过于菲薄的低龄患者。

3. 体位　患者取仰卧位，患侧臀部垫高。

4. 切口　标准 Smith-Peterson 前外侧切口。

5. 手术操作

（1）Smith-Peterson 切口，分离皮下，沿缝匠肌和阔筋膜张肌间隙切开深筋膜，拉向两侧，暴露股直肌起点部，分离挑起股直肌直头和反折头并切断，拉股直肌向下分离翻转，暴露髋关节囊外侧。沿关节囊向内侧分离。

（2）向后牵拉阔筋膜张肌，向上沿髂翼外侧、腹外斜肌外侧缘切开至髂骨外侧骨膜，直至髂骨前 1/3 处。骨膜向下分离并沿关节囊顶部剥离，用弧形骨膜分离器将骨膜向髂骨大切迹剥离。顿性向内分离髂骨顶部骨骺（形成骨骺分离骨折，年龄超过 3 岁可直接从髂翼顶部中间切开，带骨骺向两侧分离），牵拉缝匠肌向内并暴露髂腰肌在髂骨的起点附着。

（3）切断髂腰肌。沿关节囊前缘分离髂腰肌肌性部分，分离髂腰肌同时向外翻转，至髂腰肌腱性部分挑出。分离并挑起腱性部分，尽可能在远端将其切断。

（4）牵开髂腰肌残部，暴露髂骨内侧及耻骨上支骨板，剥离内板骨膜，并在大切迹处与外侧骨膜下剥离回合，并穿引线锯备用。

（5）关节内清理。沿关节盂唇下 5~8 mm 弧行切开关节囊，外侧关节囊处增加一直切口成“T”字形。打开关节囊暴露股骨头及髋臼，挑起连接于股骨头顶部的圆韧带，切断并暴露髋臼底部。向外牵拉圆韧带的头端，切断圆韧带根部，清除髋臼内充填的脂肪组织。用拉钩拉开内侧关节囊，暴露髋臼底部横韧带，切除或切断，髋臼底部止血。直视下观察盂唇，若盂唇有内翻，用尖刀放射状在其外侧缘进行切划，使其在股骨头复位后有“挤”出髋臼的态势。

（6）复位股骨头，检查股骨头与髋臼接触，保证股骨头完全坐落于髋臼底部，查看股骨颈前倾角是否合适，确认股骨头复位满意后，拉拢关节囊并对外侧多余关节囊进行修整，缝合关节囊。

（7）完全脱位的髋关节，在关节囊内松解和股骨头回纳后，关节内侧缘可能无法完全用残余关节囊缝合，在保证关节囊顶部、外部和前部都得到修正及缝合下，内侧无法缝合的关节囊可以保持空缺，等待瘢痕修复。

（8）髂骨截骨前可以先从髂骨上斜行取髂骨块，修整成楔形，备用。

（9）截骨。用特殊 Hohmann 翘板拉钩贯穿坐骨大切迹，保护大切迹下重要结构并保证线锯有足够空间进行截骨操作。拉紧线锯两端，从坐骨大切迹顶部朝向髂前下棘近端，拉动线锯截断髂骨，其方向见图 6-4。

（10）髋臼翻转及固定。使用特制复位钳在截

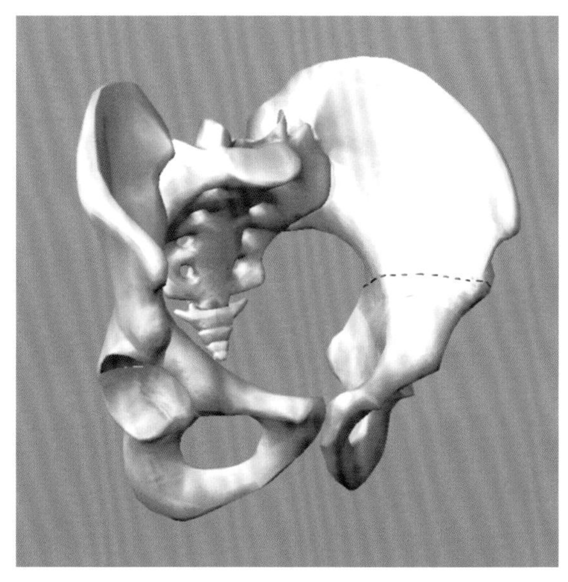

图 6-4　Salter 截骨的截骨路径和方向示意图
从髂骨大切迹到髂前上棘和髂前下棘之间

骨面远端钳夹髋臼骨块，利用复位钳延长的力臂，将髋臼骨块向下、向前翻转，达到在髋臼外侧和前方的增加覆盖。在进行髋臼翻转前，必须确保股骨头已经中心复位。需要指出的是，Salter 骨盆截骨最早设计主要针对髋臼发育不良和半脱位患者，髋臼外侧缘下压（AI 为 8°~15°）的患者，在翻转髋臼骨块时不需要向外牵拉髋臼骨块。术后，髋臼骨块在大切迹截骨点上下是连贯的。然而，随着该手术的广泛应用，更多的脱位甚至高位脱位的 DDH 也被列入该手术的适宜手术指征之中。在手术方式上也有了些许的改变，主要就是髋臼骨块的翻转。

（11）对于手术需要矫正（AI>15°）的患者，手术中需要向外牵拉髋臼骨块，以增加髋臼骨块向下翻转的程度。这样操作后，髋臼截骨块的内侧与髂骨大切迹截骨处会出现台阶。

（12）向下、向前翻转的髋臼骨块应与髂前上棘和髂骨翼保持顺列，用适当粗细的克氏针插入备用的楔形截骨块（图 6-5）。第一枚从髂骨上部对准髋臼顶部内侧打入，尽量使克氏针贯穿楔形骨块，应确保克氏针没有打入关节腔内，否则会影响关节活动并对股骨头造成破坏。第二枚克氏针采用基本平行第一枚克氏针的方向打入，也同样不能打进关节腔。

（13）检查关节稳定性和活动度。应在直视下屈曲髋关节，检查髋关节的稳定性，保证髋臼前缘没有对股骨屈曲产生阻挡。

（14）缝合股直肌；缝合缝匠肌和阔筋膜张肌间隙；复位并缝合髂翼骨骺软骨与外侧骨膜；缝合外侧深筋膜，并逐层缝合至皮肤。

（15）手术后，保持患肢伸直，轻度外展、内旋，髋“人”字形石膏固定。

6. 术后处理　术后，髋“人”字形石膏固定 2 个月，拆除石膏后摄片检查髂骨截骨处愈合情况。截骨处临床愈合后，首先在床上锻炼髋关节活动 1 个月。通常情况下术后 3 个月才能考虑下地活动。

（四）Pemberton 髋臼截骨术

Pemberton 髋臼截骨术也是 DDH 主要的手术治疗术式，手术指征与 Salter 骨盆截骨术基本一致。有学者认为，Pemberton 髋臼截骨术有减小髋臼容积的作用，适用于髋臼相对较大的 DDH 病例。临床实际工作中，这样区分髋臼容积大小的方法其实并不现实。有学者长于采取 Pemberton 髋臼截骨术，治疗结果并无二致。Pemberton 髋臼截骨术由于保留了骨盆内环的完整，也克服了 Salter 骨盆截骨术造成髋臼外移的影响，越来越多的医生开始把该技术应用于临床。

1. 手术指征　该术式在手术起始年龄上与 Salter 骨盆截骨术的手术指征一致，Pemberton 髋臼截骨术也可以对髋臼 Y 形软骨尚未闭合的大龄儿童进行手术，因为没有闭合的 Y 形软骨是该术式髋臼骨块旋转的铰链所在。

2. 手术步骤　该术式的切口、皮下分离、暴露关节囊直至切开关节囊进行清理，并将股骨头复位进入髋臼等步骤与 Salter 骨盆截骨术基本一致。由于 Pemberton 髋臼截骨术不需要截断髂骨，所以髂

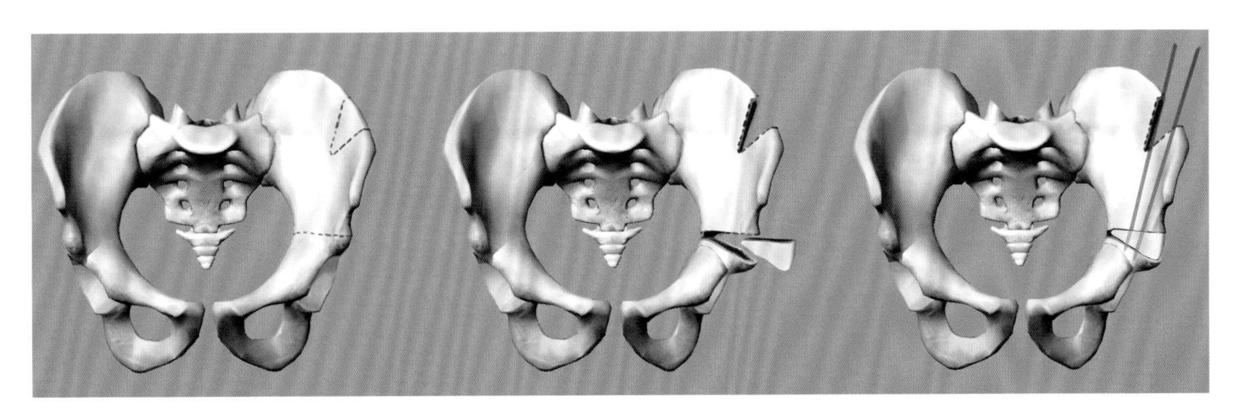

图 6-5　Salter 骨盆截骨术截骨和取骨块的位置示意图
髋臼骨块翻转下压后向空隙处插入取出的楔形骨块，采用 2 枚克氏针固定骨块

骨两侧骨膜的剥离虽需要向坐骨大切迹会师，但不用穿引线锯。

3. 髋臼截骨　髋臼截骨是Pemberton手术的关键。截骨前，需要将截骨路径中所有肌肉组织向两侧牵开，用特殊Hohmann翘板拉钩贯穿坐骨大切迹，保护大切迹下坐骨神经等重要结构。截骨从髋臼上缘约1 cm并沿着髋臼走向分别从外侧和内侧截向Y形软骨，可以在截骨前用记号笔在髂骨上画出截骨线，以方便截骨（图6-6）。

采用薄型带弧度的特殊截骨刀，先截内侧弧线。因为内侧截骨与外侧截骨相比，内侧截骨更易直视。截外侧弧线，在截骨刀完全跨过髋臼后，转动截骨刀方向，截向Y形软骨。两侧截骨线基本截出印迹后，逐步加深并注意内外截骨线之间的贯通，一直截到完全贯通的内外截骨线直至接近Y形软骨。试用截骨刀向下翻开截骨块，当截骨达到Y形软骨时，髋臼骨块可以完整地向下转动。

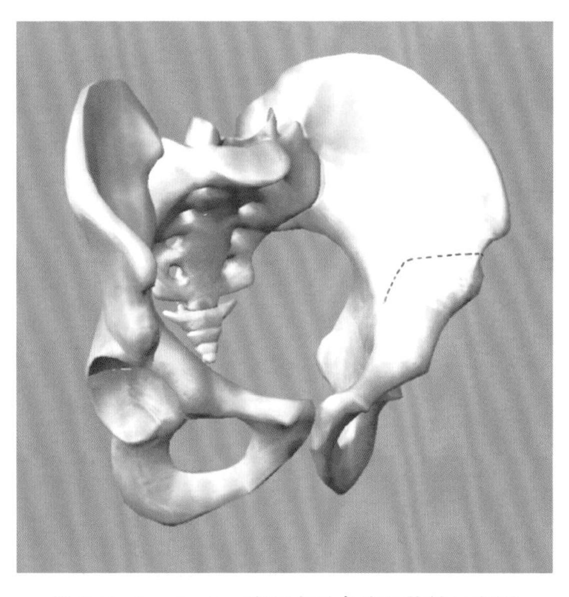

图6-6　Pemberton髋臼成形术髋臼截骨示意图

4. 固定髋臼骨块　取1块髂骨翼楔形骨块，修整成带有一定弧线的支撑骨块。用撑开器撑开截骨，顺势插入楔形骨块，拿出撑开器，楔形骨块就被回弹的截骨髋臼骨块压在了截骨块之间。可以采用顶棒等器械向内敲击楔形骨块，以获得更大的髋臼骨块向下翻转。Pemberton髋臼截骨不需要对楔形骨块进行固定，未完全截断的髂骨具有反弹应力，足够卡压楔形骨块使其获得稳定的固定（图6-7）。

5. 检查髋关节的稳定性　检查髋关节活动是否受限。一切均符合治疗要求后，逐层缝合切口至皮肤。

6. 术后处理　手术后，常规采用髋“人”字形石膏固定。术后的处理同Salter骨盆截骨术。

（五）股骨近端截骨术

股骨近端截骨术（PFO）是DDH治疗中最常见的补充性手术，可以增加DDH手术治疗的可靠性。DDH通常伴有股骨近端的继发畸形，主要表现在股骨颈前倾角、股骨颈干角增大。脱位的病例，尤其是高位脱位的病例，如果在复位的同时不进行股骨短缩，复位后的股骨头可以因为周围肌肉的张力增加从而影响髋关节活动的恢复。PFO通常施行内翻（矫正前倾角）、短缩和旋转（矫正前倾角）联合手术，也可只进行其中的一项或两项矫正。

为了保证PFO后股骨正常生物力线的维持，

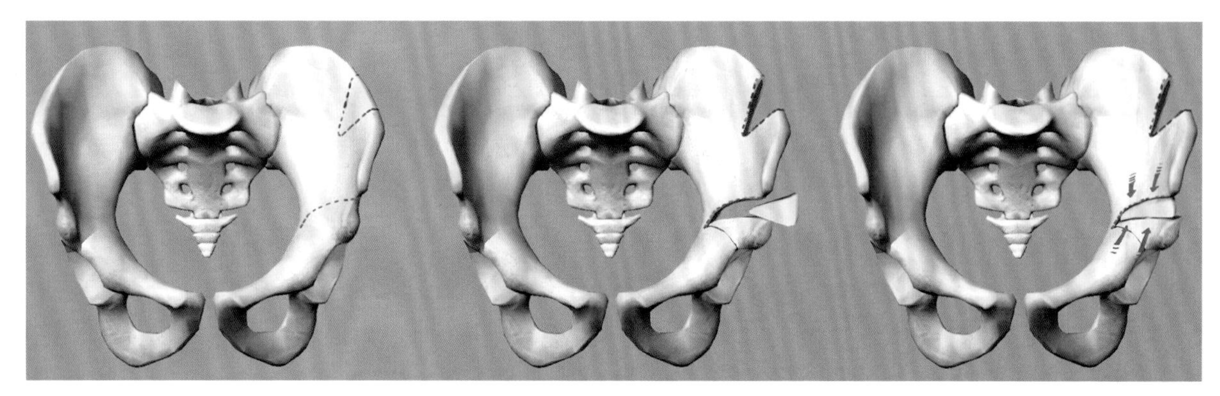

图6-7　Pemberton髋臼成形术截骨和取骨块的位置示意图
髋臼骨块翻转下压后空隙处插入取出的楔形骨块，无须其他固定，截骨上、下骨块的回弹可以很好地夹住植骨骨块

PFO截骨通常在大转子和小转子间平面进行，也叫转子间截骨。

PFO是DDH治疗的补充性手术，不能单独施行治疗DDH。

1. 手术指征　DDH高位脱位、股骨颈前倾角过大、股骨头复位后头臼间压力大，影响关节活动。髋内翻、髋外翻等股骨近端畸形，也可以采用PFO进行矫正治疗。

2. 内固定选择　可用于股骨近端截骨治疗的内固定很多，从早期的直钢板、带角度钢板、鹅头钉、直角钢板发展到儿童股骨近端专用锁定接骨板（pediatric hip plate，PHP）。由于PHP在截骨角度掌控和固定强度上表现突出，目前已在DDH治疗中广泛使用。本部分内容就以PHP为内固定材料，描述其手术操作过程。

3. 手术体位　患者取侧卧位，患侧脐平面以下至患肢消毒铺巾，患肢可以在术中自由活动。

4. 切口及显露　沿股骨大转子顶点向下直切口，切口长度与钢板相似。分离皮下脂肪，纵行切开深筋膜。暴露股外侧肌及股骨大转子顶部。沿股外侧肌后缘纵行切开骨膜，大转子下缘平面横行切断股外侧肌。环行剥离股骨后侧骨膜，遇骨骼滋养孔血管要严密止血。剥离后侧骨膜时，助手应保持下肢尽可能旋前，方便操作。剥离长度应以足够安放钢板为宜，剥离后使用宽翘板拉钩保护后侧肌肉。向前环行剥离骨膜，助手将下肢外旋，直至前后骨膜剥离在小转子下汇合，宽翘板拉钩插入对前面的肌肉进行保护。

5. 截骨及PHP置入　根据患儿年龄和骨骼大小确定植入物型号，按事先设计的内翻截骨角度，调整导引针置入瞄准器至设计角度。紧贴股骨颈前缘插入股骨颈方向导引针，以指导手术中确定股骨颈方向。将瞄准器贴住股骨外侧、钢板导引针进针点在大转子下3~5 mm处，平行股骨颈导引针打入，深度应控制在不触及股骨头骨骺（图6-8A）。术中用C臂机透视，检查导引针位置、方向和深度。确保导引针位于股骨颈内并与股骨颈轴向保持一致，检查导引针进针位置位于大转子骨骺下3~5 mm处，进针角度与术前设计角度一致。根据进针长短和距股骨头骨骺的距离，确定股骨颈固定螺钉的长度。PHP操作的关键是通过瞄准器和导引针引导钢板的精确置入，导引针的置入是最关键的步骤，必须严格按照操作要求进行，确保截骨和钢板置入无误。

再次沿导引针套入瞄准器，通过瞄准器的钢板螺钉导引孔，打入带螺纹导引针2枚。用截骨卡尺标记位于2枚钢板螺钉导引针下方的截骨线，用电动摆锯以垂直于股骨的方向截断股骨。通过这样的方法截断股骨，截骨位置位于小转子或稍上平面。如果需要对股骨进行短缩，可在此时对

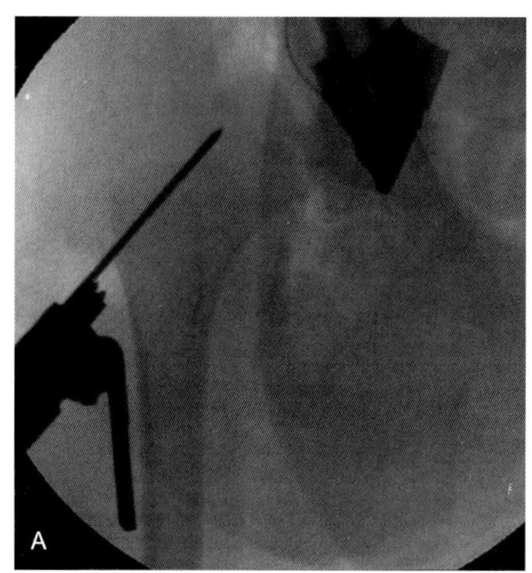

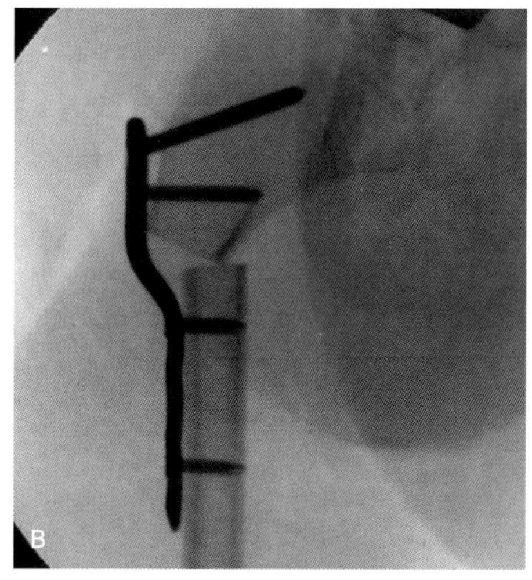

图6-8　股骨近端截骨术截骨及PHP置入

A. 瞄准器紧贴股骨外侧，股骨大转子下3~5 mm处打入导引针，通过导引针判断钢板螺钉的置入位置和深度；B. 截骨及PHP钢板固定后的股骨近端，颈干角得到了矫正，近端骨块实现了外移

截骨远端股骨进行短缩距离标记，采用电动摆锯横行截断股骨。

用复位钳从股骨颈两侧钳住近端骨块，沿螺钉导引针套入带套筒的 PHP 钢板，确保骨块远端与钢板保持接触。退出螺钉导引针，相应长钻扩孔后，按已经计算长度置入锁定螺钉；另一枚螺钉置入方法相同。套筒拧入钢板第三孔，长钻贯穿两层皮质，测量螺钉长度后置入股骨颈第三枚螺钉。

用持骨器钳夹远端股骨和钢板，保持股骨远端与近端骨块的内侧有点状接触，保持钢板与股骨干平行并居中；通过外旋或内旋远端肢体，调整股骨前倾角至合适位置，依次钻孔、测深并置入股骨远端钢板螺钉。

保持截骨钢板位于侧位，术中 C 臂机检查截骨矫正结果、钢板位置和螺钉长度（图 6-8B）。

均满意后，向后回复股外侧肌，并在顶部和后侧切开处缝合骨膜、肌肉，逐层关闭深筋膜直至缝合皮肤。

单纯 PFO 术后应采用髋“人”字形石膏辅助固定，若 PFO 为 DDH 联合手术的一部分，PFO 可以在 Salter 或 Pemberton 术之前或之中重叠进行。

（六）Bernese 三联截骨

Bernese 三联截骨可以给髋臼骨块更大的旋转自由度，可以治疗继发病变更重的 DDH。近年来，随着大龄 DDH 治疗日益增多和复杂病例的治疗需求愈加提高，Bernese 三联截骨已经开始在小儿骨科界推广和兴起。

Salter 骨盆截骨和 Pemberton 髋臼截骨虽然已是治疗 DDH 的经典术式，对于初诊的 DDH 和年龄在 3~6 岁的 DDH 可以基本满足治疗需求，但这两种手术方式矫正髋臼发育不良（增加髋臼外侧缘覆盖）受原始病变髋臼指数（AI）的影响较大。一般认为 Salter 骨盆截骨最大矫正 AI 是 40°。另外，早期治疗过程中出现股骨头 AVN，股骨头膨大，需要更大的髋臼包容，加上翻修病例治疗上的困难，促进了 Bernese 三联截骨开始得到应用。

Bernese 三联截骨同时截断连接髋臼的坐骨、耻骨上支和髂骨，完全松解髋臼周边的骨性限制，理论上给髋臼的旋转提供了更大的空间。同时，Bernese 三联截骨不同于前两种截骨方式，把旋转轴心同步于髋臼中心，使截骨手术更加符合髋关节的生物力学特点。Bernese 三联截骨操作上较为困难，需要手术者对髋关节解剖和手术操作有丰富的知识和经验，其学习曲线较前两种手术方式都长。

1. 手术指征　① 6~14 岁，单纯髋臼发育不良，头臼匹配的 DDH。②轻度股骨头向外脱位，尚未形成典型假髋臼的 DDH 病例。③股骨头 AVN，髋臼覆盖相对不足的病例。④其他更复杂的髋关节病变，在联合治疗叠加使用 Bernese 三联截骨也是一种治疗的选择。

2. 截骨操作　患者取仰卧位，患肢整体消毒铺巾。由于股内侧需要切口进行坐骨截骨，会阴部严格消毒保护并用手术薄膜覆盖，防止手术过程中会阴部外露。

（1）坐骨截骨：髋关节屈曲外展，股内侧 Lodloff 切口，分离皮下，显露内收长肌。分离内收长肌和耻骨肌间隙，注意保护外侧股动静脉，探摸坐骨支。钝性分离坐骨内外侧，长柄 Hohmann 拉钩插入，C 臂机透视证实拉钩环抱坐骨支无疑后，剥离表面耻骨肌，探摸髋臼底部下缘的沟形结构。用深直拉钩保护周边，直骨凿横行凿断坐骨。注意凿骨时两侧 Hohmann 拉钩的保护，坐骨神经就在坐骨支背后，防止损伤。

（2）耻骨上支和髂骨截骨：以髂前上棘为顶点，沿髂翼弧线经过髂前上棘向外下延伸，形成半圆形外侧皮肤切口。分离皮下，缝匠肌和阔筋膜张肌间隙切开进入，暴露股直肌和外侧关节囊，切开髂翼外侧骨膜，骨膜下剥离外侧髂骨骨板直至大切迹。牵拉缝匠肌向内，分离缝匠肌及下方的髂腰肌，截断约 2 cm 髂前上棘骨块，带缝匠肌向外分离。从髂翼外侧仔细分离腹外斜肌，腹内斜肌髂骨附着部分钝性分离向内，连同缝匠肌肌束一起牵拉向内，并剥离部分髂腰肌的髂骨附着，在骨膜外分离至大切迹。

髋关节轻度屈曲内收，牵拉缝匠肌及髂腰肌向内，暴露耻骨上支近髋臼侧，剥离附着肌肉，Hohmann 拉钩环行插入耻骨上支下部，C 臂机透视证实后，切开骨膜，近髋臼侧横行截断耻骨并仔细切断其环形骨膜。

沿髂前上棘上约 1 cm，朝向坐骨大切迹，用骨凿或电动摆锯截断髂骨至大切迹上 1~1.5 cm 处，改用角度骨凿沿前截骨线，折弯朝下，继续凿髂骨直至完全凿断。

(3) 髋臼骨块翻转和固定：用粗克氏针穿入髋臼骨块作为把手，向下、向外并调整髋臼前后朝向。采用 2.5 mm 或 3 mm 克氏针从髂翼置入临时固定髋臼骨块，C 臂机下检查髋臼覆盖程度和髋臼前后缘的朝向显示。通过重新转动髋臼骨块调整髋臼骨块至满意后，换用长皮质骨螺钉分别从髂骨向髋臼底部、髋臼顶部，以及髋臼外上方通过骨块向骶髂关节方向置入。儿童病例髋臼骨块翻转后留出的骨块间空隙无须植骨。

(4) 修整髋臼骨块外侧尖锐凸起，将缝匠肌骨块回复至原位，用 2 枚 30 mm 长皮质骨螺钉原位固定。髂翼两侧分别缝合阔筋膜张肌和腹内外斜肌，逐层缝合其他软组织直至皮肤（图 6-9）。

3. 术后处理　术后用髋“人”字形石膏或支具固定。

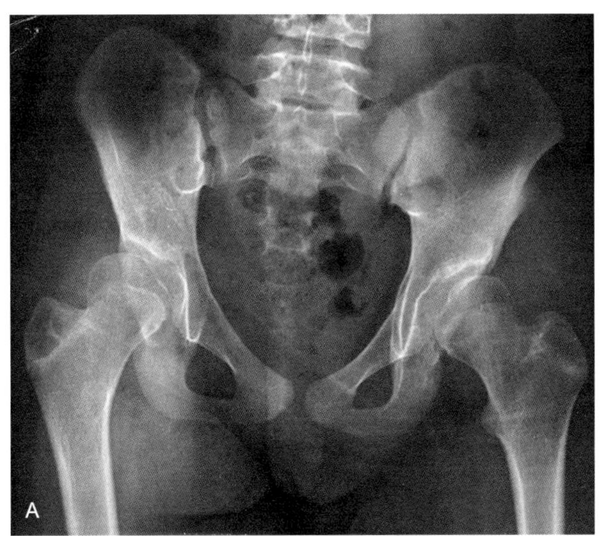

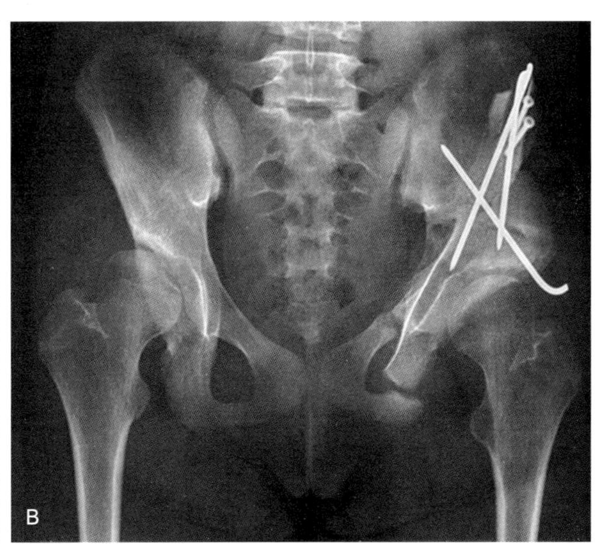

图 6-9　儿童 DDH 病例 Bernese 三联截骨

A.12 岁，女性，双侧 DDH；B. 左侧 Bernese 三联截骨术后，可见术中坐骨、耻骨和髂骨的截断位置，手术后的股骨头和髋臼位置以及固定截骨后髋臼骨块的方法

第二节　儿童 Legg-Calvé-Perthes 病

儿童 Legg-Calvé-Perthes 病，简称 Perthes 病或 LCPD（Legg-Calvé-Perthes disease），是一种儿童特发性的股骨头缺血坏死性疾病，指股骨头骨骺血运障碍导致的骨骺及软骨坏死并引发骨化核出现生长障碍的一类疾病。

该病由 Legg、Calvé、Perthes 和 Waldenstrom 四位学者在 1909~1910 年相继发现并报道，故而得名。与一般成人股骨头坏死完全不同，Perthes 病程表现为自限性、自愈性及非系统性特点，即经历缺血期、碎裂期、再生期及愈合期后，股骨头最终达到正常或畸形愈合。一个多世纪以来，对于该病的研究虽然取得了一些进展，但是其发病机制、病理变化、自然病程及治疗方法等在学界尚未形成统一的观点。

Perthes 病发病率随种族、地域的不同差异为 0.2/100 000~29.4/100 000，亚洲人发病率约为 3.8/100 000，

男女发病比率约为3:1。多数为单侧发病，少数（约10%）双侧同时或依次发病。4~8岁是该病最常见的发病年龄。

该病病因不明，可能与创伤、血管栓塞、内分泌、骨骺疲劳损伤及遗传等有关系。近年来动物实验显示该病是由局部灌注不足致组织破坏引起，而灌注不足是由单条血管还是多条血管引起至今仍有争议。

一、分型

Perthes病的分型很多，应用较为广泛的分型主要有：按照疾病分期的病程分期（Waldenstrom病程分期）；按照股骨头受累程度的病理分期（Catterall分型）；按照股骨头外侧柱高度的病理分期（Herring分型），这种分型目前被认为与判断疾病的预后关系最为密切。另外，骨成熟后可依据股骨头和髋臼变形程度及相互关系的分型（Stulberg分型），此分型通常用于评价治疗的效果。

（一）Waldenstrom病程分期

根据Perthes病的X线表现Perthes病可以被分为四期，分别是缺血期（initial stage）、碎裂期（fragmentation stage）、修复期（reossification stage）和愈合期（healed stage）（图6-10）。

1. 缺血期　为该病的早期表现，X线片上表现为股骨头骨骺因为缺血而停止生长，密度增高。受累股骨头与健侧相比有轻微缩小，关节间隙因为滑膜炎而有所增宽。骨骺生长板不规则生长，干骺端出现透亮区。

2. 碎裂期　主要表现为股骨头骨骺出现碎裂，碎裂的骨骺密度增加，形似死骨，软骨下骨折样改变，股骨头出现明显的塌陷。

3. 修复期　在碎裂塌陷的股骨头骨骺中出现新生骨的影像，碎裂区域逐渐被新生骨替代，股骨头骨骺形态上不再继续塌陷，轮廓逐渐清晰。

4. 愈合期　骨形态改变逐渐恢复，股骨头骨骺高度也开始恢复，骨小梁排列逐步规则。股骨头形态表现为最终的残余畸形。

（二）Catterall分型

Catterall分型1971年被提出，曾经得到了广泛的使用，在LCPD疾病认识史上被誉为里程碑式的事件。根据患者髋关节正位和侧位放射摄片来评估股骨头骨骺受累程度，将LCPD分为4型（图6-11）。

1. Catterall Ⅰ型　病变仅限于股骨头骨骺前部，并未发生塌陷。

2. Catterall Ⅱ型　在前组早期的吸收之后，股骨头骨骺前部更多的区域受累，股骨头坏死的范围小于50%。

3. Catterall Ⅲ型　在这一组中，股骨头骨骺的坏死范围进一步扩大，受累程度达到约75%。

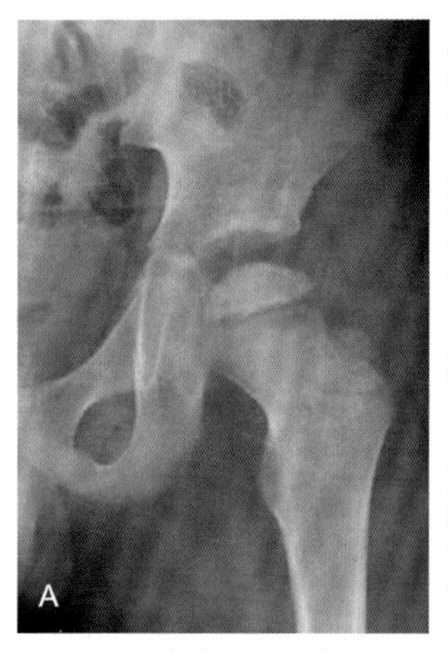

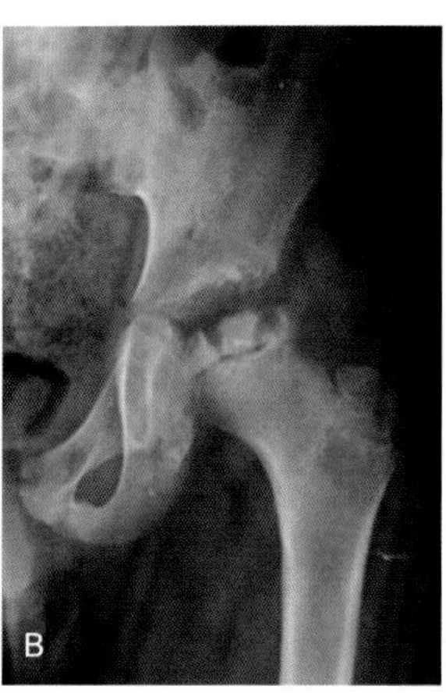

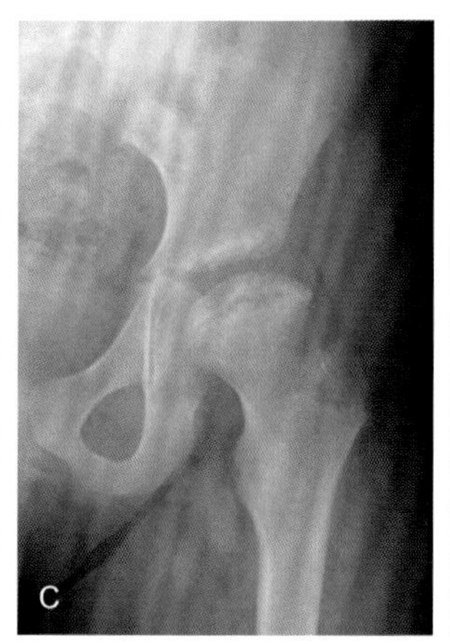

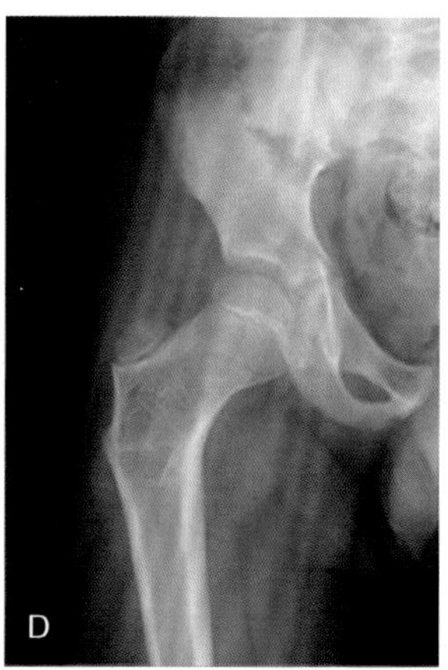

图6-10　Waldenstrom病程分期

A. 缺血期，股骨头骨骺密度增高，形态缩小，可以看见干骺端外侧出现透亮区；B. 碎裂期，中部股骨头骨骺出现碎裂，形似死骨；C. 恢复期，股骨头可见新骨生成，股骨头轮廓完整；D. 愈合期，股骨头高度出现恢复，骨小梁排列趋于规则

4. Catterall Ⅳ型 整个股骨头均出现坏死和塌陷，股骨头变扁，随着骨骺向前和向后移位，形成类似蘑菇样的股骨头。

同时，Catterall 在大量研究的基础上，引入了“股骨头危象”这个与疾病临床转归和预后有着密切关系的概念，提高了其分期对预测判断的准确性。股骨头危象的临床表现包括：①股骨头向外侧脱位；②股骨头骨骺外侧的斑点状钙化；③干骺端弥散性反应（干骺端囊性变）；④水平状骺板；⑤ Gage 征，即在骨骺外侧和相邻的干骺端出现 V 形密度减低区。上述表现可单一出现，也可以联合出现。如果在疾病期早期出现股骨头危象往往预示着该患者的预后不佳（图 6-12）。

（三）Herring 分型

Herring 分型 1992 年被提出，也称“外侧柱分型”。因其与疾病预后有密切关系，可以预测和指导治疗，是目前最为流行的分型方法。Herring 分型主要采用髋关节正位摄片，将股骨头纵向分为 3 个部分，分别为外侧柱（15%~30%）、中间柱

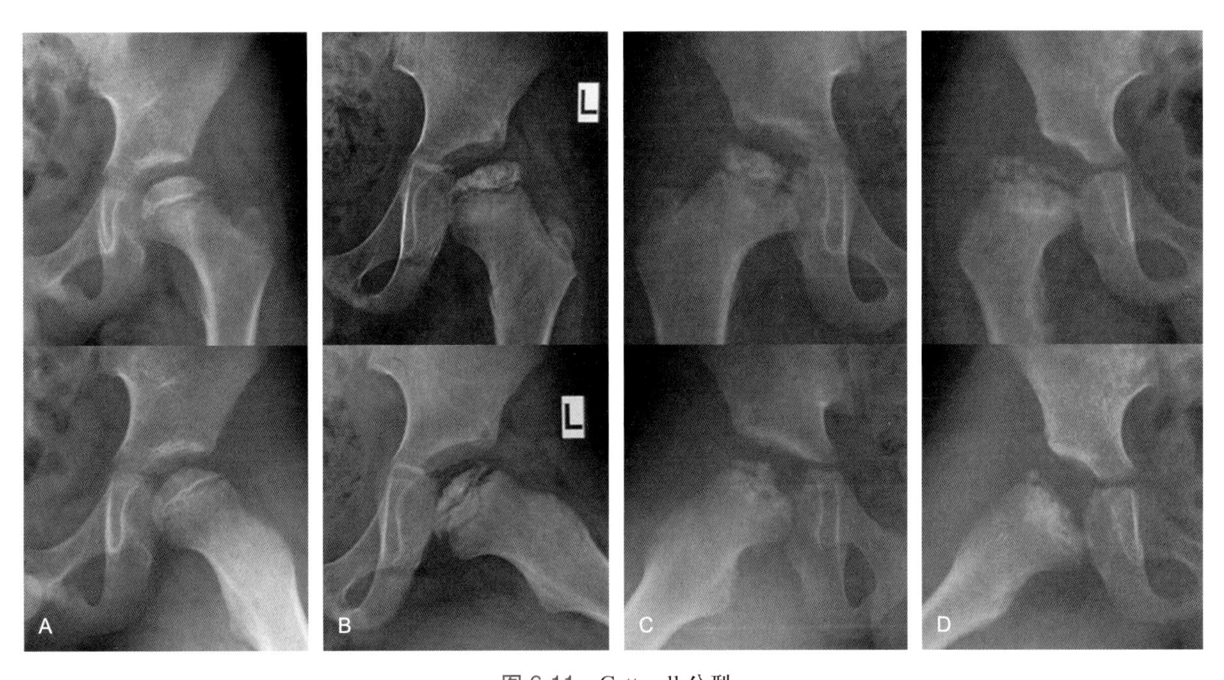

图 6-11 Catterall 分型

A. Catterall Ⅰ型，股骨头前部病变，未有塌陷；B. Catterall Ⅱ型，更多的区域出现受累表现，但整齐坏死部分小于 50%；C. Catterall Ⅲ型，股骨头坏死区域扩大，达到 75%；D. Catterall Ⅳ型，整个股骨头受累、坏死和塌陷，股骨头变扁，形成类似蘑菇样形态

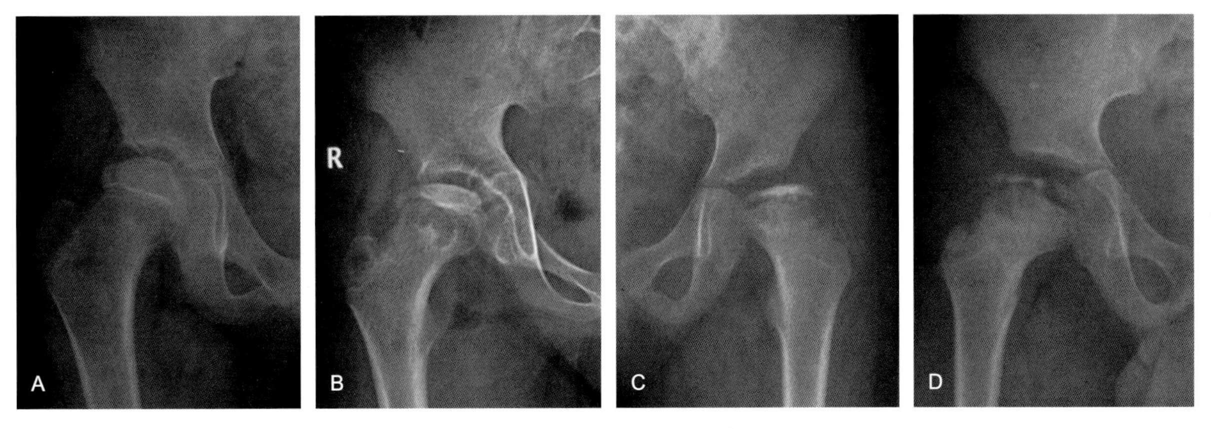

图 6-12 股骨头危象 X 线表现

干骺端病变、股骨头向外脱位出现在所有图片（A~D）；外侧柱钙化见图片 A；水平骺板见图片 C；Gage 征见图片 D

(50%) 和内侧柱 (20%~35%)，通过观测外侧柱受累程度将该病分为 4 型 (图 6-13)。

1. Type A 型　外侧柱未受累。

2. Type B 型　外侧柱受累，其压缩塌陷程度低于正常外侧柱 50%。

3. Type B/C 型　指外侧柱受累介于 B 型和 C 型之间，包括：①外侧柱很狭窄 (2~3 mm)，塌陷小于股骨头正常高度 50%；②外侧柱仅剩小部分骨片，塌陷小于等于股骨头正常高度 50%；③与中间柱相比，塌陷至股骨头正常高度的 50%。

4. Type C 型　外侧柱受累，其压缩塌陷程度大于正常外侧柱 50%。

(四) Stulberg 分型

Stulberg 分型发表于 1981 年，是一种针对骨成熟后髋关节形态结构的分类，用于评价 Perthes 病等髋关节疾病在成年后的形态学结构，从而评判髋关节的预后和功能情况。

1. Stulberg 1 型　正常髋关节，指股骨头为圆形且与髋臼相匹配。

2. Stulberg 2 型　股骨头呈圆形，在髋关节正位片和侧位片与髋臼呈同心状，但存在股骨头膨大、股骨颈短缩或髋臼陡峭。

3. Stulberg 3 型　股骨头呈卵圆形、蘑菇形或伞形，但不扁平，股骨头和髋臼间呈现大于 2 mm 的偏移。

4. Stulberg 4 型　股骨头扁平，股骨头负重区存在大于 1 cm 的扁平，髋臼也呈扁平状。

5. Stulberg 5 型　股骨头扁平塌陷，但髋臼并不扁平。虽然髋关节的伸屈基本正常，但旋转明显受限，尤其是患肢通常处于极度外旋位，以适应所剩圆形股骨头部与髋臼的活动。

二、治疗

Perthes 病的治疗方法众多，争议巨大，大致可分为保守治疗和手术治疗两大类。另外，按照治疗原理也可分为“病因”治疗和姑息治疗，前者包括减轻关节血管压力、恢复及增加股骨头血供等，后者主要以维持头臼匹配并期望通过股骨头自身生物性重塑来达到治疗目的。然而除了姑息性的“包容”治疗方法外，其他治疗方法尚未获得足够的临床循证医学证据支持。在病例选择上多从两方面进行考虑，即患者年龄和病情严重程度。

临床上对 Perthes 病严重程度及预后分类方法有多种，目前应用较广的主要有 3 种：Waldenstrom 病理分期、Catterall 分组及 Herring 外侧柱分型。一般认为严重的 Perthes 病指伴有股骨头危象、Catterall Ⅲ型和Ⅳ型、Herring B/C 型和 C 型病例。

在对 Perthes 病长期随访中发现，多数 Perthes 病患者在 55 岁或 60 岁前，髋关节活动尚可，超过这一年龄段则多需进行髋关节置换以维持关节活

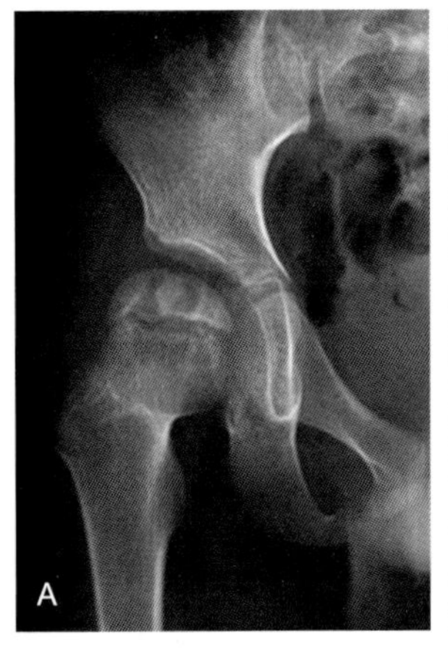

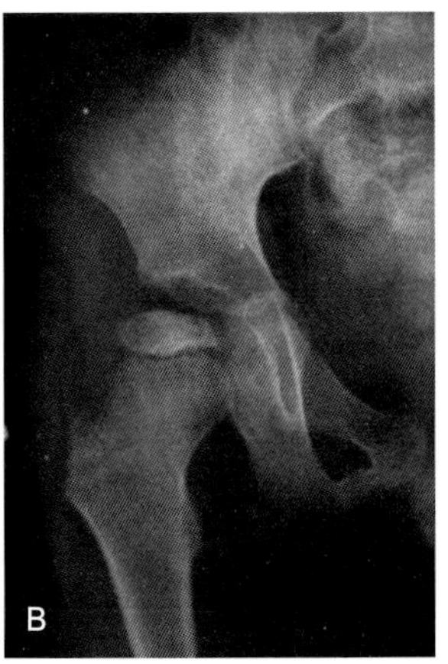

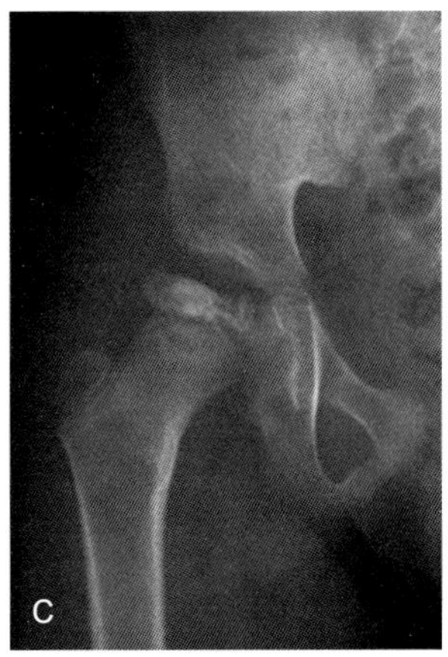

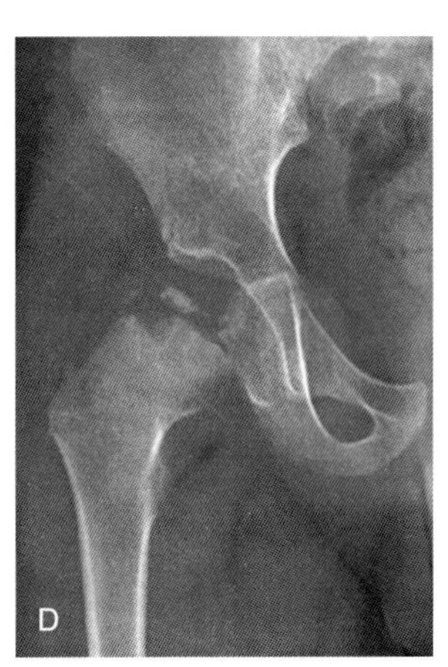

图 6-13　Herring 分型

A. Type A 型，外侧柱未受累；B. Type B 型，外侧柱受累高度不超过 50%；C. Type B/C 型，介于 Type B 型和 Type C 型之间；D. Type C 型，外侧柱塌陷大于 50%

动和保证生活质量。只有那些股骨头变得扁平或因生长板破坏后停止生长导致股骨颈变短和大转子过度生长的患者，才会出现行走疼痛和髋关节活动幅度下降的情况。因此，治疗 Perthes 病目的被定义为维持髋关节活动度及预防或减轻继发股骨头畸形。

Herring 曾对他提出的外侧柱分型进行过一次史上最大规模的多中心和前瞻性研究，也是该分型现今得到广泛支持和应用的基础。Herring 和他所领导的研究组织，联合了北美多中心的小儿骨科医生，采用 Herring 分型，对 438 例（451 髋）年龄在 6~12 岁未经治疗的 Perthes 病患者，进行了各种治疗结果的中长期观察。这些病例分别接受了不治疗、支具治疗、康复治疗、股骨截骨治疗和骨盆截骨治疗，337 例获得随访至骨成熟。根据发病时 Herring 分型和发病时年龄两大因素，研究发现 Perthes 病病程的结果与 Herring 分型有密切的相关性。8 岁或以上儿童，Herring B 型或 B/C 型病例手术治疗的结果明显优于 Herring C 型；8 岁或以下儿童，Herring B 型病例的最终结果都比较良好，与治疗方法无明显关联；Herring C 型则无论是否手术，均改变不了其最终不良结果。该研究将年龄和 Herring 分型并列为可以在 Perthes 病发病时预测疾病最终结局的可靠因素。年龄是 Perthes 病治疗的第二位与预后密切相关的因素。多数学者认为，8 岁是决定是否需要手术治疗的认同年龄，尽管也有学者认为 6 岁以后的 Perthes 病患者其预后多数不佳。年龄大于 11~12 岁发病的 Perthes 病患者，尽管分型可能只在 Catterall Ⅱ组，无论是否采用手术治疗，临床和解剖上的最终结果均较差。进入修复期的年龄也是很重要的预后因素，越是接近骨成熟年龄开始修复，其预后结果越差。

B. Joseph 的观点独树一帜，他认为 Perthes 病股骨头的最早改变在于股骨头的外侧部分向外侧凸出或称之为被“挤出”（extrusion），这是该病预后是否良好的标志点。假如在此之前进行治疗，预后的结果大多优良；反之，出现了股骨头的外侧凸起后，再治疗的结果往往不佳。他不赞成一定要等到 8 岁以后才允许手术治疗，很多年幼的儿童病变发展迅速，若不及时手术包容，将失去最佳的治疗时机。

把治疗归结于“包容”（containment），是指如果将股骨头包容在髋臼内，就会像将果冻注入模子，经过时间的重建，股骨头就可期待获得与髋臼相同的形状。包容治疗包括保守治疗和手术治疗，石膏或支具固定就是一种包容治疗的方法。保守的包容治疗其最大的缺点就是治疗过程中长时间的免负重，通常要进入愈合期才能允许患者负重行走，经常需要 2~3 年的时间。手术治疗 Perthes 病是通过手术的方法，对出现股骨头形变以致髋臼覆盖相对不足的病例实施股骨头包容。常见的方法有股骨近端内翻截骨术、Salter 骨盆截骨术以及联合手术。具体手术方法参考“儿童发育性髋关节发育不良”中的描述。

（1）股骨近端内翻截骨术（PFO）：是 Perthes 病手术治疗中使用最为普遍的术式，通过在股骨大、小转子间的内翻截骨，达到股骨头增加包容的目的。在 Perthes 病治疗中，股骨内翻设计一般要求不超过 20°，更大的内翻截骨有导致髋内翻和大转子高企的可能，对髋关节生物力学的改变太大。

（2）Salter 骨盆截骨术：也可以用来治疗 Perthes 病，主要是通过髂骨截骨后，髋臼骨块向外移动，增加髋臼对股骨头的包容。与单纯的股骨近端内翻截骨术一样，在 Perthes 病的治疗中，髋臼骨块的过度下压，会增加髋关节腔内压力，这对原本属于血运障碍类病变的 Perthes 病是不利的。

（3）联合手术：为了在增加股骨头包容的同时，尽可能减少对髋关节结构的改变，很多学者愿意采取联合手术的方法完成包容。即 PFO+Salter 骨盆截骨术，或是 PFO+ 骨盆三联截骨术。采用联合手术治疗，通常 PFO 内翻设计在 10°~15°，叠加 Salter 骨盆截骨或三联截骨。

有学者提出了手术包容治疗具有缩短 Perthes 病病程的作用，但没有得到循证医学的支持。也有学者提出了在手术包容治疗 Perthes 病可以明显缩短患者免负重时间，一般在截骨处愈合或手术后 6 个月，通常开始允许患者负重行走，并没有造成股骨头的进一步塌陷和变形。

第三节 股骨头骨骺滑脱

股骨头骨骺滑脱（slipped capital femoral epiphysis，SCFE）指生长中的股骨，其近端的骨骺从股骨颈向后出现滑脱的现象。滑脱后的骨骺倒向股骨颈的后方，但仍位于髋臼之内。该病可以引起髋关节疼痛和明显的跛行并造成髋关节的毁坏，导致在青少年期提前出现髋关节的退行性病变。软骨溶解和骨坏死作为该病的并发症，可以引起髋关节的疼痛和功能障碍，早期发现该病并采取合适的治疗，可以预防该病导致的诸多问题并延长髋关节的寿命。

SCFE 是一种全球性青少年常见病，美国的相关研究报道其发病率为万分之二。男孩发病明显多于女孩；平均发病年龄为 12.1 岁，其中男孩的发病年龄约比女孩大 1.5 岁；左侧多于右侧；通常每年 6 月份的发病率较高。为什么出现这些现象，目前原因不清。儿童体重过重可能是导致该病发生的主要因素，60% 的患者其体重都超过了正常体重的 90%。有现象表明，越是肥胖，SCFE 发病的年龄就越小。

国内至今尚无 SCFE 发病率的确切统计。改革开放前，该病在我国并不常见。但近年来，随着人民生活水平的提高，越来越多的儿童和青少年出现了过度肥胖现象，SCFE 也开始逐渐增多。

一、病因

SCFE 的病因至今仍然不明，一般认为与机械、内分泌、遗传等多种因素有关。多数患者在青春期的生长高峰期发病，提示激素可能对此病的发生有一定的影响。肥胖则可能成为机械性髋关节过载的一个因素。其他的因素还包括髋关节结构性异常、免疫系统异常和环境的改变。

SCFE 一般没有明显的外伤病史，导致骨骺滑脱的变化是逐渐演变的。股骨近端骨骺在青春期早期出现方向上的改变，逐渐倾斜并越来越垂直，这使得原本在负重时股骨头骨骺承受的压力逐渐变成了剪力，随着体重的增加，作用于股骨头骨骺的剪力也越来越大，加上骨骺变得越来越脆弱，最终导致了股骨头骨骺向后滑脱。

骨骺的骨化需要甲状腺素、维生素 D 和足够的钙，甲状腺功能减退和肾性骨营养不良可以降低股骨近端骨骺的稳定性并使其更易发生滑脱。大约 7% 患有 SCFE 的患者被认为伴有内分泌疾病，其中最常见的是甲状腺功能减退症。多数这类患者体格矮小和生长板闭合延迟。亚临床的维生素 D 缺乏被认为是该病的病因之一，多数 SCFE 的患者并没有这些相关的激素异常证据。双侧 SCFE 时更提示骨营养不良和内分泌疾病的可能。

一些使用生长激素的儿童在肢体增长的同时出现了 SCFE，提示生长激素在股骨近端骨骺功能不良中担任着一定的角色。但在 SCFE 患者血清中反复检测生长激素水平的结果却往往是正常的。尽管健康儿童的生长激素水平本身就非常多变，但是生长激素递质、胰岛素样生长因子 -1 和它伴随的蛋白质水平却非常稳定，在 SCFE 病例中也没有发现相互间的关系。于是，有关生长激素与 SCFE 的相互关系假设未能成立。

股骨头前倾的减少与慢性 SCFE 有关，尤其是在黑种人儿童中。髋臼的朝向和胫骨的旋转都没有证据显示与 SCFE 有关。不管是白种人还是黑种人，采用 CE 角测量髋臼深度显示，髋臼越深股骨头骨骺滑脱发生的可能性也越大。通过计算，股骨头骨骺剪力随髋臼的加深而增大，从而使这些儿童股骨头骨骺更易受到侵害。总体而言，黑种人儿童髋臼的 CE 角较白种人儿童为大，这可能是黑种人患病高于白种人的其中一个因素。

靠近恶性肿瘤的骨骺在受到射线照射后可以引起生长激素的紊乱，发生股骨头骨骺滑脱。射线造成的内分泌腺体损伤也会对儿童骨骺造成伤害使之更易产生 SCFE。化疗可以增强射线对骨骺的影响导致并出现晚期的髋关节功能障碍。射线导致的 SCFE 通常表现为体重正常并很少出现双侧患病。在这些患病的儿童中，股骨头骨骺的滑脱通常表现为慢性过程并且股骨头滑脱的程度也相对较轻，但发病年龄较小。对于这些患者，治疗后股骨头骨骺的闭合也往往需要更长的时间。正因为这样，当股骨的生长超过了内固定器械时，这些病例有时可能出现反复的滑脱。

二、临床表现

典型 SCFE 患者的临床表现为：体形肥胖，主诉在几个月的时间内出现髋关节疼痛和跛行，多见于左侧。膝关节疼痛也是 SCFE 病例常常抱怨的症状。这些患者的年龄通常为青春前期或是青春期，女孩平均年龄 12 岁，男孩 13.5 岁；可以负重但通常可见患肢的外旋；不少病例存在有中度或是重度的创伤，因此经常被误认为是创伤后的髋关节疼痛。

三、临床分型

临床上，SCFE 可以分为稳定型和不稳定型，稳定与不稳定的最大鉴别要点在于患者能否自行行走？稳定型病例都能自行行走。

稳定型 SCFE 约占 85%，多表现为慢性过程。这些病例的症状出现至少已经 3 周以上，多数病例的病程甚至更长，平均为 5 个月。股骨头虽已发生滑脱但患者仍能自行支撑行走。表现为中度的髋关节疼痛。

不稳定型 SCFE 表现为一种突然发生的严重疼痛伴不能承受自身全部重量，无法独立支撑行走，常需依靠拄拐行走。这些病例通常主诉髋关节和腹股沟部的疼痛而且有很强的不适感。

稳定型病例可以因为轻微或中度的跌倒或撞击出现不稳定型的表现，通常表示逐渐滑脱的股骨头骨骺在受到外力或是髋关节负载情况下，出现了“急性”的滑脱状况，也称“慢性滑脱急性表现”。

X 线透视可见股骨头骨骺随着股骨的活动表现出明显的不稳定。这种 SCFE 需要和急性骨骺骨折进行鉴别，而且其发生股骨头坏死的比例可能高达 50%。稳定型的 SCFE 病例常常只有轻度的腹股沟或是膝关节的疼痛，而且可以负重。但有时患者会出现跛行或使用手杖辅助行走，这些病例的症状多为慢性，X 线透视通常没有明显滑脱表现，只有骨痂或股骨近端的塑形可以证实存在 SCFE，这类病例股骨头坏死的危险相对较低。年龄和体重对于类型的区别没有实际的意义。

青春期患者主诉膝关节疼痛应引起高度的重视，大约有 15% 的 SCFE 病例早期的主诉就是股骨远端和膝关节的疼痛。有些病例甚至在很长的时间中一直表现为膝关节疼痛，这类 SCFE 病例可能是发病过程更慢的一种形式，这类病例的诊断有时也可能因为单纯的膝关节检查无明显临床表现，导致 SCFE 诊断延迟。因此对于儿童不明原因的膝关节疼痛，在检查时一定要强调针对整个下肢，包括髋关节。

SCFE 发病时，患者髋关节检查可以出现内旋疼痛，骨骺向后滑脱形成相对的股骨外旋和后伸，这种情况可以表现为髋关节屈曲减少、屈曲外旋增加，患者行走时患侧下肢呈现外旋步态。疼痛在髋关节不稳定和滑膜炎时都可出现，轻度滑脱的患者可以只出现轻微的疼痛但髋关节活动较少受影响，随着病变的加重，这些稳定型的病例其畸形的程度可能较疼痛更严重，下肢明显外旋的病例尤甚。

左侧髋关节受累占 60%，至少有 22% 的 SCFE 病例出现双侧性的病变，但不都是同时发生。据介绍，双侧患病的比例约 60%，双侧发病病例其另一侧的发病通常在 18~24 个月之后。长期随访研究结果显示，有无症状的对侧滑脱发生，双侧发生的比例甚至可以高达 80%，将近 30% 无症状滑脱的病例出现了受累关节的退行性改变。

四、影像学检查

怀疑 SCFE 时，需要拍摄髋关节前后位骨盆平片和股骨颈的侧位片。蛙式侧位摄片可能是最常用的股骨近端拍摄体位，但这个体位会引发疼痛并造成急性病例的骨骺移位，需要特别注意并避免使用。在早期的 SCFE，骨盆平片可以观察到骨骺的增宽以及周围结构的不规则变化。在一些严重的病例，由于股骨头骨骺向股骨颈后方产生移位，骨骺显示变薄。要把这种情况与股骨头骨骺闭合相区别，股骨近端骨密度增加会出现骨骺与干骺端重叠的现象，通过 Klein 线可以发现细小的移位（Klein 线是在骨盆平片上沿着股骨颈前缘所画的一条线，正常情况下这条线与骨骺外侧边缘相交，但在 SCFE 病例，这条线从外侧穿过，与骨骺外侧边缘不相交，图 6-14），侧位片比前后位摄片更容易发现骨骺的移位和骨骺后侧部位的情况。在慢性 SCFE 病例，最初的 X 线摄片检查常常可以看到值得怀疑的结构塑形的改变，干骺端的中部边缘可见有新骨形成并伴有虫蚀样或是沿着前侧边缘包绕性改变。

在出现骨骺移位前，正位和侧位的摄片都无法精确地诊断出 SCFE。在滑脱的早期，通过正侧位摄片明确诊断的可以达 80%；而单纯借助正位片判断，其诊断的准确率仅为 60%。B 超约有 95% 的敏感性可以发现髋关节及其周围软组织变化。CT 对于观察股骨近端特别是股骨头骨骺的扭转意义重大，也可以正确测量头颈角（图 6-15）。CT 可以发现细微的移位，而 MRI 可以在移位前揭示骨骺中的早期变化。骨同位素扫描可以发现骨血管的微小变化，因此也被推荐为 SCFE 治疗前的常规病例评估项目之一。不稳定型的滑脱在治疗前的同位素检查中被查出摄取量的下降，但不是说不稳定型的滑脱就会进展到骨坏死。髋关节滑膜炎病例可以见到关节周围血管的增生现象，需要与 SCFE 进行鉴别。SCFE 病例骨扫描的规律无论在治疗前还是治疗后目前都还不是非常明确。

五、分类

SCFE 的分类可以根据临床表现，也可以依据影像学检查结果。临床分型分为稳定型和不稳定型，并有急性、慢性和慢性病例急性发作。影像学分类包括滑脱的角度以及滑脱的严重性。严重性主要根据平片和侧位摄片显示骨骺移位的程度，轻度滑脱指移位不超过股骨颈宽度的 1/3；中度滑脱指移位超过 1/3~1/2；超过 1/2 以上的移位称为重度滑脱（图 6-16）。

滑脱的角度测量主要指滑脱骨骺与股骨颈的夹角，沿股骨颈中线画线测量滑脱骨骺底部线垂线与之的交角。角度 <30° 为轻度滑脱；30°~50° 为中度滑脱；>50° 为重度滑脱。这种滑脱角度的测量也可以采用 CT 进行。

六、治疗

SCFE 不是骨骼的创伤性损伤，治疗的主要目

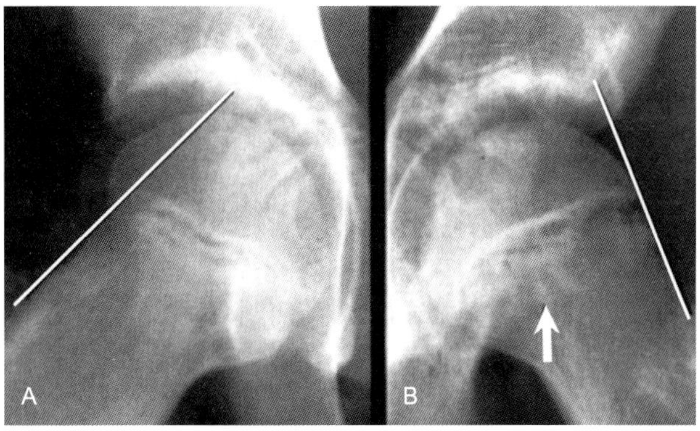

图 6-14　SCFE 病例 Klein 线影像学表现
A. 正常髋关节，Klein 线与股骨头骨骺相交；B. Klein 线与股骨头骨骺不相交，箭头所指为股骨头骨骺向后移位后，在原骨骺线上下出现虫蛀样不规则钙化表现

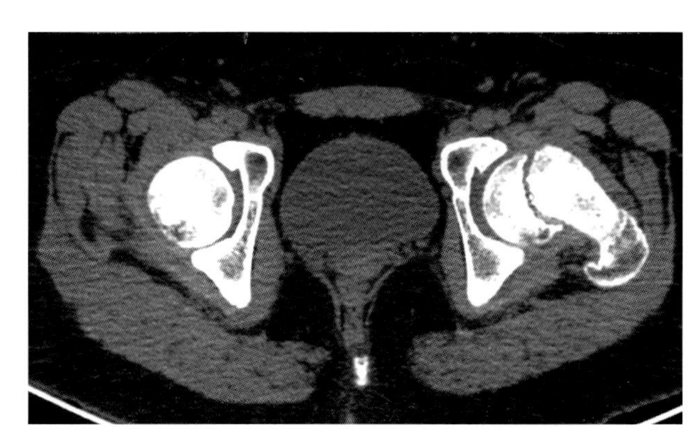

图 6-15　左侧股骨头骨骺向后移位并可测量滑脱的角度

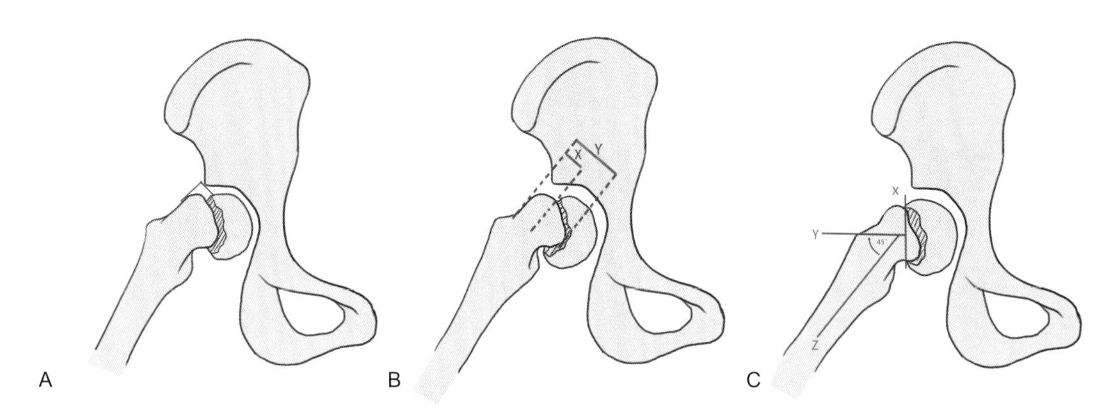

图 6-16 SCFE 骨骺移位示意图

A. 股骨侧位片显示股骨头骨骺滑脱；B. 滑脱程度的测量；C. 滑脱角度的测量

的是稳定和防止股骨头骨骺的进一步滑脱，并促使患侧骨骺的提前闭合。只有骨骺闭合，SCFE 的进一步发展才能被阻止。在治疗方法的选择上，非常重要的一点就是不要试图对滑脱的骨骺进行复位！而强调及早发现和及早稳定、闭合滑脱，即原位固定原则。尤其对慢性 SCFE，复位可能加重对骨骺的损伤，导致股骨头坏死的出现。只有对急性 SCFE 和慢性 SCFE 急性发作的早期病例，可以试行牵引复位尝试，但牵引复位的时间不宜过长，通常为 3~5 天。无论复位效果如何，都必须进行及时的股骨头骨骺闭合操作。内固定器械在固定股骨头滑脱的骨骺时，必须通过骺板，以此促发骨骺的提早闭合。

SCFE 的早期诊断提供了可以稳定骨骺和防止髋关节结构紊乱产生早期骨性关节炎的机会。SCFE 的治疗需要急症对待，即便是稳定型 SCFE，简单的扭动或跌倒都可能引起严重的骨骺移位，给治疗造成很大的困难。患儿应该在治疗前停止负重，最常用的治疗手段是采用单枚螺钉进行穿透骨骺的固定。其他的治疗方法包括使用髋“人”字形石膏固定、多枚克氏针或螺钉固定、骨骺阻滞术。如果需要，还可以采取多种的股骨近端截骨术治疗髋关节头臼不称问题。

（一）螺钉固定

单枚螺钉原位固定是广泛被接受的 SCFE 治疗方法，过去采用的多枚螺钉治疗方法因为经常引起克氏针穿透骨骺进入髋关节造成关节面破坏已经不

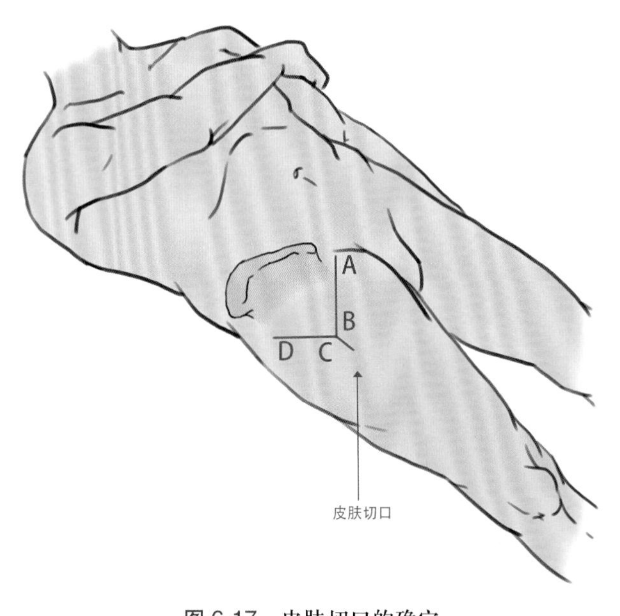

图 6-17 皮肤切口的确定

在 C 臂机透视下，分别在体表上画出前后位和侧位时导针经股骨颈垂直穿入骨骺的方向，两线的交叉处即为皮肤切口的位置

常使用。通常采用单枚 6.5 mm 或更大的空心螺钉从干骺端打入骨骺。要求是空心螺钉沿着股骨颈前方垂直地打入向后滑脱的骨骺，一般可以通过一个小切口进入到股骨的前外侧。切口和导引钢针的打入可以在 C 臂机的直视下进行，在 C 臂机的观察下，在骨盆前后位位置将导引钢针置入与滑脱骨骺垂直的位置上，并在体表上画线，同样通过转动 C 臂机在侧位也画出导引钢针打入的体表线，在其交界处做切口（图 6-17），并在 C 臂机的导引下打入导引钢针，经过前后位与侧位证实后打入空心螺钉。注意：螺钉打入不能超过骨骺的关节面以防止对髋关节内关节面的进一步损伤。

术中注意事项：

(1) 空心螺钉固定的理想位置是在骨骺中心，保持与骨骺的垂直，此位置骨骺相对于股骨颈的稳定性最大，螺钉意外穿入关节腔的风险最小。由于股骨头骨骺向股骨颈的后方移位，大部分病例导针和螺钉必须置入股骨颈的前基底部。

(2) 在C臂机的引导下，于皮肤标记处向着确定的方向，插入导针于股骨颈的基底部，向前进入股骨颈，并经过骺板穿入骨骺内。如果导针的位置不够理想，可以重新插入，或者临时保留以作为第二根导针插入合适位置时的参考。

(3) 导针以及其后的钻头、攻丝、螺钉的置入都必须切记不要进入关节腔。

(4) 对于不稳定型滑脱，应平行于第一根导针再插入第二根，最好是在骨骺的内下1/4象限内，这可为不稳定型滑脱提供防旋转的稳定性。

(5) 选择适当长度的螺钉经骺板插入骨骺内。螺纹要穿过骺板，无须在股骨骨皮质和螺纹之间加压，螺钉头在股骨骨皮质外保留不可过多，以免刺激软组织，引起症状。缝合切口之前一定要确定螺钉没有进入关节腔（图6-18）。

术后处理：术后建议采用髋“人”字形石膏固定6~8周，拆除石膏后使用下肢牵引并鼓励患者在床上进行关节伸屈锻炼。通常在固定治疗后3个月X线摄片检查，滑脱骨骺出现融合才能允许下地。国外采用固定后48小时即扶拐行走的方法，在国内很难开展。早期下地可以使用拐杖辅助，直至髋关节无痛、行走无障碍为止。患者允许参加一般的体育活动，但跳跃等可能造成股骨头压力增大的活动在骨骺未完全闭合前仍应限制。每3~6个月复查

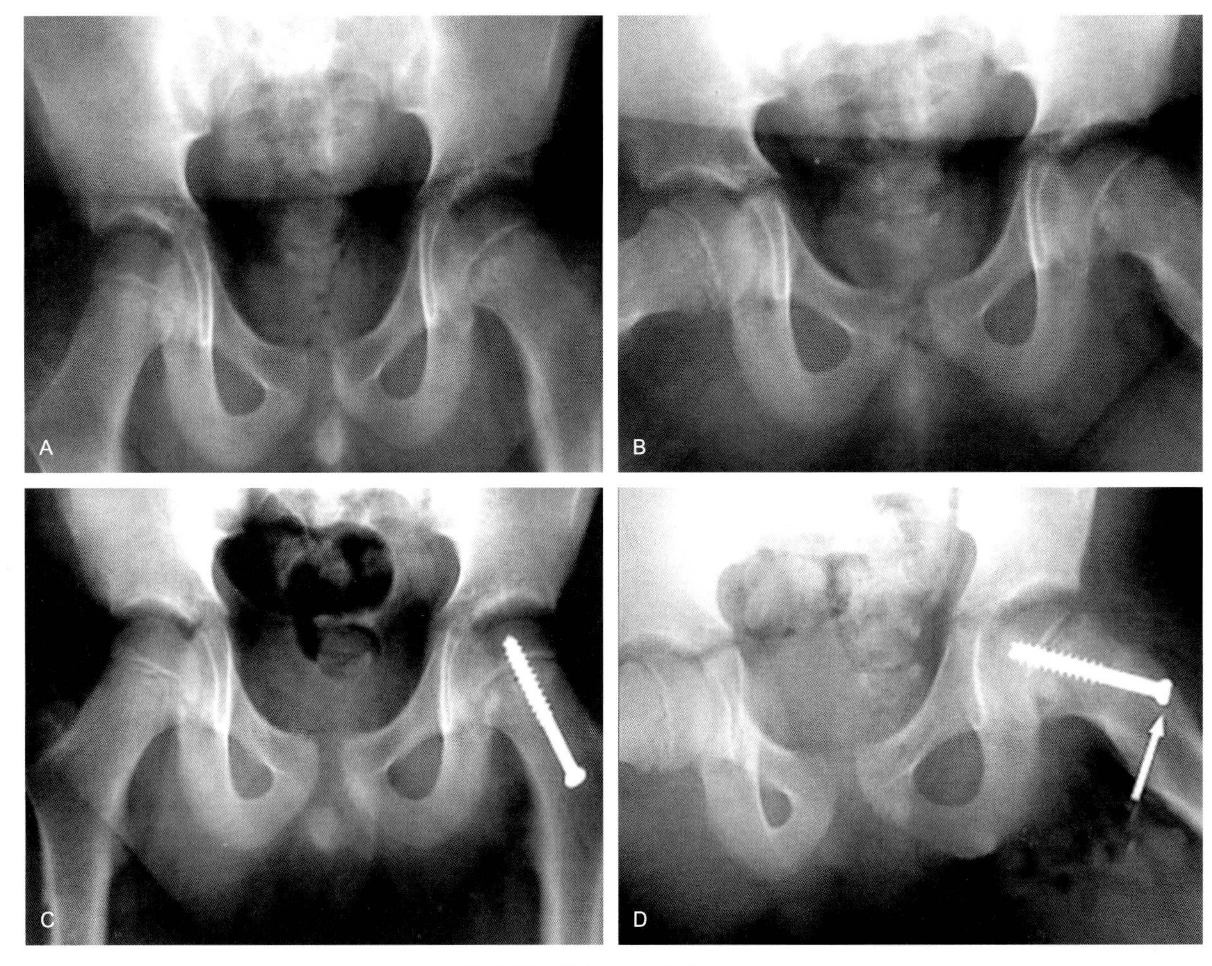

图6-18 螺钉固定治疗SCFE

A、B. 左侧股骨头骨骺向后滑脱X线正位及侧位影像；C、D. 采用单枚空心螺钉原位固定治疗后X线正位及侧位影像，注意螺钉从股骨颈前部打入且顶端距股骨头软骨表面尚存一定距离

1 次，通过临床和 X 线检查确认是否有并发症或对侧滑脱情况，直到骨骺闭合为止。

螺钉的拔除原则上需要等到骨骺闭合后进行。年龄小于 10 岁的患者可以不拔除螺钉。若是出现螺钉因股骨骨骺的生长而退入至骨骺板以下，骨骺又尚未完全闭合，可能会发生股骨头骨骺的再次滑脱，这时需要进行翻修手术，换置更长的螺钉进行固定。

（二）骨块植入骨骺阻滞术

骨块植入骨骺阻滞术（bone-peg epiphysiodesis）也是治疗 SCFE 的传统方法之一，随着近年来内固定器械的不断完善，使用者已经大大减少。本方法通过手术植入一个钉状或销状的骨块，使骨块贯穿滑脱的骺板以达到促使骺板闭合的功效。虽然该方法的术后并发症发生率很低，但是其复杂的手术操作和较为广泛的手术暴露，已经越来越多地被螺钉尤其是单枚螺钉原位固定所取代。

（三）石膏固定

髋“人”字形石膏固定在 SCFE 治疗中不是一种常规的方法，因为石膏固定本身并没有阻止骨骺的滑脱，滑脱甚至可以在石膏固定中继续发生和发展，而且石膏固定也没有促进骨骺闭合的作用，一旦石膏拆除，滑脱可能再次发生。但对伴有骨代谢性病变的病例，单纯使用螺钉固定对于骨营养不良的骨骺可能不够牢固，在手术后可以增加髋“人”字形石膏进行辅助固定。

（四）关于对侧髋关节固定的问题

单侧股骨头骨骺滑脱病例的对侧髋关节预防性治疗一直存在争议。文献报道，至少有 22% 病例同时出现双侧髋关节 SCFE，但在单侧出现 SCFE 后对侧随后出现 SCFE 的比例可以高达 80%。因此，对于出现 SCFE 的对侧股骨头骨骺，只要出现 X 线上的 SCFE 表现，即便是无症状的，也应该考虑进行原位固定。但对于对侧髋关节，无论是临床还是 X 线检查都阴性的病例，对侧股骨头骨骺的预防性固定目前仍不作为常规推荐。由内分泌疾病和骨营养不良性疾病引起的 SCFE 往往都是双侧性的，对于这些病例，对侧的髋关节骨骺固定是必需的。

（五）其他矫正畸形的截骨术

尽管螺钉固定可以防止骨骺的进一步滑脱并促使骨骺的闭合，但它并不具备矫正畸形的能力。而对于 SCFE 病例，由于股骨头骨骺的移位，髋臼和股骨头的关系将发生变化，出现不协调、不匹配问题。这些髋关节的头臼不称问题，都是产生退行性骨性关节炎的因素，也可能形成更为严重的股骨头坏死。防止、拖延这些并发症的出现，需要对 SCFE 后股骨近端的畸形进行适当的矫正。通常采用在股骨近端大小转子间或转子下进行截骨，这个区域的截骨操作并发症较少，并能矫正股骨近端的角度和位移畸形。常见术式包括股骨头下楔形截骨、股骨颈基部截骨和转子水平的截骨等。

七、并发症

SCFE 最常见的并发症是软骨溶解和股骨头缺血性坏死，并发症可能是原发的，也可能与治疗有关。

（一）软骨溶解症

SCFE 时软骨溶解的发生率在采用原位螺钉固定治疗的病例中约为 1.5%，而采用髋“人”字形石膏固定的发生率约为 50%，女性发病高于男性。软骨溶解是自发的，并不是治疗所致，可以是骨骺滑脱第一次就诊时就已发生，也可以发生于滑脱治疗的各种方法中，尤其与螺钉穿透关节腔和转子间截骨有关。

1. 临床表现　关节僵硬，臀部或大腿持续性疼痛。

2. 临床检查　髋关节屈曲、外展、外旋受限，髋关节运动时疼痛，因关节僵硬导致行走或其他活动受影响。

3. X 线表现　关节间隙消失，X 线诊断标准为关节间隙较对侧减少 50% 以上，或关节间隙达 3 mm

或更多。如果临床上疼痛、关节僵硬及X线片上软骨间隙狭窄，诊断并不困难，骨扫描可见受累关节骨吸收增加，但后者并不作为特征性诊断依据。

4. 发病机制　软骨溶解的确切病因尚不明了，有推测认为是因为关节滑液产生减少或完全缺乏使关节软骨营养不良引起的。这些患者血清中免疫球蛋白和补体 C_3 明显增高，部分病例IgM碎片增高，因此被认为：SCFE发生时可能产生一种影响免疫状态的抗原，导致了这部分病例发生软骨溶解。也有学者证明部分SCFE病例免疫系统活跃，包括软骨溶解的病例，但并没有发现免疫系统活跃和SCFE或软骨溶解的确切关系。

有学者提出金属穿透软骨进入关节腔与软骨溶解的发生有着重要关系。无论是导针还是螺钉，即便是暂时地穿透进入关节腔都可能导致软骨溶解的发生，可能是机体对于进入关节腔的软骨碎片的一种自身免疫反应。反对的观点则认为，螺钉穿透关节腔的概率在实际操作中很高，但并不都发生软骨溶解。也没有找到软骨溶解和穿透关节腔之间有直接关系的证据。

5. 治疗　软骨溶解的治疗长期以来没有特异性和有效的治疗方法。外科医生必须保证不发生感染和关节面的穿透。对髋关节感染要进行关节冲洗。髋关节CT检查有助于发现有无植入物进入关节内。如果发生螺钉穿透关节，要在骺板融合前将其取出或置换。支持疗法包括限制活动、借助拐杖进行轻微的关节运动锻炼以维持关节的活动范围以及消炎治疗等。对医源性软骨溶解可用持续性牵引和外科手术治疗，包括肌肉松解术和关节囊成形术，但疗效尚不确切，对于关节活动范围未恢复到适度范围和严重持续性疼痛者，必要时将考虑进行髋关节融合术或全髋关节置换术。

（二）股骨头缺血性坏死

股骨头缺血性坏死是SCFE最严重的并发症。大部分见于股骨头骨骺滑脱治疗的病例，尤其是发生于不稳定型滑脱的闭合复位或手术固定病例。但很少见骨骺融合术和原位螺钉固定的稳定型骨骺滑脱病例。

股骨头血液供应受阻，从而使股骨头骨骺发生全部或部分缺血，常常伴有坏死骨的吸收。与Perthes病不同，本病仅仅是血运受累，很少有修复。发生SCFE这一年龄组的股骨头血运主要来自外后缘进入骨骺的外侧血管升支和圆韧带的血液供应，以及在青少年后期穿过骺板的干骺端血运。当发生不稳定型滑脱时，骨骺外侧动脉可能在骨骺急性移位时因骨膜撕裂而被直接破坏，在试图强力复位时又破坏了后方的骨膜。关节内手术过程中，骨膜的直接或间接损伤、股骨头骨骺复位时的骨膜破坏等都将影响股骨头的血运。尽管对于急性移位时外伤性渗出的填塞对血运的影响尚未得到证实，但从理论上来讲它可以直接使血运丧失。另外股骨头后上象限是股骨头骨骺内血运易损伤处，一旦破坏就将引起节段性股骨头坏死。

由于血运受阻使废用骨不能正常的再吸收，X线可见受累的骨骺首先表现为骨密度增高，此表现可见于滑脱后几周内，但多数病例是在滑脱后1年，偶尔也发生在18个月以后。然后是受累部分骨骺塌陷和坏死骨的再吸收。一般有2种典型的改变，即股骨头全部坏死和部分节段性坏死。股骨头血运破坏早期可通过骨扫描和多普勒超声检查证实。MRI是另一敏感的检查方法。但上述方法仅能证实股骨头坏死而不能指出进一步的演变情况，因此目前为止尚无有效的治疗方法。

X线检查和临床表现各异。部分患者表现为进行性股骨头塌陷，其中大部分患者有疼痛增加、畸形或关节运动丧失，需要进一步手术重建；对另一些虽然有畸形加重、运动受限，但很少疼痛者则适合保守治疗，最终可能有残余畸形。对X线仅表现为很少的股骨头塌陷、临床症状缺如的病例，应长期间断随访，以发现退行性骨性关节炎的改变。SCFE后股骨头坏死最终有3种结局：①需要早期手术治疗；②需要晚期手术治疗；③不需要外科治疗。

（陈博昌）

参考文献

[1] 陈博昌 . 国家级继续医学教育项目教材：骨科学 [M]. 北京：中国协和医大出版社，2007: 294-300.
[2] Weinstein S L, Flynn J M. Lovell and winter’s pediatric orthopedics[M]. 7th ed. Philadelphia: LWW, 2014.
[3] John A. Herring tachdjian’a pediatric orthopaedics [M]. 5th ed. Philadelphia: Elsevier, 2014.
[4] Tönnis D. Congenital dysplasia and dislocation of thc hip in children and adults[M]. Verlag Berlin: Springer, 1987.
[5] Weinstein S L, Flynn J M. Lovell and Winter’s Pediatric Orthopedics[M]. 7th Ed. LWW: Philadelphia, 2014: 1112-1164.
[6] John A. Herring Tachdjian’s Pediatric Orthopaedics[M]. 5th Ed. Philadelphia: Elsevier, 2014: 580-629.
[7] Loder R T, Aronsson D D, Dobbs M B, et al. Slipped capital femoral epiphysis[J]. J Bone and Joint Surg(Am), 2000, 82(8): 1170.
[8] Sponseller P D. Slipped Capital Femoral Epiphysis[R]. Rosemont: AAOS, 2002.
[9] Loder R T. The demographics of slipped capital femoral epiphysis: an international multicenter study[J]. Clin Orthop, 1996, 322: 8-27.
[10] Loder R T, Starnes T, Dikos G. Atypical and typical (idiopathic) slipped capital femoral epiphysis[J]. J Bone and Joint Surg(Am), 2006, 88(7): 1574.
[11] Aronson D D, Carlson W E. Slipped capital femoral epiphysis. a prospective study of fixation with a single screw[J]. J Bone Joint Surg (Am), 1992, 74(6): 810.
[12] Tokmakova K P, Stanton R P, Mason D E. Factors influencing the development of osteonecrosis in patients treated for slipped capital femoral epiphysis[J]. J Bone Joint Surg(Am), 2003, 85(5): 798.

第七章

股骨头坏死

第一节 概述

股骨头坏死（osteonecrosis of the femoral head，ONFH）系股骨头血供中断或受损，引起骨细胞及骨髓成分死亡及随后的修复，继而导致股骨头结构改变、股骨头塌陷、关节功能障碍的疾病。自1738年Munro首次描述此病以来，世界各国学者对ONFH开展了大量的研究工作，该病好发于30~50岁的中青年，多为双侧发病，亚洲人群为高发人群。据估计，美国每年有1万~2万的新增病例，我国每年新增病例5万~10万例，发病率居世界首位。患者一旦发生ONFH，会出现不定区域的骨小梁和骨髓坏死，进而股骨头囊性变塌陷，继发关节软骨退行性变和骨赘形成，遗留痛性骨性关节炎而致髋关节功能丧失，治疗困难且致残率高，给患者及其家庭和社会带来了巨大的经济与精神负担。

ONFH的发病原因有很多种，也比较复杂，有单一因素，也有复合因素，主要包括创伤性因素（如股骨颈骨折、髋臼骨折、髋关节脱位、股骨头骨骺滑脱等）和非创伤性因素（如激素性、酒精性、血液系统、减压、妊娠、放射性、血管和结缔组织疾病以及特发性疾病等）。后者是青少年常见病因，并且发病数量已呈逐年上升趋势，在我国最常见病因为应用糖皮质激素和酒精的摄入，占临床非创伤性ONFH的90%以上。迄今为止，ONFH具体的发病机制和自然病史尚不完全清楚，存有多种假说，最重要的病生理机制是供应股骨头血管的梗阻和缺血。对于创伤性ONFH，供应股骨头的血运中断是目前被广泛接受的机制之一；骨髓内脂肪细胞增生肥大引起骨内高压、气体或脂肪栓塞造成血液瘀滞和微循环障碍引起骨细胞坏死，则是导致非创伤性ONFH的可能机制。深入了解股骨头坏死的病生理过程及发病机制，有助于早期诊断，能在病因上对危险人群进行预防及治疗，减少其危害性，最大限度降低其致残率。

ONFH是基于“既往病史＋体格检查＋影像学检查”的综合诊断结论，患者往往有骨坏死高危因素，在发病早期可以没有任何临床症状。最早出现症状的部位通常是髋部，特别是腹股沟部位，另外臀部、大腿外侧、膝部等部位也可出现疼痛、钝痛或酸胀不适等症状，疼痛可为持续性或间歇性，活动后加重，休息后减轻，疼痛的发作和病程的发展往往是不均衡、不对称的。早期髋关节活动正常或内旋活动轻度受限，患者可有间歇性跛行，髂腰肌的挛缩可引起屈曲畸形，内收肌的挛缩可出现外展活动受限。晚期则由于关节囊及周围组织的挛缩、关节面的破坏和塌陷、骨性关节炎及髋关节半脱位等，可有肢体畸形、短缩和肌肉萎缩，髋关节活动受限加重，甚至出现髋关节僵直，继而出现持续性跛行，并伴有疼痛。特殊检查如“4”字实验（Fabere征或Patric征）、托马斯征（Thomas征），在早期和晚期的患者均可出现阳性。晚期由于股骨头塌陷及髋关节脱位，可出现Trendelenburg征实验阳性、Allis征（Galeazzi征）阳性、转子顶点上移至Nelaton线之上以及Bryant三角底边变小等。影像学检查仍是ONFH的主要临床诊断手段，X线检查在早期不敏感，中晚期可观察到股骨头内囊性变或硬化带、软骨下骨透X线带（新月征）、股骨头塌陷；CT扫描可显示坏死病灶和硬化带；放射性核素骨扫描显示股骨头坏死区域放射性缺损，周围有浓聚反应（炸面包圈征）；磁共振成像（MRI）T2加权显示双线征；血管造影（DSA）可清楚显示坏死局部血流改变情况；此外骨活检还可发现骨小梁骨细胞坏死等；其中MRI对ONFH诊断的敏感性和特异度高达96%~99%，是目前诊断ONFH最敏感且最可靠的方法。

很多髋部疾病和ONFH有类似的临床症状、体征和影像学表现，需要仔细进行鉴别，例如髋部骨髓水肿、先天性髋关节发育不良、软骨母细胞瘤、中青年早期骨性关节炎、强直性脊柱炎、风湿性关节炎、髋关节滑膜炎、髋臼撞击综合征、腰椎间盘病变引起的腰腿痛、一过性骨髓水肿综合征、髋关节结核等。因此，对可疑患者要详细询问既往病史，在查体的基础上进行髋关节相关的影像学检查，包括X线、CT和MRI检查。对于有类似影像学表现的髋部疾病我们在诊断时要结合病史和临床表现，结合不同轴向和不同层面的扫描以及血液学指标综合考虑，必要时我们可以利用骨活检进行比较鉴别。

ONFH一经诊断，需尽早开始治疗，目前治疗方法有很多，但尚无一种方法可以满足所有类型ONFH的治疗需求。治疗方法主要分为非手术治疗与手术治疗。非手术治疗包括扶拐、卧床、药物、高频磁场和体外冲击波治疗等，但仅适用于早期、范围比较小的病变，且疗效有限。手术治疗又分为保头治疗和人工髋关节置换术。前者包括髓芯减压术、带血管的腓骨移植术、带血管蒂髂骨移植、带肌蒂骨移植、病灶清除加打压植骨、多孔钽钉置入、旋转截骨术、骨髓间充质干细胞及各种生长因子治疗等。对于晚期股骨头塌陷的患者人工髋关节置换术仍是最常用和最有效的方式。在选择手术方案时，究竟该选择“保头”还是“换头”治疗，主要取决于ONFH病变进展程度，还要结合患者的年龄、身体状况、单髋或是双髋受损、经济承受能力、职业、生活方式等因素综合考虑。总之，对于高危人群，一定要积极地采取恰当的预防措施，防患于未然，降低其ONFH发生率；对于高度怀疑ONFH的患者，争取做到早期发现、早期诊断、早期治疗，可以明显改善患者的生活质量，使其摆脱病痛的折磨；而对于晚期的患者，人工髋关节置换手术也能取得良好的治疗效果。

第二节　成人股骨头坏死的影像学诊断

随着医学影像学的发展，尤其是磁共振成像（MRI）技术的发展和普及，使得股骨头坏死的早期发现、明确诊断及分期成为可能，医学影像学为股骨头坏死的诊治提供了有力的依据。

一、影像学诊断

成人股骨头坏死的影像学诊断手段包括X线摄影、CT、放射性核素扫描、磁共振成像（MRI）、血管造影（DSA）及正电子发射计算机断层显像-CT扫描（PET-CT）。

（一）X线诊断

1. X线摄影技术　X线平片常规采用前后位像，双侧髋关节应照于一张片上，以便于比较。髋关节侧位片及局部放大摄影有利于早、中期股骨头坏死的显示；同时，髋关节侧位片亦利于评估股骨头病变范围。正常股骨头X线表现见图7-1。X线虽然不能早期诊断，但X线具有简单、方便和经济等优点。随着数字化X线机的推广应用，可放大摄影、调节密度和对比度，使X线诊断的阳性率有所提高。X线平片在显示关节间隙和骨性关节面以及股骨头轮廓方面具有明显优势，目前仍是股骨头坏死的首选检查方法，但对于早期骨坏死容易出现漏诊或误诊。

2. 股骨头坏死的X线表现　成人股骨头坏死的X线表现根据股骨头骨质改变的轻重、股骨头形态的改变及髋关节受累情况，可分为早、中、晚三期。早期（Ⅰ～Ⅱ期）、中期（Ⅲ期）、晚期（Ⅳ期），具体分期在“成人股骨头坏死的影像学分期”一节详述。

（1）早期：股骨头表面光整，无变形，髋关节间隙不狭窄，股骨头骨质无改变；或者在摄影条件良好的X线平片上，仅见股骨头弥漫性骨质稀疏、小梁模糊或轻度骨质疏松。病变进一步发展，可出现骨质密度不均匀，有局限性骨密度增高、硬化，同时在骨密度增高区的边缘有斑片状密度减低区（图 7-2）；病变进一步发展，可于股骨头关节面皮质下出现星月形透亮区。病变常见于股骨头外上部负重区，病变范围多小于股骨头关节面 1/2。

（2）中期：髋关节间隙不狭窄，股骨头轻度变形，股骨头表面欠光整，出现轻度台阶征，股骨头尚未明显塌陷、碎裂；股骨头密度不均匀，出现囊样或扇形骨质破坏区，周围可有高密度新骨增生（图 7-3）；病变常位于股骨头上部，累及范围多小

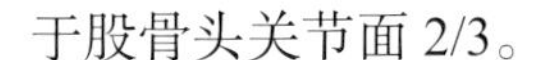

于股骨头关节面 2/3。

（3）晚期：股骨头明显变形、压缩、塌陷、骨密度不均匀（图 7-4），病灶可累及整个股骨头，最终出现股骨头变扁、碎裂及塌陷，导致髋关节间隙狭窄和退行性骨性关节炎。

（二）CT 表现

1. CT 扫描技术　髋关节 CT 扫描，常规采用仰卧位，足尖向上，双脚并拢，骨盆尽可能左右对称。横断面扫描，扫描视野包括双侧髋关节，扫描范围自髋臼顶部上方至股骨转子，层厚 3~5 mm，

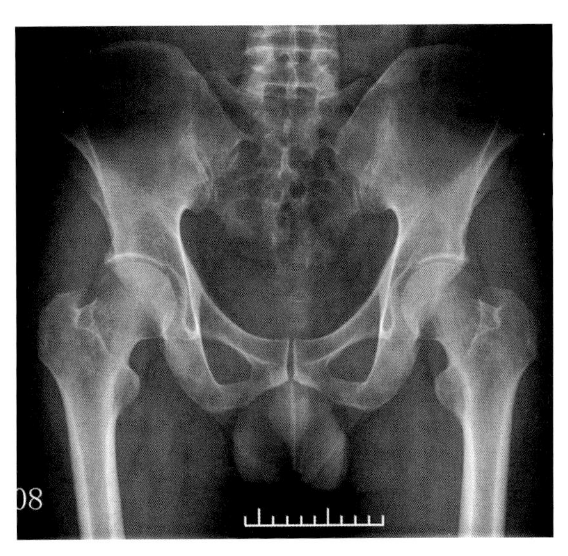

图 7-1　正常股骨头 X 线表现

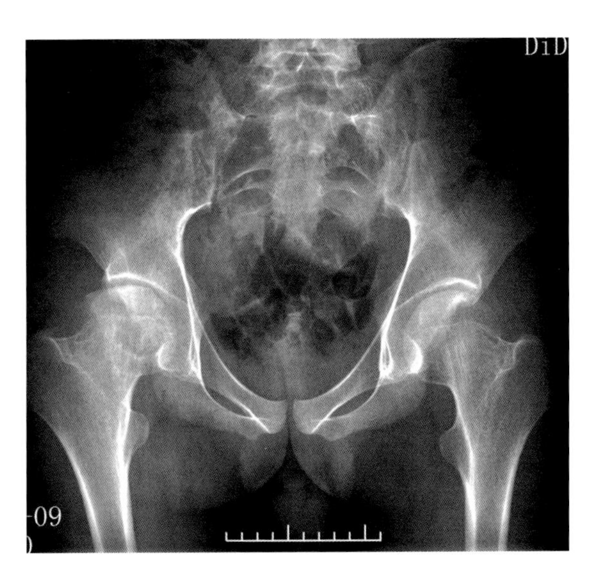

图 7-3　股骨头坏死中期（Ⅲ期）X 线表现
股骨头变形，轻度塌陷，股骨头密度高低不均匀

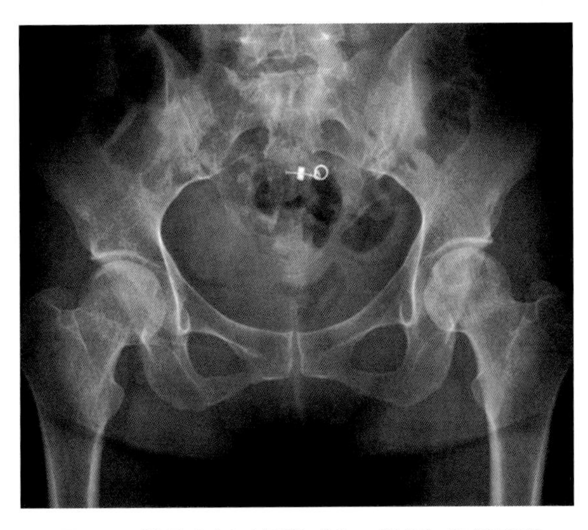

图 7-2　股骨头坏死早期（Ⅰ ~ Ⅱ期）X 线表现
股骨头上部负重区见斑片状硬化

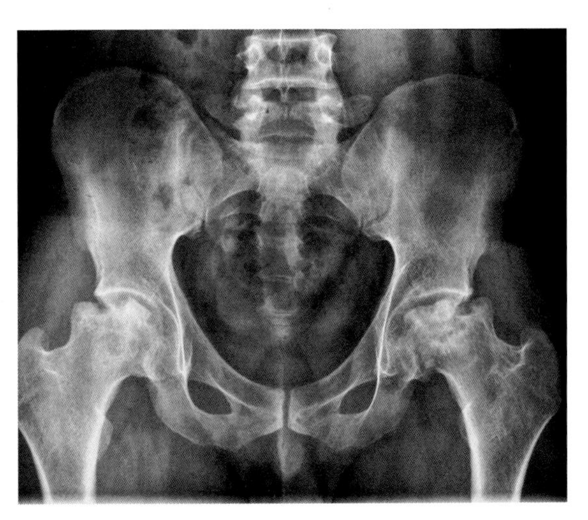

图 7-4　股骨头坏死晚期（Ⅳ期）X 线表现
股骨头变形，密度不均匀，髋关节间隙变窄，伴退行性骨性关节炎形成

层距 5 mm。采用骨窗扫描，以利于观察股骨头骨质、皮质、小梁等细微变化。

2. 成人股骨头坏死的 CT 表现　正常股骨头外形光整，在横断面上呈圆形，周围有一光滑均匀线样骨皮质。骨小梁于股骨头中央较粗大、密集，向股骨头表面呈放射状排列，由粗变细，延伸到股骨头表面，分布均匀（图 7-5）。

股骨头坏死的病理组织学改变可分为两个阶段：①以骨细胞坏死为特征的骨死亡阶段。②以血管再生、骨小梁吸收、骨质再生为特征的修复阶段。骨死亡阶段 CT 检查无异常发现，CT 所见到的异常改变为修复阶段，其不同发展时期的 CT 表现如下。

(1) Ⅰ期：股骨头形态光整、无变形，股骨头内放射状排列的骨小梁毛糙、增粗、变形（图 7-6），从股骨头中央到表面有点状致密硬化影，有时软骨下可见部分孤立的小囊样改变区。

(2) Ⅱ期：放射状排列的骨小梁变形较前明显，孤立的小囊样病灶融合成为大的囊样病灶，多见于股骨头前上部软骨下负重区（图 7-7），亦可见于股骨头其他部位，股骨头骨皮质厚薄不均匀，或有中断现象。

(3) Ⅲ期：股骨头内骨小梁变形或消失，内见大小不等的囊样骨破坏区，周围有骨硬化环，部分区域增生、硬化（图 7-8）。股骨头软骨下皮质骨折，继而股骨头变形、塌陷，股骨颈边缘可见骨增生、硬化，髋关节间隙无狭窄。

(4) Ⅳ期：股骨头增大变形、碎裂，股骨头内骨质密度不均匀，累及整个股骨头，可见股骨头骨折（图 7-9）。关节间隙狭窄，髋臼关节面受累，广泛增生、硬化、囊变，髋臼增宽变形，盂唇骨化，出现退行性骨性关节炎。

髋关节 CT 扫描在股骨头微细骨折和关节面塌陷及判断病变大小、位置、边界和结构方面有明显

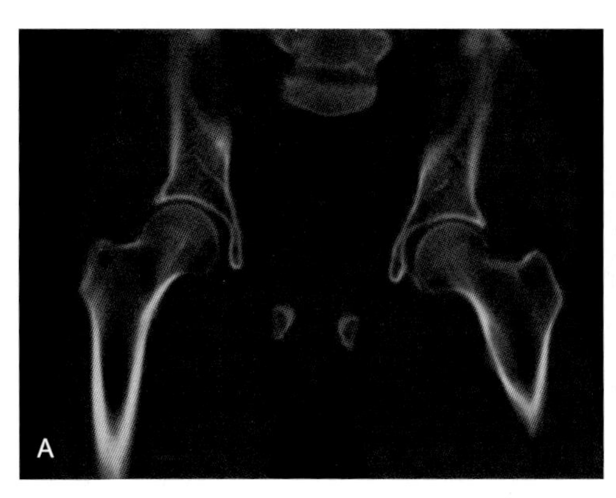

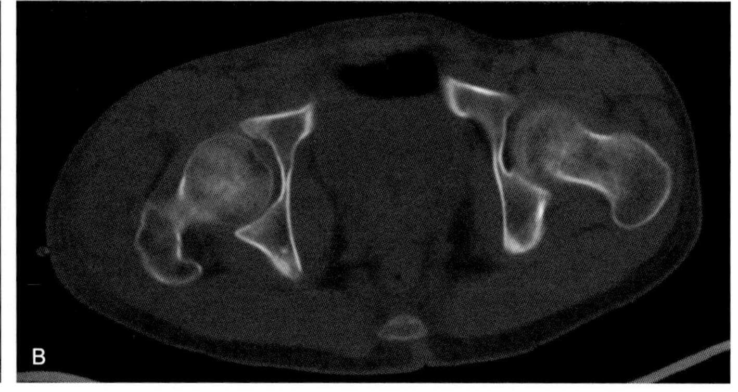

图 7-5　正常股骨头 CT 表现

A. 冠状面；B 水平面

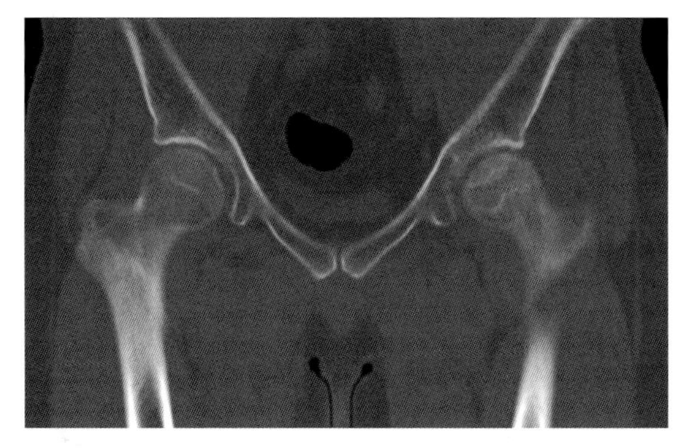

图 7-6　股骨头坏死修复阶段Ⅰ期 CT 表现

右侧股骨头密度欠均匀，骨小梁毛糙、囊样增粗、变形（Ⅰ期），左侧股骨头改变更明显（Ⅱ期）

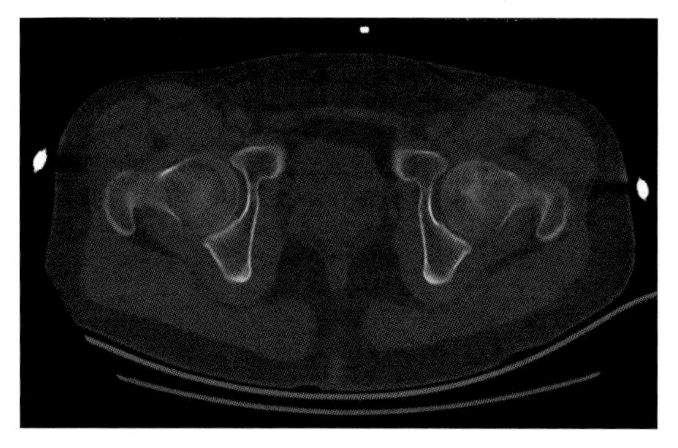

图 7-7　股骨头坏死修复阶段Ⅱ期 CT 表现

左股骨头密度欠均匀，孤立的小囊样病灶区

优势。图 7-10 所示病例 X 线显示股骨头有塌陷，而髋关节 CT 显示有明显的股骨头软骨下骨折。

（三）核医学检查

MRI 出现前，骨的同位素扫描是早期发现和诊断股骨头坏死的重要手段。局部骨骼中放射性核素的聚集情况主要受以下两个因素影响：①局部骨骼血供丰富，放射性增强，骨的显影增强。②骨骼生长或新生骨形成活跃时，通过离子交换、化学吸附和有机结合使局部放射性核素增加。临床上通常以健侧的放射活性为基准，从分析患者股骨头放射性缺损或浓聚与否来预测和诊断股骨头坏死。

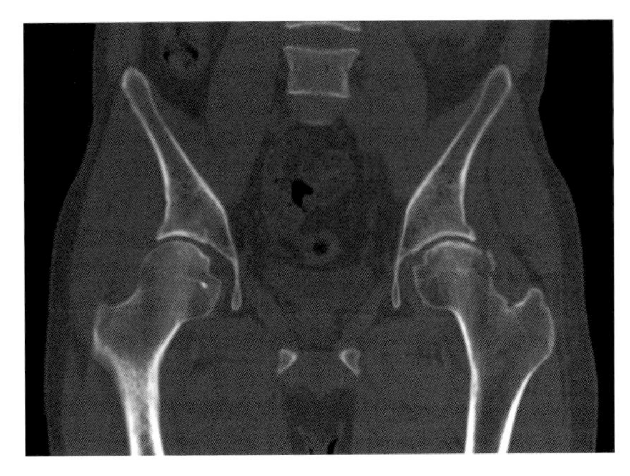

图 7-8　股骨头坏死修复阶段Ⅲ期 CT 表现
左侧股骨头变扁，密度不均匀，关节面下可见多个小囊样骨质破坏区，关节面毛糙，关节间隙未见明显狭窄

1. 正常股骨头的核素扫描　正常成人股骨头核素扫描图像是左右对称的。由于正常成人股骨头内的动脉血管细小，放射性浓度相对较弱，但分布均匀，股骨颈部的放射性浓度反比背景略高。

2. 成人股骨头坏死核素扫描表现

（1）早期：坏死股骨头表现为局限性放射性缺损而无周围浓聚反应。

（2）中期：坏死股骨头表现为放射性缺损区周围有浓聚反应，形成所谓“炸面圈”征。

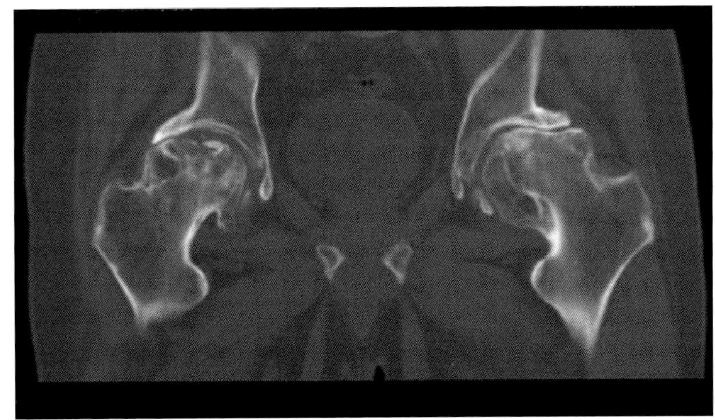
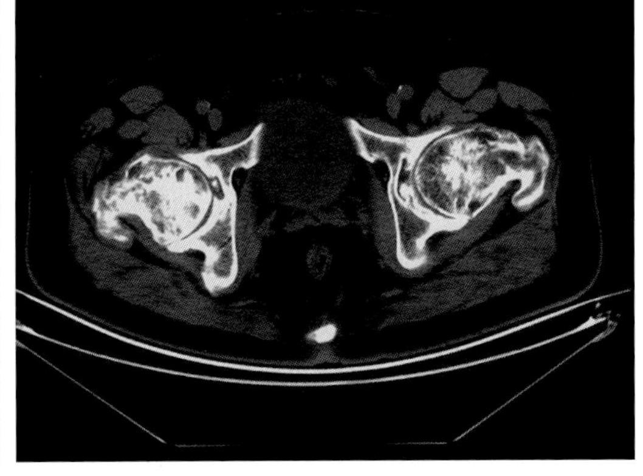

图 7-9　股骨头坏死修复阶段Ⅳ期 CT 表现
股骨头增大变形、碎裂，关节间隙狭窄，出现髋关节骨性关节炎

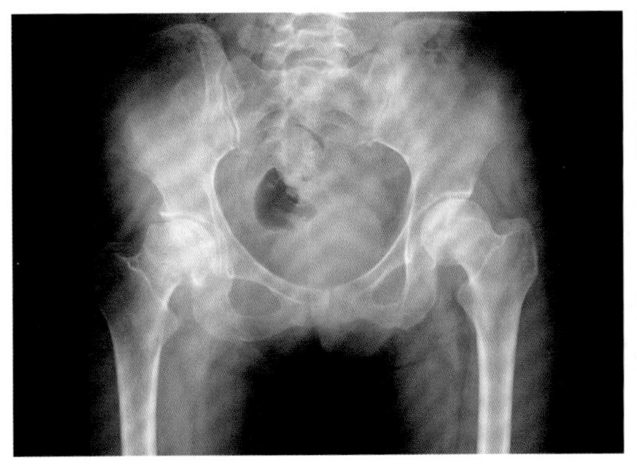
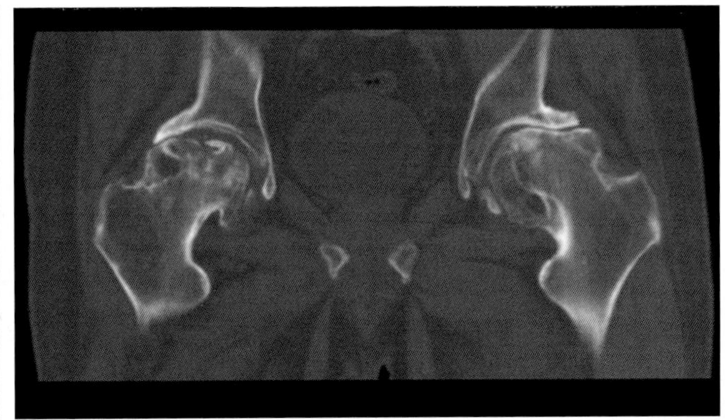

图 7-10　股骨头坏死病例 X 线表现和 CT 表现对比
X 线片上可见右侧股骨头塌陷；CT 片上可更加清晰显示右侧塌陷，并且左侧股骨头有软骨下骨折

(3) 晚期：整个股骨头呈球形或类球形明显浓聚，有时可为不规则浓聚。

因核素扫描诊断股骨头坏死是以股骨头区放射性分布改变为依据的，且以健侧作为参照。因此，双侧早期股骨头坏死，缺乏健侧对照时，或局灶性股骨头坏死，病变范围较小时，常不能做出明确诊断。由于核素扫描仅显示股骨头血供的改变，不能显示股骨头形态、关节面软骨、股骨头及髋关节力学结构的改变，故对股骨头坏死的影像学分期意义不大。

（四）成人股骨头坏死的 DSA 检查

动脉插管 DSA 造影能清楚地显示股骨头靶区的动静脉血管及其细小分支，对周围血管的局限性病变可明确了解其血流改变情况，为临床治疗提供客观依据。

1. 正常髋关节血管造影表现　股骨头和股骨颈区上关节囊动脉（头上支）显影清晰可见，供应股骨头 65%~80% 的血供；下关节囊动脉（头下支）亦清晰可见，供应股骨头的内下部；圆韧带动脉较细，只供应和分布于股骨头韧带窝部，成人圆韧带动脉与股骨头内有吻合。造影时，可见旋股内侧动脉与闭孔动脉吻合，旋股外侧动脉沿股骨转子间线的前面行走，供应股骨头外方软组织及附近肌肉，臀上、下动脉也同时显影。

2. 成人股骨头坏死的 DSA 造影表现

(1) 早期：选择性旋股内侧动脉造影，可见上关节囊动脉和下关节囊动脉迂曲、变细、阻塞或不充盈，静脉瘀滞。

(2) 中、晚期：股骨头出现囊变或变形时，上关节囊动脉阻塞或再通，动脉变细，骨坏死周围出现血管增多区。这种再通可能是通过臀上动脉或旋股外侧动脉之间的侧支循环建立的。

（五）成人股骨头坏死的 PET-CT 检查

PET 从分子水平变化来反映细胞代谢和功能的变化，使影像学诊断步入分子水平。2001 年 PET-CT 应运而生，它结合 PET 与 CT 的优势，可以在分子和大体解剖上对病变进行精确的诊断。

1. 正常股骨头的 PET-CT 扫描　髋臼和股骨头组织结构、形态及放射性分布未见明显异常。

2. 成人股骨头坏死的 PET-CT 表现　股骨头血供减少，髋臼和股骨头放射性分布增高。PET-CT 可以提供股骨头实时的血供和代谢情况，因此除了诊断之外，可以用来预测患者预后。

（六）成人股骨头坏死的 MRI 检查

成人股骨头坏死几乎都发生在脂肪性骨髓内，因股骨头富含脂肪性骨髓，且血供较少，供血血管侧支循环少，承受重力大，故骨缺血坏死发生率较高。一般认为，股骨头的坏死继发于股骨头血供的破坏以及随后的细胞坏死。

动物实验证明，骨髓造血细胞在缺血 6~12 小时即开始坏死，此时 MRI 尚不能显示股骨头的异常信号改变。Totty 等认为，在形成正常高信号强度的脂肪细胞死亡之后，MRI 信号即可发生改变；而实际上，只有脂质开始吸收后，MRI 方能发现病变。由于 MRI 是通过磁共振成像的磁共振信号直接反映组织中的各种原子核，因此股骨头坏死的组织学变化过程可由 MRI 很好地反映出来，不同病理阶段的缺血坏死有着不同的 MRI 变化特征。

在早期股骨头坏死的诊断方面，目前公认的诊断手段是核医学检查及 MRI。由于 MRI 能对骨髓坏死组织检查诊断，MRI 高信号反映的是股骨头骨髓脂肪坏死细胞部分，而硬化骨、坏死骨髓碎屑及纤维组织则成低信号；且 MRI 具有清楚的软组织分辨能力，反映病变区域的组织学方面的变化有着独特的优越性，无假阳性。其与同位素相比更敏感，加之具有轴位、矢状位、冠状位多平面扫描，参数多，使其成为目前诊断早期股骨头坏死最为敏感而准确的方法。MRI 在股骨头坏死的早期即能提供骨生理变化的信息，而在骨坏死的中、晚期又能提供解剖及形态力学改变的信息，为临床准确分期及选择合适的治疗方法提供有用的信息。因此，MRI 对股骨头坏死的诊断具有独到的优越性。成人股骨头坏死的 MRI 表现详细描述见本节相关内容。

二、MRI 诊断及分期

MRI 利用组织的内因性参数原子核密度、弛豫时间 T1 和 T2、流速等，并且可以改变参数、脉冲系列而获得多个参数加权图像，提供比 CT 图像更多的诊断信息。

MRI 与 CT 比较，其优点是：①无 X 线辐射损伤。②微小的水分差和脂肪成分差就足以产生信号对比度。③可获得各种方向的断面图像，有助于对股骨头及髋关节立体解剖结构的分析。④无骨和空气产生的伪影，对病变分辨率高。

（一）正常成人股骨头的 MRI 表现

从 MRI 来看，成人股骨头无论在轴位、矢状位，还是冠状位，均呈现其圆而光滑的外形；股骨头内侧缘有一凹陷，为股骨头凹。正常成人股骨头骨髓内富含脂肪，在 T1 及 T2 加权图像上成圆形的高信号，与周围脂肪信号相似。股骨头及股骨颈表面骨皮质均为低信号，多数情况下可显示。在冠状面上，股骨头中央的承重骨小梁表现为自外下缘到内上缘的稍低信号带，闭合的骨骺线为横行低信号线，两端与致密骨相连（图 7-11）。包绕股骨头低信号皮质的是一薄层高信号带，T2W 上此信号明显增高，该薄层高信号带相当于股骨头及髋臼软骨，正常情况两者不能分辨，下肢牵引状况下或关节腔有积液时可分辨。

（二）成人股骨头坏死的 MRI 表现

成人股骨头坏死在不同时期有不同的 MRI 表现。对于成人股骨头坏死的分期目前尚未完全统一，其中最具代表性的为五期分期法，这是根据股骨头坏死国际骨循环学会（ARCO）临床分期修订而来的。

1. 早期　包括 0 期、Ⅰ期、Ⅱ期，其相应的临床表现及 MRI 表现如下。

（1）0 期：患者无自觉症状，X 线、CT、核素扫描及 MRI 等检查均为阴性；但骨缺血坏死改变已存在，已有髓腔压力增高，骨髓活检可证实骨缺血坏死存在。此期被称为股骨头坏死临床前期，也称安静髋。

（2）Ⅰ期：髋关节间隙正常，股骨头光整、不变形。典型的 MRI 表现为股骨头前上部负重区在 T1W 上显示线样低信号区（图 7-12），T2W 上显示为局限性信号升高或“双线征”（图 7-13）。这种表现与 Turner 所述股骨头坏死的病理表现相符，即股骨头髓腔内含氢较多的脂肪组织受侵犯，坏死后造成氢的浓度降低，合并骨组织的修复反应，在 MRI 上出现“双线征”，这是股骨头坏死的特异性 MRI 表现之一。此期 X 线平片无异常发现，或仅显示为骨质疏松表现。

（3）Ⅱ期：髋关节间隙正常，股骨头光整、不变形。在 T1W 上，股骨头前上部负重区有硬化缘

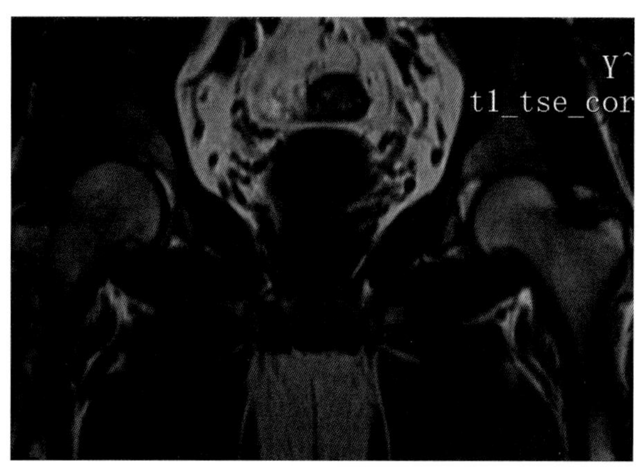

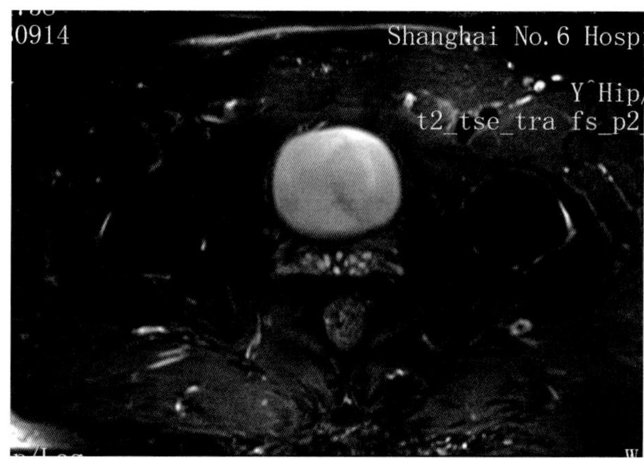

图 7-11　正常股骨头 MRI 表现

围绕较低、不均匀信号的新月形坏死区（图 7-14）；在 T2W 上，病灶为新月形高信号区（图 7-15）。在 X 线平片上，股骨头负重区内可见高密度的硬化区，内可伴有小囊样改变。

2. 中期（Ⅲ期）　髋关节间隙正常，无狭窄，股骨头表面毛糙、开始变形，软骨下皮质出现骨折，进一步发展出现轻微塌陷、阶梯状改变及新月体形成（图 7-16）。新月体代表无法修复的坏死骨发生引力性骨折，在 T1W 上为带状低信号区，在 T2W 上由于细胞内液渗出或关节液充填骨折线而呈高信号（图 7-17~ 图 7-19）。此期，股骨头表面软骨的完整性受到一定影响。

3. 晚期（Ⅳ期）　关节软骨彻底破坏，髋关节间隙狭窄，合并关节退行性改变，髋臼面软骨下骨质可出现囊性变，髋臼缘骨赘增生（图 7-20 ~ 图 7-23）；股骨头因骨坏死、囊变、骨折而显著塌陷、变形，受累范围可局限于股骨头上部或累及整个股骨头；最后，股骨头出现分节碎裂、骨折移位。

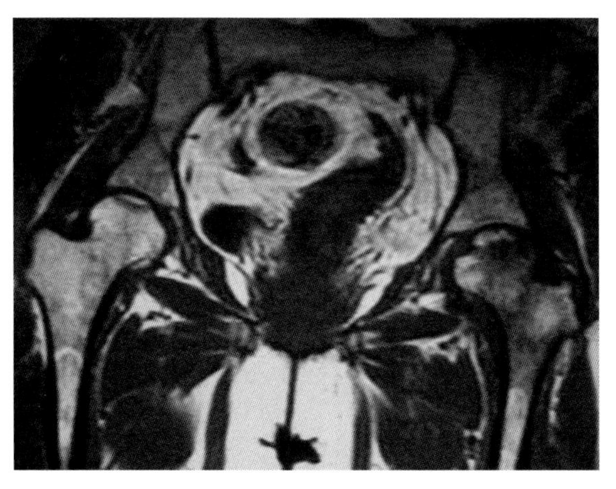

图 7-12　成人股骨头坏死 T1W 表现
右侧股骨头（Ⅰ期）上部负重区见线样低信号；左侧股骨头（Ⅱ期）外上部见新月形低信号区，伴股骨上段广泛低信号水肿区

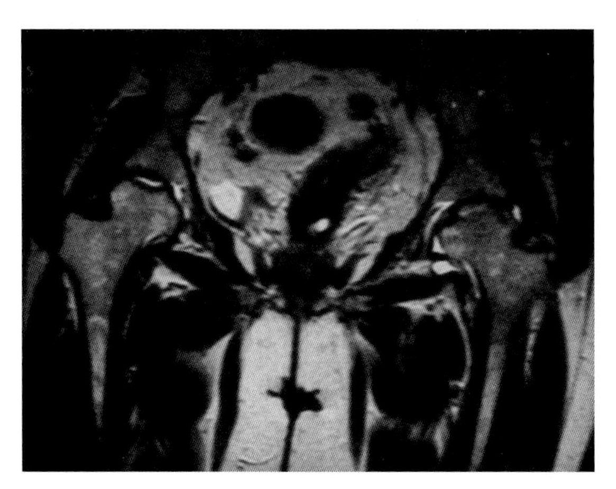

图 7-13　成人股骨头坏死 T2W 表现
右侧股骨头（Ⅰ期）上部负重区见双线征；左侧股骨头（Ⅱ期）外上部见新月形稍高信号区，伴股骨上段广泛稍高信号水肿区及高信号关节腔积液

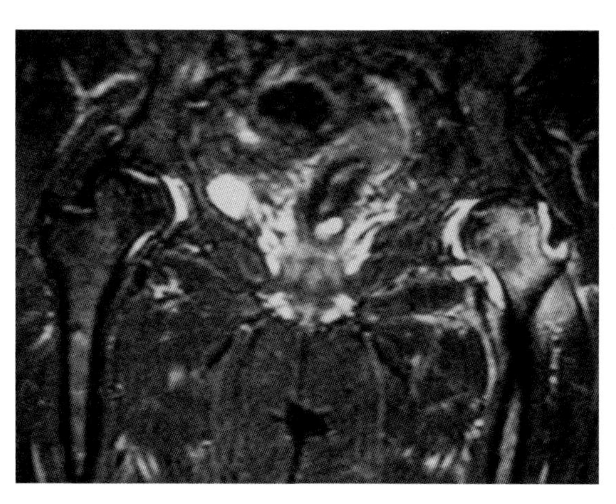

图 7-14　成人股骨头坏死 STIR 表现
右侧股骨头（Ⅰ期）上部负重区见线样高信号；左侧股骨头（Ⅱ期）外上部高信号病灶被股骨上段广泛高信号水肿区所掩盖，伴高信号关节腔积液

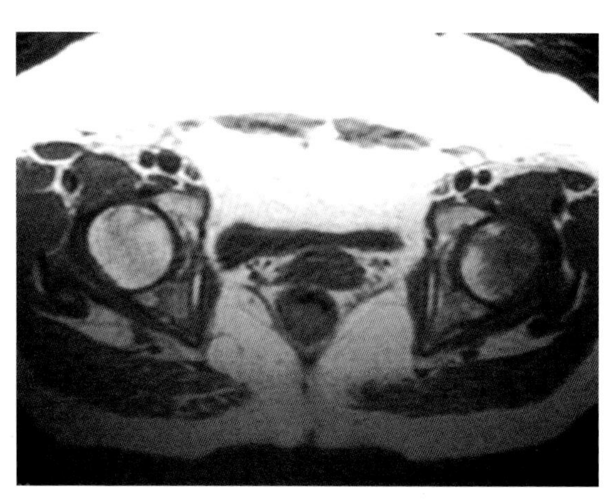

图 7-15　成人股骨头坏死横断面 T1W 表现
右侧股骨头（Ⅰ期）病灶范围小于股骨头关节面 1/3；左侧股骨头（Ⅱ期）病灶范围达股骨头关节面 2/3

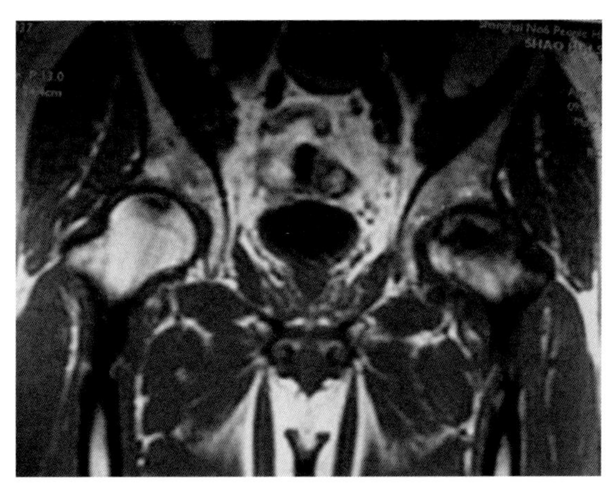

图 7-16 成人股骨头坏死 T1W 表现

右侧股骨头（Ⅰ期）上部负重区见线样低信号；左侧股骨头（Ⅲ期）轻度变扁，见软骨下皮质骨折，低信号骨质坏死区累及 2/3 以上股骨头

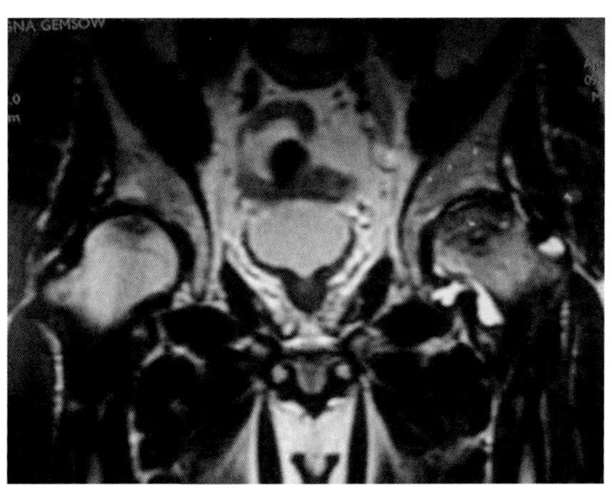

图 7-17 成人股骨头坏死 T2W 表现

右侧股骨头（Ⅰ期）上部负重区见线样低信号；左侧股骨头（Ⅲ期）轻度变扁，稍低信号骨质坏死区累及 2/3 以上股骨头，伴高信号关节腔积液

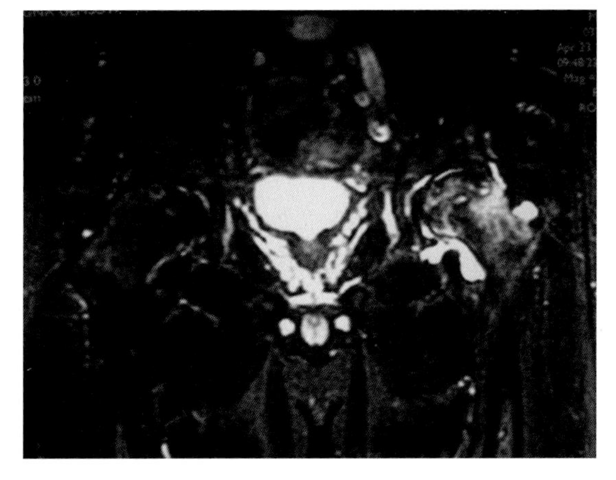

图 7-18 成人股骨头坏死 STIR 表现

右侧股骨头（Ⅰ期）上部负重区见线样高信号；左侧股骨头（Ⅲ期）轻度变扁，高信号骨质坏死区累及 2/3 以上股骨头，伴高信号的股骨颈水肿区及关节腔积液

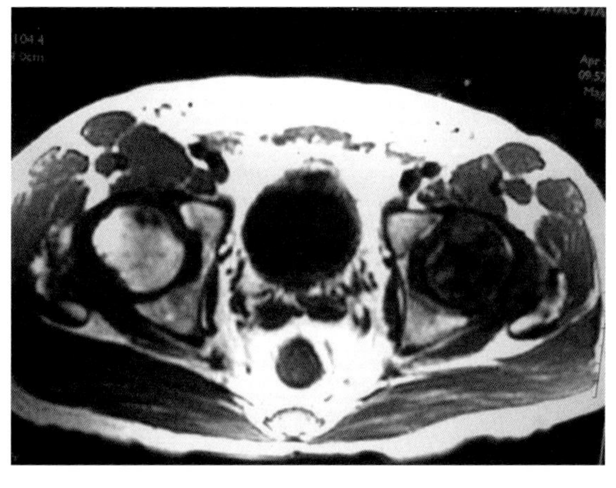

图 7-19 成人股骨头坏死横断面 T1W 表现

右侧股骨头（Ⅰ期）病灶范围小于股骨头关节面 1/3；左侧股骨头（Ⅲ期）病灶范围累及几乎整个股骨头关节面

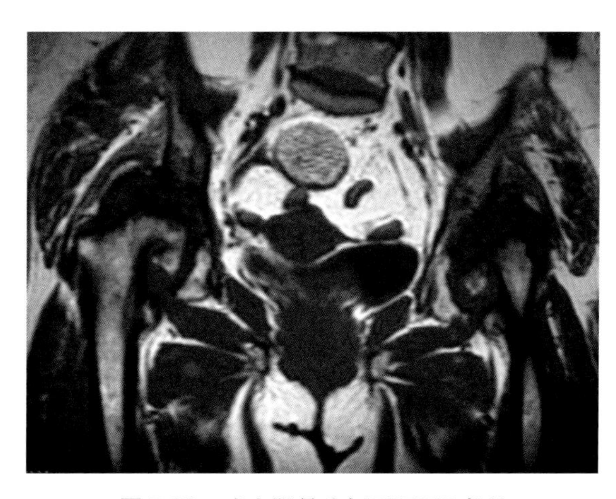

图 7-20 成人股骨头坏死 T1W 表现

双侧关节间隙狭窄，双侧股骨头（Ⅳ期）明显变扁、塌陷，呈低信号；双侧髋臼受累，见片状低信号区

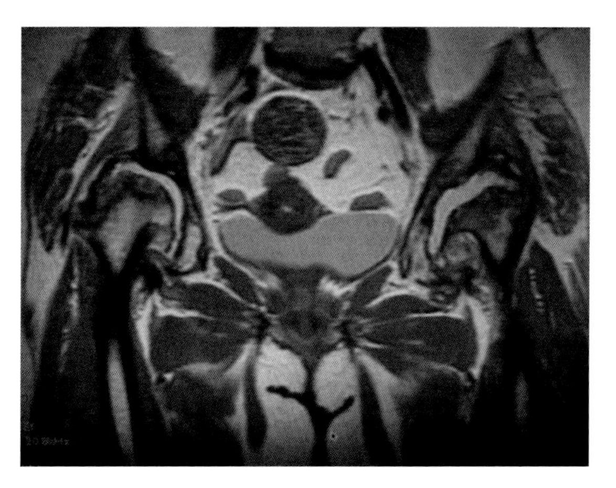

图 7-21 成人股骨头坏死 T2W 表现

双侧关节间隙狭窄，双侧股骨头（Ⅳ期）明显变扁、塌陷，呈稍低信号；双侧髋臼受累，见片状稍低信号区，双侧关节腔见高信号积液

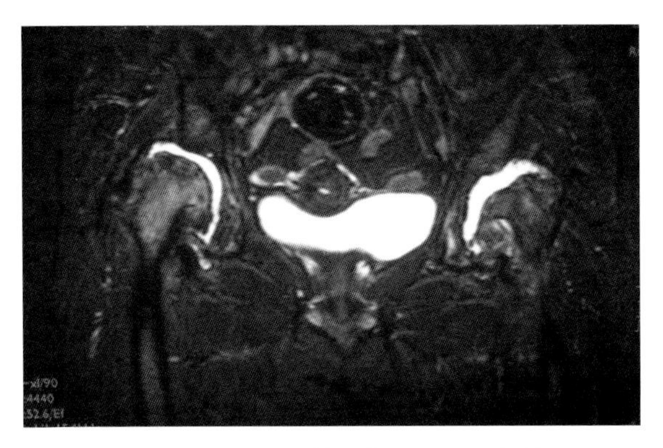

图 7-22　成人股骨头坏死 STIR 表现
双侧关节间隙狭窄，双侧股骨头（Ⅳ期）明显变扁、塌陷，呈高信号；双侧髋臼受累，见片状高低信号区，双侧关节腔见高信号积液

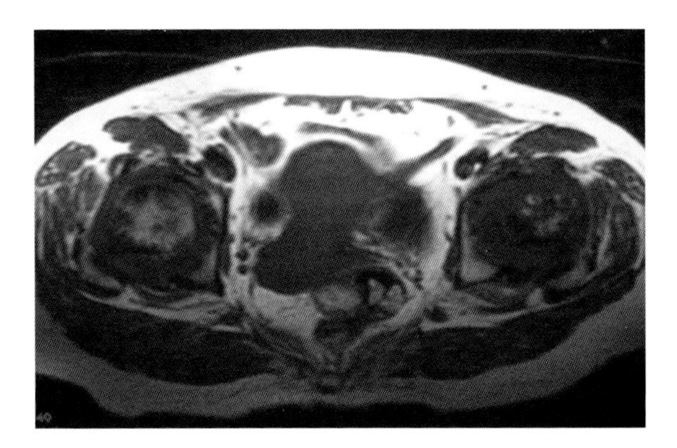

图 7-23　成人股骨头坏死横断面 T1W 表现
双侧股骨头（Ⅳ期）病变累及整个股骨头

第三节　股骨头坏死的分期

股骨头坏死临床分期目标为在疾病的进程中尽可能对确实的骨坏死做出诊断，更为重要的是指导临床治疗方法的选择以及对骨坏死发展、预后做出准确判断。在早期研究阶段中，由于影像学技术的限制，分期方法大多是依赖髋关节 X 线表现；随着 CT、MRI、同位素扫描以及 PET-CT 等影像技术出现，股骨头坏死分期也向更精准定量目标（如坏死部位、坏死面积大小）发展；不同时代的各种分期方法均存在其优缺点，下面将一一详述。

一、Marcus 分期

1973 年 Marcus 等根据髋关节 X 线表现将股骨头坏死分为 6 期（表 7-1）。其主要特点是简便，但是由于当时影像学技术限制，对坏死部位及面积无法精准分期，从而影响了其对股骨头坏死治疗方法选择的指导以及对股骨头坏死发展和预后的判断，因此目前基本不使用该分期方法。

表 7-1　Marcus 分期（1973 年）

分期	特点
Ⅰ期	静息髋，X 线片上有轻度密度增高成点状密度增高区或减低区，甚至没有阳性表现
Ⅱ期	X 线片上的密度明显增高（全部或部分），股骨头未出现塌陷，可看见分界明显的骨硬化区
Ⅲ期	出现软骨下骨折（新月征）
Ⅳ期	股骨头边缘压陷
Ⅴ期	股骨头塌陷，扁平，关节间隙狭窄，可见片状密度增高影
Ⅵ期	髋关节进行性的退变，退变性骨性关节炎，可出现髋关节半脱位

二、Ficat 分期

1977 年 Ficat 等根据临床症状、X 线、MRI 以及同位素骨扫描将股骨头坏死分为 4 期（表 7-2）。虽然其分期方法较 Marcus 分期更为细化，但是仍未将坏死部位及坏死面积纳入分期范围，影响了对股骨头坏死临床治疗方法选择的指导意义和股骨头坏死进展和预后的判断。

三、六院改良分期

如何让专科医师更好地使用分期，并能准确描

表 7-2 Ficat 分期

分期	临床症状	X 线表现	同位素	MRI
0（前临床期）	−	−	摄入↓	+
Ⅰ（前放射线期）	+	偶有骨质疏松	摄入↑	+
ⅡA（坏死形成期）	+	广泛骨质疏松，硬化或囊性变，关节间隙及股骨头外形正常	摄入↑	++
ⅡB（移行期）	++	头变扁，新月征（+）	摄入↑	++
Ⅲ（塌陷期）	++	头外形中断，头变扁，关节间隙正常	正常	++
Ⅳ（关节炎期）	+++	头塌陷，关节间隙变窄或消失，骨质增生	−	++

述、指导临床呢？笔者团队分析了 Ficat 分期的特点并根据我们的发现提出了改进意见。Ficat 分期在形态学表现上可以明确的辨别和划分：Ⅰ期，X 线阴性，MRI 阳性；Ⅱ期，X 线出现囊性变或硬化，无塌陷；Ⅲ期，X 线股骨头塌陷，关节间隙正常；Ⅳ期，关节间隙变窄，骨性关节炎。随着 CT 的引入，结合笔者团队 20 多年治疗股骨头坏死 4000 余例的临床经验，我们发现 Ficat Ⅱ期的 ONFH 患者，在股骨头未塌陷的基础之上，CT 表现上存在以下两种情况。一种是软骨下骨未见骨折，软骨面与软骨下骨未分离；另一种是软骨下骨骨折，软骨面剥脱。对于前者，目前临床上有多种治疗方法，如髓芯减压、经转子截骨术、带血管蒂或肌蒂的骨瓣或腓骨移植、多孔金属置入，异体骨植入、干细胞植入或富血小板血浆植入等，已有大量临床报道，其治疗目的在于通过各类方法清除死骨、填充缺损、恢复股骨头血供，进而恢复髋关节功能。但对于后者，虽然同样属于 Ficat Ⅱ期但软骨剥离的 ONFH，但治疗目的在于前述的这些保头治疗方法是否有效，或者说通过清理股骨头坏死区是否能够重建软骨面从而恢复髋关节功能。

股骨头软骨面与软骨下骨是紧密相连的组织结构，关节软骨以锯齿状结构嵌入软骨下骨。当股骨头软骨面承担负荷时，通过这种解剖结构将产生的剪切力转化为压应力与张应力，传导至软骨下骨。正常情况下，软骨仅吸收 1%~3% 的作用力，其余应力通过软骨 − 软骨下骨结构传导至软骨下骨、骨皮质以及关节囊。如果软骨面从软骨下骨剥脱，除了影响软骨面的应力传导从而导致软骨易于遭受机械性损伤以外，还会影响软骨的营养供应与代谢排除等多个方面，导致关节软骨不可逆损伤。

关节软骨的活性和是否能够继续履行关节软骨的功能，这是目前临床上选择保头治疗或者人工髋关节置换的重要指标。如果股骨头的关节软骨与软骨下骨剥离，关节软骨将不可逆地发生继发坏死，而丧失活性的关节软骨是无法行使正常关节功能的。所以，对于 Ficat Ⅱ期但关节软骨剥离的患者，在保头手术治疗时，临床医生应该考虑的治疗方法不仅仅是软骨下坏死骨的清除和充填，还应该更多地考虑关节软骨的修复或软骨移植重建等术式。

基于此，我们将 Ficat 分期的Ⅱ期分为两期，引入 CT 影像的判断，改为软骨下骨未骨折或未分离的Ⅱ期和软骨下有骨折或软骨面与软骨下骨分离的Ⅲ期。这样，原有的 Ficat 分期Ⅰ～Ⅳ 4 期，改为Ⅰ～Ⅴ 5 期，即将原有Ⅱ期扩充为Ⅱ期和Ⅲ期之后，其后的分期顺延即为“六院改良分期（表 7-3、图 7-24）”。六院改良分期将更加利于指导临床和判断预后。

四、Steinberg 分期

1995 年 Steinberg 发现当时所有临床分期系统不能很好地指导治疗和判断股骨头坏死预后，提出了基于 X 线、MRI 以及同位素骨扫描结果同时也将坏死面积作为一项重要指标的分期方法，即 Steinberg 分期（表 7-4）。该分期法对股骨头坏死的病程做了更为详细的分期，能够对其临床治疗方法的选择提供指导，同时对其预后判断给予提示。但是该分期法标准过细，而且对Ⅲ期的判定与Ⅴ期和

表 7-3 六院改良分期

分期	X 线表现	CT 表现	MRI 表现
Ⅰ（原 Ficat Ⅰ期）	无明显改变，偶有骨质疏松	无明显改变	+
Ⅱ（原 Ficat Ⅱ期）	股骨头硬化或囊性变，股骨头外形正常，关节间隙正常	软骨下骨未见骨折	++
Ⅲ	同Ⅱ期	软骨下骨骨折，软骨与软骨下骨剥离	++
Ⅳ（原 Ficat Ⅲ期）	头变扁，头外形中断，关节间隙正常		++
Ⅴ（原 Ficat Ⅳ期）	头塌陷，关节间隙变窄或消失，骨质增生		++

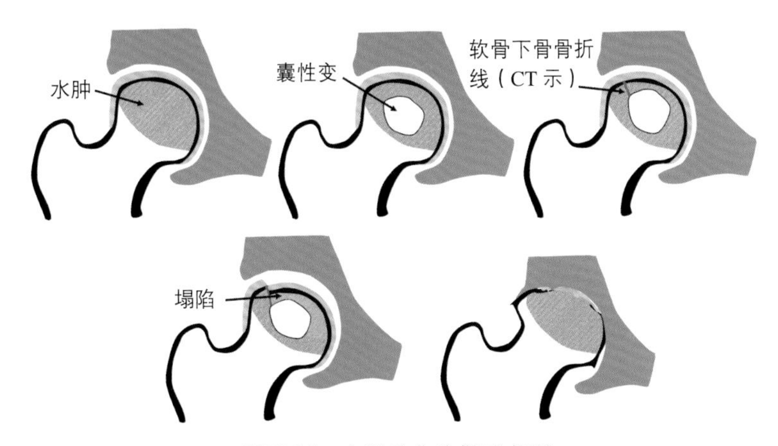

图 7-24 六院改良分期示意图
A. Ⅰ期（原 Ficat Ⅰ期）; B. Ⅱ期（原 Ficat Ⅱ期）; C. Ⅲ期; D. Ⅳ期（原 Ficat Ⅲ期）; E. Ⅴ期（原 Ficat Ⅳ期）

Ⅵ期的区分缺乏可重复性（图 7-25）。

表 7-4 Steinberg 分期

分期	病理及影像学表现
0 期	正常或不能判断
Ⅰ期	正常 X 线片，异常核素骨扫描 /MRI A（轻度）：<15% 股骨头受累 B（中度）：15%~30% 股骨头受累 C（重度）：>30% 股骨头受累
Ⅱ期	X 线片显示囊性变和硬化 A（轻度）：<15% 股骨头受累 B（中度）：15%~30% 股骨头受累 C（重度）：>30% 股骨头受累
Ⅲ期	软骨下骨骨折（新月征表现），股骨头无变扁 A（轻度）：<15% 关节面 B（中度）：15%~30% 关节面 C（重度）：>30% 关节面
Ⅳ期	股骨头变扁 A（轻度）：<15% 关节面和 <2 mm 塌陷 B（中度）：15%~30% 关节面和 2~4 mm 塌陷 C（重度）：>30% 关节面和 >4 mm 塌陷
Ⅴ期	关节间隙变窄或髋臼改变（如硬化等）
Ⅵ期	晚期退行性改变，如骨性关节炎发生

五、ARCO 分期

国际骨循环学会（Association Research Circulation Osseous，ARCO）分期也是基于 X 线、MRI 以及同位素骨扫描结果的一种分期方法（表 7-5），与 Steinberg 分期的不同在于：它比 Steinberg 分期更为细化，同时考虑了坏死面积和坏死部位对坏死进展与预后的影响，因此更有利于对临床治疗指导以及股骨头坏死进展和预后的判断；但其缺点也在于分期法标准过细，过于繁复，不利于临床广泛使用（图 7-26）。

六、其他分期方法

2013 年中日友好医院李子荣教授提出了以股骨头三柱结构为基础的股骨头坏死分型（表 7-6）：中日友好医院分型，又称李分型。按照冠状位 MRI（Ⅰ、Ⅱ期）、CT（Ⅱ、Ⅲ期）找到正中层面，以圆韧带外侧划线，分为三柱（外侧柱、中央柱、内侧柱），依据坏死灶占据三柱状态做出分型。坏死灶仅占据内侧柱者为内侧型（medial type，M型）。坏死灶占据中央及内侧柱（部分或全部）者为中央型（central type，C型）。坏死灶占据外侧柱、中央柱及内侧柱（部分或全部）者为外侧型（lateral type，L

表 7-5 ARCO 分期

项目	0期	Ⅰ期	Ⅱ期	Ⅲ期	Ⅳ期
影像学表现	所有检查均正常或不能诊断	X线片、CT正常，但后两项至少一项阳性	X线片显示硬化及囊性变，局部骨质疏松，无新月征	X线片显示股骨头软骨面塌陷，新月征（+）	关节间隙狭窄，髋臼改变以及骨性关节炎
检查技术	X线片、CT、核素骨扫描、MRI	X线片、CT、核素骨扫描、MRI，定量基于MRI	X线片、CT、核素骨扫描、MRI，定量基于MRI	X线片、CT，定量基于X线片	X线片
亚类	无	均有三亚类：内侧型、中央型、外侧型			无
定量	无	坏死面积 A：<15% B：15%~30% C：>30%	新月征长度 A：<15% B：15%~30% C：>30%	股骨头表面塌陷（%）和顶部压扁（mm） A：<15%，<2 mm B：15%~30%，2~4 mm C：>30%，>4 mm	无

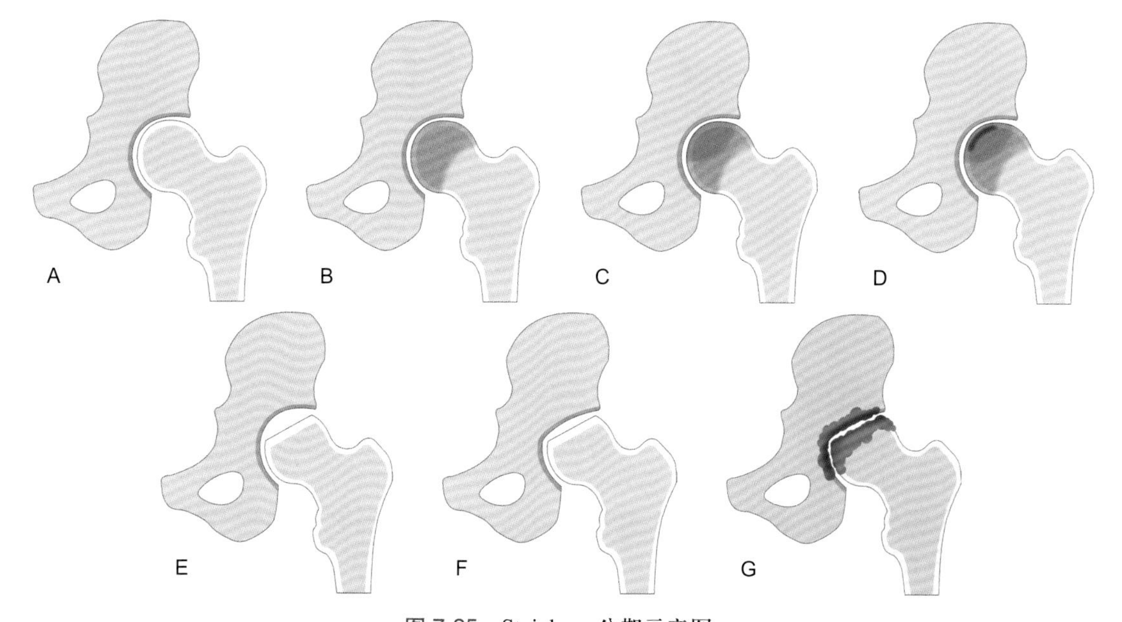

图 7-25 Steinberg 分期示意图
A~G. 0~Ⅵ期

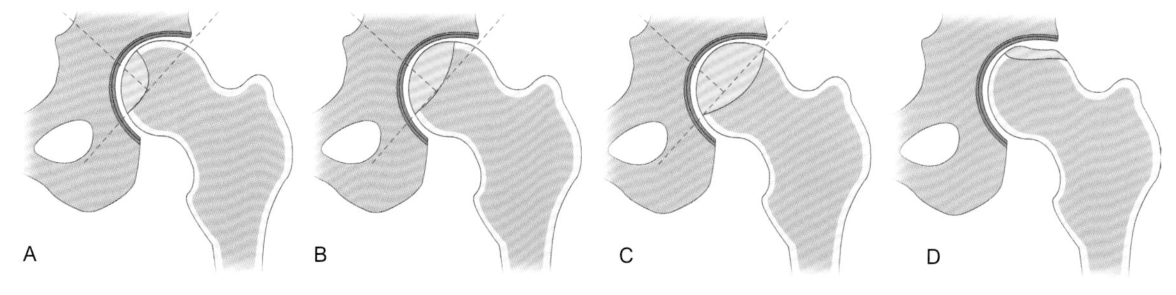

图 7-26 ARCO 分期Ⅰ~Ⅲ期亚型及定量示意图
A. 内侧型；B. 中央型；C. 外侧型；D. 坏死定量示意图

型）。外侧型又分为 3 个亚型：外侧柱外侧皮质或部分外侧柱存留，其余部分坏死为次外侧型（sublateral type，L_1 型）；坏死灶只占据外侧柱外侧大部或全部，中央柱和内侧柱存留为极外侧型（extralateral type，L_2 型）；坏死带穿过整个股骨头为全股骨头坏死型（whole head necrosis type，L_3 型）（图 7-27）。

上述分期方法各有优缺点，然而在临床工作中，科学的分期可指导临床医生制订合理的治疗方案，准确判断股骨头坏死进展及预后，使疗效具有可比性。因此在临床实际工作中，我们一般推荐使用的分期方法为 Ficat 分期、ARCO 分期及 Steinberg 分期。

表 7-6　中日友好医院分型（李分型）

分型	受累的区域		
	外侧柱	中央柱	内侧柱
M（内侧型）	√	√	×
C（中央型）	√	×	√　×
L1（次外侧型）	皮质或部分外侧柱存留	×	√　×
L2（极外侧型）	×	√　×	√
L3（全股骨头型）	×	×	√　×

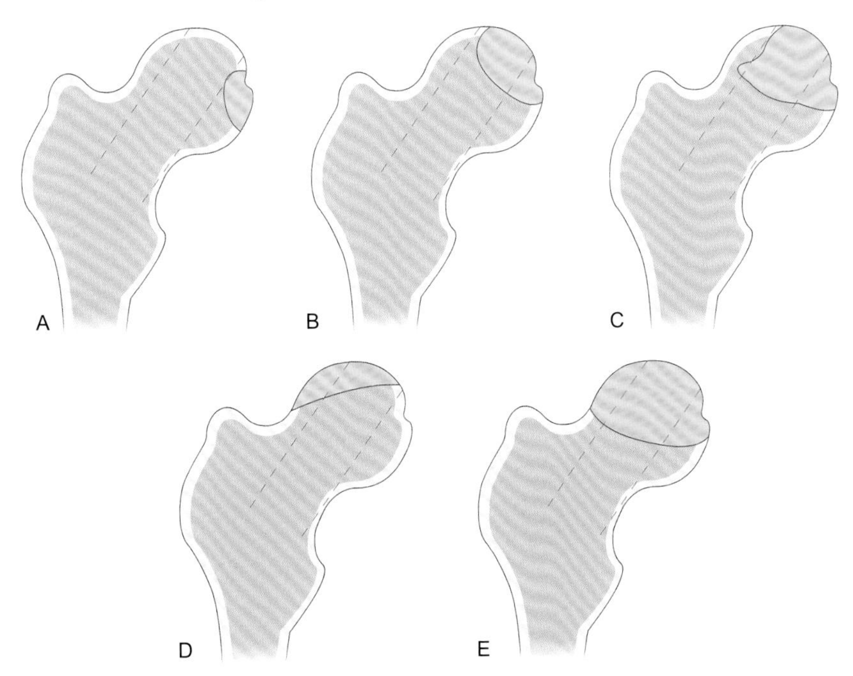

图 7-27　中日友好医院分型（李分型）
A. 内侧型；B. 中央型；C. 次外侧型；D. 极外侧型；E. 全股骨头坏死型

第四节　股骨头坏死的病理

一、骨组织学和病理学基本概念

（一）骨组织的细胞和基质

1. 骨组织的细胞

（1）骨原细胞（osteoprogenitor cell）：包括骨祖细胞和骨母细胞。骨祖细胞为原始间充质细胞，能定向分化成为骨细胞和软骨细胞。骨祖细胞扁平，表面具有细小突起，细胞核为椭圆形，染色质细而分散，胞质呈弱嗜酸性或嗜碱性。正常情况下，它们位于血管周围的结缔组织、骨膜形成层和骨髓中。骨母细胞位于骨表面，是产生骨的细胞，来自髓内的间叶细胞，细胞肥硕，常因有明显 Golgi 体表现为核周空晕，貌似浆细胞。胞质内含多量碱性磷酸酶。细胞形态随骨形成的活跃程度而异，活跃的骨母细胞呈立方形或圆锥形，直径 15~20 μm，胞质丰富，含有丰富的核糖核酸，细胞质嗜双色性或嗜碱性，细胞核圆形，偏位，核心常较明显，常有核周空晕。静止状态时呈长梭形，与纤维母细胞相似。超微结构似纤维母细胞，含分化好的粗面内质网与 Golgi 体。如果这些细胞被埋入骨基质，嵌于陷窝中，它们就被归类为骨细胞。

（2）骨细胞（osteocyte）：骨母细胞被骨样基质围绕，位于钙化骨基质端陷窝内转变成骨细胞，胞体较小，呈扁椭圆形，分散排列，细胞质有许多细长突起，沿骨小管与相邻骨细胞的突起以缝隙连接。骨细胞所在空隙称骨陷窝，突起所在的空隙称骨小管。骨细胞失去形成骨的能力，但参与骨基质和细胞间隙中的离子交换。

（3）破骨细胞（osteoclast）：是与骨吸收过程有关的一种多核巨细胞，破骨细胞来源于单核的单核吞噬系统前细胞。细胞体积大，直径为 40~100 μm，细胞核 6~50 个或更多，多为不规则，呈圆形或卵圆形，常聚集在细胞中央，核膜光滑，细胞质呈嗜酸性或嗜双色性，呈泡沫状，含许多小空泡，常有伪足。因此常见它们位于骨表面的浅凹内，这些浅凹叫 Howship 陷窝。破骨细胞贴近骨基质的一侧有纹状缘。破骨细胞含丰富的抗酒石酸盐酸性磷酸酶，对亲骨的激素有反应，在降钙素的影响下收缩。他们表达破骨细胞特异性抗原（可用单克隆细胞抗原、绝大多数骨髓抗原及成熟的吞噬细胞抗原反抗体 13c2 和 23c6 测出），不出现 T 细胞抗原、绝大多数骨髓抗原及成熟的吞噬细胞抗原反应。超微结构下，胞质有大量线粒体与稀少溶酶体，在进行骨吸收过程中有部分细胞膜出现褶皱缘，即光镜下的纹状缘，褶皱缘基部有吞饮泡和吞噬泡，泡内含小骨盐晶体及解体的有机成分。不同的基质金属蛋白酶可用免疫组化方法在破骨细胞内测出。破骨细胞的出现常说明局部骨质有吸收区。

（4）成骨细胞（osteoblast）：分布在骨组织表面，常排成一层。细胞质具有细小突起，其突起常伸入骨质表层的骨小管内，与表层骨细胞的突起形成连接。随功能不同呈立方、圆锥、扁平、柱或长梭形。功能活跃的成骨细胞胞质丰富，多边或梨状形，呈飘带样，直径 20~50 μm，略嗜碱，核较大，呈圆形或椭圆形，偏位，染色质少而淡，有 1~3 个核仁，常成群，呈上皮样排列。电镜下可见大量粗面内质网和发达的高尔基复合体。成骨时，成骨细胞分泌骨基质的有机成分，称为类骨质，同时以类似顶浆分泌的方式向类骨质中释放一些小泡，称为基质小泡。一般认为，基质小泡是使类骨质钙化的重要结构。当成骨细胞被类骨质包埋后，便成为骨细胞。

2. 骨基质（bone matrix） 即骨的细胞间质，由无机质和有机质构成。无机质称骨盐，占 60%，主要是钙和磷形成的一种中性盐，称羟基磷灰石，呈细针状结晶，长 10~20 nm，沿胶原纤维长轴规则排列并与之结合。此外，还有少量重磷酸盐、枸橼酸盐、镁、钾和钠等无机质。有机质占 40%，是骨细胞分泌形成，由Ⅰ型胶原（占有机质 95%）和无定形基质组成，后者为糖胺聚糖与蛋白质形成的糖蛋白。胶原纤维平行成层排列，相邻两层胶原纤维大致互成直角，钙盐则平行排列于胶原纤维之间，由黏稠的无定形基质合在一起形成骨板。

3. 软骨组织（cartilage tissue） 软骨组织由软骨细胞和间质组成，表面为纤维结缔组织组成的软骨膜。

（1）软骨细胞（chondrocyte）：位于软骨基质内的小腔——软骨陷窝（cartilage lacuna）中。呈扁平、椭圆形，胞质丰富，嗜碱，半透明。软骨细胞在软骨内的分布有一定规律，靠近软骨膜的软骨细胞较幼稚，体积小，呈扁圆形，长轴与表面平行，单个分布位于软骨中部的软骨细胞接近圆形，成群分布，每群有 2~7 个细胞，它们是由一个细胞分裂增生而成，故称同源细胞群。软骨细胞在增生活跃时，嗜碱性强，胞质边界清楚，核小，或椭圆形，核仁 1~2 个，可数个群集，常伴苏木素 - 伊红染色（HE）或浓密不一猩红色（Wright 染色）的软骨基质。软骨细胞的超微结构可见胞质内丰富的粗面内质网和发达的高尔基复合体，还有一些糖原和脂滴，线粒体较少。

(2) 软骨基质（cartilage matrix）：由Ⅱ型胶原和无定形基质组成。Ⅱ型胶原占15%，纤维较细，折光指数与无定形基质相同，故不能显示出来无定形基质呈均质凝胶状，占70%的为糖胺聚糖（硫酸软骨素和硫酸角质素等）和蛋白质形成的软骨黏蛋白，呈嗜碱性。

4. 骨样组织（osteoid tissue）　骨样组织是骨的非矿化有机基质前体，由胶原（主要是Ⅰ型）、酸性黏多糖及非胶原蛋白质混合构成，包括骨桥蛋白、骨钙素和骨成形蛋白。骨样基质并非是一个均质块，而是一连续不断的成熟与结构化形成图案的过程，在HE染色切片上为嗜酸性，有时难与玻璃样变的胶原区分。

（二）骨的基本病理学变化

通常包括骨质的新生和吸收两大类。参与骨质的新生与吸收的细胞，主要为骨母细胞及破骨细胞。与正常情况时一样，在病理情况下，骨质的新生也有两种途径，即软骨内化骨及膜性化骨。骨疾病时，在病变组织内往往可同时见到不同成熟阶段的新生骨质，形态上各有特点，在未经脱钙或轻度脱钙的切片上较易区别。新生骨质虽经钙化，但仍与成熟骨质不同，其骨基质胶原纤维较粗，排列较乱，故亦称纤维骨或网状骨，多数病变内的新生骨质属于这一类。死骨组织以骨陷窝内无骨细胞为特点，有时其旁仍附有新生骨质。死骨片是范围较大的死骨组织，肉眼上多呈黄褐色，常有臭味，外围多呈不整的锯齿状凹陷。骨质的吸收过程分为3种，由破骨细胞吸收者称为陷窝性吸收，破骨细胞先附于骨小梁边缘，将休止线及骨质溶解，形成陷窝。另一种骨质吸收为平滑性吸收，可能有局部骨组织内压力的改变，这种吸收多见于骨松质的骨小梁。此时，骨小梁变薄，骨质疏松，数目减少。最后一种称为穿通式吸收或称窦性吸收，往往表现为大片的骨质溶解、液化，呈均质性淡红染物。骨的基本病理学改变如下。

1. 骨坏死（osteonecrosis）　骨坏死可通过死骨HE染色情况来辨认，它比正常骨更深蓝，陷窝细胞消失，骨边缘参差不齐，在这些边缘出现破骨细胞表示这些骨正在被吸收。

2. 骨生成（osteogenesis）　骨生成过程中可见HE染色好的骨针，陷窝内有细胞，骨母细胞排在骨针周边，新骨形成可见于许多生理和病理过程。

3. 骨吸收（bone resorption）　骨吸收过程中可见多量破骨细胞在参差不齐的骨边缘和Howship陷窝内。

二、病理学及生化学改变

（一）病理学改变

各种类型的股骨头缺血性坏死虽然起病原因各异，病变程度也不同，但共同特点都是破坏了股骨头血液供应，导致骨坏死以及骨修复反应，且两者交织进行，因此病理改变是相类似的。但对股骨头造成损害的程度以及坏死的病理改变进程，决定于骨组织缺血持续的时间、血液循环被阻断的范围及程度，最终可发生股骨头塌陷及髋关节退行性关节炎。

1. 骨的坏死（细胞坏死）　Kenzora等认为骨细胞死亡后其组织形态上的完整还可保持相当长时间，因此在光学显微镜上早期诊断骨细胞的死亡是不能完全及时反映的。真正的骨细胞死亡应是其失去生理功能时，而这可以通过检验细胞内核糖核酸的合成功能来判断，这是确定细胞死亡最灵敏且可靠的指标。经研究证明大部分骨细胞在发生缺血后约2小时即失去合成功能。因氚－胞嘧啶核苷是合成核糖核酸的前身，故可采用核素氚－胞嘧啶核苷（3H-cytidine）行自体放射摄影，当细胞不能被核素标记时亦说明细胞失去了合成功能而死亡。在光学显微镜下观察早期的病理改变是细胞分解和骨骺液化。Catt研究后认为红骨髓的改变是缺血最早、最敏感的指征。骨小梁死亡的唯一指征是骨陷窝中骨细胞的消失，一般发生于血液循环被破坏48小时后，至3~4周才完成。

肉眼观察：多为小块碎骨或软骨样组织，或如一般的炎性肉芽组织关节周围软组织肿胀、关节间隙增宽骨骺外形变小且不规则。

（1）髓血管变化：静脉窦扩张、充血、外渗，组织间隙内出血，组织间隙中出现成纤维细胞、网状纤维、间质细胞。

（2）造血骨髓（红骨髓）消失：首先出现髓细胞抑制，骨缺血后 6~12 小时，髓腔造血细胞最先死亡，红髓细胞出现死亡、核消失，呈嗜酸染色，出现颗粒状坏死，造血组织消失。

（3）脂肪骨髓（黄骨髓）坏死：在缺血中断 1~5 天后，脂肪细胞核消失、破碎，其大部分变成“脂髓嗜酸性网状坏死”，但也有出现脂性囊变。因脂滴居于巨细胞之中，故称为泡沫细胞，呈圆形或多面体形，细胞核小，并成群聚集一起。

（4）骨小梁坏死：缺血 12~48 小时后，骨细胞和骨母细胞坏死。骨小梁坏死显示骨陷窝空虚，骨细胞消失。在 4~5 天后，当大部分（至少 70%）骨陷窝内骨细胞消失，即可认为骨小梁坏死，其中没有成骨细胞。

（5）关节软骨变性：因早期滑液尚能提供营养，故关节软骨几乎没有改变。软骨一般在缺血 24 小时内无明显改变，随后有的可表现为失去光泽、变薄、弹性降低，有的可表现为表面略凹凸不平，有时也可出现增生肥大，关节边缘骨质与软骨肥厚。

2. 坏死骨的修复　组织缺血是一个可逆的过程，发生缺血坏死的同时伴随着修复的过程。坏死组织分解，周围出现组织修复，镜下可见各种坏死组织，与周围活骨交界处发生炎症反应，存在反应性充血，局部骨质吸收，早期的修复反应包括少量毛细血管、胶原纤维增生以及新骨对死骨的“爬行性”替代。早期骨修复可分为下列 3 层：①近侧未分化层：主要含有未分化细胞。②中间成骨层：可见新骨形成。③最远侧再生层：表现为骨髓腔成分的再生。

（1）血管再分布：血管再分布是修复过程的开始，骨修复过程一般发生在 2 周左右，在伤后数日便开始了骨小梁间的原始间叶细胞和毛细血管增生，且逐渐扩展。肉芽组织连同其血管和纤维成分由邻近的活骨进入坏死区。在死骨邻近的活骨中，血管反应是最活跃的，在死骨内的骨小梁被吸收，并迅速被纤维组织所替代。

（2）再骨化：骨的修复从组织上由股骨颈侧向坏死的股骨头内推进，通常从死亡的骨小梁表面开始，坏死骨小梁表面的间叶细胞逐渐分化为成骨细胞，并在其周围出现新骨。类骨层和大量成骨细胞不规则地分布在坏死骨小梁上。典型的可见破骨细胞活跃在死骨小梁一侧，而成骨细胞在另一侧。新生骨先表现为编织骨，逐渐增厚，且渐渐表现为板样骨。这种分化主要集中在坏死骨小梁的表面，而远离坏死骨小梁处则很少分化，这种现象称为极向分化。

（3）死骨的吸收：死骨或死亡骨小梁的吸收随着血管再分布和再骨化而出现。未分化的间叶细胞和破骨细胞穿入死骨区进行吸收清除，并由新生骨代替，最后完全变为活骨，称为爬行替代过程。死骨的吸收是相对缓慢的过程，持续进行数年，并且也可能从不完成。当骨骼血管再分布时，有些死亡的骨小梁可能被吸收，但大多数死亡的骨小梁保留下来，起到新骨生长沉积的支架作用。

（二）各种病因引起的股骨头坏死的病理特征

1. 小儿股骨头缺血性坏死（儿童股骨头坏死）　亦称 Legg-Calvé-Perthes 病或简称 Perthes 病，属于骨软骨病的一种，股骨头是骨软骨病最好发的部位。可描述成下述典型的 4 期。

（1）Ⅰ期：初期或滑膜炎期。最早出现在髋关节滑膜组织发生病变，早期表现为髋关节滑膜和关节囊肿胀、充血、水肿，但滑液中不含炎性细胞，髋关节滑膜下小动脉、细动脉管壁增厚，管腔狭窄，静脉高度淤血，末梢神经变性，髓鞘脱失，可见淋巴细胞、浆细胞及单核细胞浸润。此期持续 1~3 周。

（2）Ⅱ期：缺血性坏死期。股骨前外侧骨骺最早受累，或整个骨骺均因缺血而发生坏死。骨结构保持正常，但骨陷窝多空虚，骨髓腔由无定形的碎屑填充，股骨头骨骺可部分或全部坏死，骨小梁结构丧失，骨小梁碎裂成片状或压缩成块。关节腔积液量增加及关节内压增高，骨化中心缺乏正常的血供，进一步发展为股骨头缺血性坏死。而关节深面的软骨由滑液营养可继续生长。坏死期较长，经历

6~12 个月。

（3）Ⅲ期：再生期或修复期。当股骨头缺血坏死发生时，修复反应继而发生，毛细血管和单核细胞所组成的连接组织伸入坏死区，吸收坏死的骨小梁碎片，骨髓腔内肉芽组织长入。破骨细胞增多且功能活跃，坏死骨被有活力的新骨所替代。此期经历 2~3 年。

（4）Ⅳ期：残余期或后遗期。新骨是一种不成熟的板层骨，软面可塑，故易变形，与尚未吸收的坏死骨小梁压缩在一起，股骨头在负重情况下逐渐受压而变扁平，压缩区多局限在部分股骨头，通常位于前外侧。

在骨质改建时，有多量的骨质形成并进行改建，但股骨头变形和髋臼变大、变浅等畸形将永久存在。扫描电镜见滑膜褶皱及绒毛较正常变粗宽，表面凹凸不平，透射电镜可见 A 型滑膜细胞粗面内质网扩张，线粒体肿胀，高尔基体减少，呈分泌功能低下状态，核膜齿状功能皱缩，核间隙局部增宽。B 型滑膜细胞变化同 A 型细胞，但程度较轻。滑膜下层毛细血管内皮细胞增生，向管腔内生长，基底膜局部溶解，表明滑膜细胞变性、营养不良。滑膜组织的病变可使关节腔内渗液量增加，以致成为导致髋关节腔内压力增高的病理基础。目前更合理的观点是骨松质由于创伤或缺血发生时被挤压陷，然后在生物可塑期股骨头受到创伤的影响进一步压陷，这可以是部分性的，也可以是整个骨骺受累的。

2. 创伤性股骨头坏死　早期骨小梁保持骨架，无成骨活动，随病情发展出现骨坏死区，区内出现新生肉芽组织，破骨细胞清除骨坏死，且逐渐被纤维组织代替。股骨头坏死晚期，大量新生骨生成，且出现了多量散在而细碎的小坏死片。关节软骨坏死，变薄，凹凸不平。

3. 激素（药物性）股骨头坏死　病理变化只要集中在软骨下区，最早的变化是骨髓造血细胞减少，骨髓水肿，脂肪细胞肥大。长期、大量激素一方面直接刺激破骨细胞，另一方面使甲状旁腺素分泌增多，而且激素使成骨细胞的骨胶原合成减慢，并阻碍了前成骨细胞向成骨细胞转变，骨小梁逐渐变细，引起了骨质疏松。软骨下区骨细胞中脂肪堆积，逐渐膨大，把骨细胞核挤向陷窝一侧。随病程发展，骨细胞破碎、坏死，造血细胞明显减少甚至消失。关节软骨下血管襻周围脂肪细胞堆积使血管变形、移位，使深层软骨细胞营养不良，关节软骨萎缩、变性，软骨细胞变小，细胞核固缩，严重者可发生软骨细胞坏死，软骨柱中断。坏死软骨下破骨细胞出现。骨皮质中央管扩大，血管扩张、变形、增粗。毛细血管通透性增加。超微结构观察可见血管壁肿胀，内皮细胞线粒体肿胀，毛细血管退行性变。经研究者分析骨细胞中脂肪堆积只限于软骨下区，说明激素并非直接作用于骨细胞，而是间接、继发地作用于骨细胞。研究者们指出，骨细胞的脂肪坏死可能是股骨头坏死的早期表现，是十分重要的病理变化。

4. 血液系统引起的股骨头坏死

（1）镰状细胞贫血：一方面由于溶血性贫血引起的造髓组织增生，另一方面是血管闭塞引起的骨梗死。红髓广泛充满中央管，骨内膜吸收，骨皮质变薄，骨小梁吸收，骨质稀疏。骨梗死时发生骨危象，早期组织学上的图像与骨髓坏死的图像符合，而在放射影像上却无明显改变。在症状发作后 10~14 天，骨膜下形成新生骨，并可出现不均匀的透光区。镰状细胞贫血容易引起双侧的股骨头坏死和塌陷，成人的骨坏死和关节软骨塌陷的类型与囊内股骨颈骨折引起的坏死塌陷相同。股骨头坏死的血管再生不完全，软骨下骨小梁断裂，在死骨与活骨区交界处，有明显纤维化或纤维软骨组织出现，相对应的活骨组织伸入死骨小梁中。而关节软骨在负重区可完全分离，有肉芽组织或纤维组织与死骨片相连，说明它不是由于整个软骨下表浅区的破坏，而是软骨下血肿和软骨下骨被肉芽组织所腐蚀的结果。

（2）戈谢病（Gaucher disease）：本病是一种葡萄糖苷代谢遗传缺陷性疾病，常染色体隐性遗传，由于 β- 配糖体缺乏而引起葡萄糖脑苷脂积蓄，过多地沉积于网状内皮细胞内变成典型的 Gaucher 细胞。该细胞为多边形或梭形，直径为 20~40 μm，细胞核小并偏离在细胞的边缘，有 1~4 个细胞核，胞质呈酸性，胞质内有不规则的纤维质，细胞富含酸性磷酸酶。在骨坏死区可见 Gaucher 细胞聚集于骨髓腔内，并且这些异常细胞团块生长变大，骨内毛细血管管腔受压狭窄，骨小梁坏死、吸收、增生，髓腔扩张，继发骨增生。

(3) 血友病：血友病总的特点是凝血活酶生成障碍，凝血时间延长。本病主要表现为血友病性关节炎和假性肿瘤形成。由于关节内出血，大量含铁黄素沉积在骨膜下层和关节软骨中，形成肉芽及绒毛样结构，形成一层血管翳，侵及关节面，吸收关节软骨。此时由于关节囊肥厚和纤维化，并且有铁质在关节软骨内沉积，从而影响了软骨细胞的代谢，发生软骨细胞营养不良，软骨基质缺乏、变软，不能承受原有的机械压力，尤其是纵向压力，关节软骨发生坏死。同时，骨松质内也发生出血，骨小梁出现坏死、吸收，形成囊变，呈现“假肿瘤”样改变。其进一步改变是髋关节腔内和骨内大量出血，使关节内压和骨内压升高，压迫上干骺动脉以及髓内血管，引起股骨头坏死。

(4) 珠蛋白生成障碍性贫血：又称地中海贫血，系海洋性贫血疾病，是一组由于血红蛋白肽链合成障碍所致的先天性溶血性贫血，为常染色体显性遗传病，具有种族和家族史。此病患者有骨骼变化，骨髓过度生长和活跃，髓腔扩大，骨皮质菲薄，骨小梁吸收，纤维组织增生硬化。在婴儿和小儿常发生急性骨梗死（指或趾），儿童和青春期或成人常发生慢性骨梗死。梗死发生在股骨头可使关节软骨下皮质不连续，且有被压碎现象，形成皮质下不完全的坏死。

5. 放射性股骨头缺血性坏死　此病理改变一般于治疗后头 3 年内发生。放射性直接损伤了骨的造血细胞、骨髓细胞、成骨细胞和骨的血管，造成血管内膜水肿、肥厚，管腔狭窄，血管壁硬化或钙化。镜下可见骨细胞减少，骨陷窝空虚，坏死骨组织周围无破骨细胞浸润或新生骨形成，骨皮质内中央管增宽，骨髓纤维化。在儿童时期，放射可造成骨骺板损伤，引起骨质生长发育不良，最后导致骨坏死。

6. 酒精（乙醇）　酒精中毒引起股骨头缺血性坏死，股骨骨髓内脂肪细胞增殖肥大，导致骨细胞脂肪变性（正常情况下骨细胞内没有脂滴，仅有一些尚未成熟的骨细胞或成骨细胞内可见微小脂滴），轻则使骨细胞功能减退，骨基质减少，骨小梁变细、稀疏，重则骨细胞固缩、死亡，骨陷窝空虚。

7. 减压性股骨头缺血性坏死　主要是氮气气泡堵塞骨营养血管。本病的病理学改变类似于外伤或其他原因引起的股骨头缺血性坏死病理改变。病变区主要位于软骨下骨质，并引起邻近骨关节软骨病变。

8. 特发性股骨头缺血性坏死　指受到某些不明原因影响，在股骨头血供减少 48 小时后，随缺血的加重，骨内的骨细胞自骨构架中分解，并逐渐减少到只剩下骨小梁，骨隐窝内找不到骨细胞。骺板液化，经 3~4 周即显示完全坏死。病理学上可分为 4 型：Ⅰ型股骨头颈骨髓的脂肪细胞水肿，血管通透性增加，表现为出血，与周围分隔，造血骨髓消失，泡沫细胞出现。Ⅱ型：黄骨髓局灶性坏死，逐渐扩大，并变成脂肪骨髓嗜酸性网状坏死，部分呈脂肪囊性变，骨髓呈肉芽状。Ⅲ型：骨髓、骨小梁完全坏死。骨缺血区与骨坏死灶相同，纤维区与纤维血管增生区及骨形成区相间存在。骨小梁坏死时陷窝空虚，胞核消失。骨小梁完全坏死时有凹凸不平，其内无成骨细胞存在。Ⅳ型：骨坏死伴有股骨骨髓纤维化增厚，于死亡骨小梁表面修复，在坏死骨小梁上有新骨形成，类骨层生成与大量成骨细胞散在分布于坏死骨小梁表面。综上所述，在每一种病骨上，上述 4 型几乎相间存在，只是以某种表现为主或为辅的问题。

第五节　股骨头坏死的症状和体征

早期干预、早期治疗是保留髋关节的最好途径，理想的状态是在股骨头塌陷前得到治疗，这必然依赖于早期的诊断。临床上非创伤性的ONFH患者，很多人直到晚期才出现明显的临床症状，有的患者甚至病情进展到了塌陷期，仍然没有任何临床症状。无症状的ONFH通常是偶然发现的，有时是检查对侧ONFH进展时发现，有时是因为其他疾病做影像学检查时被发现。病变的进展速度与坏死灶的位置、大小、危险因素等相关。病灶范围大、位于负重区、危险因素持续存在的患者，病变进展较快。Mont等观察无症状骨坏死的自然病程，发现约59%的患者在平均随访39个月时出现症状或进展到塌陷期。早期发现非创伤性的ONFH并不容易，而对于创伤性的ONFH，患者又常常把髋部的疼痛归因于之前的创伤。因此，对于可能发生股骨头坏死的高危人群，长期随访显得尤为重要。

一、症状

ONFH的早期主要症状有疼痛、下肢畏寒、酸胀无力，后期除早期症状加重外，可出现活动受限和跛行。

1. 疼痛　ONFH的疼痛早期表现为逐渐加重的髋部疼痛，尤其是在剧烈运动过后。因髋关节的主要感觉神经为闭孔神经，疼痛多以内收肌起点处为主，常向臀部、大腿下内侧放射。需要注意的是，有些ONFH患者仅以膝关节疼痛为主诉。初期为负重时疼痛出现或加重，后逐渐进展为持续的静息痛。疼痛的原因包括骨髓内压力升高及水肿、软骨下骨折、退行性关节病变等。在疾病发展的不同阶段，致痛因素可能不同：早期可能仅是因为骨髓缺血后髓内压异常升高引起；随着病程的进展，骨梗死、滑膜水肿、关节退变等因素均可刺激滑膜组织，部分患者会出现关节积液，表现为钝痛，此疼痛定位模糊，与活动无明显相关性；当病变进展到软骨下骨折塌陷，骨质压缩、关节积液加重使得骨内压进一步升高时，这是关节出现运动后疼痛的主要原因；晚期ONFH合并退行性关节病变，关节积液、滑膜炎、骨软骨碎片、骨磨损等会引起严重的持续性疼痛，随着关节的运动疼痛加剧，进而出现步态异常。

2. 活动受限　髋关节活动受限开始表现为某一方向的活动受限，早期以内收、外旋受限为主。髋关节内侧关节囊是整个髋关节最低处，当关节积液时，由于重力的影响，积液多汇集于此处，关节积液中含有的致痛物质也更易在此处积聚。髋关节内侧的支配神经为闭孔神经，表现为下肢的内收、外旋无力。当病情进展，限制髋关节外展活动的髂股韧带、耻股韧带出现痛性痉挛时，可造成髋关节外展功能受限。晚期髋关节各方向活动均受限，最终可发展为髋关节融合、关节僵直。

3. 跛行　ONFH引起的跛行与疼痛是密切相关的，早期为间歇性跛行，休息之后症状会有所好转。ONFH晚期因持续性疼痛、股骨头塌陷等原因常出现持续性跛行。

二、体征

ONFH的早期症状与腰椎间盘突出症相似，易被门诊医生混淆，因此查体非常重要。

1. 局部深压疼　常见于腹股沟中点和内收肌止点压痛，其次为臀后外旋肌群区压痛。在急性无菌性炎症期压痛加重。Howship-Romberg征：闭孔神经受到压迫时，腹股沟区及大腿前内侧出现刺痛、麻木、酸胀感，并向膝内侧放射。当伸腿外展、外旋时，由于内收肌对闭孔外肌的牵拉作用，疼痛会加重。

2. 局部叩击痛　常见于股骨大转子，其次为足跟部叩痛。在急性无菌性炎症期表现最为明显。

3. 髋关节功能障碍 ONFH早期髋关节主动内收、外旋功能受限，被动外展、内旋功能受限；ONFH后期由于髋关节畸形导致各个方向功能活动均受限。

4. 髋关节功能试验 ①“4”字试验（+）：患肢屈髋、屈膝，与对侧大腿成“4”字形，下压时髋关节出现疼痛或者曲侧膝关节不能触及床面为阳性。②Thomas征（+）：患者取仰卧位，大腿伸直，腰部前凸；或屈曲健侧髋关节和膝关节，抵消腰椎前凸，则患侧大腿因髋关节屈曲挛缩被迫抬起。③若病情进展到塌陷期出现患肢短缩或有半脱位时，Allis征为阳性，表现为仰卧屈膝时两膝不等高。

第六节 股骨头坏死的保头治疗

保留自体股骨头的治疗策略是治疗塌陷前期股骨头坏死的主要方式。对于青少年股骨头坏死而言，即使是股骨头已经出现了塌陷征象，仍可进行有效的挽救性保头手术。“保头”是相对于人工髋关节置换的“换头”而言的。人工髋关节置换，不论是全髋关节置换或表面置换，对于青壮年股骨头坏死而言，都应该作为最后选择的治疗术式，需要谨慎选择。

保头治疗策略经过了长期的演变和进化历程。从临床手术治疗方式来看，股骨头髓芯减压术（core decompression，CD）是经典的术式，之后的保头治疗方案都将其列为研究对照。其理论基础是股骨头坏死早期，股骨头内骨髓间质水肿、循环障碍的恶性循环造成股骨头压力上升，因而需要“减压”。在此基础上，近年来形成了更为先进的经多个小孔减压术（advanced core decompression），可以降低股骨头塌陷的风险。髓芯减压形成的骨性隧道为广义的植骨术提供了方便的路径，植骨的术式多种多样，植入的材料包括骨形成前体细胞（osteogenic precursor cells）、脱矿化的骨基质（demineralized bone matrix，DBM）、自体或同种异体骨（autograft/allograft）、骨替代物（bone substitute）和多孔金属材料（porous metal）等。此外，各种类型的髋部截骨术也是保头治疗的重要措施，它可将坏死的负重区域调整至非负重区域，进而规避股骨头塌陷的风险。非手术治疗的方式包括减少负重、控制体重等生活方式的改变，以及药物治疗、体外高能震波治疗、高压氧治疗等。这些保守治疗策略的共同理论基础是，减少危险因素的暴露，改善全身和髋部血运状态，促进骨形成能力，进而达到纠正骨形成失衡的目的，避免股骨头力学的失衡。

从现有的股骨头坏死发病机制研究结论来看，股骨头坏死是局部骨和血管动态维系体系失衡的病理表现，以股骨头生物力学的最终失败为结局。若要中止或逆转股骨头坏死的自然进程，需要在生物学和力学上同时兼顾（表7-7）。

表7-7 ONFH不同保头治疗方法的生物学和力学效应

保头方法	生物学效应	力学效应	影响髋关节置换
吻合血管游离腓骨移植	++	++	忽略不计
带血管或肌蒂的骨搬运	++	+	忽略不计
不带血管的骨移植	无	+	忽略不计
CD	+	−	无
多孔金属棒植入术	无	++	+
截骨术	无	++	++
物理治疗方法	+	无	无
FVFG plus	+++	++	忽略不计

注：CD为髓芯减压术；FVFG plus指在吻合血管游离腓骨移植之外，合并采用植骨术、干细胞移植术等其他技术方法；ONFH为股骨头坏死。

我们将保头治疗的策略分为非手术和手术两大类。每种治疗策略都有相对的适应证，下面对每种治疗方法比较有代表性的治疗结果进行简要的评价。

一、非手术的保头策略

1. 改变生活方式　生活方式的改变主要包括控制体重、使用手杖或双拐以减少患髋负重、戒酒、减少激素使用、控制脂代谢异常、治疗与骨代谢异常有关的原发病等。虽然改变生活方式很少作为单独的保头治疗策略，但将其和其他保头方式联合应用，已为大多数患者和医师所接受。

2. 药物治疗　保头策略的药物治疗方案涉及的药物非常广泛，目前尚没有一种药物被广泛认可。从临床研究报道来看，调节破骨细胞功能的二膦酸盐类药物（如阿仑膦酸钠）、调节脂类代谢异常药物（如阿托伐他汀）、调节出凝血功能药物（如肝素）、参与氧化应激类药物（如维生素 E）、参与骨代谢药物 [如 1,25-$(OH)_2$-D_3、维生素 K] 等均对股骨头坏死有防治作用，部分研究尚在进行动物实验之中。药物治疗对于 Ficat Ⅰ/Ⅱ期或 Steinberg Ⅰ/Ⅱ/Ⅲ期股骨头坏死具有一定的治疗作用，也可作为其他保头治疗方案的补充。中药对于股骨头坏死的治疗作用也日益受到重视。

3. 生物、物理治疗　目前应用较广泛的生物、物理治疗方式主要包括体外高能震波（extracorporeal high-energy shock wave）和高压氧（hyperbaric oxygen）。此类非侵入性的治疗方式容易被患者接受，可以作为较早期股骨头坏死的保头治疗方式。研究证实，体外高能震波可以促进股骨头内血管形成相关因子、改善微循环，也能促进骨前体细胞的增殖和成骨分化能力。

二、手术保头策略

1. 髓芯减压术（CD）　髓芯减压术较早地被应用于股骨头坏死的保头治疗，目前仍然是治疗 Ficat Ⅰ期和 Steinberg Ⅰ/Ⅱ期股骨头坏死的金标准。对于进展期的股骨头坏死，若减压孔径较大，可能会损害股骨头力学支撑结构，造成医源性塌陷，故而近年来又发展成为多枚小孔径的股骨头减压术。对于进展期股骨头坏死，CD 目前已很少单独采用，可进一步联合植骨术等治疗措施。

2. 前体细胞植入技术（implantation of precursor cells）　通过体外定位技术建立骨隧道至坏死病灶，行坏死病灶清除后植入自体来源的前体细胞（常用骨髓抽取物、骨髓来源的单个核细胞和体外培养的骨髓间充质干细胞等），可补充股骨头内有活力细胞的数量，其进一步分化成为骨细胞可达到骨坏死修复的结果。利用前体细胞植入技术治疗特定的疾病需要获得国家监管部门的许可。目前在欧洲多国已有长期的随访报道，我国也有少量的报道。前体细胞治疗需要关注以下几个问题：一是如何提升细胞治疗效率；二是规范体外扩增或诱导分化细胞技术；三是关注前体细胞植入技术可能诱导产生的严重并发症。

3. 非结构性植骨术（non-structural bone grafting）　非结构性植骨术是广义概念，植入的材料可包含自体骨松质、同种异体骨、脱钙骨基质（DBM）、骨替代物（如磷酸钙）以及含细胞因子（如 BMP-2）的植入材料。植骨不仅可以填充坏死病灶清理后的空腔，还能临时性担任软骨下的支撑结构，通过骨诱导或者骨形成等方式，促进新骨生成。非结构性植骨技术可广泛地应用于 Ficat Ⅰ/Ⅱ期和 Steinberg Ⅰ/Ⅱ/Ⅲ期股骨头坏死，对于有轻微塌陷、尚未累及髋臼的病例，植骨可以支撑复位后的塌陷病灶。非结构性植骨技术既可单独应用，也可与其他治疗方法联合应用。

4. 不带血管的骨移植术（non-vascularized bone grafting）　已有的研究多为不带血管的腓骨移植术。不带血管的腓骨获取简易，通过建立骨隧道，在坏死病灶清除之后，腓骨可以对坏死部位提供有力的支撑，恢复其力学稳定性。但由于腓骨无血运，与受区的相互愈合有一定风险。已有的研究证实，不带血管的腓骨移植治疗股骨头坏死的结果不如带血管的腓骨移植。在没有显微外科技术条件的地区，其可以用于 Steinberg Ⅰ/Ⅱ/Ⅲ期股骨头坏死的治疗。

5. 带血管蒂或肌蒂的骨瓣转移术（local transposition

of vessel/muscle-pedicled bone） 髋部血运丰富，通过将原本不是股骨头血供来源的血管带或肌带骨瓣转运至坏死病灶，可以改善股骨头内循环，促进骨生成。但其没有力学支撑作用，且由于转运的骨量较少而需联合植骨术同时进行。大转子骨瓣和髂骨瓣是最常采用的骨瓣，缝匠肌、股直肌、股方肌等均可作为肌带，而最常采用的血管是旋股外侧动脉和旋髂深动脉。其技术优势是无须行血管吻合。

6. 吻合血管游离骨移植术（free vascularized bone grafting） 吻合血管游离骨移植术多指吻合血管的游离腓骨术（free vascularized fibular grafting，FVFG），国际上采用的术式主要以杜克大学Urbaniak JR教授和上海交通大学附属第六人民医院张长青教授倡导的技术为主。吻合血管的游离腓骨技术不仅可以为股骨头坏死部位提供有力的力学支撑，预防股骨头塌陷，还可改善股骨头内循环，提供有活力的骨形成细胞，达到骨诱导和骨形成的作用。迄今为止，唯有带血管的游离腓骨技术可以从根本上针对股骨头坏死发展的病理机制预防疾病进展。对于Ficat Ⅰ/Ⅱ期或Steinberg Ⅰ/Ⅱ/Ⅲ期股骨头尚未塌陷时，FVFG治疗的病例经10年以上随访，自体髋关节保留率可超过80%。对于青少年股骨头坏死，即使已发生塌陷，也可尝试采用FVFG技术进行保头治疗。腓骨供区的并发症发生率较低，但也需引起重视。FVFG对显微外科技术要求较高，目前国内外只有为数不多的几家治疗机构开展了此项技术。

7. 髋部截骨术 多指1978年日本学者Sugioka Y创建的经转子旋转截骨术（transtrochanteric rotational osteotomy，TRO），适用于日本股骨头坏死研究标准Ⅲ期之内，对于ⅠC期和Ⅱ期，Lauenstein位摄片的健康股骨头面积不少于36%。通过在髋部截骨，将健康的股骨头旋转至髋关节负重区，坏死区移出负重区，故该技术并未改变股骨头坏死的病理过程。目前，大部分髋部截骨术的研究报道均来自日本，世界其他地区的研究很难复制Sugioka报道的结果。同时，采用旋转截骨后可能对后续进行的人工髋关节置换带来一定的困难。

8. 多孔金属棒植入术（implantation of porous metal） 多孔金属是一类特殊的材料，它特有的孔隙率能够诱导新骨生成。临床常用的多孔金属是钽（tantalum，Ta），将其制成钽棒（tantalum rod），近十年来被应用于青壮年股骨头坏死的保头治疗。它可以提供股骨头坏死区域力学支撑并诱导新骨生成，对于塌陷前的股骨头坏死有一定的治疗作用，早期随访满意。但也有研究显示，钽棒并不会中止股骨头坏死的病理进程，用于治疗股骨头坏死并不优于髓芯减压术，需要引起重视。

三、小结与展望

股骨头坏死的病理机制目前尚未完全明确，其最终表现为骨内微循环的障碍以及骨稳态的破坏，生物学平衡的丧失最终导致股骨头力学上的失败，临床表现为股骨头坏死骨小梁的断裂和股骨头塌陷。股骨头坏死保头治疗方式多是针对疾病进程中的某一个方面，而带血管蒂的游离腓骨移植，不仅重建了股骨头的血运，而且带来了有活力的骨细胞，在力学上也实现了有效的支撑效应，是目前公认的保头治疗成功率最高的术式。

我们需要关注的是，是否通过有效的治疗方式就能实现保头的目的？显然，股骨头坏死的发生和进展过程中仍有诸多的不确定因素。遗传性危险因素的持续存在，在成功的保头治疗之后，是否还会继续诱发同侧髋关节出现第二次股骨头坏死？我们还不得而知。我们可以确定的是，股骨头坏死发生和进展过程中，各危险因素之间有累积叠加效应，股骨头坏死是多重打击造成的后果。保护股骨头的微循环稳定、维持骨稳态是预防股骨头坏死的重要策略。股骨头坏死的人群易感性、解剖学易感性以及自我修复调控，仍是未来研究的重点。

第七节　吻合血管的游离腓骨移植治疗股骨头坏死

一、概述

大量文献表明，中青年股骨头缺血性坏死的患者，选择保留患者股骨头（简称保头）的治疗是有效的。临床上有很多的保头治疗方法，包括髓芯减压、骨移植、血运重建、截骨术、干细胞移植等。通过髓芯减压（core decompression，CD）可以改善股骨头内微循环，清除死骨，适用于早期的股骨头坏死。骨移植不仅可对坏死的股骨头进行减压，而且可以将一些具有骨传导和（或）骨诱导的移植物植入坏死的股骨头内。骨移植治疗 ONFH 的方法较多，包括自体或异体的骨皮质或骨松质移植、同种异体骨软骨移植、带血管的肌瓣移植、带血管的骨瓣移植等。

20 世纪 70 年代后期，法国学者 Judet、美国学者 Urbaniak 等先后开始应用吻合血管的游离腓骨移植术（free vascularized fibular graft，FVFG）治疗股骨头缺血性坏死。1981 年，Judet 率先报道了这种方法：手术取髋前侧入路，采用“活门板”方法，将股骨头脱位后于坏死区软骨面上开窗清理坏死组织；腓骨植入后将血管蒂自股骨颈部开窗引出与旋股外侧动脉吻合（图 7-28）。2001 年，Judet 报道了

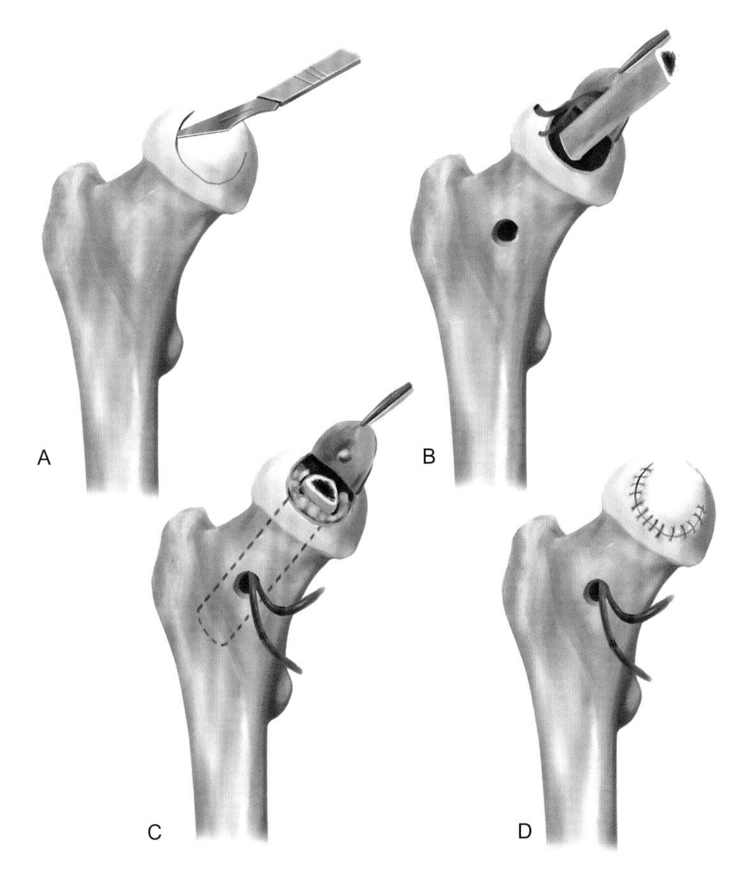

图 7-28　FVFG 治疗 ONFH 髋部手术示意图（Judet 法）

A. 将股骨头脱位后于坏死区外 U 形切开软骨及软骨下骨，以“门板”形式打开；B. 清除坏死骨组织，向股骨颈部打通一可容纳腓骨的骨道，并在股骨颈前方开一骨窗；C. 将带血管蒂的腓骨植入，于股骨颈前骨窗处引出血管蒂，股骨头空余区植骨；D. 复位头部软骨并缝合，吻合腓动静脉与旋股外侧动静脉

应用FVFG治疗ONFH，平均随访18年的治疗结果发现年龄与分期是影响预后的关键因素，40岁以下的患者优良率为80%；Marcus分期为Ⅱ期、Ⅲ期的优良率分别为78%和75%。Urbaniak的术式则采用髋外侧入路，在C臂机辅助下经大转子外侧钻孔进入股骨头内清理死骨。Urbaniak对其所做病例进行了长达20年的随访，对于术前无股骨头塌陷的病例，成功率（无后续手术治疗）可达91%以上，对于有股骨头塌陷的病例成功率亦有85%。

Judet和Urbaniak的FVFG术式操作均较复杂，手术时需两组医生，不论是经股骨头入路还是经大转子入路清理坏死骨组织，均存在髋部手术显露困难等问题。2003年，笔者团队总结了Judet和Urbaniak的经验，对FVFG治疗ONFH的术式进行了以下改良：优化了腓骨的切取步骤，将腓骨切取的手术时间由1小时短缩至15分钟以内；对股骨头坏死区的清理采用股骨颈开窗法，既保护了关节软骨的完整性，又有效缩短了血管蒂长度；手术过程仅需一组医生，单侧手术时间在90分钟内即可完成，极大推广了FVFG治疗ONFH在中国的应用。

相对于不吻合血管的腓骨移植术，FVFG治疗ONFH不但具备了腓骨移植的全部优点，而且有效改善了股骨头内的缺血环境。近年来，很多学者对吻合血管和不吻合血管的腓骨移植治疗ONFH的疗效做了对照研究，结果显示FVFG的长期随访结果要明显优于单纯的腓骨移植术。

我们曾对407例行FVFG的患者做了3~10年（平均5年）的随访，结果显示，Harris评分从术前的平均65分，改善至术后平均86.9分。对于长期存活（生存期>10年）的病例，Harris评分可以与全髋关节置换术后的患者相媲美。多中心研究证实，FVFG是可靠的保头治疗方法。FVFG集髓芯减压、诱导成骨生物因子植入、结构性支撑、股骨头内血液循环重建等于一体，从理论上讲，是保头治疗ONFH的完美方案。

二、腓骨临床解剖

腓骨干细长，向上延伸成四方形的腓骨头（亦称腓骨小头），向下延伸成扁平的外踝。腓骨的下1/4对踝关节的稳定和功能至关重要，因此即便是要移植比较长的腓骨，其远侧1/4也必须保留在原位，不予移植。

1. 毗邻结构　在近端，腓骨通过上胫腓关节与胫骨相连。膝关节外侧副韧带自股骨外上髁，斜行向下、向后附着在腓骨小头，股二头肌肌腱在腓骨柱状突起的前方止于腓骨小头，并且越过胫腓关节，有一部分附着在胫骨髁上。临床上，如果需要连同腓骨小头一起移植腓骨时，在手术中剥离的膝关节外侧副韧带和股二头肌肌腱均应重新固定在胫骨的外髁或邻近致密的结缔组织上。

腓总神经沿着腘窝的外侧缘走行，向下、向外在股二头肌与腓肠肌外侧头之间通过，在腓骨小头的后方刚好位于皮下层，而后向外、向前沿着腓骨颈蜿蜒，位于腓骨长肌在腓骨小头上的起点与腓骨体之间狭窄的腱骨间隙里。

腓骨被附着在它上面的肌肉所包绕，构成了腓骨毗邻结构的大部分。在腓骨的前面，上2/3为趾长伸肌的附丽部，一般与第三腓骨肌相延续。第三腓骨肌起于腓骨前侧面约下1/3。腓骨干的外侧面为腓骨长、短肌所占据。腓骨长肌起于腓骨小头的外侧面以及腓骨干外侧面约上2/3。腓骨短肌起于腓骨干的下2/3，它的上部肌纤维位于腓骨长肌下部肌纤维的前方。在后侧面，比目鱼肌的外侧头起于腓骨小头及腓骨体约上1/3。踇长屈肌的起点在腓骨干约下2/3。胫骨后肌有一些肌纤维起于腓骨干的后面。

2. 血液供应　腓骨有3个血供来源：干骺端血管、滋养血管和骨膜血管（弓状动脉）。干骺端血管主要来源于膝下外侧动脉和胫前动脉返支，是腓骨头的主要血供来源。临床上做带血管蒂的腓骨头移植时需要切取膝下外侧动脉或胫前返动脉。

腓骨干的血液供应主要来自滋养动脉和节段性分布的弓状动脉。前者供应皮质的内侧一半或2/3，后者供养骨皮质的其余部分，两者皆为腓动脉的分支。因此，腓动脉是腓骨干主要的血供来源。

通常情况下，腓动脉是胫后动脉最大的分支。腓动脉起始部距腘肌下缘大约2.5 cm，距腓骨头

5~6 cm，通常有两条伴行静脉。在起始部，腓动脉外径平均为 4.0 mm。它们斜行向下、向外越过胫骨后肌上部的后面，在踇长屈肌的深面沿着腓骨走行。在这段行程中，腓血管束位于一个由腓骨（前外侧）、胫骨后肌（前方和内侧）以及踇长屈肌（后方）围成的管道内。一般情况下，腓动脉在距腓骨头约 8 cm 处发出第一条弓状动脉，其后每隔 2~3 cm 发出一条，共计 6~9 条。在中段还向腓骨发出 1~2 支滋养动脉，斜行穿过滋养动脉孔而后进入腓骨，在髓腔内滋养动脉分为一个升支和一个比较粗大的降支。

3. 腓动脉的解剖变异　腓骨血供的主要来源是腓动脉，当腓动脉解剖变异较大时，会给 FVFG 手术带来一定的麻烦。多数情况下，腓动脉是由胫后动脉高位分出，沿途发出弓状动脉及滋养动脉营养腓骨。有时，腓动脉发出点较低，我们实际操作中曾遇到过腓动脉自腓骨头下 15 cm 处自胫后动脉发出者，此时腓骨中上段的营养血管则主要来自胫后动脉；手术切取时，需先用血管夹夹闭胫后动脉，观察肢体远端的血运情况，再判断是否断蒂。腓动脉也可发自胫前动脉或腘动脉，此种变异不影响实际术中操作。如术中在分离胫神经与腓血管后发现胫神经内侧没有胫后动静脉，需警惕临床上存在胫后动脉缺如的情况。此时切取腓骨时亦应先在腓动脉近端做血管夹闭试验，观察肢体远端的血供情况，如有影响，则应考虑备选手术方案（图 7-29）。

三、适应证和禁忌证

FVFG 术式的主要适应证为 ARCO 分期为Ⅱ期、Ⅲ期有症状的患者；年龄 <50 岁为宜；如患者年龄 <20 岁，ARCO 分期为Ⅳ期亦可纳入手术指征；如患者年龄 >50 岁，为延缓行 THA 术，也可选择性地行 FVFG。

对于无症状的 ONFH 不适合施行此术，因为有些 ARCO 分期为Ⅰ期或Ⅱ期的髋关节可能长期没有明显的临床症状；患者继续应用皮质激素并不是手术禁忌证，但在应用激素的患者中，此术式效果较差；酗酒会破坏骨的血供和股骨头的愈合，是此术式的相对禁忌证，但较难完全肯定；除了青少年可适度放宽外，髋关节骨性关节炎应为 FVFG 的禁忌证。

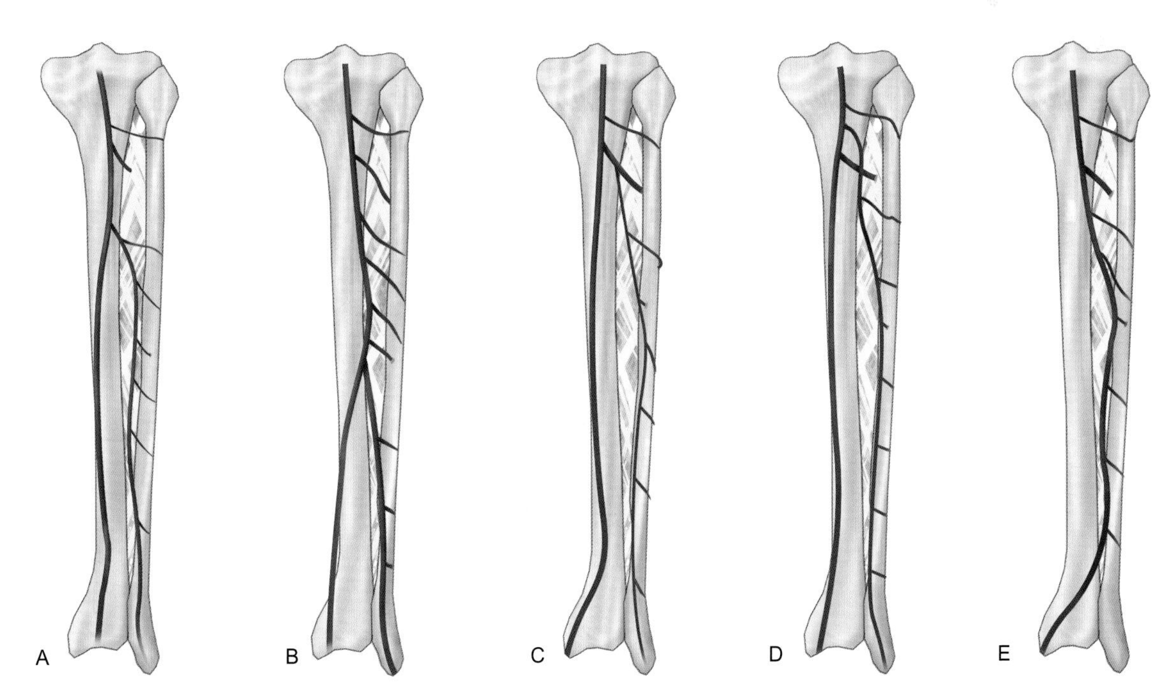

图 7-29　腓动脉的解剖变异

A. 腓动脉多数由胫后动脉高位分出，沿途发出 6~9 条弓状动脉和 1~2 条腓骨滋养动脉；B. 腓动脉自胫后动脉低位发出，腓骨近端的血供主要来自胫后动脉；C. 腓动脉来自胫前动脉；D. 腓动脉发自腘动脉；E. 胫后动脉缺如（亦可看作腓动脉缺如）

四、手术方法

1. 术前准备 手术前，患者拍摄骨盆标准正位和蛙式位 X 线片；完善入院查体和实验室检查；确定足背动脉搏动良好；准备手术相关器械（图 7-30）。

2. 体位 患者取仰卧位。切取腓骨时屈髋、屈膝，足跟平放于手术台上；髋部手术操作时，患肢平放（图 7-31）。

3. 带血管蒂腓骨的切取方法 首先于大腿近端缠绕无菌气囊止血带，驱血后止血带充气，以便提供一个无血的手术野，利于解剖操作。自腓骨小头远端约 6 cm 处起，于腓骨后缘平行于腓骨向远端做直切口，长 8~10 cm（图 7-32）。

切开皮肤、皮下组织后，达深筋膜表面，向前、后适当游离皮肤，可见腓骨长短肌与腓肠肌之间的小腿后外侧肌间隙（图 7-33）。

切开深筋膜，沿此间隙进入，直达腓骨表面（图 7-34）。

由远及近，用组织剪紧贴腓骨外侧面骨膜，切断腓骨长、短肌在腓骨上的附着部，将腓骨长短肌拉向前方，暴露腓骨外侧面。此时注意勿损伤腓浅神经，该神经在小腿近端走行于腓骨长、短肌内，近端因只有腓骨长肌的附着，距腓骨很近，紧贴腓骨操作可以避免损伤此神经。腓总神经在腓骨小头后缘绕腓骨颈到腓骨前方，手术切口过于靠近腓骨头需注意避开此神经（图 7-35~ 图 7-36）。

截断腓骨有利于下一步血管的显露和分离。可先于切口近端紧贴腓骨切开附于其上的肌间隔和骨间膜，以两把骨膜剥离子分别于前后侧钝性分离附着的肌肉，相向倾斜后形成一环绕腓骨的通道。在

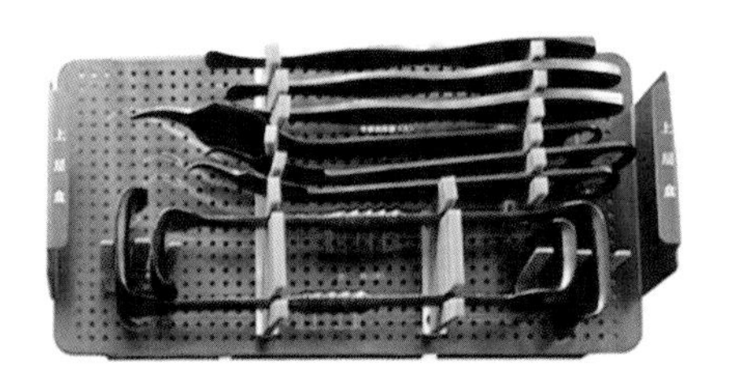

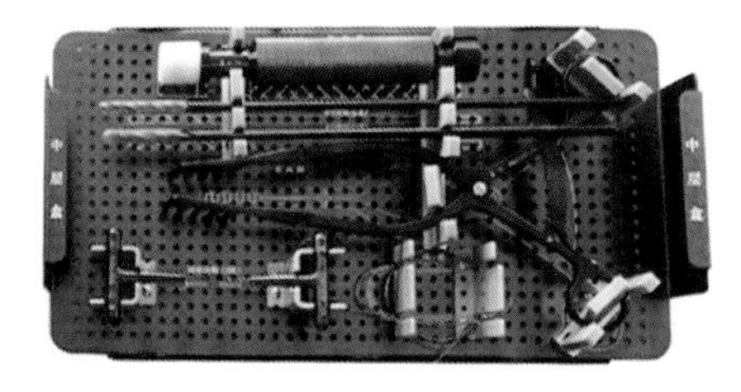

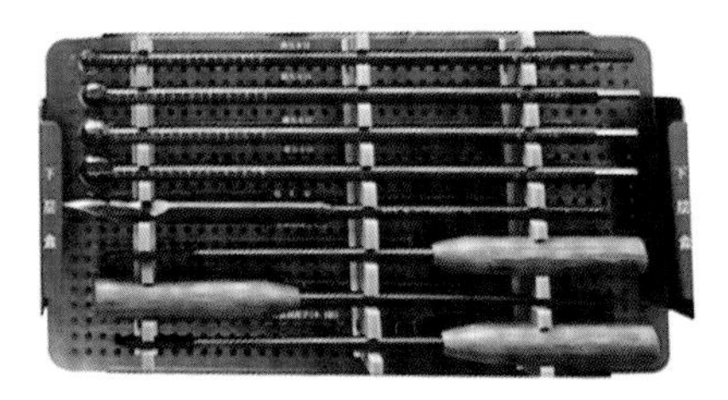

图 7-30 FVFG 治疗 ONFH 专用器械

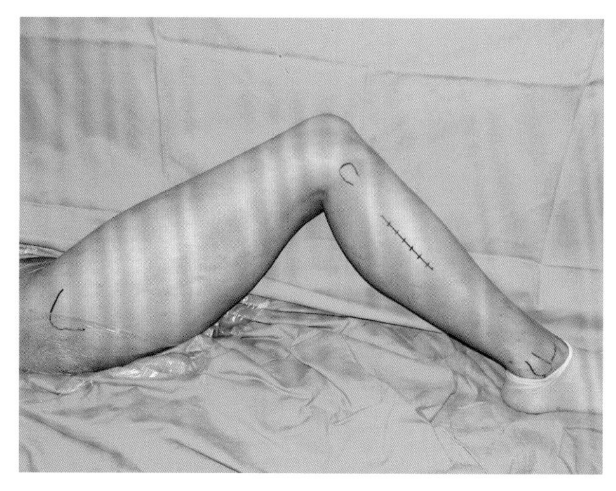

图 7-31 游离腓骨切取的体位

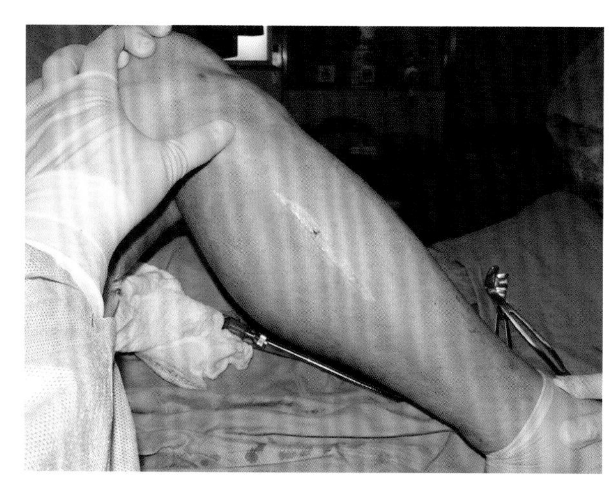

图 7-32 手术入路

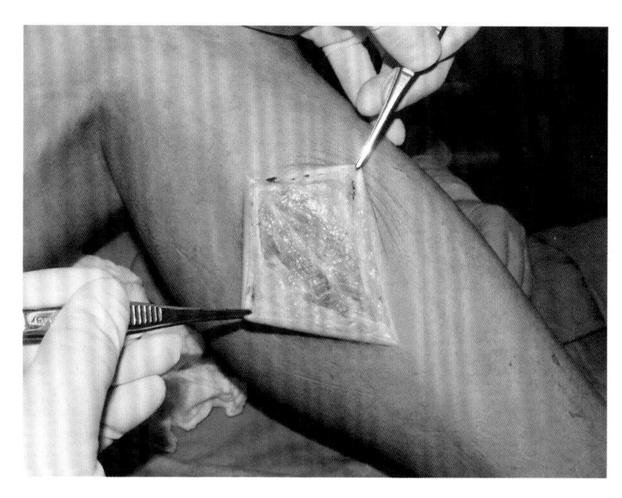

图 7-33　显露腓骨长短肌与比目鱼肌之间的肌间隙

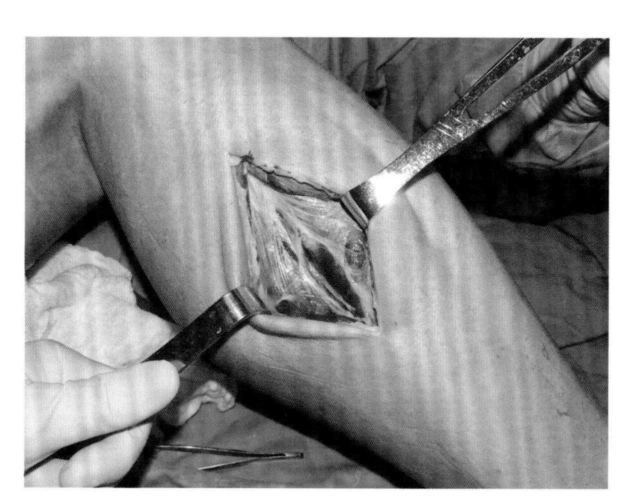

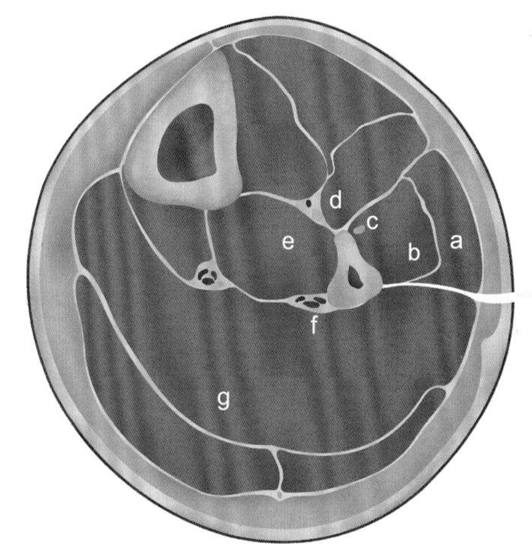

图 7-34　沿小腿后外侧肌间隙进入，直达腓骨表面
a. 腓骨长肌；b. 腓骨短肌；c. 腓浅神经；d. 腓深神经；e. 胫骨后肌；f. 腓动静脉；g. 比目鱼肌

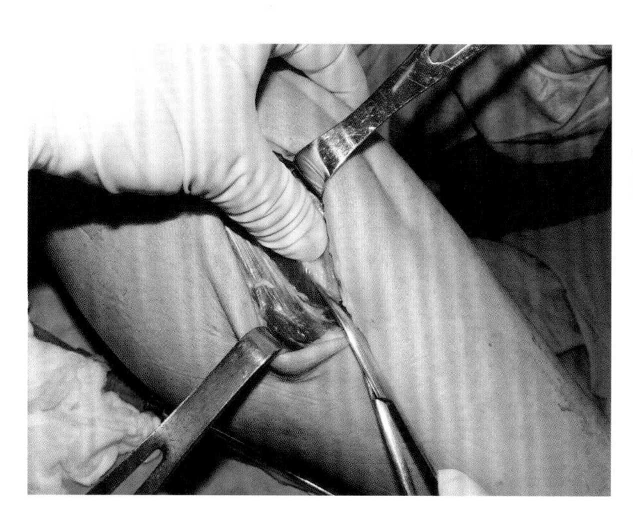

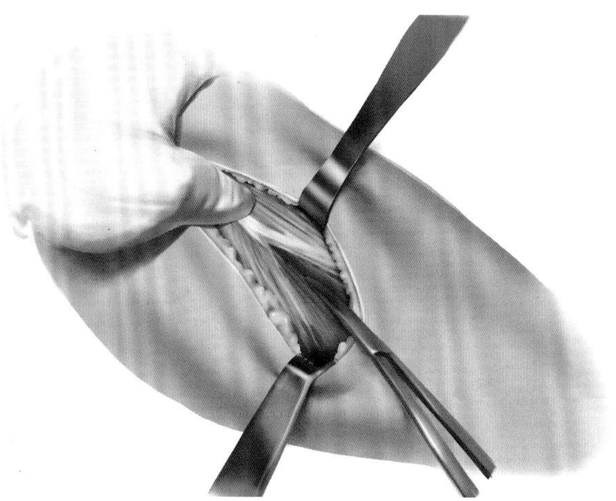

图 7-35　紧贴腓骨表面分离腓骨长、短肌
实际操作时可用手指将腓骨长、短肌推向前内侧

骨膜剥离子的保护下，用线锯截断腓骨（图 7-37）。

切取长约 7~8 cm 的腓骨，远端截骨时，紧贴腓骨骨膜剥离，此平面腓骨后方的腓血管束距腓骨较近，穿绕线锯时易伤及腓骨后侧的腓静脉，注意两把骨剥应在腓骨后方相抵（图 7-38）。

以巾钳夹住截断的腓骨两端，将腓骨向后外侧

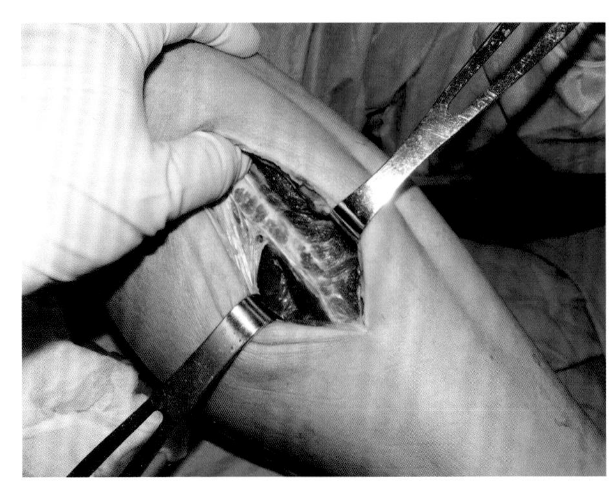

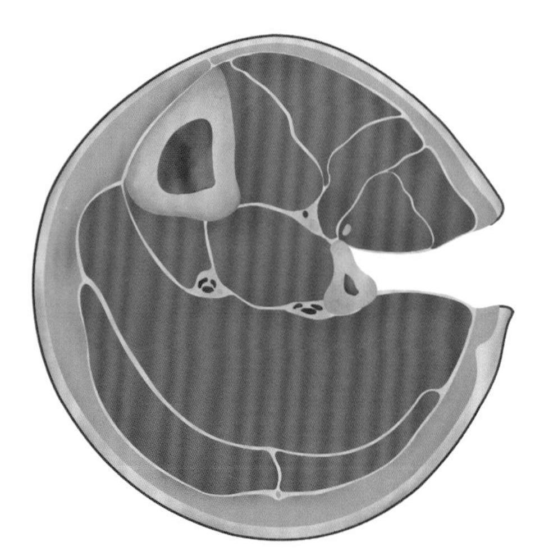

图 7-36 显露腓骨外侧面

近端腓浅神经距腓骨很近，术中易伤及，术中暴露时用拇指将肌肉推向内侧可有效保护此神经

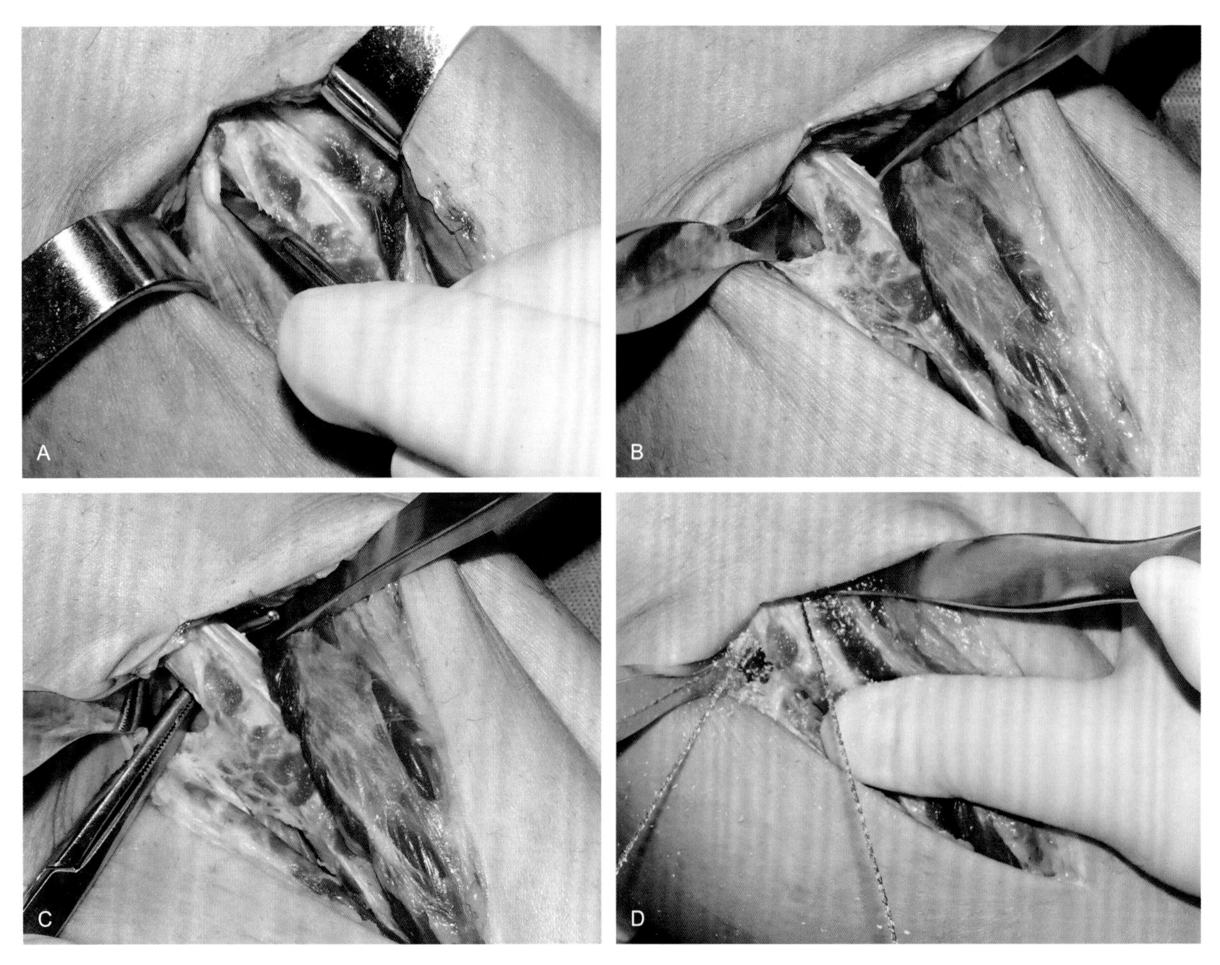

图 7-37 近端腓骨截骨

A. 紧贴腓骨两侧切开附于其上的肌间隔和骨间膜；B. 两把骨膜剥离子分别于前后相向倾斜，形成一环绕腓骨的通道；C. 以直角钳穿过通道用以引入线锯；D. 截骨

适度牵开，由远及近切开小腿前外侧肌间隔（图7-39）。

钝性分离附于腓骨前缘的趾长伸肌和踇长伸肌，连同腓骨长短肌一起向内侧拉开，暴露骨间膜并紧贴腓骨侧切断。此时应注意有可能伤及内侧的腓深神经（图7-40）。

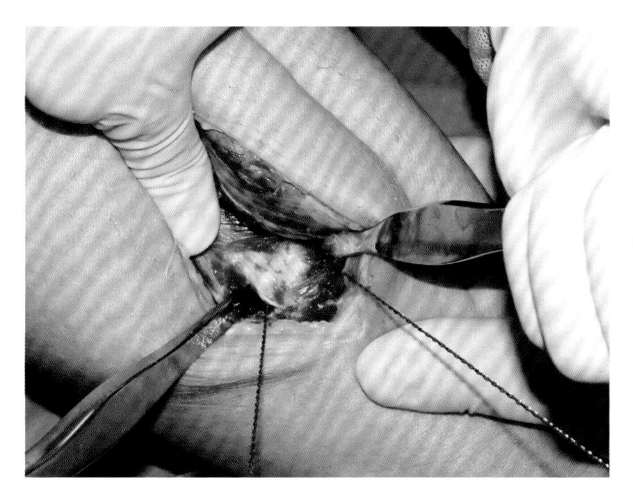
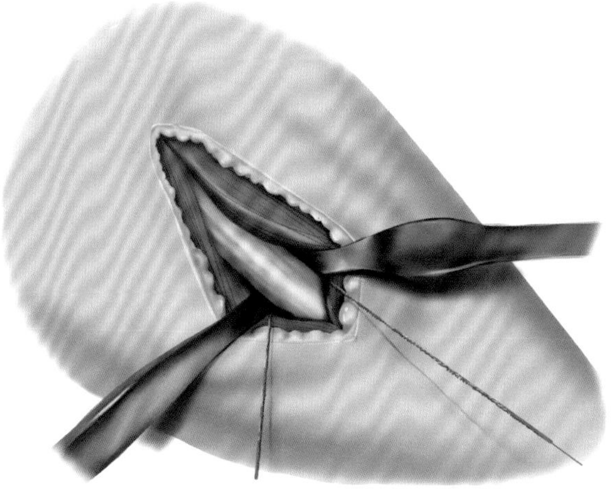

图 7-38　同样的方法截断腓骨远端

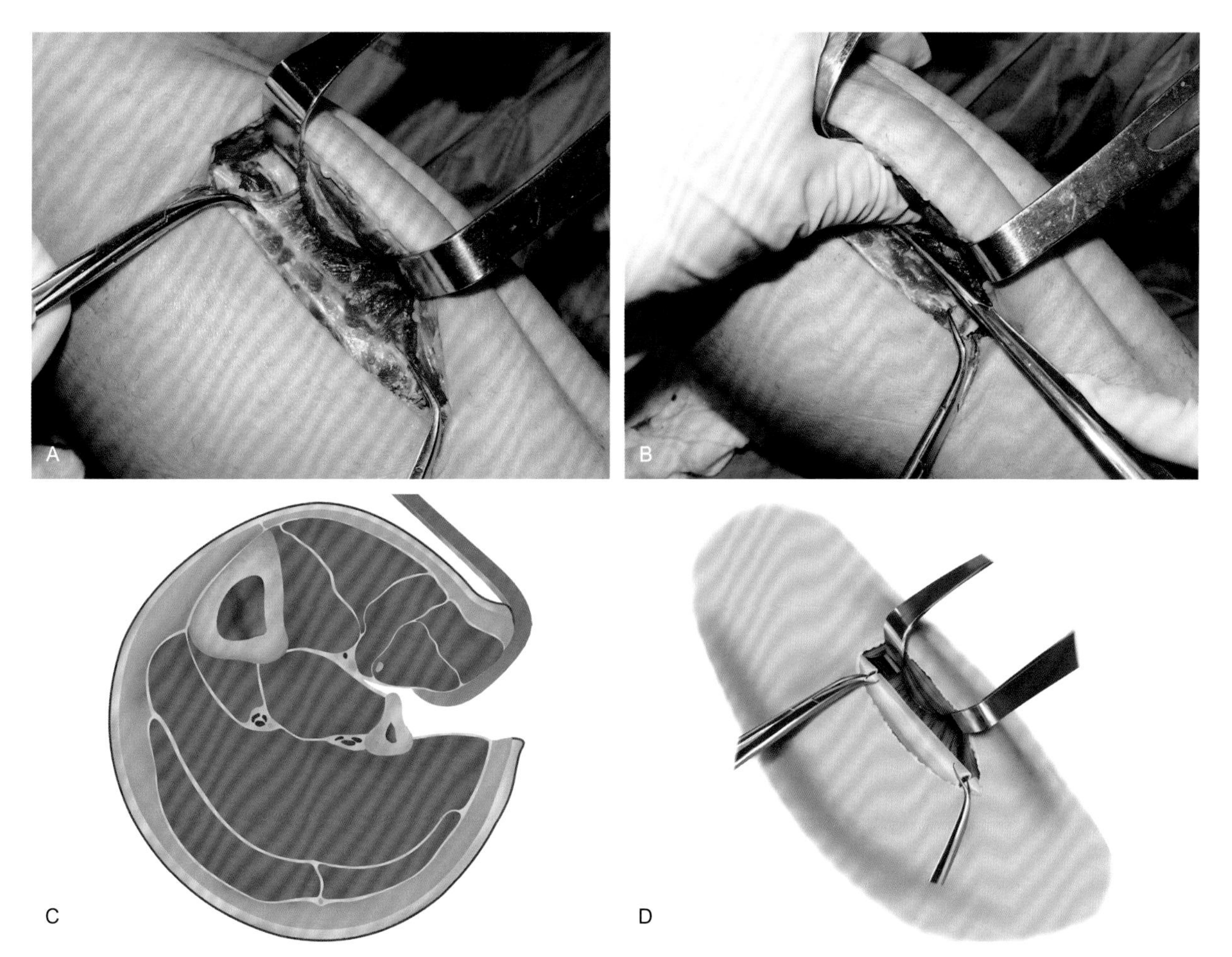

图 7-39　切开小腿前外侧肌间隔

A. 显露小腿前外侧肌间隔，箭头所示为腓浅神经；B. 切开肌间隔时以手指将腓骨长、短肌顶向内上方可防止剪刀误伤腓浅神经；C. 断面图显示打开小腿前外侧肌间隔后，因骨间膜的牵拉，腓骨外旋仍受到限制；D. 切开小腿前外侧肌间隔示意图

骨间膜被切开后会有明显的减张感。将腓骨外旋后继以巾钳钳夹，拉向外下方，保持适当张力，可看到胫骨后肌纤维被牵张（图 7-41）。

仔细分离并小心切断胫骨后肌在腓骨上的附着部，注意保留约 1 cm 的肌袖，切断胫骨后肌即可见腓动静脉及其内侧的胫神经和胫后动静脉（图 7-42）。

用手指将胫神经与腓动静脉适度钝性分离后，切断并结扎腓血管远端（图 7-43）。

去除近端的巾钳，保留远断端的巾钳与止血钳用以维持腓骨和腓动静脉的相对位置，然后仔细分离并结扎腓血管与胫神经、胫后血管束之间的交通支与结缔组织。再自远而近，切断踇长屈肌在腓骨后方的附着点。在切断踇长屈肌时，要略微远离腓骨，保留 1 cm 左右的肌袖，因为腓血管发往腓骨的营养血管就包含在靠近腓骨的肌肉之中。在外侧切断比目鱼肌在腓骨上的附着部，如遇穿出的弓状动脉则予结扎（图 7-44）。

最后，于近端结扎切断腓动脉及其伴行静脉，取下腓骨（图 7-45）。

仔细止血后，逐层缝合关闭切口。腓骨肌肌膜与比目鱼肌肌膜缝合，然后缝合皮下组织和皮肤。放置引流，加压包扎，以防术后血肿发生。

4. 腓骨预处理　腓骨的处理可于髋部手术的同时由另一组医生进行，以合理减少手术时间。将带血管蒂的腓骨瓣取下后，置于生理盐水纱布上，结扎远端的血管及发往腓骨外的分支。以显微器械分

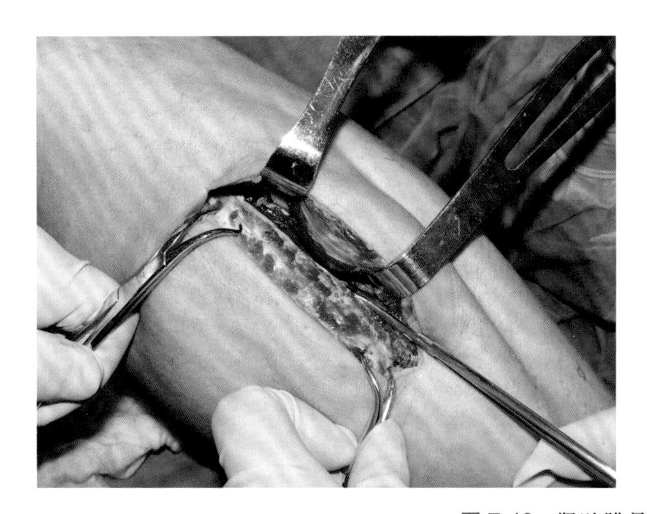
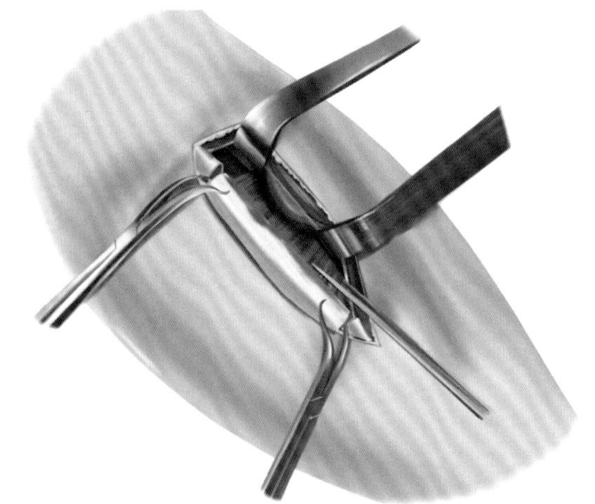

图 7-40　紧贴腓骨侧切开骨间膜
这样操作可避免伤及腓深神经

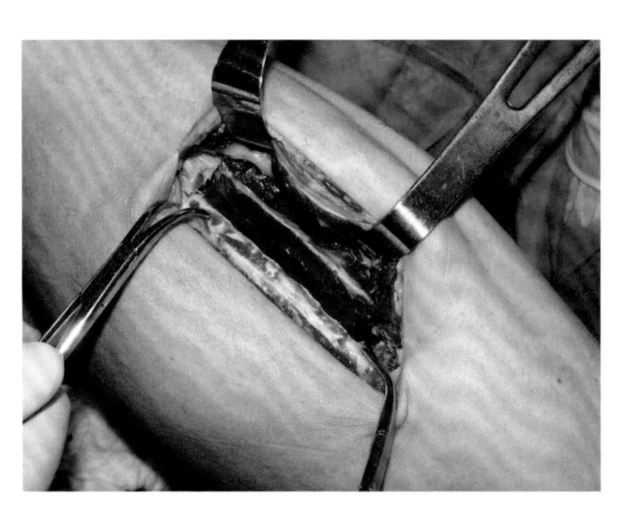
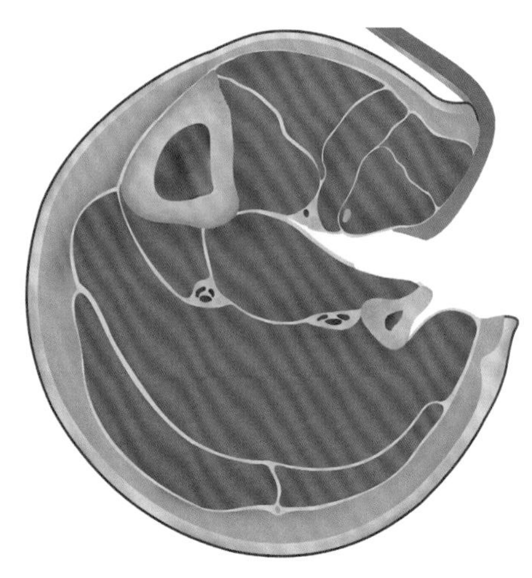

图 7-41　显露胫骨后肌
切开骨间膜后可将腓骨进一步外旋后拉向外下方，显露胫骨后肌

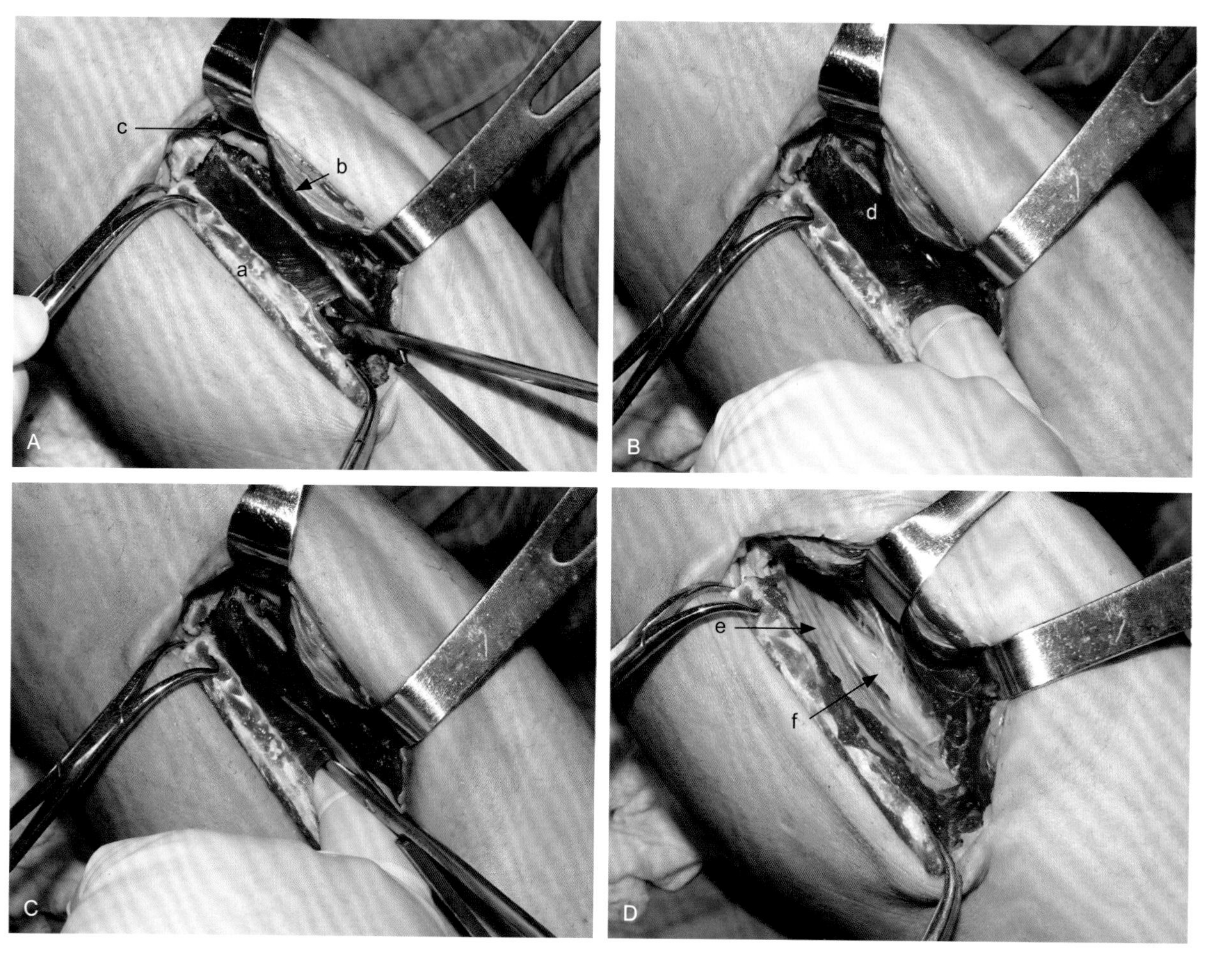

图 7-42　切断胫骨后肌，显露腓血管束

A. 用剪刀或止血钳垂直胫骨后肌纤维走行钝性分出一开口（a. 腓骨；b. 腓骨长短肌；c. 腓浅神经）；B. 以手指自此开口探入并将胫骨后肌下方的血管和神经结构下压保护（d. 胫骨后肌）；C. 距腓骨缘约 1 cm 处切断胫骨后肌与腓骨的附着点；D. 显露胫骨后肌后方的腓血管、胫神经和胫后血管（e. 腓动静脉；f. 胫神经）

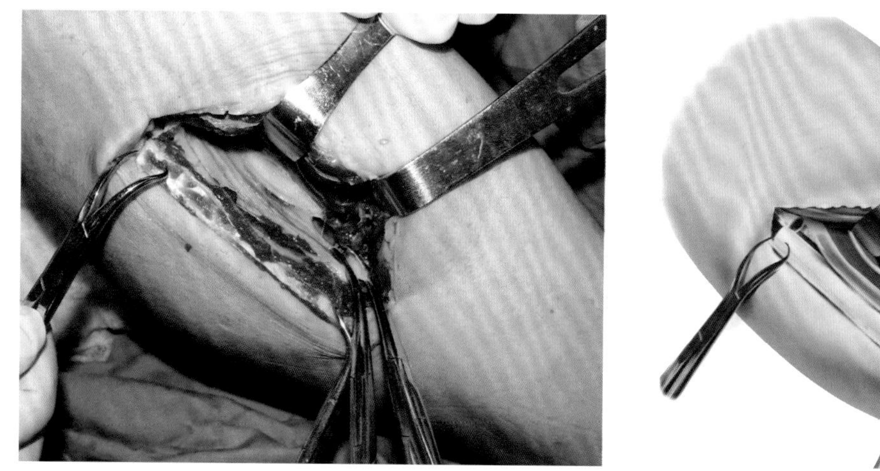

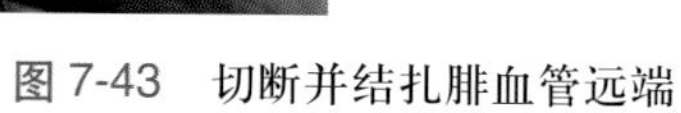

图 7-43　切断并结扎腓血管远端

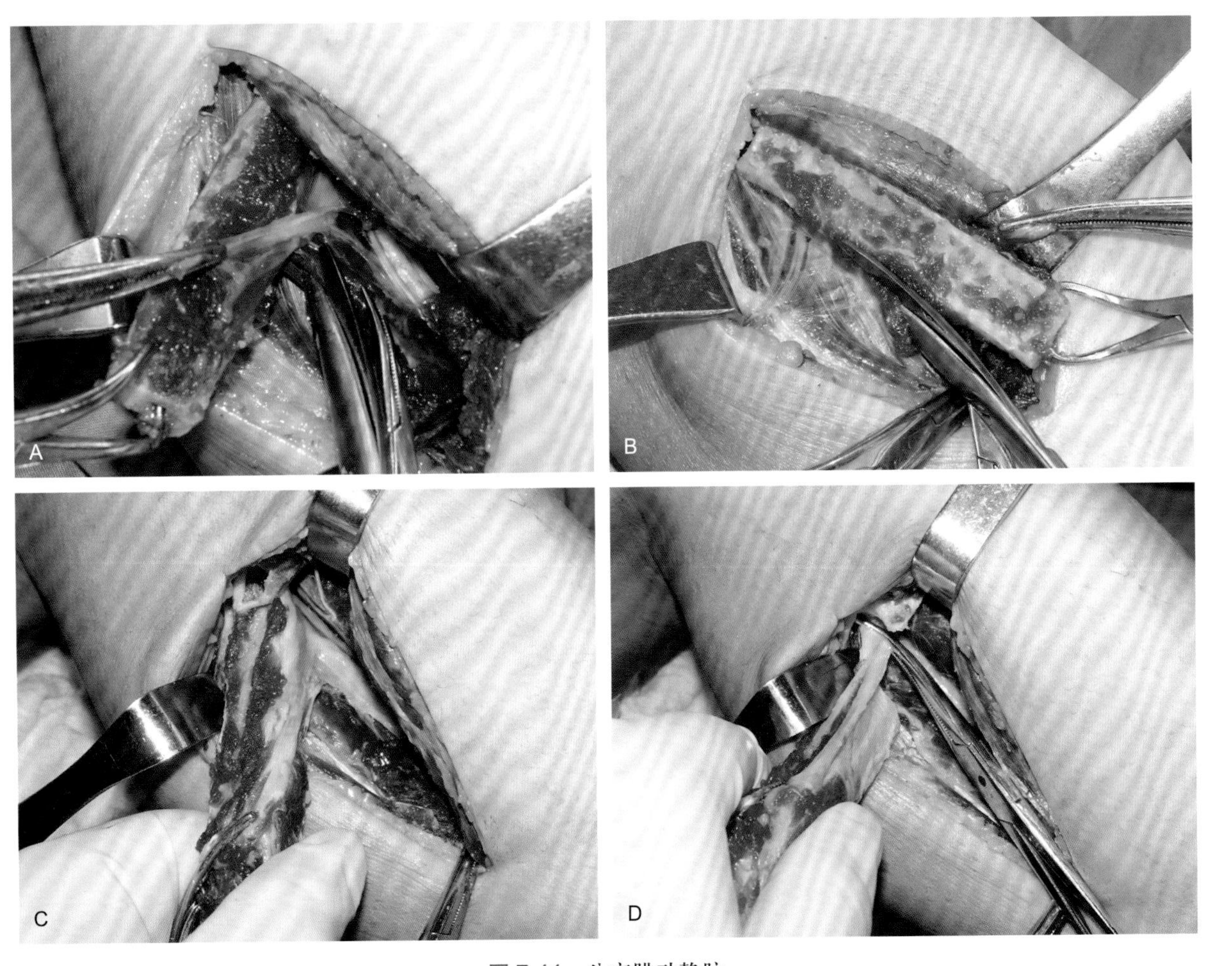

图 7-44 分离腓动静脉

A. 切断踇长屈肌在腓骨后方的附着点，注意保留 1 cm 的肌袖；B. 切断比目鱼肌在腓骨外侧的附着处；C. 切断并结扎腓动静脉沿途发出的肌支；D. 切断并结扎近端腓血管

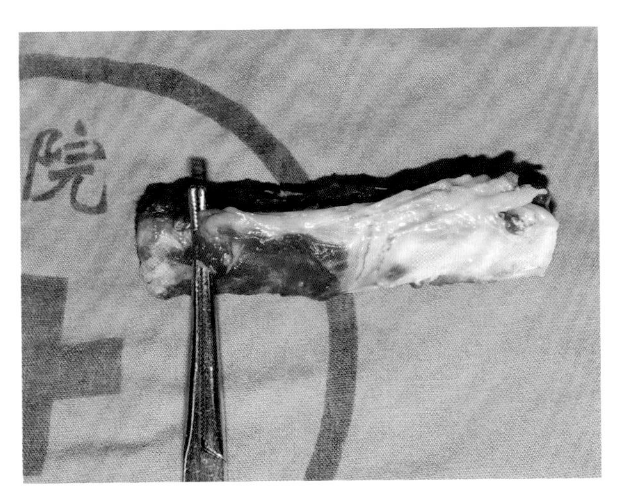

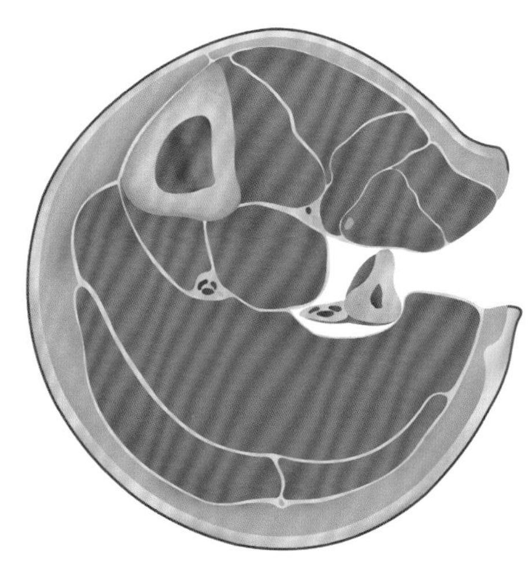

图 7-45 取下的腓骨

离近端的腓动脉及伴行静脉，用肝素盐水灌注观察有无明显渗漏，以显微缝合线修补。选择一条回流较好的静脉作为受体血管，结扎另一条静脉。腓血管对侧的腓骨骨面（即腓骨外侧面）纵行切开后做骨膜下剥离，暴露骨质。腓骨远端的骨膜向近端剥离 3~4 mm，用 3-0 可吸收线将腓骨远端的骨膜和血管环形捆扎固定于腓骨上，这样可以防止腓骨在植入时发生骨膜和血管与腓骨的剥离。然后，将拟吻合的近端腓血管游离出 2 cm 以方便吻合。待髋部受区准备好后，根据髋部股骨头颈部骨槽测量结果，修剪腓骨至合适长度（图 7-46）。

5. 髋部手术（前侧入路，上海六院法）　采用前侧入路，自髂前上棘下内侧约一横指起向髌骨外缘方向做直切口，长 7~8 cm，此切口恰好可以避开股外侧皮神经（图 7-47）。

切开皮肤、皮下组织至深筋膜，适当向两侧游离，可以看到缝匠肌与阔筋膜张肌的间隙（图 7-48）。

分离缝匠肌与阔筋膜张肌之间间隙，将缝匠肌牵向内上方，阔筋膜张肌向外下方牵开，显露股直肌（图 7-49）。

分离股直肌近端与阔筋膜张肌和股外侧肌的贴

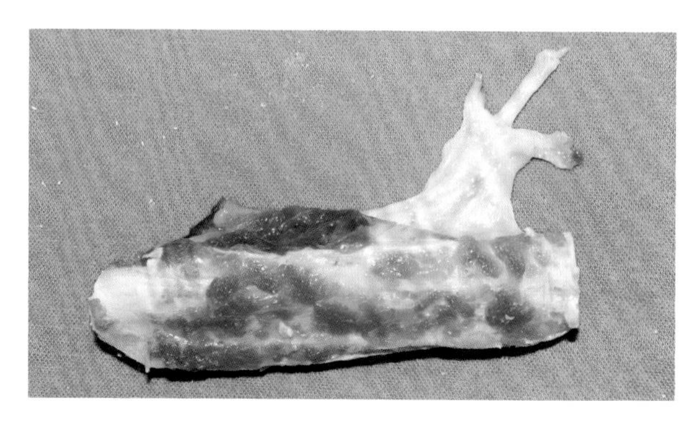

图 7-46　修剪取下的腓骨

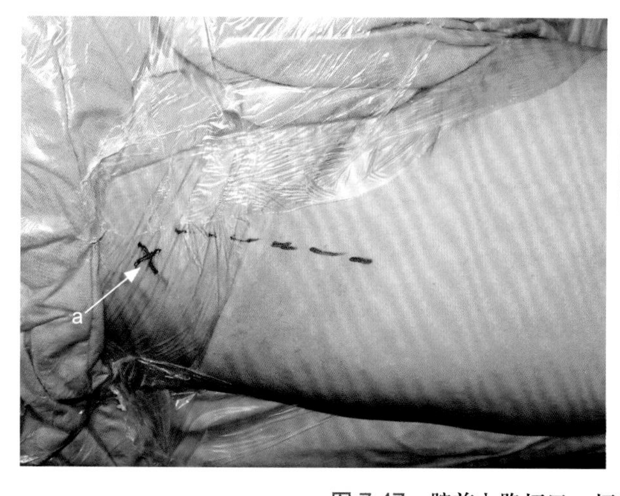

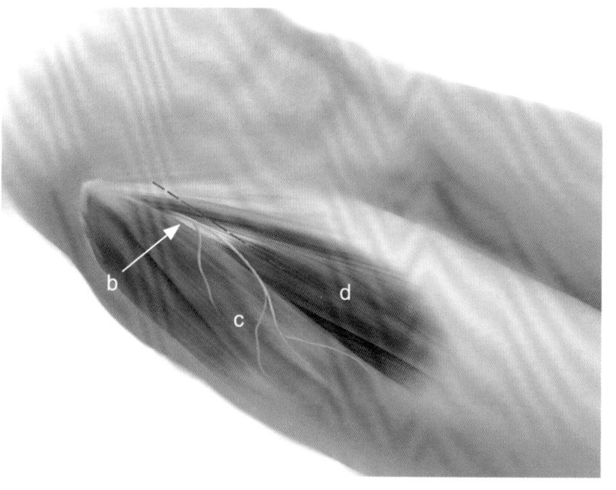

图 7-47　髋前入路切口，切口外缘有股外侧皮神经经过
a. 髂前上棘；b. 股外侧皮神经；c. 阔筋膜张肌；d. 缝匠肌

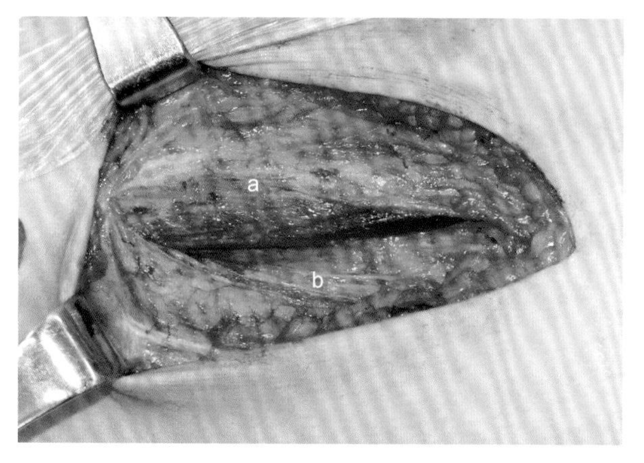

图 7-48　切开深筋膜，显露缝匠肌与阔筋膜张肌间隙
a. 缝匠肌；b. 阔筋膜张肌

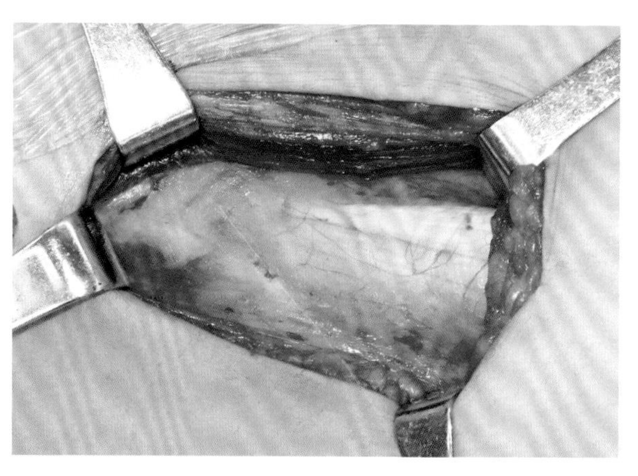

图 7-49　显露股直肌

合处，将股直肌拉向内侧，阔筋膜张肌与股外侧肌拉向外侧，隐约可见位于筋膜深面的旋股外侧动脉的升支（图 7-50）。有时，因股直肌张力较大，难以显露，可将股直肌于起点处切断并翻向远端，这样可使深层暴露清晰，但损伤较大。

小心切开筋膜层，可见旋股外侧动脉升支及其伴行静脉自内向外走行，其远端进入阔筋膜张肌。适度游离血管，于其远端分支入肌点处切断并观察动脉供血条件，结扎断端，将此血管束向近端游离 2~3 cm 备用（图 7-51）。

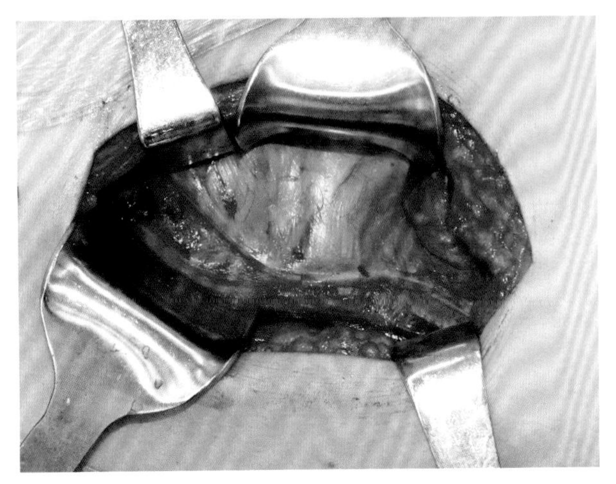

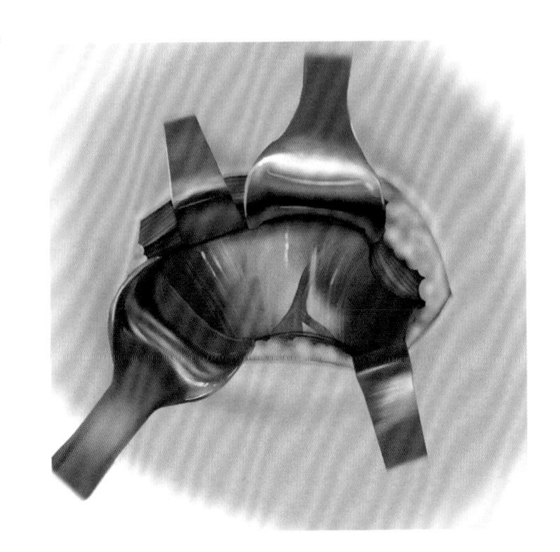

图 7-50　分离股直肌与股外侧肌、阔筋膜张肌的间隙

见近端的关节囊前部的深筋膜，其下隐约可见旋股外侧动静脉，远端为股中间肌

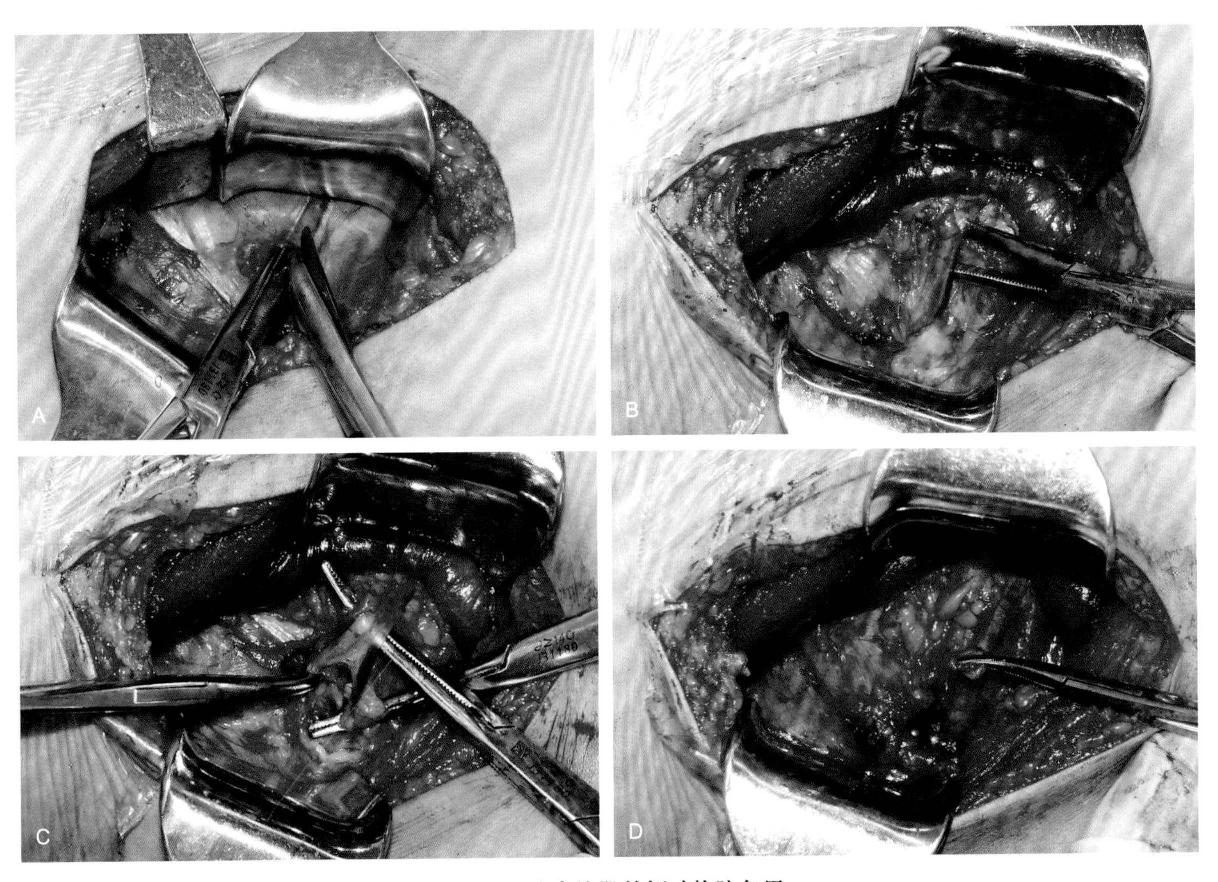

图 7-51　分离旋股外侧动静脉备用

A. 切开旋股外侧动脉升支浅层的筋膜；B. 显露血管束并向近端游离，结扎沿途的肌支；C. 结扎血管束远端；D. 留取 2~3 cm 的血管做供区血管吻合用

将血管保护性拉向内侧，暴露髋关节囊的前壁，用手指确定股骨颈位置后，在其前方纵行或“十”字切开关节囊，以 3 把 Hohmann 拉钩牵开关节囊（一把置于股骨颈外上方，一把置于股骨颈内下方，一把置于大转子外侧），显露股骨头颈交界处及股骨颈（图 7-52）。

股骨头坏死常伴有滑膜组织的炎性增生，轴向旋转股骨头，以咬骨钳清除头颈部可见的增生滑膜（图 7-53）。

用骨凿在股骨颈前方中部开一平行于股骨颈

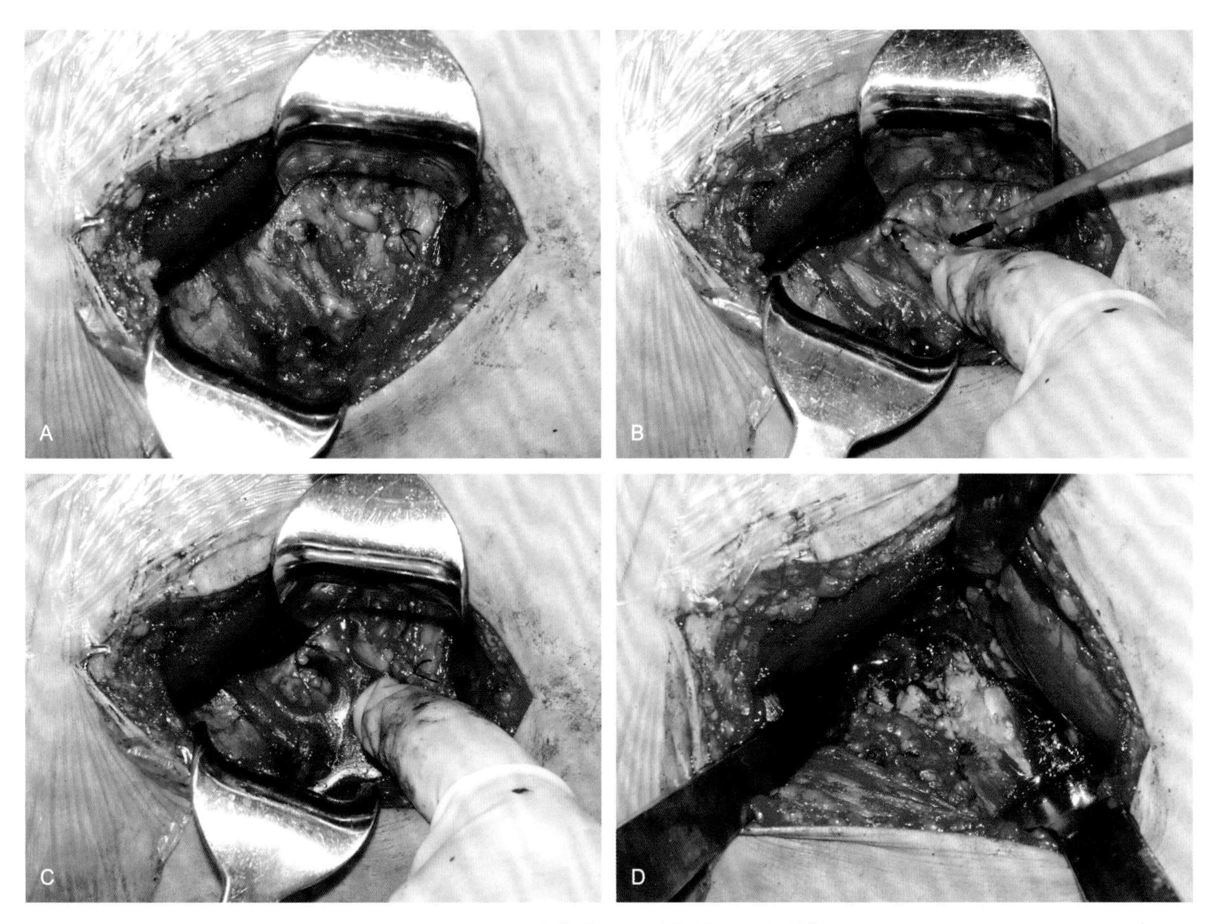

图 7-52　切开关节囊，显露股骨头颈交界部

A. 显露前侧髋关节囊；B. 于股骨颈前纵行切开；C. 髋关节内滑液涌出；D. 以 3 把 Hohmann 拉钩牵开关节囊，显露头颈交界处

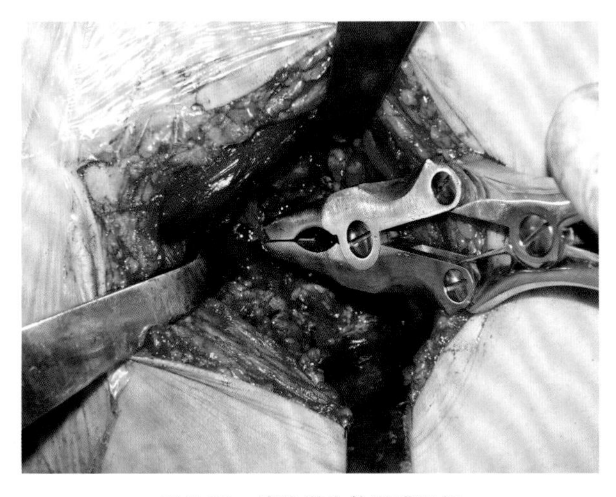

图 7-53　清除增生的滑膜组织

的骨槽，骨槽近端自股骨头颈交界处始，远端距大转子外侧缘 1~2 cm 处止，长约 3 cm，宽及深度约为 1.5 cm（视腓骨直径及股骨头前倾角而定）（图 7-54）。骨槽内骨松质留存备植骨用。

于大腿外侧股骨颈延长线处做一 1~2 cm 切口，切开皮肤和阔筋膜后，用止血钳钝性分离至大转子前方，打通一软组织隧道。根据腓骨的粗细，选用合适大小的专用清理磨头，在 C 臂机透视下通过头颈交界处的骨槽向股骨头坏死部打磨，清除坏死骨组织。通常清除的范围必须至关节软骨下骨处（图 7-55）。

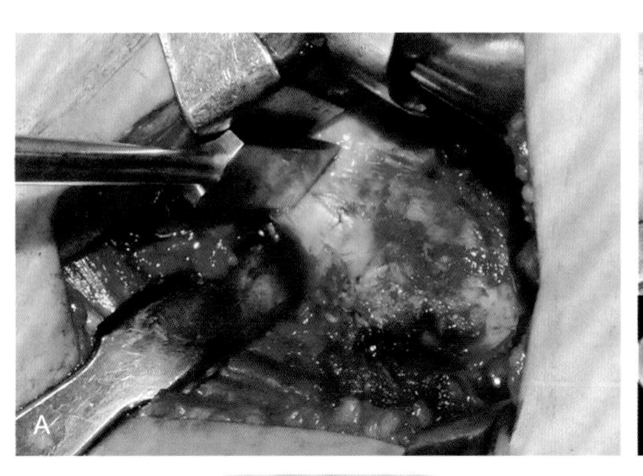

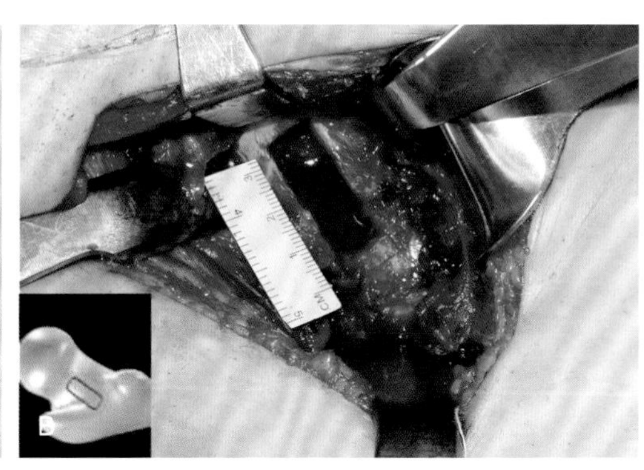

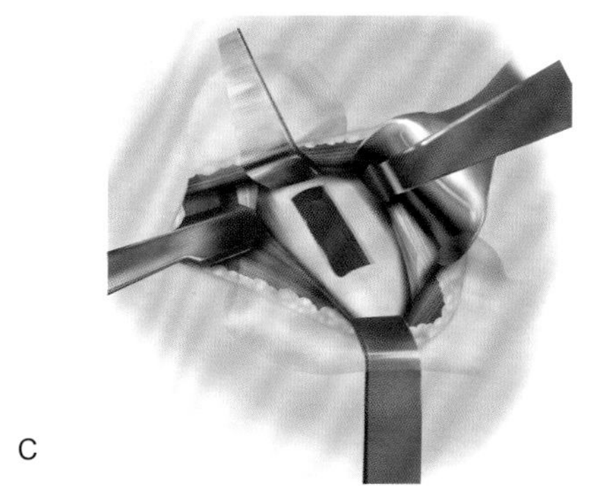

图 7-54　头颈部开窗

A. 以骨刀于头颈交界处开槽；B. 骨槽长 2.5~3 cm，宽较腓骨直径略大，股骨头颈前倾角越小则越深；C. 示意图

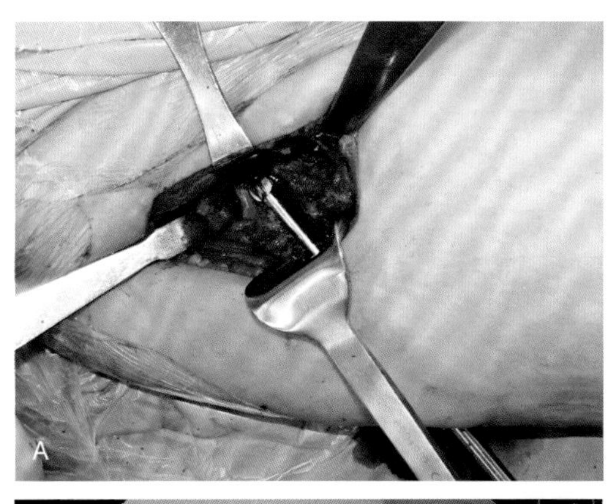

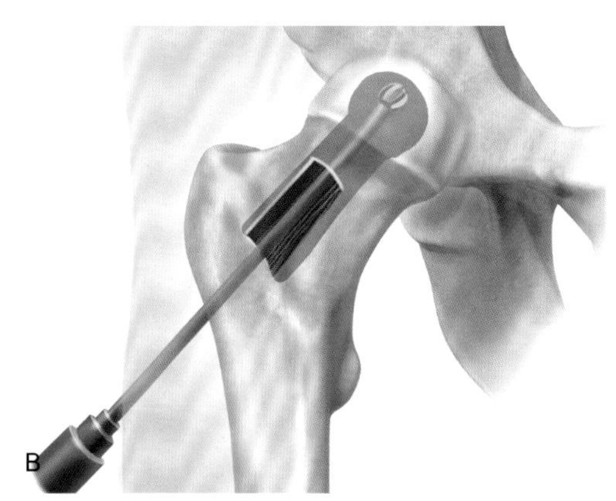

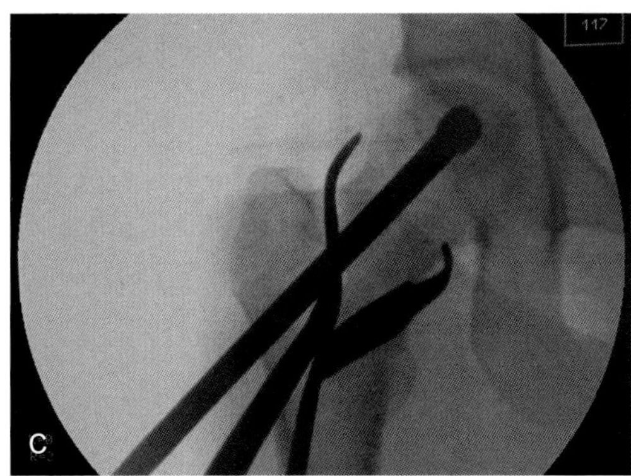

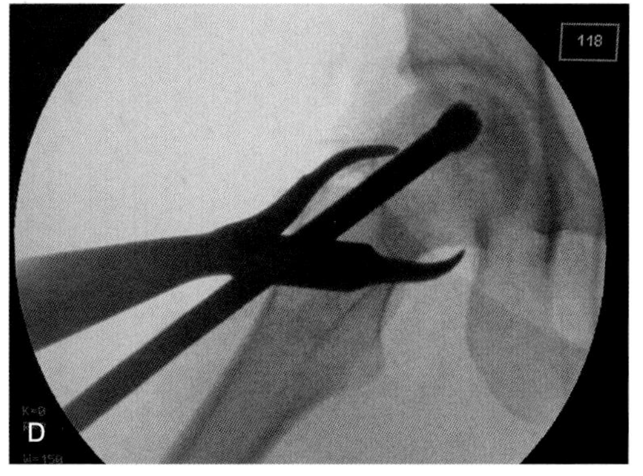

图 7-55　清理股骨头内坏死灶

A. 经大转子前软组织隧道，平行于股骨颈插入专用磨钻；B. 示意图；C. 术中 X 线透视观察磨钻深度与位置（正位观）；D. 术中 X 线透视观察磨钻深度与位置（蛙式位观）

彻底清洗后，将之前准备好的骨松质通过骨槽植入股骨头下的承重区，并打压致密。可同时植入促进成骨的生物制品（如DBM、PRP等）。用测深器测量股骨头内隧道深度及股骨颈骨槽的长度（图7-56）。

按所需植入腓骨的长度，截除多余的腓骨。将预处理好的腓骨经骨槽植入股骨头内，腓血管侧的腓骨面置于骨槽的前内方，避免腓血管受压（图7-57）。

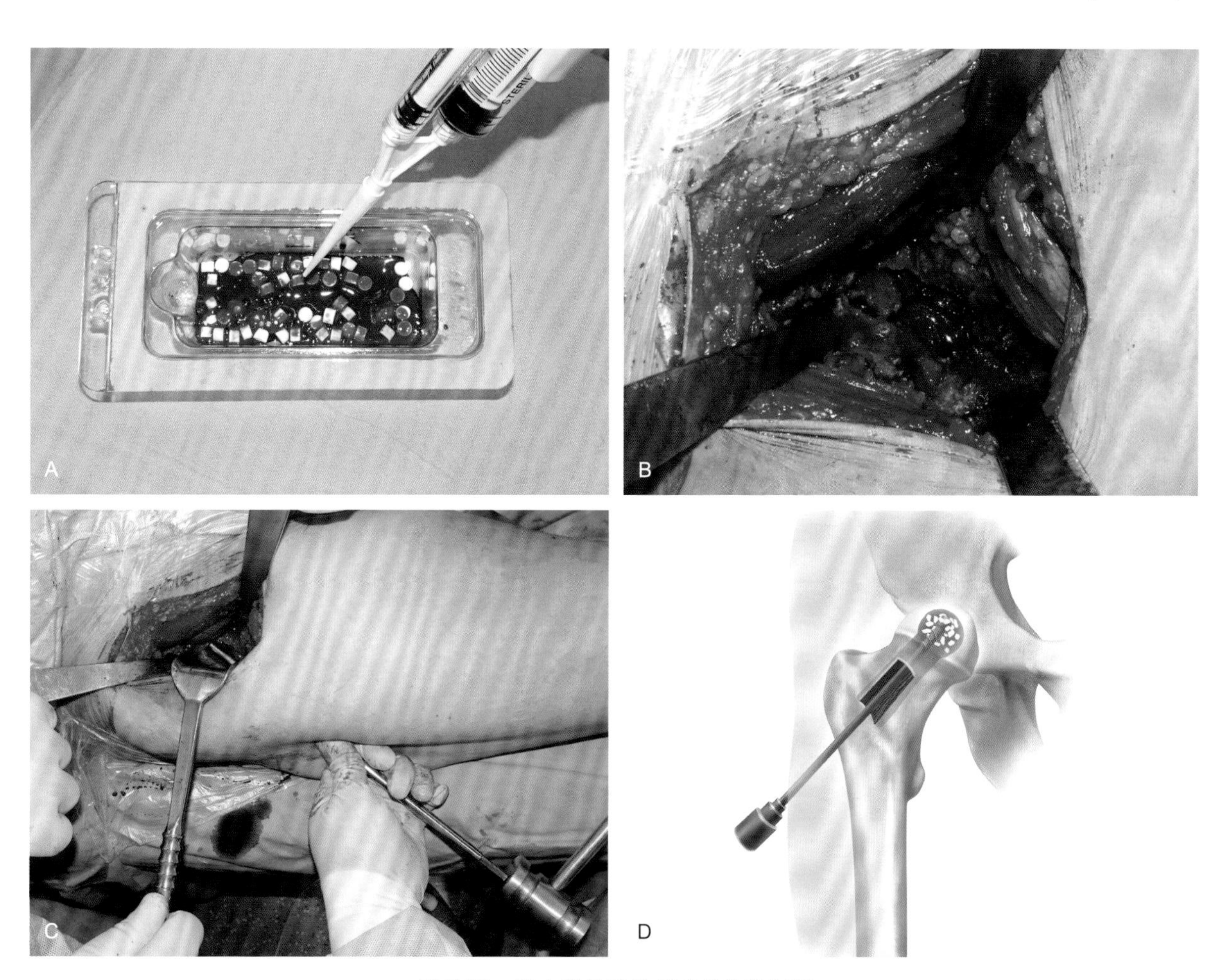

图7-56　**植入骨松质及促成骨生物材料**

A. 准备好的促成骨生物材料，图示为混有PRP的DBM；B. 植入骨松质之前股骨颈开槽时所留存的骨松质；C. 打压植骨；D. 示意图

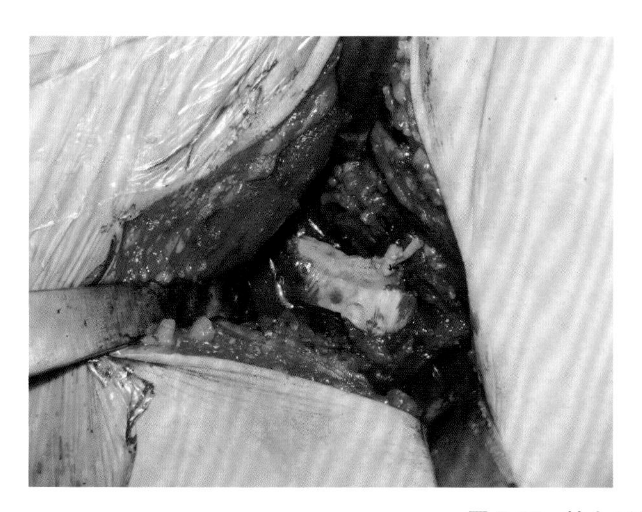
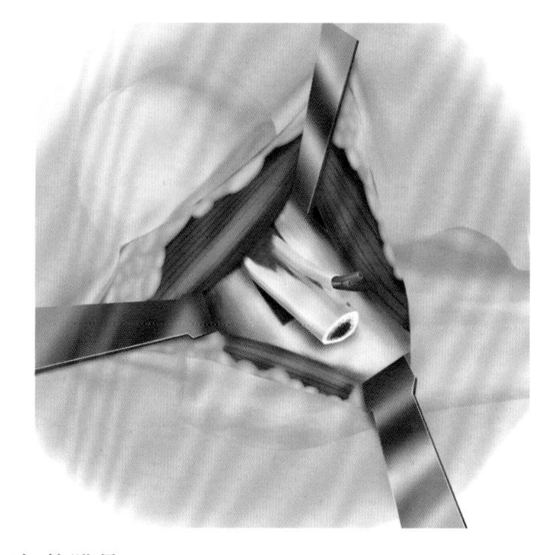

图7-57　**植入预处理好的腓骨**

用专用的打入器将腓骨植入股骨头内，敲击时顺势而为，不可使用暴力，必要时可用骨刀适当延长骨槽远端（图 7-58）。

采用可吸收螺钉将腓骨固定于股骨颈骨槽内（图 7-59）。

显微镜下用 8-0 或 9-0 无损伤线将腓血管与旋股外侧血管升支做间断端 - 端缝合（图 7-60）。观察动脉通血及静脉回流状况，放置引流管，逐层缝合切口。

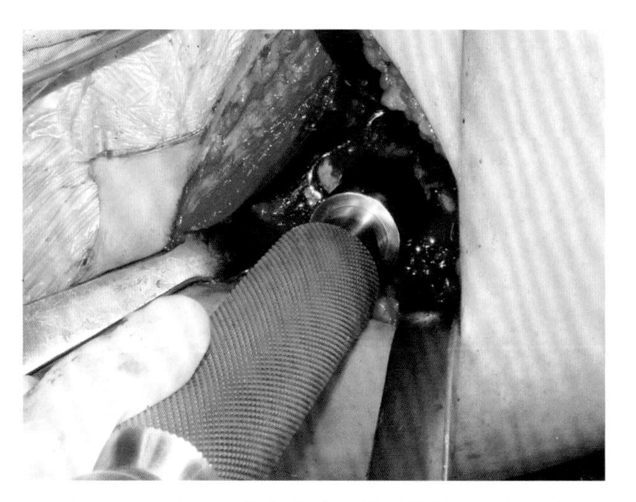

图 7-58 用打入器轻轻敲击，将腓骨植入股骨头内

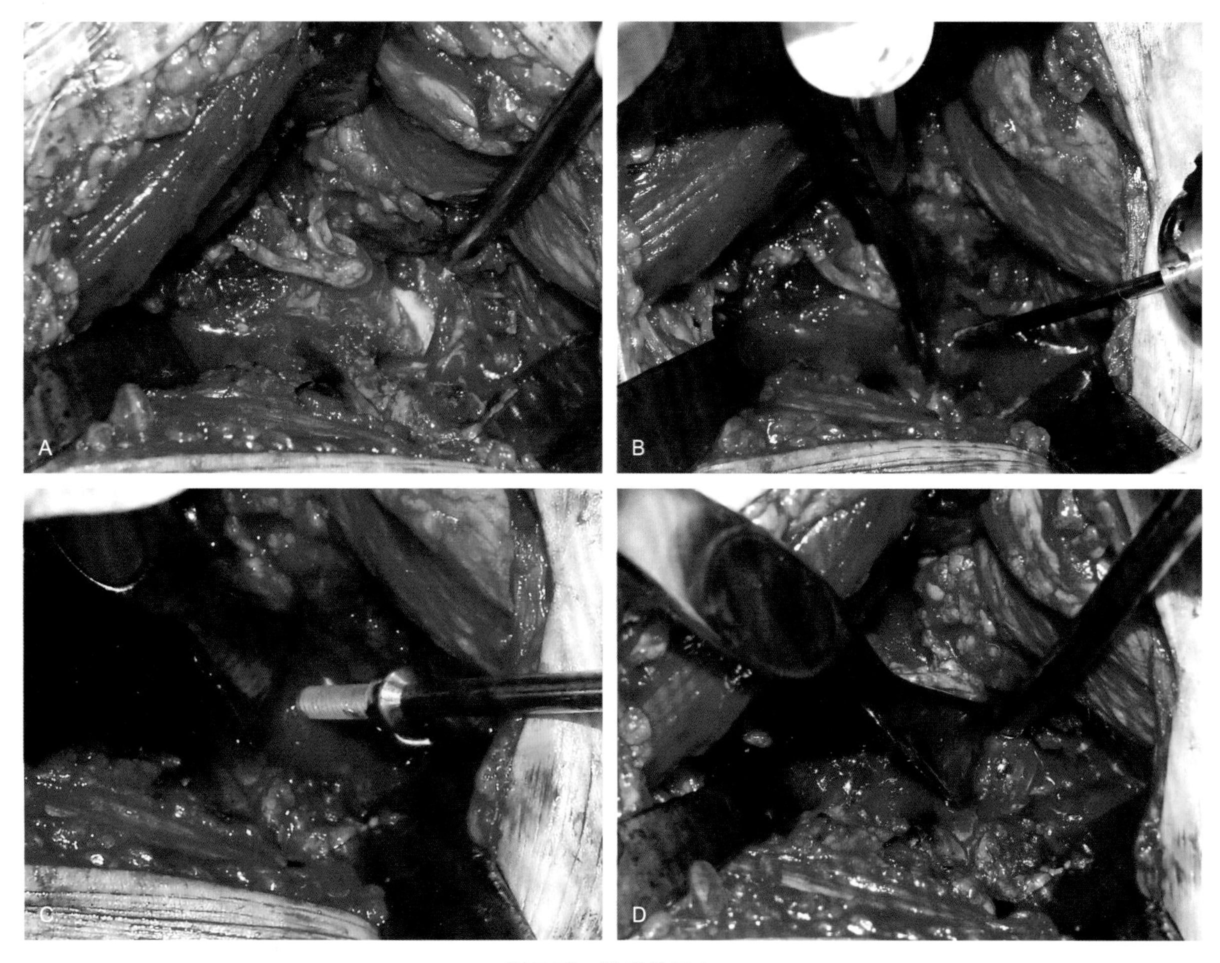

图 7-59 腓骨的固定

A. 植入腓骨；B. 用骨膜剥离子保护好腓骨上面的血管蒂部，电钻打孔；C. 植入可吸收螺钉；D. 螺钉植入后

6. 髋部手术（外侧入路，Urbaniak 法）　美国杜克大学的 Urbaniak 教授早在 1979 年已经开始使用 FVFG 治疗 ONFH，其髋部手术采用经大转子的外侧入路（图 7-61）。

沿阔筋膜与臀中肌间隙，暴露股骨近端外侧面，仔细分离确认旋股外侧动静脉并分离出其升支作为受区可供吻合的血管。将股外侧肌自股骨大转子附着部分离并翻向远侧，暴露股骨近端外侧面（图 7-62）。

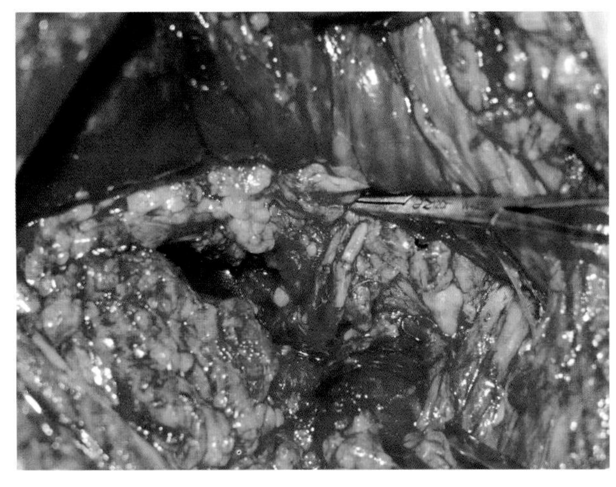

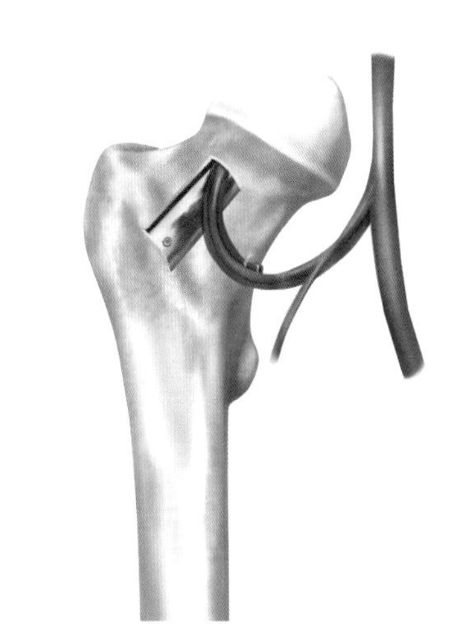

图 7-60　吻合旋股外侧动静脉升支——腓动静脉

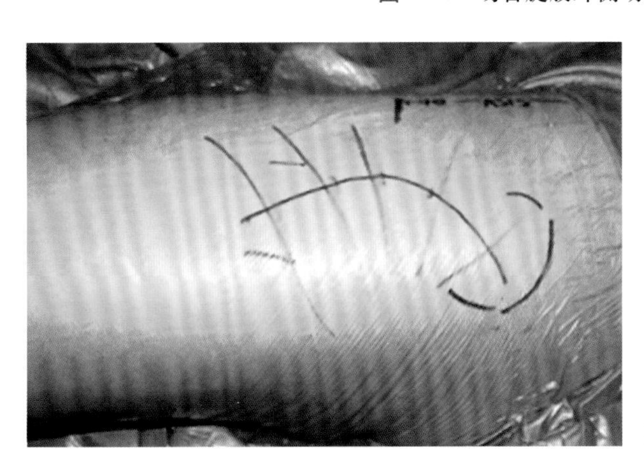

图 7-61　Urbaniak 髋部手术入路

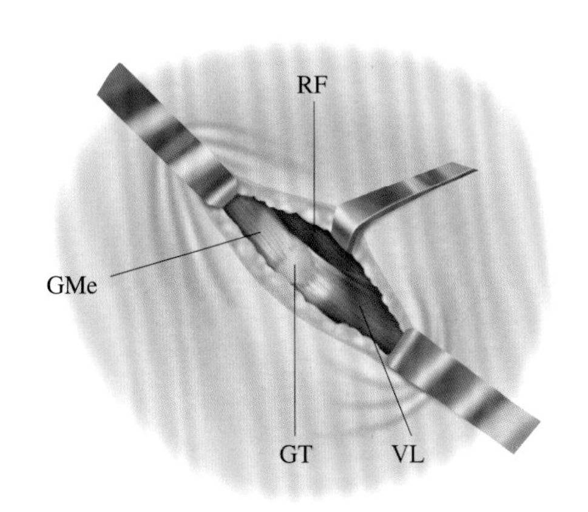

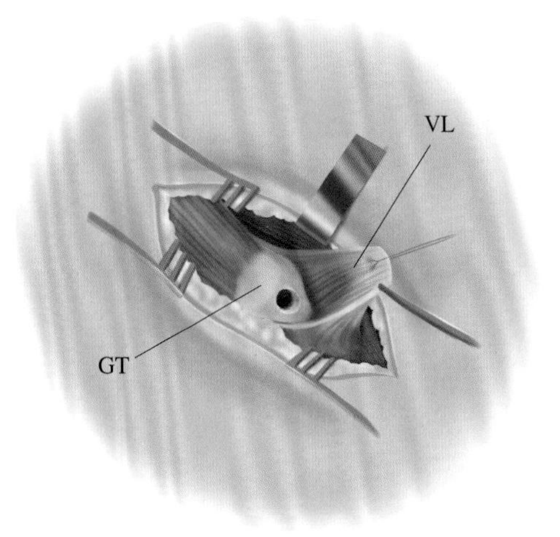

图 7-62　髋外侧手术入路示意图

将股外侧肌自起点分离翻向远侧，在股骨近端外侧皮质处开孔（Φ16~21 mm），在股骨颈内钻取骨隧道（GMe：臀中肌；GT：股骨大转子；RF：股直肌；VL：股外侧肌）

在C臂机透视下沿股骨颈至股骨头坏死区的中心打入导引针。注意避免穿透关节面。使用不同直径的空心钻逐号扩孔直至产生一直径为16~21 mm的骨隧道（图7-63~图7-64）。

隧道起自股骨外侧皮质，向近端延伸至股骨头关节面下方3~5 mm处。用空心钻钻取骨隧道的同时，可去除股骨头内的坏死骨（图7-65）。向骨隧道内注入水溶性造影剂，用C臂机获取造影剂在股骨颈骨隧道内的正侧位形态和位置，观察坏死骨清除情况。

于股骨转子部获取骨松质，使用专用的打压器将骨松质送入骨隧道内进行植骨（图7-66）。

将腓骨远端的骨膜向近端剥离3~4 mm，用3-0可吸收线将腓骨远端的骨膜和血管环形捆扎固定于腓骨上。测量骨隧道长度后，将修剪好的腓骨置于股骨头软骨下骨下方，其周围有骨松质包绕（图7-67）。骨隧道的直径必须比腓骨的直径大2 mm，以防止腓血管受压，影响腓骨的血运。

松解股中间肌与股外侧肌起点处的肌肉并获得一间隙，以便于腓血管与旋股外侧血管做无张力缝合。使用克氏针将腓骨固定于股骨近端。显微镜下用8-0或9-0无损伤尼龙线将腓血管与旋股外侧血管做端－端吻合（图7-68）。常规关闭切

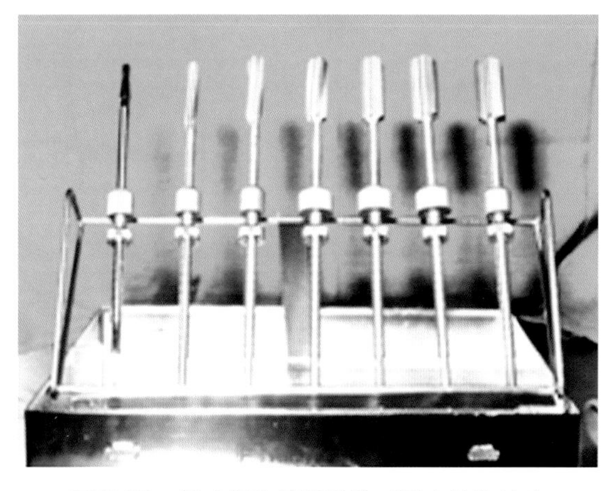

图7-63　用于扩取骨隧道的不同直径的钻头

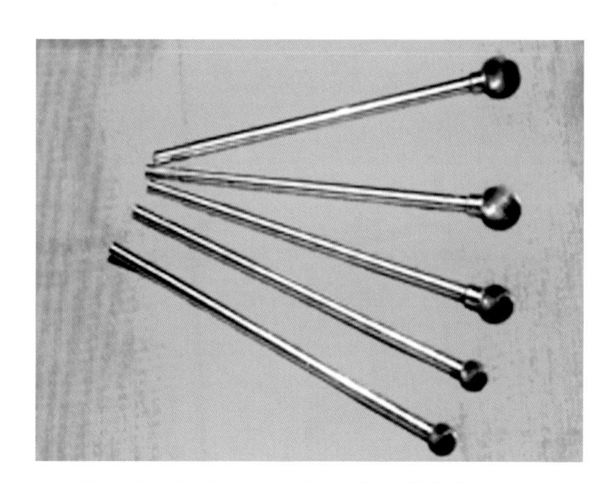

图7-64　用于去除股骨头内坏死骨的专用磨头

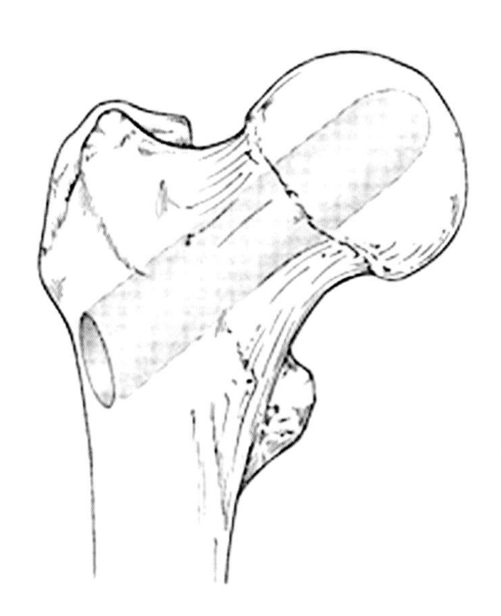

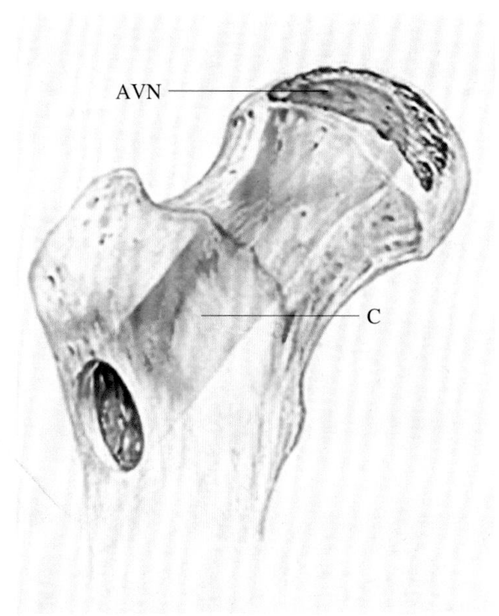

图7-65　建立骨隧道，同时去除股骨头内的坏死骨

隧道起自股骨外侧皮质，向近端延伸至股骨头关节面下方3~5 mm处，同时可以使用专用工具去除股骨头内的坏死骨（AVN：股骨头坏死区；C：骨隧道）

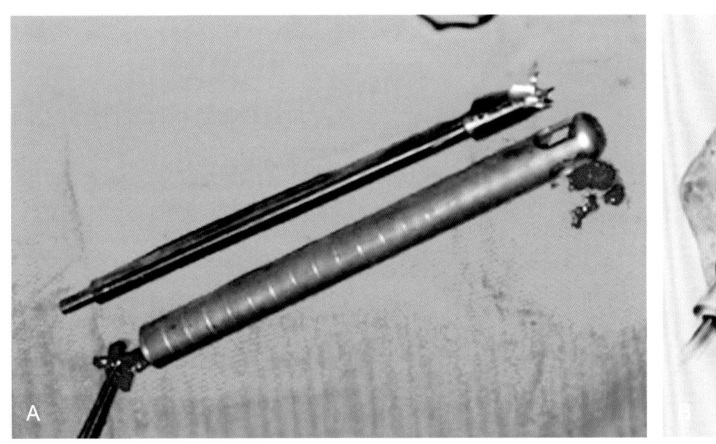

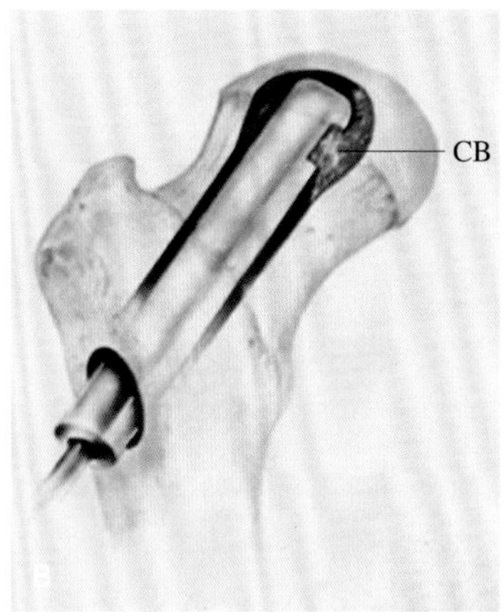

图 7-66　**植入骨松质**

A. 专用植骨工具，可将骨松质打压植入预设部位；B. 使用专用工具在骨隧道内植骨的示意图（CB：骨松质）

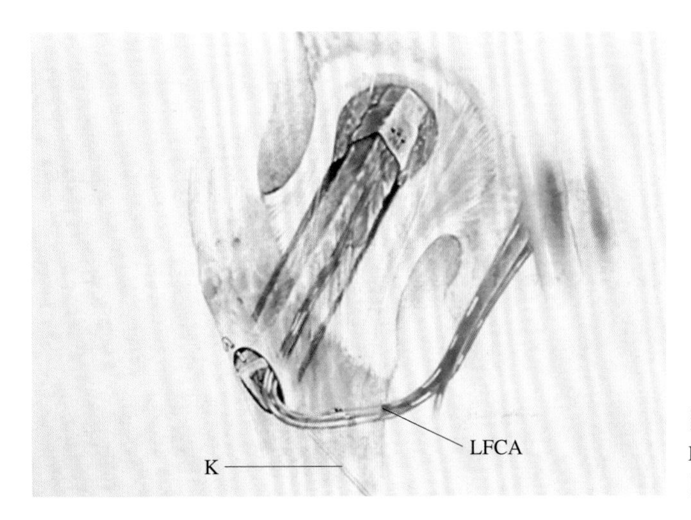

图 7-67　**植入腓骨**

LFCA：旋股外侧动脉；K：固定用克氏针

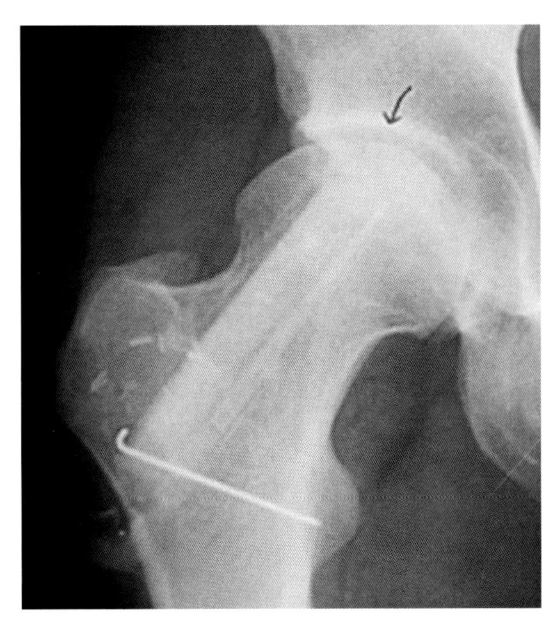

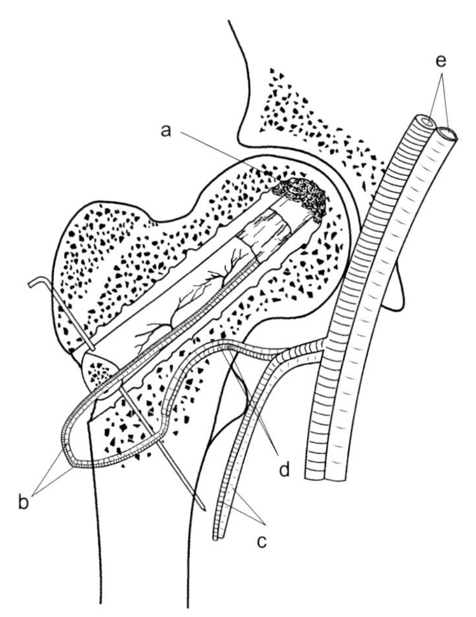

图 7-68　**使用克氏针将腓骨固定于股骨近端**

显微镜下用 8-0 或 9-0 无损伤线将腓血管与旋股外侧血管做间断端－端缝合（a. 植入的骨松质；b. 腓动静脉；c. 旋股外侧动静脉降支；d. 旋股外侧动静脉升支；e. 股动静脉）

口，放置引流管。为防止吻合的血管受压，一般不再将股中间肌和股外侧肌缝回止点处。术后用短腿石膏托固定。

7. 术后处理 术后3天制动。预防性应用抗凝药物，可以使用低分子右旋糖酐，剂量为250~500 ml，静脉注射，每天2次，持续5天；同时使用阿司匹林，剂量为100 mg，口服，每天3次，持续6天。术后5天可使用血管造影证实吻合血管的通畅程度（图7-69）。6周内避免负重；7~12周可部分负重（体重的15%）；3个月可以逐渐增加负重量；术后6个月可以完全负重。

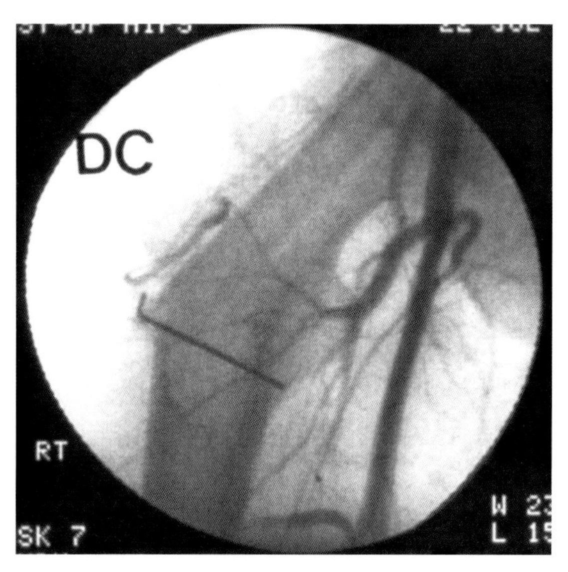

图7-69 术后血管造影

四、并发症

腓骨切取的并发症主要是神经和肌肉的损伤，腓浅神经损伤后可有足背麻木的感觉及踝关节外翻力量的减弱；腓深神经损伤则会有伸趾、伸踇无力。如腓骨取得过长，则有可能过多剥离踇长屈肌的起点，术后引起屈踇趾障碍。有报道踝关节及下肢痛的发生概率随着时间的推移而增高，术后5年约为11.5%。髋部手术切口有可能伤到股外侧皮神经，引起股外侧的皮肤感觉异常。另外，进行游离腓骨移植术后，股骨颈局部皮质变薄，股骨近端有骨折的潜在危险，Frank等对707例患者随访，报道骨折发生率为2.5%。带血管的骨移植改变了股骨颈与股骨距区的骨质和骨量。同时，生物力学也有改变，如股骨颈前开槽过于靠近大转子外侧壁，将给日后可能实施的人工髋关节置换手术带来困难。

五、小结

腓骨的血供有2种方式：一是滋养血管直接进入骨内，通过内骨膜供血；二是由腓动脉沿途发出的弓状动脉通过外骨膜供血。弓状动脉走行于腓骨周围近骨膜处的肌肉内（肌袖），对腓骨的血供起到至关重要的作用。因此，切取腓骨时应保留约1 cm长的肌袖，以保护弓状动脉。切取腓骨的长度应根据髋部的手术方法而定。取同侧带腓动静脉血管的腓骨，尽可能长地保留腓血管。切取腓骨后腓骨远断端距踝关节至少8 cm，以保证踝关节的稳定性。游离腓骨预处理时，应注意检查主要的血管侧壁是否出现大的渗漏，如有则需及时修补。术后患者需尽早进行髋关节免负重功能练习，防止髋关节粘连甚至僵硬。下地负重时间需参照术后X线检查随访情况而定，坏死区新骨替代需要一段时间，如新骨替代不充分，过早负重，关节面下的坏死区域未得到有效的机械支撑，将导致股骨头塌陷，使得保头治疗失败。

血管化的腓骨移植维持了骨强度，也保留了移植骨块的活性，并缓解了关节囊的压力。与国外比较，我们的手术并发症较低，应归功于对手术方法的改良，主要体现在切取腓骨和髋部手术两个方面。从我们的临床治疗效果上看，FVFG是股骨头缺血性坏死保头治疗的有效方法之一，能够阻止或延缓病情的进展，明显改善患髋的功能，提高患者的生活质量。

第八节　股骨近端截骨治疗股骨头坏死

股骨头缺血性坏死区与其血流分布并不完全相符，即血供好的区域也可能出现坏死，生物力学因素对ONFH的影响已越来越引起人们的重视。放射学诊断明确的ONFH患者并非都会发生塌陷，有些患者的囊变区会逐渐消失，而有些患者的囊变则可导致股骨头塌陷。前者囊变一般位于软骨下骨较远的区域或者范围较小，后者则多位于软骨下区或范围较大，这从另一个侧面揭示了生物力学因素对于ONFH的影响。

早在20世纪50年代，Pauwels等就提出了内翻或外翻截骨术（valgus extension osteotomy，VGEO）以改善股骨头的负重面。截骨术旨在将股骨头负重区骨坏死病损部位转至非负重区，以改变股骨的负重力线，代之以正常有结构支撑的关节软骨承载负重，防止股骨头塌陷及促进病灶内新骨的生成。Wagner等在20世纪60年代首先报道了经转子间旋转截骨。1973年日本Sugioka报道了他设计的一种新型手术——转子间旋转截骨术（transtrochanteric rotational osteotomy，TRO），也取得了良好疗效。

对股骨头坏死的病理及影像学研究发现，绝大多数股骨头坏死的部位均在旋股内动脉分支的上干骺动脉的供血区（即股骨头前外上侧负重区），而下干骺动脉的供血区（即后侧非负重区）往往未累及，常保留完整的外形、正常的软骨面及带有血液供给的软骨下骨。股骨近端截骨术治疗ONFH是指经过转子间做内翻、外翻或旋转截骨，其设想是将骨坏死区域移开负重区，而将健康骨支撑的正常关节面移到负重区，防止股骨头塌陷，从而维持髋关节功能。此外，截骨术本身还有降低髓内压的作用。

股骨近端截骨按旋转平面的不同主要分经转子旋转截骨和转子间内翻或外翻截骨。目前欧美国家多采用内翻或外翻截骨，旋转截骨术式多在亚洲国家应用。

一、手术指征

术前应根据正侧位X线片、CT和MRI仔细评估截骨方式，确定旋转或内外翻移动程度。截骨术最佳的适用对象是X线片上没有明显的骨性关节炎改变、没有关节间隙的丢失以及髋臼未累及者。

一般认为，截骨术的适应证为：①年龄以50岁以下为宜。②ARCO分期中Ⅲ期和Ⅳ期早期的ONFH患者（因Ⅱ期患者用减压植骨、游离腓骨等创伤更小的手术即可获得较好疗效）。③坏死灶小或中等面积（联合坏死角 <200°，正侧位X线片显露股骨头正常关节面保留在1/3以上）。④髋关节屈曲活动 >90°，内收或外展活动 >25°（术后会有不同程度的关节粘连而使关节活动度减少，尤其对于旋转截骨术拟行关节囊广泛切开者）。

对于有骨代谢疾病和需继续应用皮质类固醇激素的患者，患髋有中到重度骨质疏松的患者为手术禁忌。

二、手术方法

（一）旋转截骨（Sugioka）

1. 术前准备　手术前，患者摄取双髋关节标准正位和蛙式位X线片，依据蛙式位片预估旋转截骨术前未坏死范围及其所占髋臼承重面的比例。如拟向前旋转截骨，可将标准蛙式位片中股骨头影像以纸模印出，并沿股骨颈轴向反转180°，此时的头臼对位关系可以视作截骨后向前旋转90°后的正位头臼关系影像（图7-70~图7-71）。

并以此预估在旋转截骨术后正常股骨头范围占据髋臼承重面的比例（图7-72）。如旋转后健康股骨头相对髋臼承重面的比例不到1/3，则在旋转同时应考虑内翻，以增加头臼之间的匹配。

2. 手术体位　患者取侧卧位。

3. 切口　改良髋部 Ollier 入路，自髂前上棘下 3 cm 起，沿阔筋膜张肌前缘，经过大转子下方，转向后上沿臀大肌纤维走行方向至坐骨棘弧行切开。

4. 手术步骤　首先分离阔筋膜张肌的前缘并自股直肌外侧进入，显露髋关节囊的前方。然后分离阔筋膜张肌后缘，牵开阔筋膜张肌后自大转子远端外侧，朝向股骨颈基底上方，平行于股骨颈轴线做第一刀截骨（图 7-73）。将大转子连同附着其上的臀中肌、臀小肌、梨状肌一起翻向近端（图 7-74~图 7-75）。内旋下肢后，自后方切断短外旋肌群，显露髋关节囊的后方，此时注意保护旋股内侧动脉的深支（图 7-76）。

沿髋臼缘环行切开关节囊，显露股骨头颈。在第一刀截骨面距转子间嵴远端约 1.0 cm 处与股骨颈轴线垂直插入 2 枚克氏针，摄片证实方向无误。沿克氏针指向小转子做第二刀截骨，截骨深度同第一刀截骨面的宽度（图 7-77）。

如需术后使股骨头颈呈内翻位，可使截骨线向前（前旋）或向后（后旋）倾斜 10°。第三截骨面选择在紧靠小转子上，指向第二截骨面做截骨，此

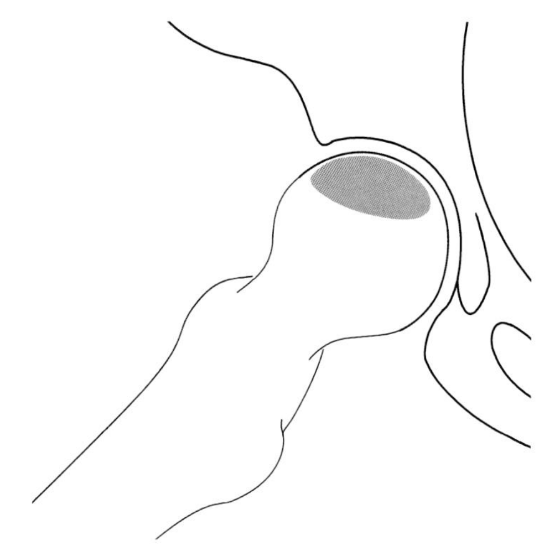

图 7-70　髋关节蛙式位 X 线片示意图
显示股骨头坏死区与髋臼的对应关系（阴影部为坏死区）

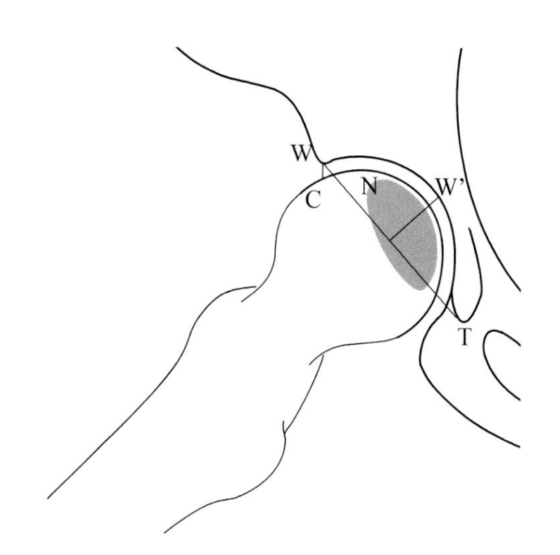

图 7-72　旋转截骨后 X 线正位片示意图
旋转截骨后股骨头未坏死区域相对于髋臼承重面所占比例的测定方法为：未坏死股骨头臼占比 =（CN/WW'）× 100%（W：髋臼缘；T：泪滴下缘；W'：W 与 T 连线的中垂线髋臼交点；C：与 W 接触的股骨头关节面；N：坏死区的外侧缘）

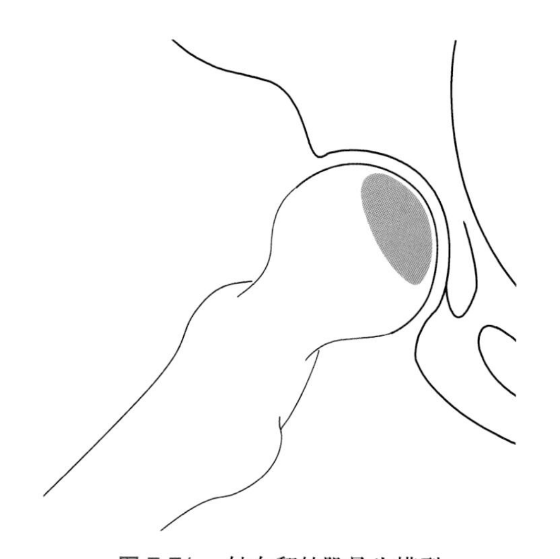

图 7-71　轴向翻转股骨头模型
用于预估旋转截骨术后（旋前 90° 时）股骨头未坏死区域与髋臼的对应关系

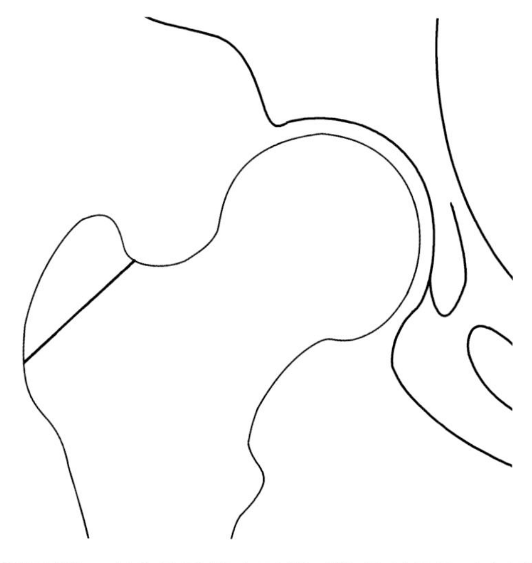

图 7-73　在大转子前方平行于股骨颈截骨示意图

截骨面与第二截骨面不要形成锐角，而应大于等于90°，否则截骨后股骨头颈旋转困难，对位也不好(图 7-78)。

完成截骨后，股骨头颈块已经松动，此时在骨块的前方（向后旋）或后方（向前旋）插入 1 枚短粗斯氏针，以此作为把持向前或向后将股骨头颈旋转。旋转方向及程度依据术前设计而定，应将坏死区尽量移出负重区（图 7-79)。

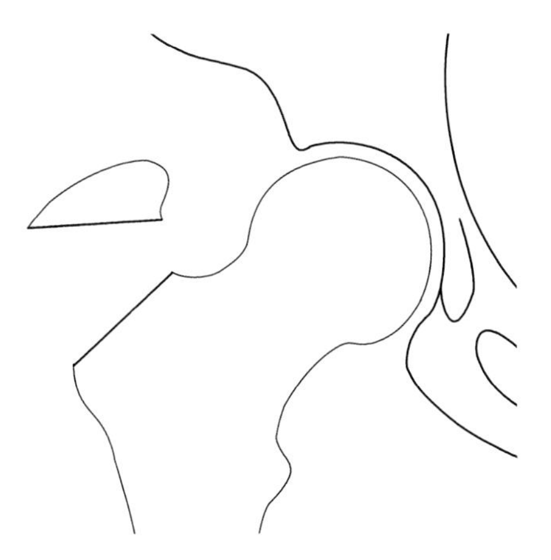

图 7-74　将大转子翻向近端示意图

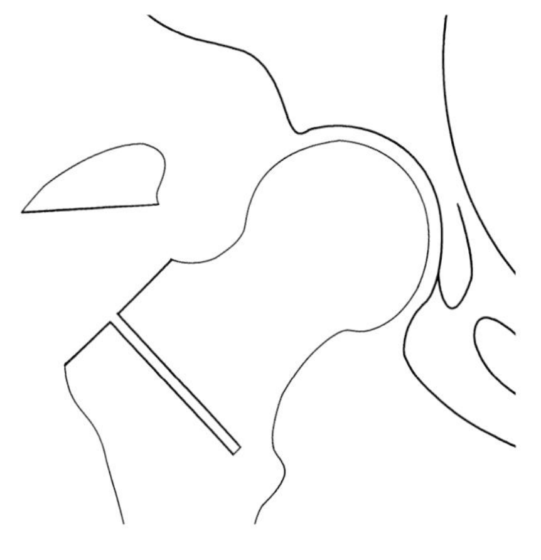

图 7-77　沿髋臼缘环行切开关节囊示意图
垂直于第一刀截骨面，朝向小转子做第二刀截骨

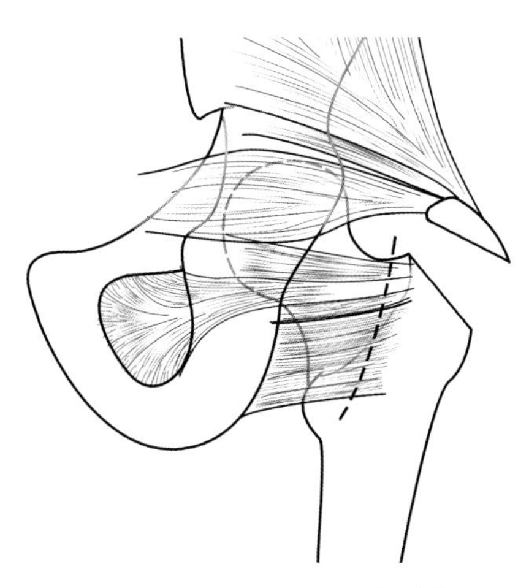

图 7-75　于后方贴近转子间嵴切断短外旋肌群示意图

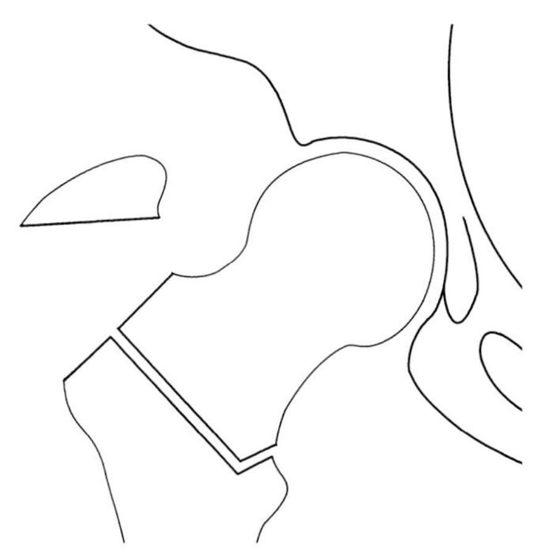

图 7-78　第三截骨面示意图
第三截骨面与第二截骨面呈钝角，以免影响旋转

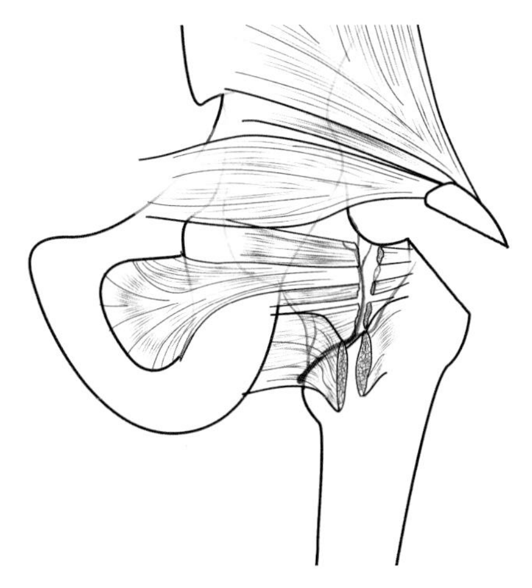

图 7-76　切断短外旋肌群示意图
可见其深处的旋股内侧动脉的深支

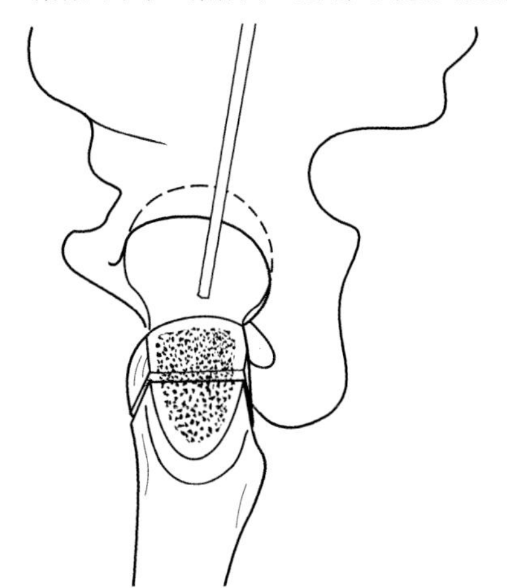

图 7-79　操纵杆示意图
于股骨颈上方打入 1 枚斯氏针作为操纵杆

旋转完成后，以2~3枚克氏针自转子下至股骨头颈做临时固定，拍摄X线片，位置满意后加压螺钉固定。大转子截骨块可用钢丝或螺钉加压固定。

5. 术中注意事项　切勿损伤股骨头血供的主要血管（旋股内侧动脉）的深支主干。此动脉位于股方肌深处的脂肪组织中，术中2个步骤容易损伤此动脉：一为切断短外旋肌群的转子附着点时，此步骤不宜用电刀，而应将5块肌肉逐一用细的骨膜剥离子游离挑起手术刀切断，不要刻意分离此血管，而应保留其周围脂肪组织；二为经小转子上做第三截骨面时，应避开此血管打入骨刀。为使股骨头颈旋转容易，需做关节囊的环行切断，切关节囊时应尽量靠近髋臼盂唇侧，避免伤及股骨头软骨面。转子间嵴远端的短外旋肌需彻底切断，否则在截骨前旋时将会对旋股内侧动脉深支造成卡压。截骨术由3个截骨面构成，大转子截骨时骨块勿太小，否则不易牢固固定，自大转子至小转子截骨时应与股骨颈轴线垂直，不宜将小转子截断，自小转子上截骨面应与前一个截骨面呈钝角。

（二）外翻截骨

股骨近端外翻截骨是指在小转子近端或远端截断股骨，股骨头在冠状面上外旋，使关节外翻、颈干角增大的一种术式。外翻截骨早在20世纪初就被用来治疗内收型股骨颈骨折不愈合或延迟愈合患者。1971年Boitzy报道将外翻截骨用于治疗股骨头缺血坏死，其最佳适应证为内收型股骨颈骨折所致的股骨头缺血性坏死。外翻截骨的术式很多，常用的为楔形截骨术。

1. 术前准备　患者摄取双髋关节X线片并行CT检查，依据放射诊断结果判定外翻截骨角度。

2. 手术体位　患者取仰卧位，双下肢固定在外展支架上。

3. 切口　股骨近端外侧纵行切口。

4. 手术步骤　纵行切开阔筋膜张肌，在距起点1 cm内切开股外侧肌并向两侧牵开，在骨膜下显露股骨近端。设计截骨平面内侧位于小转子近端，截取一楔形底位于外侧的骨块，楔形底边的位置可位于大转子下的皮质部，也可选择在大转子间的骨松质（图7-80）。如选择经大转子楔形截骨，则需先平行于股骨颈长轴将大转子部分截下（参照旋转截骨第一刀，图7-81）。

（1）大转子下外翻截骨：用电锯切除基底位于外侧的楔形骨块，如术中同时需调节股骨颈前倾角，截骨面可在水平面上适度地前倾或后倾。两截骨面对合后，股骨近端用刃钢板或解剖钢板固定（图7-82）。

（2）经大转子外翻截骨：此术式截骨部为骨松质，接触面积大，易于愈合。截骨后，先将转子间截骨面对位，以2~3枚拉力螺钉固定即可。大转子复位时与股骨颈之间会有一间隙，此间隙恰可用所截的楔形骨块植骨、填实，以短螺钉固定（图

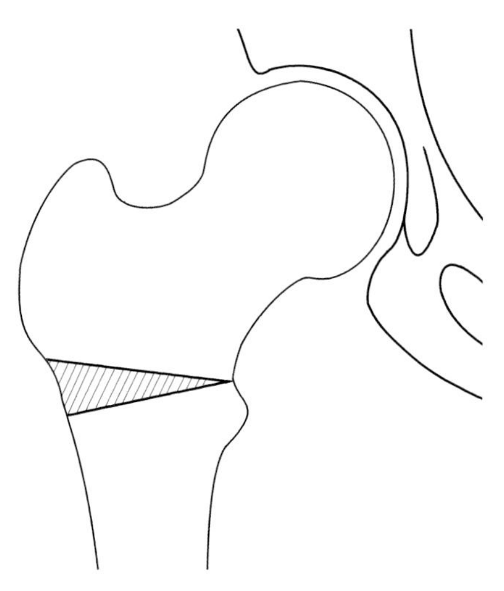

图7-80　截取一楔形底示意图
在小转子近端截取一楔形底位于外侧的骨块

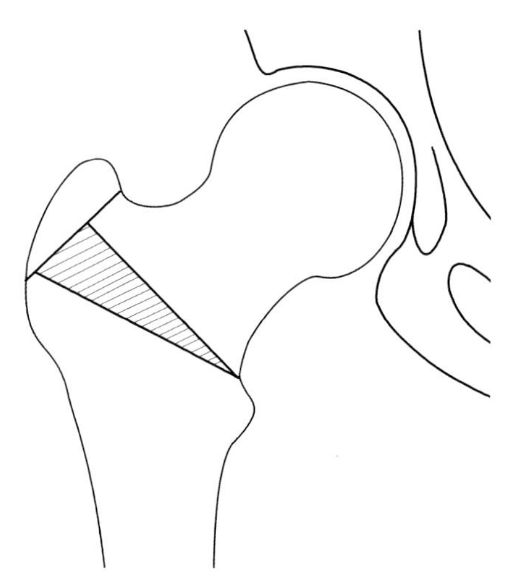

图7-81　旋转截骨第一刀示意图
平行于股骨颈长轴将大转子部分截下

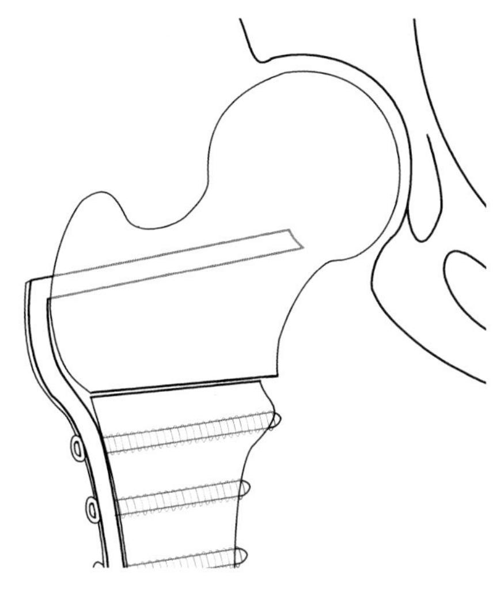

图 7-82　大转子下外翻截骨示意图
大转子下外翻截骨后以刃钢板固定

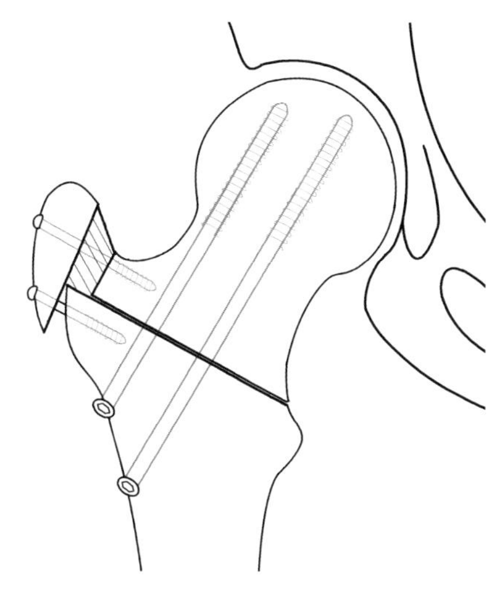

图 7-83　经大转子外翻截骨示意图
经大转子外翻截骨时，所截骨块可用以填充复位后的大转子与股骨颈之间的空隙，以螺钉固定

7-83)。被动活动患肢，各方向灵活而稳定。彻底冲洗、止血后，放置负压吸引，缝合切口。

5. 术中注意事项　因股骨距皮质坚硬、易劈裂，故截骨时可先行将小转子上方显示清楚。直视下先将此部位截断，然后再自外向内截骨。如患者有髋关节屈曲、挛缩，需先松解髂腰肌肌腱。外翻截骨角度为 25°~30°。至于后伸、旋转角度和肢体长短，视术前具体畸形程度确定。

（三）内翻截骨

内翻截骨早期被用于矫正髋关节外翻畸形或治疗发育性髋关节脱位等。20 世纪 70 年代，人们开始将之用于治疗骨性关节炎，尤其是伴有髋关节半脱位的骨性关节炎。

小转子下方的内翻截骨，由于股骨干轴线外移、下肢短缩、大转子上移等原因，易发生相应的临床并发症，且对后期的人工关节置换有一定影响。目前内翻截骨的平面多选择在小转子上方，缩短了截骨面至股骨头旋转中心的力臂，可使股骨轴线外移及下肢短缩的程度减小，降低术后并发症的发生率。

1. 术前准备、手术体位、切口　同外翻截骨。

2. 手术步骤　显露股骨近端外侧，可先于小转子远端垂直于股骨干打入 1 枚克氏针做水平定位，再向股骨颈打入 1 枚斯氏针，与水平克氏针所成角度即为拟内翻的角度（15°~25°）。首先于小转子近端平面水平截第一刀。用斯氏针内翻股骨头至与克氏针平行，于股骨近断面中外 1/3 处平行于克氏针截第二刀。所截的半楔形骨块可翻转置于外侧骨缺损处。根据需要行角钢板或微创锁钉板内固定（图 7-84~ 图 7-85）。

3. 术中注意事项　截骨角度为 15°~25°；后伸、旋转角度和肢体长短视术前具体畸形程度确定。

4. 并发症　内翻截股最常见的并发症是股骨短缩。Bombelli 等报道如完全去除截骨内翻后近侧的楔形骨端，内翻 20° 的截骨可使股骨平均短缩 24 mm，当内翻达到 30° 时，股骨平均短缩约 38 mm。如采用部分去除楔形骨端的术式，内翻 25° 以内的截骨，股骨平均短缩在 20 mm 以内。另一个并发症是髋外展力量的下降，因此内翻截骨的角度最好控制在 25° 以内，如实际病情需增大内翻角度，则建议于转子间弧形截骨或选择旋转截骨。

（四）弧形截骨法

弧形截骨是日本学者西尾笃人于 1969 年设计的。与内翻截骨相比，具有下肢短缩少、大转子不上移、股骨干轴线无外移等优点，该术式较一般的内翻截骨略复杂。

1. 术前准备　患者摄取双髋关节 X 线片和 CT 检查，依据放射诊断结果判定内翻或外翻截骨，拟

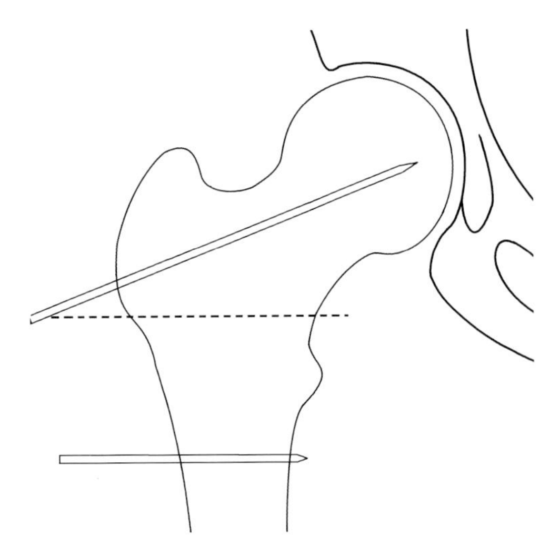

图 7-84 内翻截骨“内翻的角度”示意图

先于小转子远端打入 1 枚水平克氏针做定位，再于同平面向股骨颈内打入 1 枚斯氏针，与水平克氏针所成角度即为拟内翻的角度

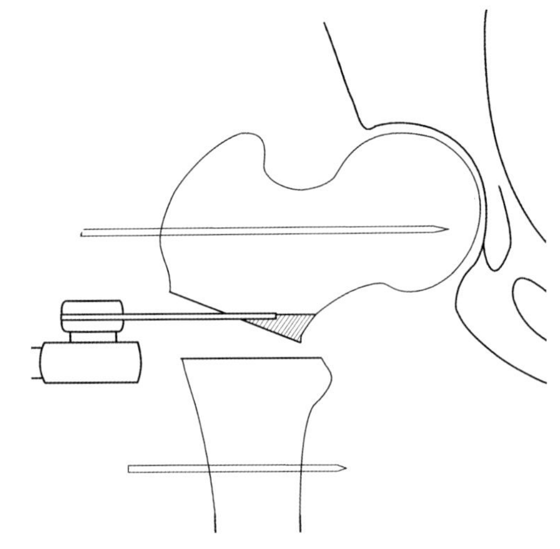

图 7-85 内翻截骨第二刀示意图

于股骨近断面中外 1/3 处平行于克氏针截第二刀

定合适的外展或内翻角度。

2. 手术体位 患者取侧卧位。

3. 切口 股骨近端外侧纵行切口。

4. 手术步骤 显露大转子及近端股骨的前后端。自大转子顶点内侧起，经转子间嵴外侧到小转子上做圆弧，弧度以圆弧顶点距转子间嵴大于 1 cm 为宜，以电刀标记。沿标记好的弧形截骨线，用细钻头自后向前水平位连续钻孔，孔间距与截骨所用窄骨刀相符。在孔间水平方向用窄骨刀自后向前截骨。截骨完成后，在截骨线上选一点，在此点截骨线远近端两侧各钻入 1 枚克氏针，并将其剪短作为标记。外展髋关节，以拉钩维持近端截骨段于外展位，然后内收下肢使远端截骨段沿弧形截骨线滑移。观察标记的克氏针间距达到术前设计的距离时，自大转子外侧向股骨头颈部打入 2~3 枚斯氏针做临时固定。X 线片透视满意后选取合适的螺钉予以固定。

5. 术中注意事项 小转子部截骨时，要用锐骨刀先将小转子部骨皮质截断，以避免此部位因应力作用而发生骨质劈裂。

（五）外侧入路 T 形旋转截骨法

Sugioka 的旋转截骨术式将髋关节前后侧分离显露，手术操作复杂，时间长，需切断后面的短外旋肌群，完全分离关节囊远端，术后对功能影响较大。有不少学者重复了 Sugioka 的手术方案，成功率报道差异较大。失败病例的原因可能包括以下几种：手术技巧没有完全掌握，造成动脉损伤；内固定不稳固导致的截骨面延迟愈合；股骨颈持续内翻等。为此，笔者团队设计了一种操作更为简便的前侧入路 T 形旋转截骨术式治疗股骨头坏死。此术式为关节囊前方入路，仅分离髋关节囊前方，后方关节囊保持完整，不切断短外旋肌，对髋关节的损伤要小于 Sugioka。本术式旋转幅度相对小于 Sugioka，适用于股骨头坏死病变区小、术前评估以向后方旋转为宜的患者。

1. 术前准备 患者摄取双髋关节 X 线片并行 CT 检查，拟定合适的旋转角度。

2. 手术体位 患者取仰卧位，手术侧肢体屈髋 45°。

3. 切口 股骨近端外侧纵行切口。

4. 手术步骤 患者仰卧于手术台上，切口以大转子为中心，平行于股骨长轴，向远近端各延长 3~5 cm，长 10~13 cm（图 7-86）。

纵行切开阔筋膜张肌，显露股外侧肌、大转子外侧部及臀中肌（图 7-87）。

紧贴大转子前缘，沿肌纤维走向，部分切开臀中肌及股外侧肌的附着处，显露髋关节前方。切开前侧关节囊，用一小 Hohmann 拉钩插入股骨颈前下方，拉向内侧，内收、外旋髋关节，显露股骨颈前方。用一把 Hohmann 拉钩插在股骨颈与大转子

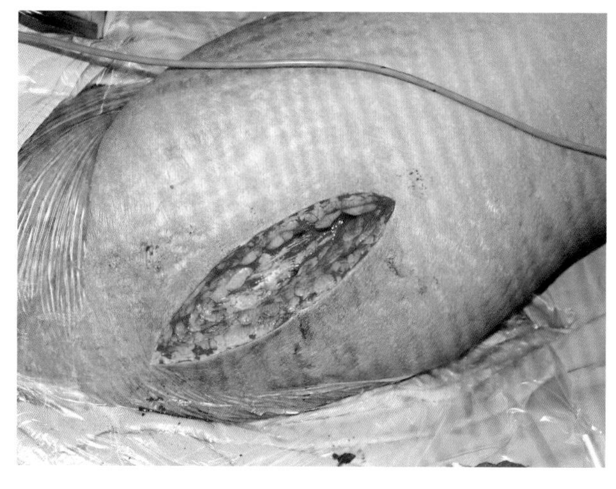
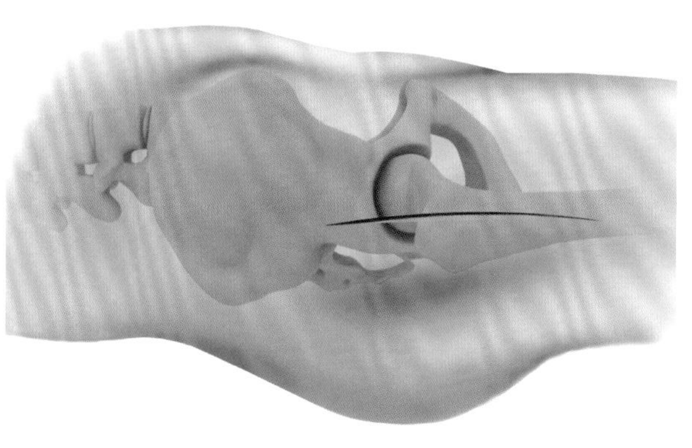

图 7-86　**手术切口**
以大转子为中心，取大腿外侧直切口

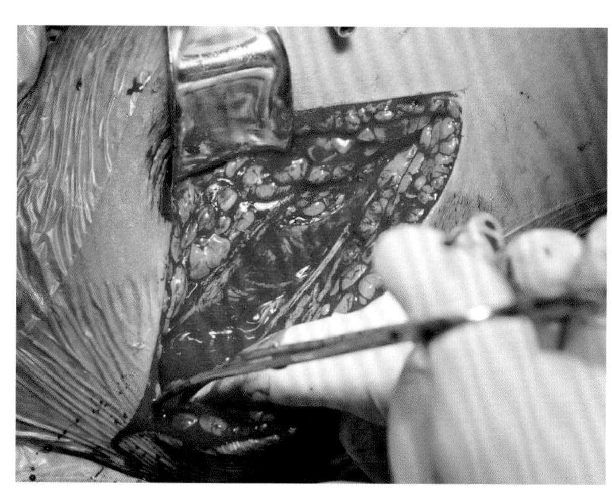
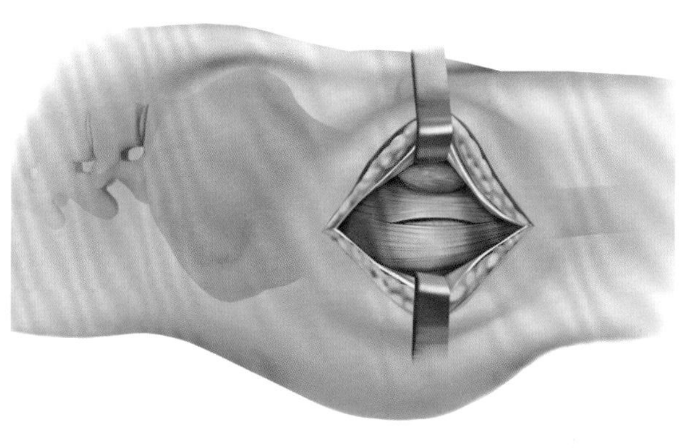

图 7-87　**切开阔筋膜张肌**
显露大转子、臀中肌、股外侧肌

移行处，另一把拉钩插在大转子下缘与股外侧肌之间，将臀中肌及股外侧肌拉向外侧，显露截骨部位（图 7-88）。

第一刀截骨线：由大转子梨状窝外缘起，与大转子外侧缘平行，由前向后做第一刀截骨，截骨线距大转子外缘顶点以小于 1.5 cm 为宜（图 7-89）。

截断的大转子近端有臀中肌、臀小肌等附着，远端有股外侧肌起点附着，与上述肌肉一起被 Hohmann 拉钩拉向后外侧（图 7-90）。

第二刀截骨线：垂直于第一刀截骨线，指向小转子近极，并垂直于水平面由前向后做第二刀截骨（图 7-91）。

第二刀截骨面与第一截骨面相交呈“T”形，后方截骨断面位于转子间嵴的远端约 1 cm 处，与转子间嵴有一 15°~20° 的夹角。

于股骨颈上自前内向后外侧打入 1~2 枚操纵斯氏针（如拟向内旋转，则由前外向后内打入），用以调节截骨近端旋转（图 7-92）。

有时小转子较大，第二刀截骨指向小转子中点，需行第三刀截骨。可直接用骨刀操作，于第二刀截骨线的内侧端截向小转子近极，与第二刀的交角≥ 90°（图 7-93）。

至此，股骨颈于基底部离断，类似于转子间骨折，后方骨折线位于关节囊的远端，关节囊相对完整。股方肌大部分位于截骨线远端，头颈部骨块后方仅有下孖肌、闭孔内肌附着，旋股内侧动脉升支

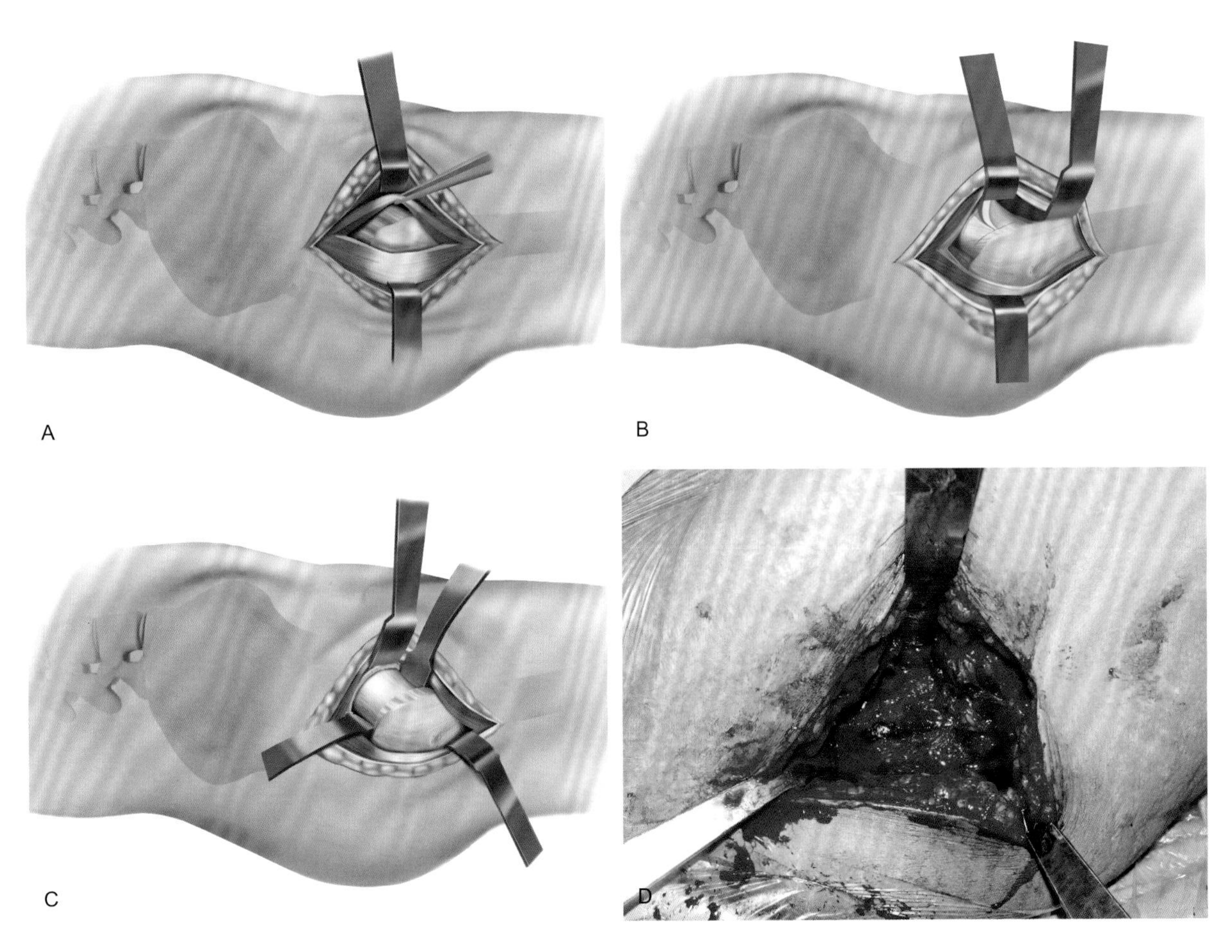

图 7-88　显露截骨部位

将臀中肌及股外侧肌拉向外侧，切开前侧关节囊，显露截骨部位。A. 沿大转子前缘部分分离臀中肌和股外侧肌；B. 显露前方的关节囊；C. 切开关节囊；D. 电刀标记截骨线

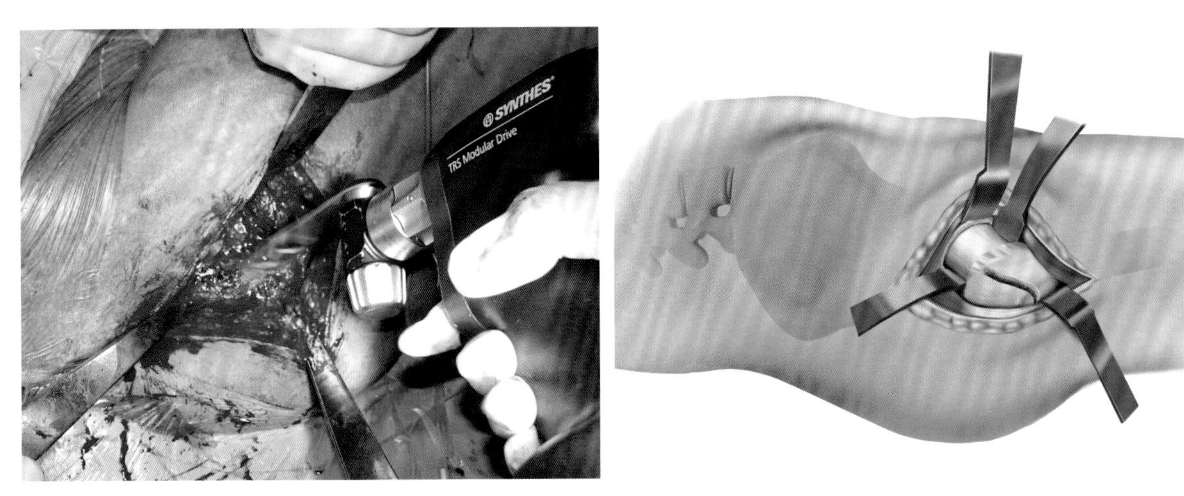

图 7-89　第一刀截骨线

第一刀截骨，截骨线平行于大转子外缘约为 1.5 cm

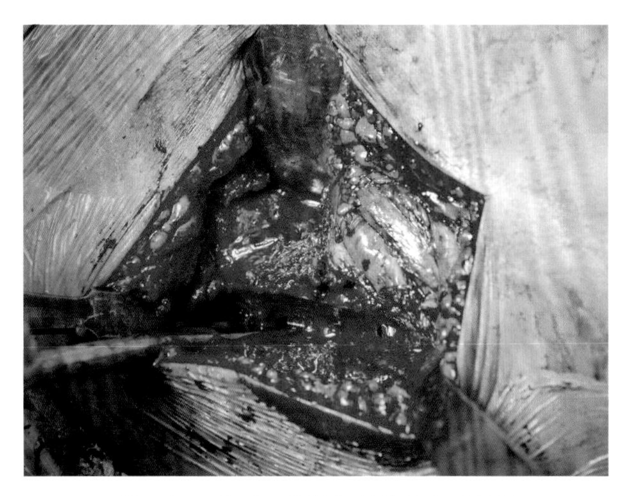

图 7-90　将“二腹肌”骨块拉向后外侧

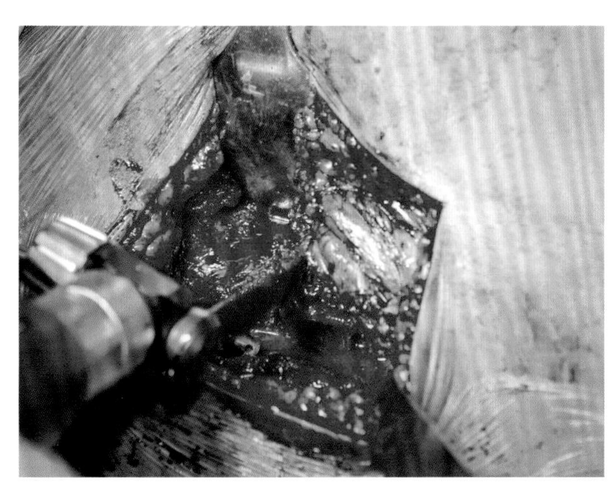

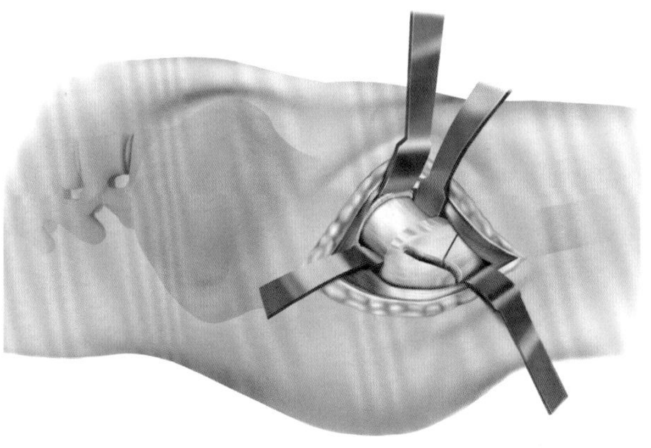

图 7-91　第二刀截骨线
第二刀截骨与第一刀垂直，指向小转子近极

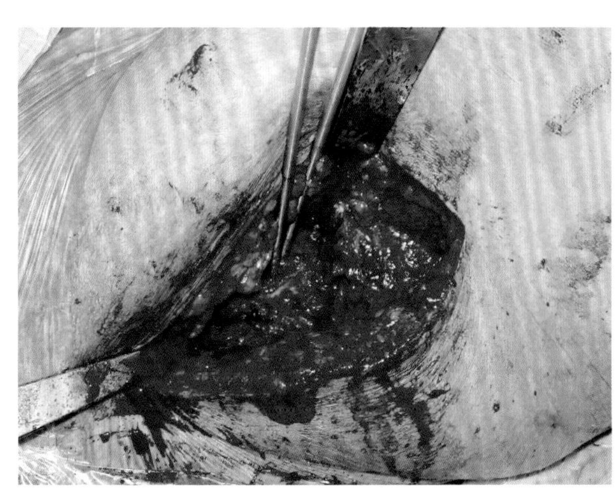

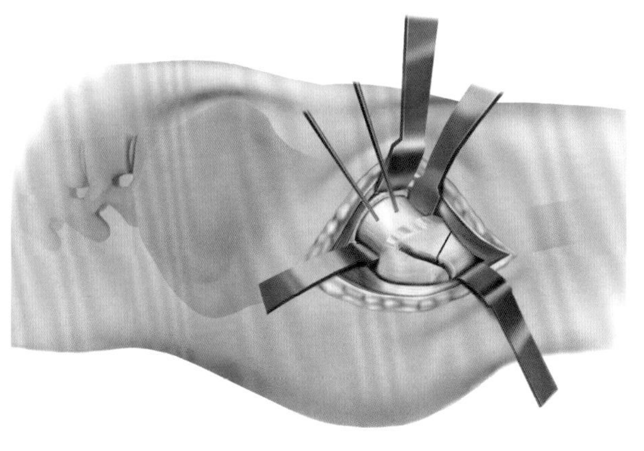

图 7-92　于股骨颈上自前内向后外侧打入 1~2 枚操纵斯氏针

位于截骨面的近端（图 7-94）。

控制之前打入股骨颈部的斯氏针，以股骨颈长轴为轴线外旋，助手牵拉并内旋远端肢体可相对增加股骨颈外旋角度，旋转幅度可达 90°~120°（与关节囊松紧有关，术前查体可协助预判）。向前旋转幅度因受旋股内动脉牵拉影响，宜小于 70°。自前外向后内以克氏针临时固定截骨断端，X 线透视观察截骨旋转效果（图 7-95）。

复位大转子骨块后以股骨近端锁钉钢板固定所有骨块（图 7-96）。

5. 术中注意事项

（1）前侧关节囊的切开有助于增大旋转角度。

（2）第一刀截骨时应垂直向后，过于偏外可致大转子骨块过小，后期复位时易骨折，偏内则有可能伤及旋股内侧动脉的升支。

（3）大转子骨块远近端均有肌肉牵拉，可保证

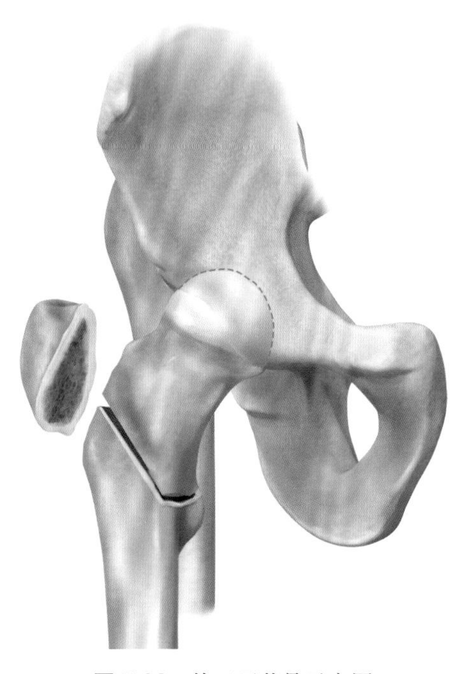

图 7-93 第三刀截骨示意图

需第三刀截骨时，其与第二刀截骨线夹角需≥ 90°

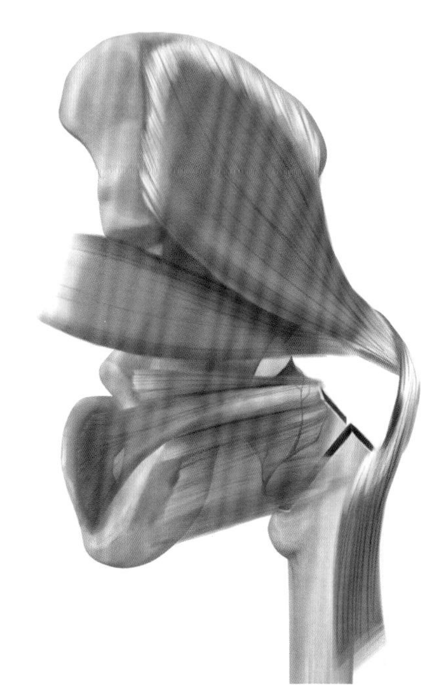

图 7-94 截骨后面观示意图

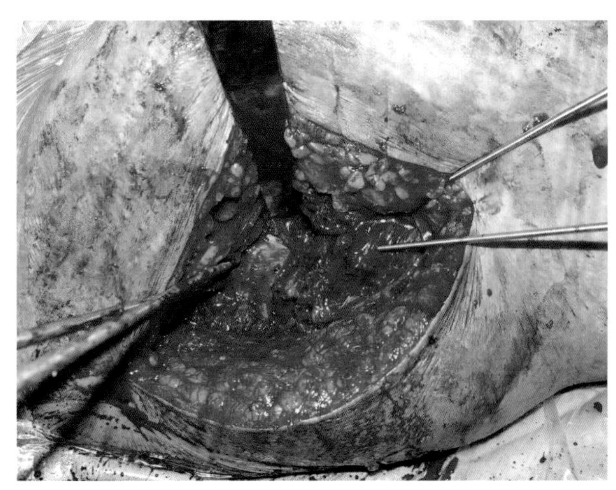

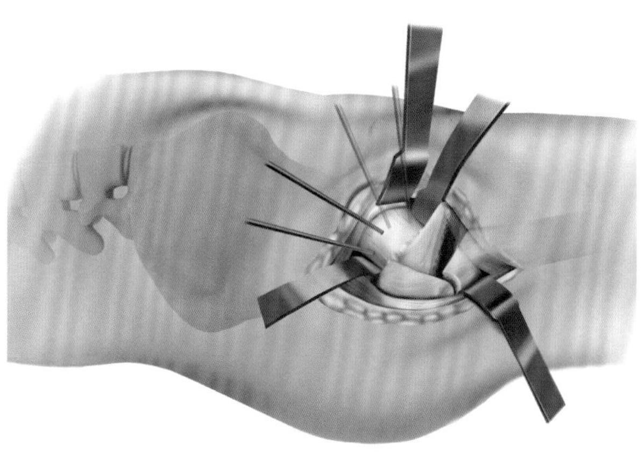

图 7-95 控制之前股骨颈部的斯氏针，以股骨颈长轴为轴线旋转

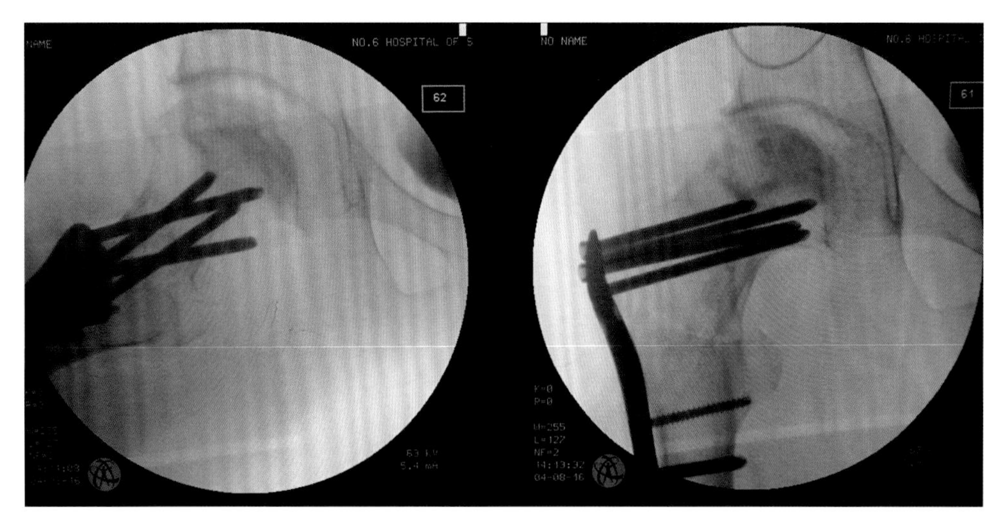

图 7-96　以股骨近端锁钉钢板固定

此骨块的血供。复位时可用电锯打磨由前内旋转至外侧面的股骨颈部皮质，以利于大转子的愈合。

（4）第二刀截骨时与第一刀截骨线垂直，而不是与股骨颈垂直，指向小转子近极或顶点。

（5）截骨后，后方关节囊完整，向后旋转时受短外旋肌群的牵拉影响较小，故无须另行做外旋肌切断处理。

（6）旋转同时多伴有轻度的髋外翻效果。

三、术后功能锻炼

术后做皮牵引 2~3 周，待关节囊愈合后即可做关节主动或被动活动；3~4 周持拐不负重下地；3~4 个月摄片复查；用拐保护行走 6 个月 ~1 年；视截骨愈合情况，逐渐恢复工作与生活。

四、临床随访

Sugioka 本人报道 TRO 优良率较高，136 髋随访超过 10 年，按 Ficat 分期，Ⅱ期满意率为 82%，Ⅲ期为 72%，Ⅳ期为 52%。他认为截骨后坏死区占负重区的比例大小与疗效有关，大于 36% 者，满意率仅为 21%~35%；而小于 20% 者，满意率高达 66.7%~96.8%。Lauglais 等报道 TRO 随访超过 5 年，32 髋为优良（70%，其中 Ficat 分期Ⅱ期 2 髋，Ficat 分期Ⅲ期 23 髋，Ficat 分期Ⅳ期 7 髋）；14 髋结果为差（30%）。韩国 Koo 等报道也反映 TRO 的疗效较好。但美国及欧洲的相关研究结果却不佳。Sugano 等对 41 髋 TRO 随访 11 年，优良率仅 56%。疗效差别大的原因可能是由于技术细节未掌握或适应证选择的问题。Langlais 及 Atsumi 等对 Sugioka 截骨术进行技术改良，取得较好疗效，也扩大了手术适用范围。技术改良包括截骨向后旋转，加大旋转度，截骨术后股骨头和股骨颈应呈稍内翻位及应用带侧板的加压螺钉固定等。提倡术后早期活动。

手术技术相对简单的内翻与外翻截骨在欧洲应用较为普遍，Schneider 等比较了各种截骨法治疗股骨头坏死的结果，发现 TRO 并发症发生率最高（55%），内外翻截骨结果优于旋转截骨。多数学者认为坏死病灶的大小是决定截骨术成败的关键，因此术前对髋关节的影像学评价，用髋关节正侧位片计算出坏死区位置和大小，判断出坏死灶是否可以移出负重区尤其重要，如果坏死区很大，旋转截骨对应力改善不大。

Nakai 等观察发现，在截骨术后的新负重区可以观察到软骨面下裂隙及骨赘形成等骨性关节炎征象，骨小梁厚度及数量减少，可见到少量的成骨细胞、破骨细胞及骨细胞。他认为旋前截骨术失败的病例其原因是：新负重区的骨质疏松导致塌陷的发生。骨质疏松可能是截骨术前即存在，也可能是截骨术后应力集中所致。

转子间截骨手术以后再进行人工关节置换手术

效果是否可能受到影响目前还没有一致意见。有些学者认为影响明显：如增加手术难度和出血量、影响术后长期结果、增加感染率等。也有学者认为不影响人工关节置换术的结果，只是增加出血量。TRO 的优点是截骨后未改变股骨髓腔的排列，可为日后行人工全髋关节置换术时股骨柄假体插入提供便利，而转子间内外翻截骨术后截骨的近端移位使髓腔排列改变，从而在行人工关节置换术时股骨柄假体插入困难。根据骨科界共识，截骨术手术对股骨近端骨结构改变较大。因此，手术对以后的人工关节置换手术难度和临床结果有明显影响。

目前，股骨近端截骨术没有被广泛接受为治疗股骨头坏死的术式，我国近几年对其文献报道较少。其原因分析可能包括预后的不确定性、手术步骤繁琐及失败后会给人工髋关节置换术带来困难等。

五、典型病例

1. 病史　患者，男性，18 岁。因外伤后右髋部疼痛 2 个月就诊，X 线及 CT 显示右侧股骨头骨折 (Brumback ⅡA 型)，骨折累及股骨头负重区，可见明显骨折缺损（图 7-97）。

2. 3D 打印患髋模型　术前 CT 三维重建骨盆及患侧股骨近端，并以 3D 打印技术构建患髋模型 (图 7-98)。

3. 手术方案　根据影像及患髋的 3D 重建结果，拟行旋转截骨术治疗，手术方案为经大转子 T 形旋转截骨术。第一刀距大转子外缘约 1.5 cm 处，平行于股骨颈长轴截开大转子并同附着其上的臀中肌、臀小肌、梨状肌一起翻向近端；第二刀于小转子近极水平垂直于股骨颈长轴截断股骨颈基底部，与第一刀相交呈“T”形。不剥离关节囊，不切断后方的外旋肌。以股骨颈为轴旋转，向后旋转幅度可达 120°。

4. 手术步骤

（1）手术切口：选用髋关节外侧切口，切开部分臀中肌，暴露关节囊（图 7-99）。

（2）手术过程

1）第一刀平行于股骨颈行大转子截骨术，于截骨面的基底部标识，并于近端打入 1 枚克氏针，用以调整截骨近端旋转（图 7-100)。

2）再于股骨颈基底部近小转子水平垂直于股骨颈长轴截骨，用先前打入的克氏针撬拨截骨近端向前方旋转约 120°（图 7-101)。

3）术中 X 线透视股骨头负重区，缺损明显改善（图 7-102)。

4）术后 2 个月随访，患者扶拐功能锻炼，无疼痛不适（图 7-103)。

5）旋股内侧动脉、旋股外侧动脉高选择性造影显示内外侧颈升动脉均畅通，股骨头血供未受影响（图 7-104)。

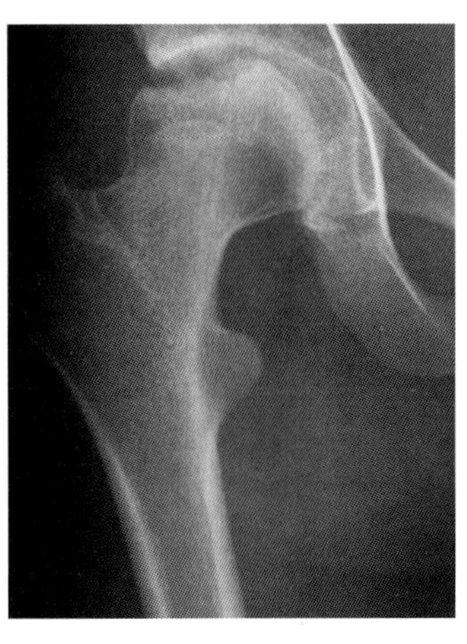

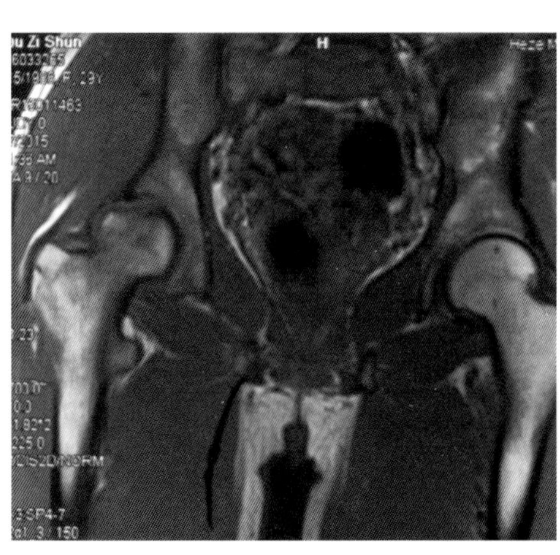

图 7-97　患者术前 X 线及 CT 检查

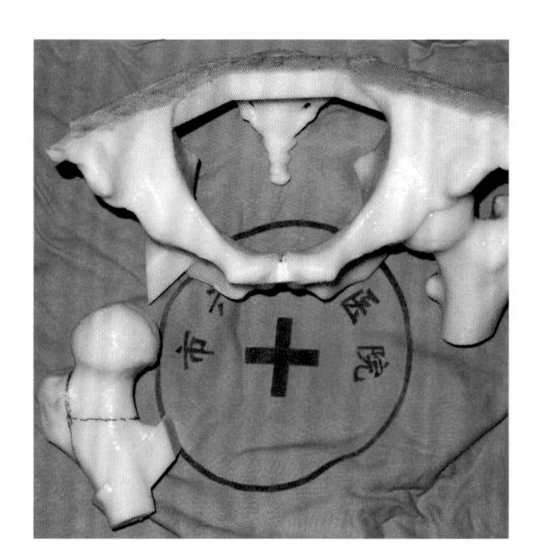

图 7-98　患髋 3D 模型

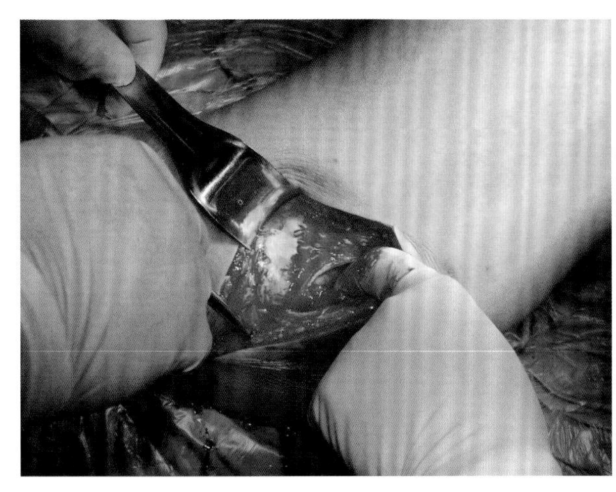
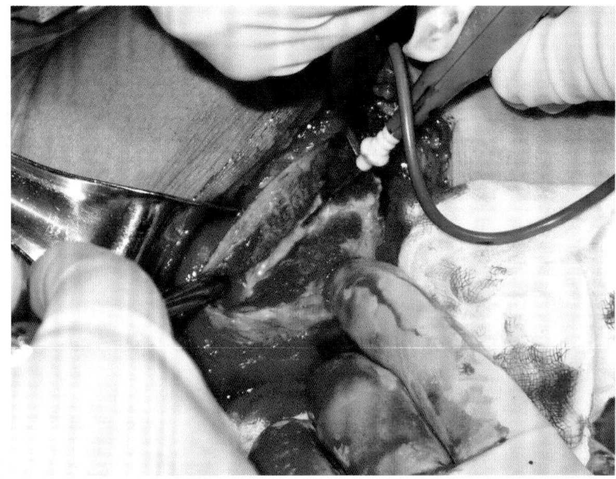

图 7-99　手术切口示意图

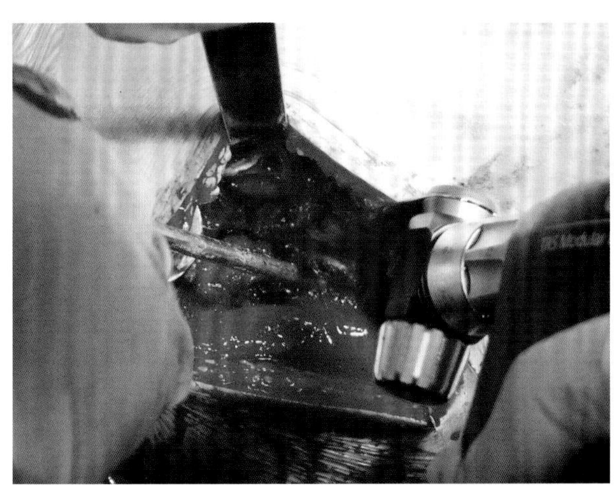
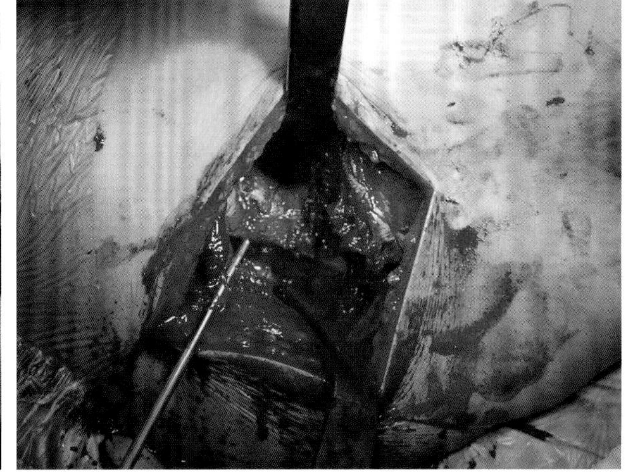

图 7-100　第一刀截骨示意图

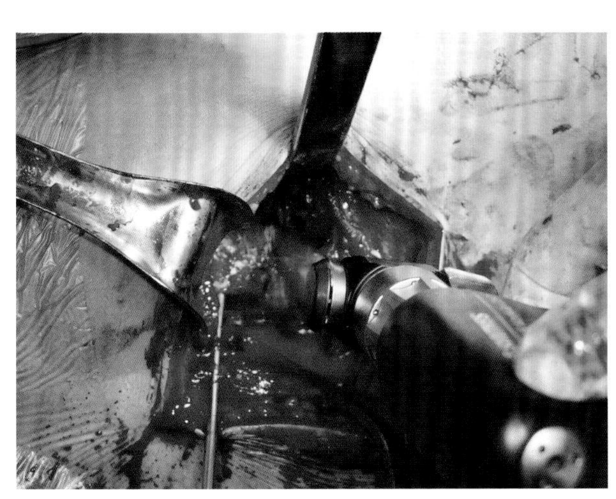
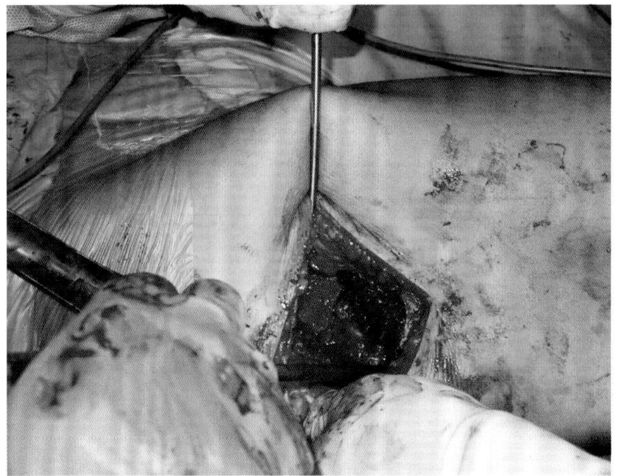

图 7-101　第二刀截骨位置及旋转示意图

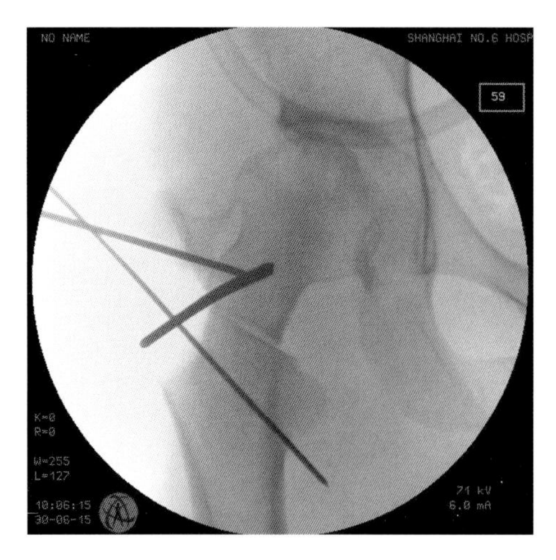

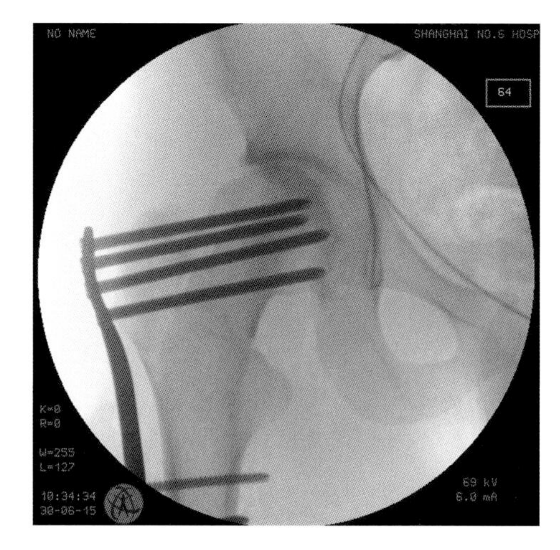

图 7-102 术中 X 线透视图

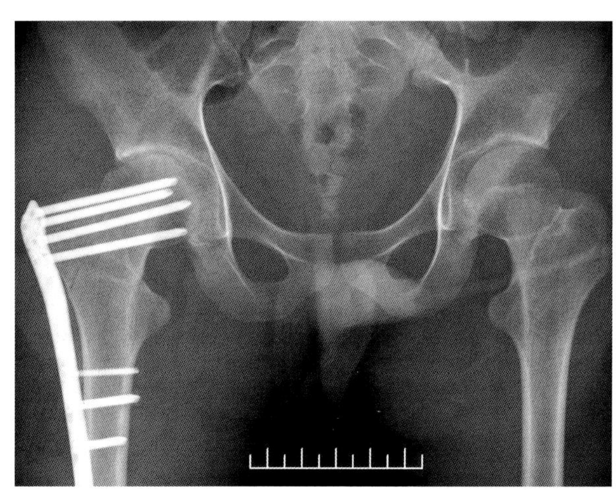

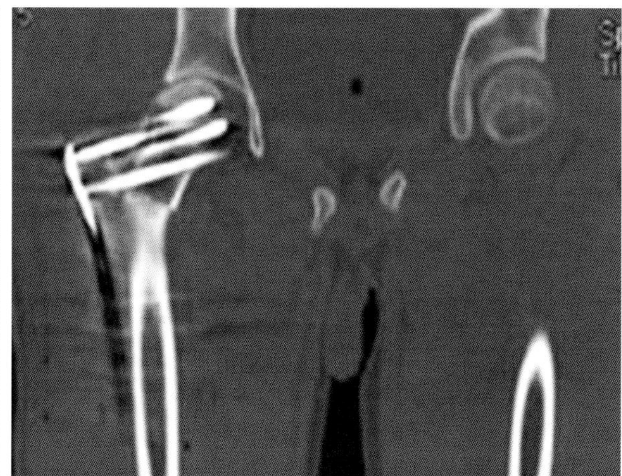

图 7-103 术后随访 X 线和 CT

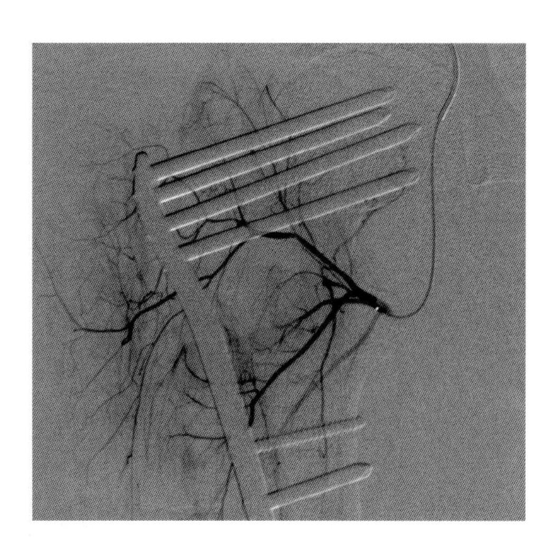

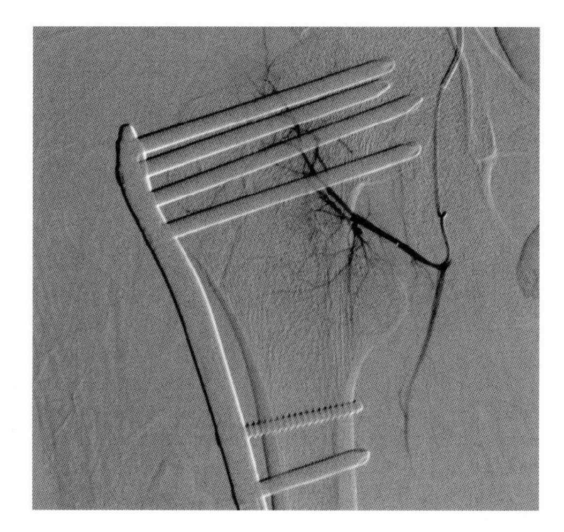

图 7-104 术后股骨头 DSA

第九节　典型病例

【病例 1】

1. 病史特点　患者，男性，31 岁。因特发性血小板减少性紫癜行激素治疗半年后双髋疼痛、活动障碍 18 个月来院。X 线片（图 7-105）：左侧股骨头大范围密度不均，呈较大囊性变与高密度硬化影混杂表现，股骨头有轻微塌陷，关节间隙正常；右侧股骨头内大面积密度减低，周围有轻度硬化带环绕，股骨头外形正常，髋关节间隙正常。Harris 评分：左侧 73 分，右侧 88 分。

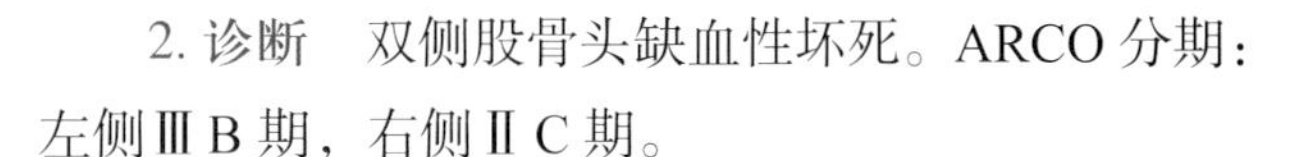

2. 诊断　双侧股骨头缺血性坏死。ARCO 分期：左侧Ⅲ B 期，右侧Ⅱ C 期。

3. 治疗方法及疗效　患者于 2005 年 9 月 20 日行“双侧股骨头坏死病灶清除、带血管腓骨移植术”。术后第 7 周开始扶双拐下地行走。术后 4.5 年 X 线片：左侧股骨头外形如术前，腓骨末端周围成骨良好，股骨头坏死区囊性变消失，髋关节间隙正常；右侧股骨头外形正常，腓骨末端周围成骨良好，头内骨密度呈较均匀增高，髋关节间隙正常（图 7-106~ 图 7-110）。患者可参加任何活动，仅在

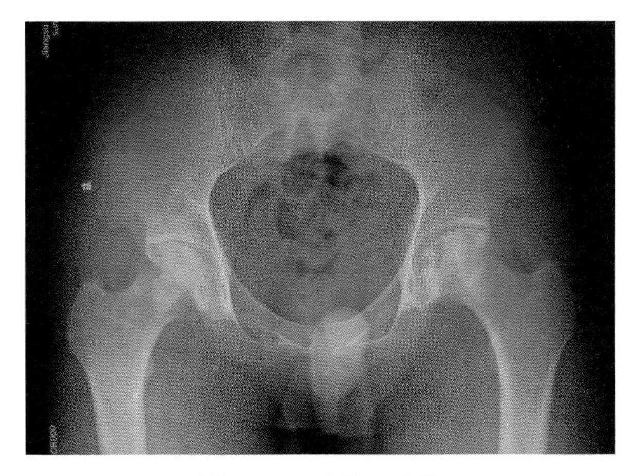

图 7-105　术前 X 线片

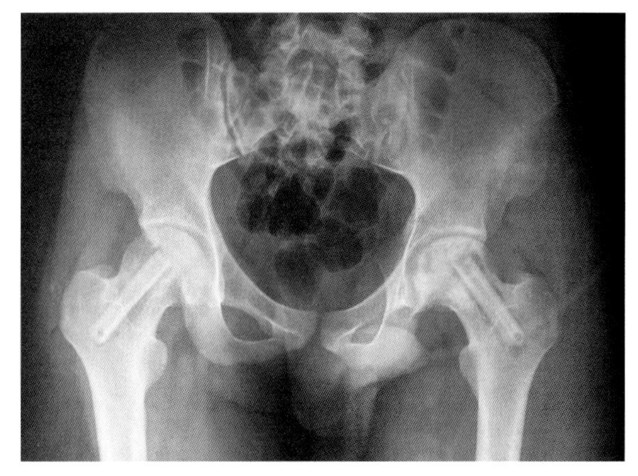

图 7-106　术后 X 线片

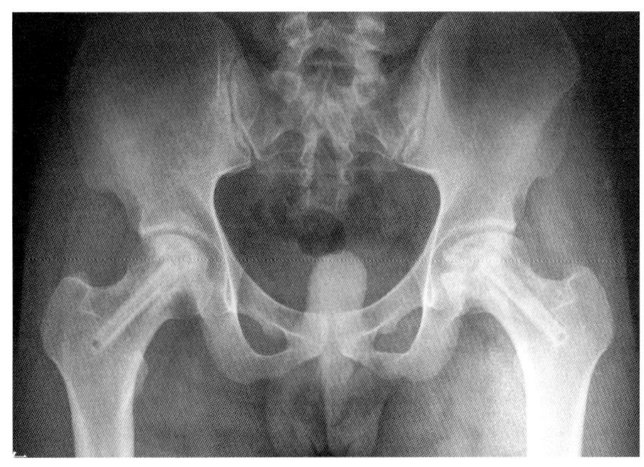

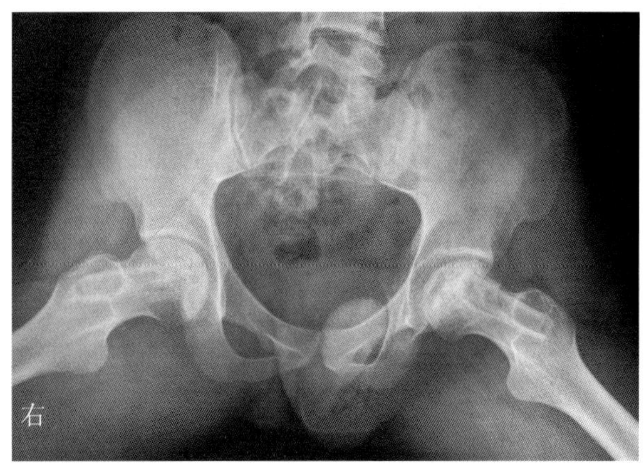

图 7-107　术后 1 年髋关节前后位 + 蛙式位 X 线片

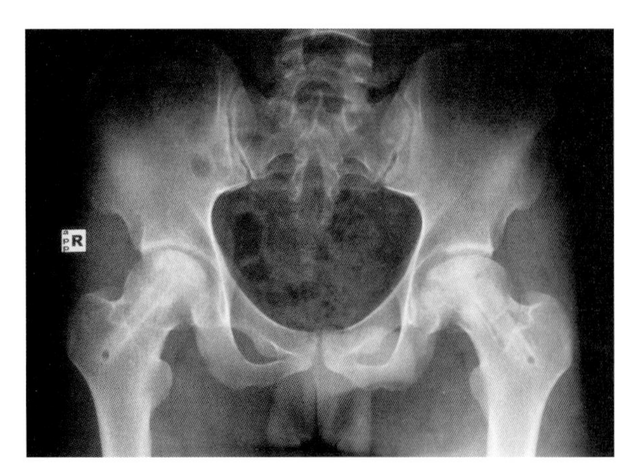

图 7-108　术后 3 年 X 线片

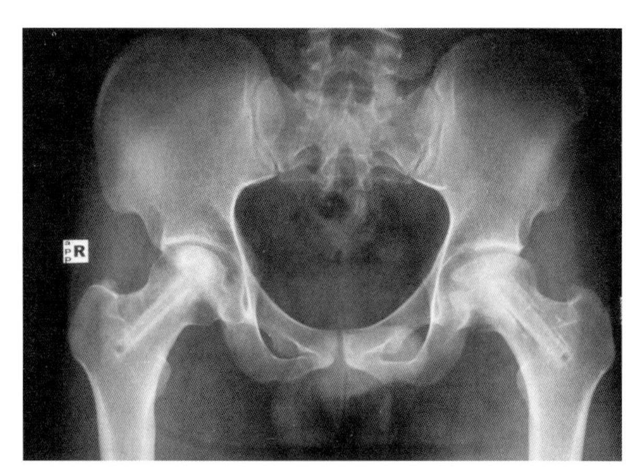

图 7-109　术后 4 年 X 线片

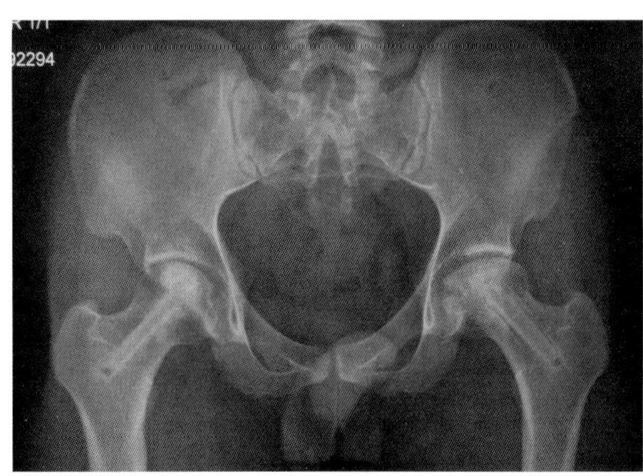

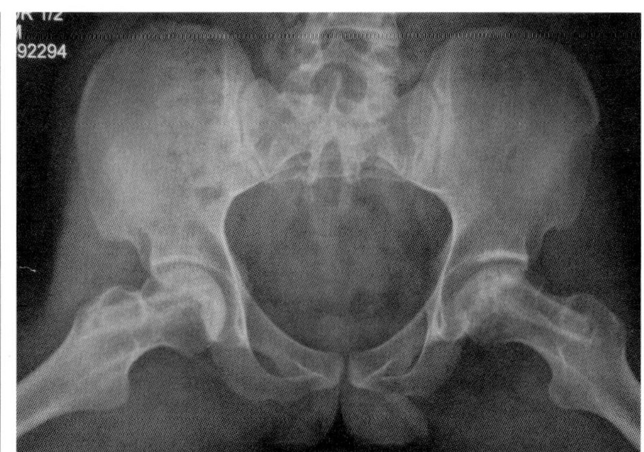

图 7-110　术后 4 年 6 个月髋关节前后位 + 蛙式位 X 线片

剧烈运动时出现左髋酸胀，休息可完全缓解。

【病例 2】

1. 病史特点　患者，女性，28 岁。因系统性红斑狼疮服用激素后左髋疼痛 4 个月、右髋疼痛 1 个月入院。X 线片（图 7-111）：左侧股骨头轻微变形，负重区骨密度不均匀，周围有硬化，关节间隙正常；右侧股骨头表现正常。MRI 检查（图 7-112）：左侧股骨头负重区出现不均匀稍低信号区，周围围绕线状低信号带，股骨头颈部广泛水肿低信

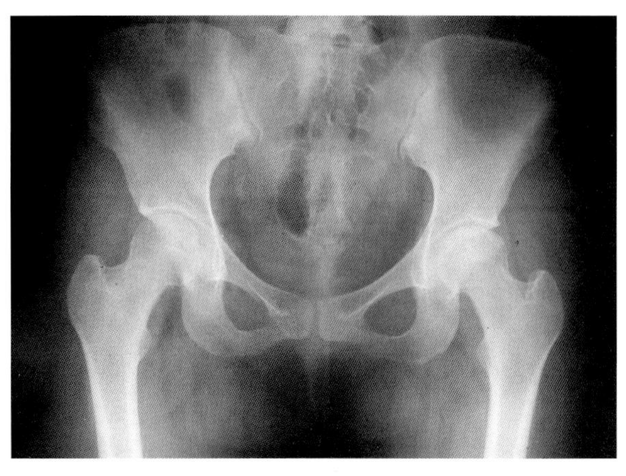

图 7-111　术前 X 线片

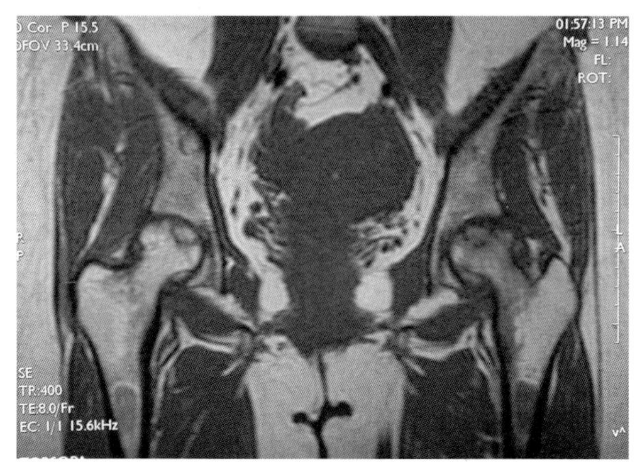

图 7-112　术前 MRI

号；右侧股骨头内上方出现线样低信号带。

2. 诊断　双侧股骨头缺血性坏死。ARCO 分期：左侧ⅢA 期，右侧ⅠB 期。

3. 治疗方法及疗效　患者于 2003 年 2 月 27 日行“左侧股骨头坏死病灶清除、带血管腓骨移植术”，同年 4 月 8 日行右侧手术。于右侧术后第 7 周开始扶双拐下地行走。术后 6 年 X 线片：双侧髋关节间隙正常，股骨头轮廓基本恢复正常形态，腓骨与股骨头骨质融合良好（图 7-113~ 图 7-116）。患者右髋无不适主诉，左髋久走有轻微酸痛。Harris 评分：双侧均为优（≥ 90 分）。

【病例 3】

1. 病史特点　患者，男性，40 岁。因左髋疼痛 2 年余入院。发病前有轻微外伤史，但无股骨颈骨折。

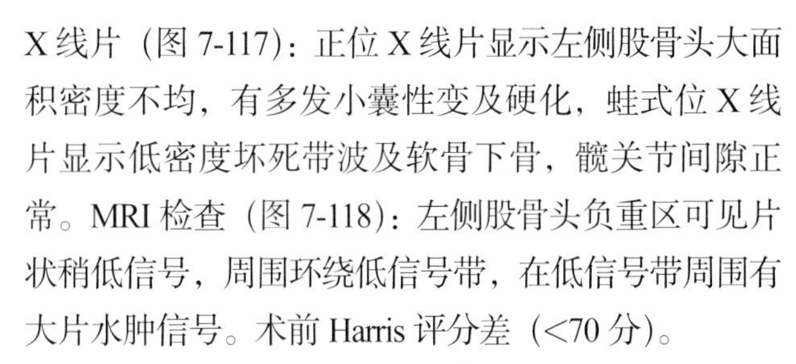

X 线片（图 7-117）：正位 X 线片显示左侧股骨头大面积密度不均，有多发小囊性变及硬化，蛙式位 X 线片显示低密度坏死带波及软骨下骨，髋关节间隙正常。MRI 检查（图 7-118）：左侧股骨头负重区可见片状稍低信号，周围环绕低信号带，在低信号带周围有大片水肿信号。术前 Harris 评分差（<70 分）。

2. 诊断　左股骨头缺血性坏死。ARCO 分期：ⅢA 期。

3. 治疗方法及疗效　患者于 2008 年 6 月行“左侧股骨头坏死病灶清除、吻合血管腓骨移植术”。术后第 7 周开始拄双拐下地行走。术后 6 年 1 个月 X 线片：左侧股骨头原坏死区骨密度增高，腓骨与周围骨质融合良好，股骨头表面光整，关节间隙可（图 7-119~ 图 7-121）。患者可无痛长距离行走。Harris 评分优（≥ 90 分）。

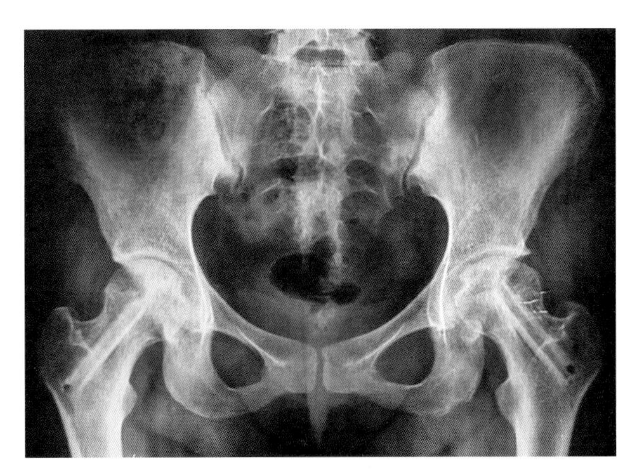

图 7-113　术后 1 年 X 线片

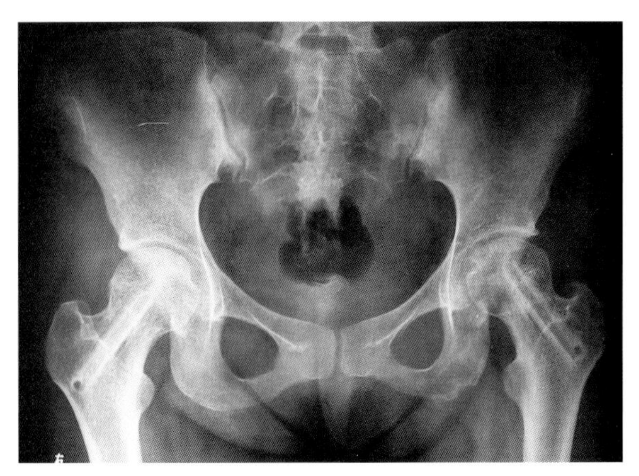

图 7-114　术后 1 年 6 个月 X 线片

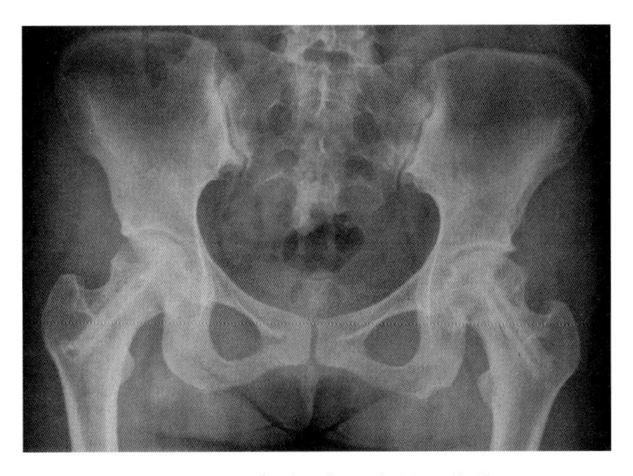

图 7-115　术后 3 年 6 个月 X 线片

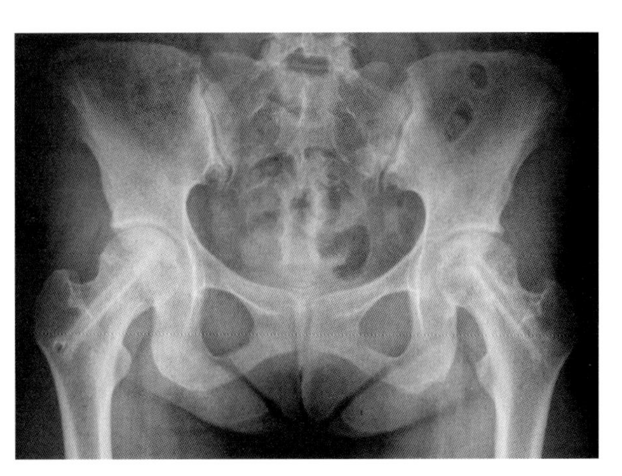

图 7-116　术后 6 年 X 线片

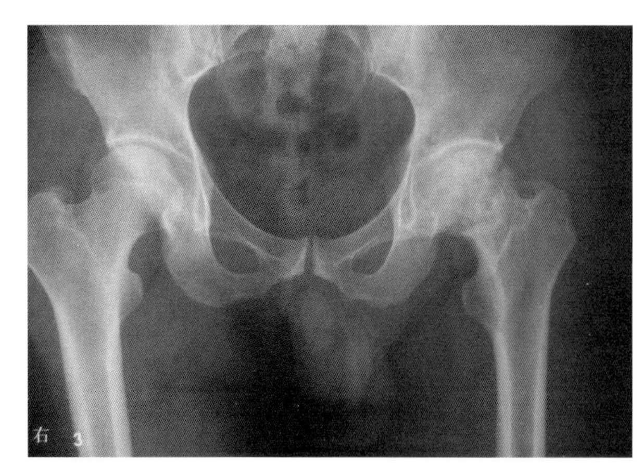

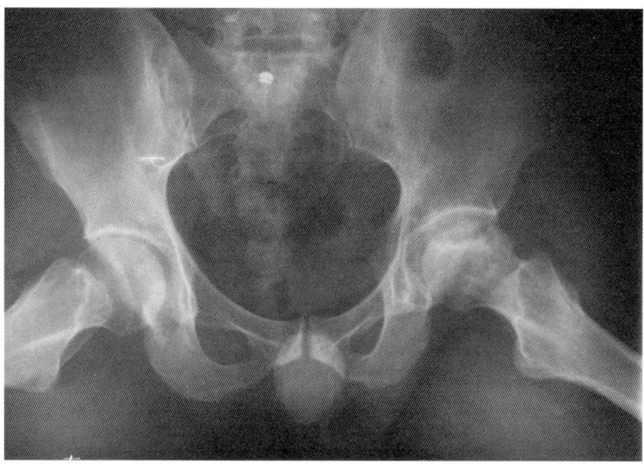

图 7-117　术前髋关节前后位 + 蛙式位 X 线片

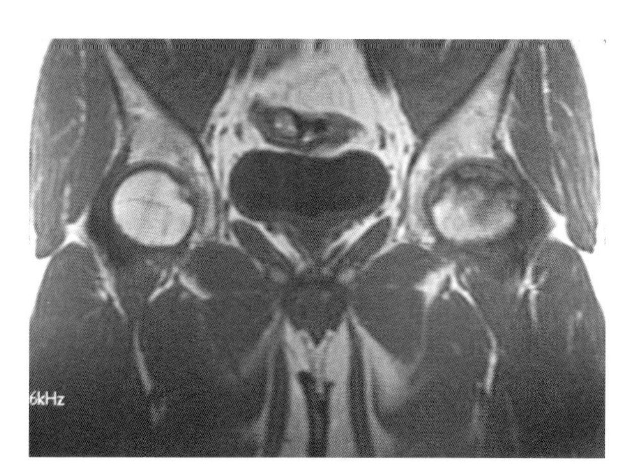

图 7-118　术前 MRI

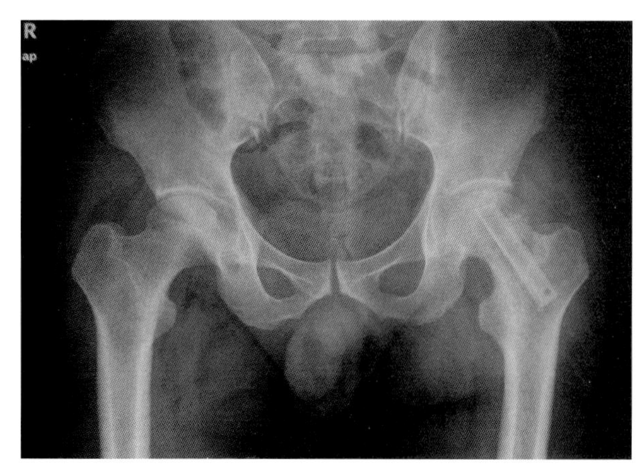

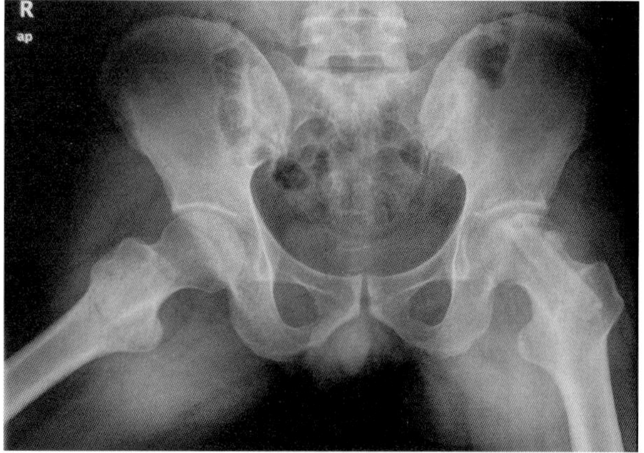

图 7-119　术后 3 个月髋关节前后位 + 蛙式位 X 线片

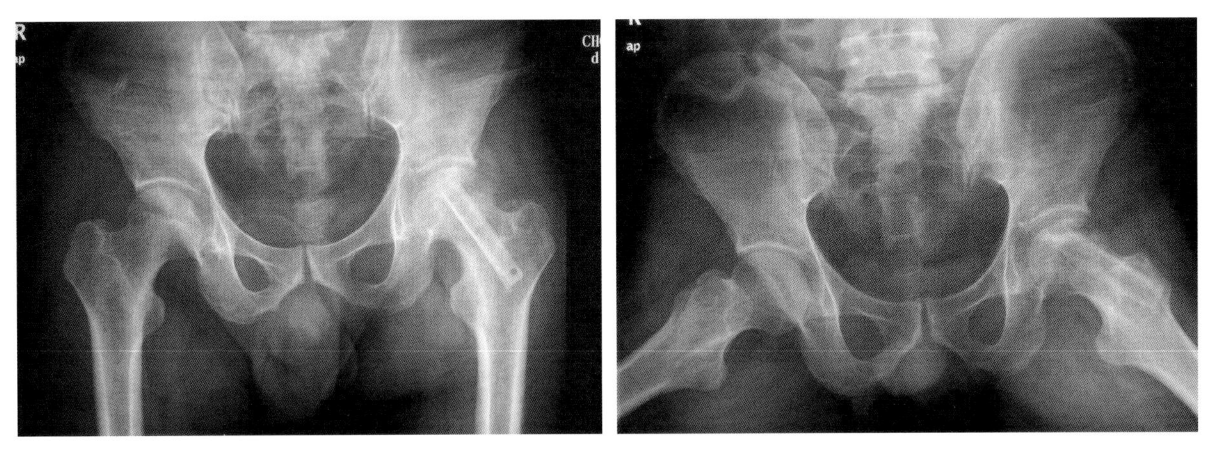

图 7-120　术后 6 个月髋关节前后位 + 蛙式位 X 线片

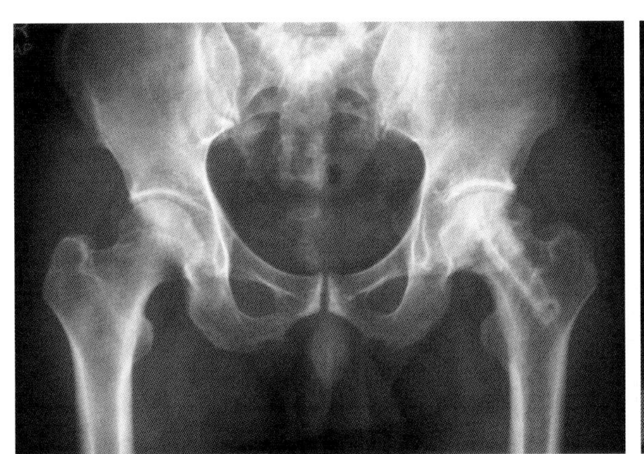

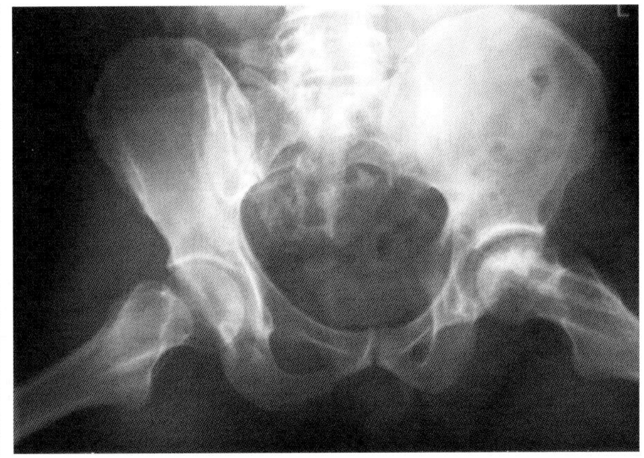

图 7-121　术后 6 年 1 个月髋关节前后位 + 蛙式位 X 线片

【病例 4】

1. 病史特点　患者，男性，15 岁。因右侧股骨颈骨折术后半年，右髋疼痛来院就诊。X 线片（图 7-122）：右侧股骨颈骨折内固定中，骨折愈合，股骨头负重区囊性变，周围有轻度硬化缘，股骨头有较明显塌陷，关节间隙正常。Harris 评分为 90 分。

2. 诊断　右侧股骨头缺血性坏死。ARCO 分期：Ⅲ B 期。

3. 治疗方法及疗效　患者于 2005 年 11 月行

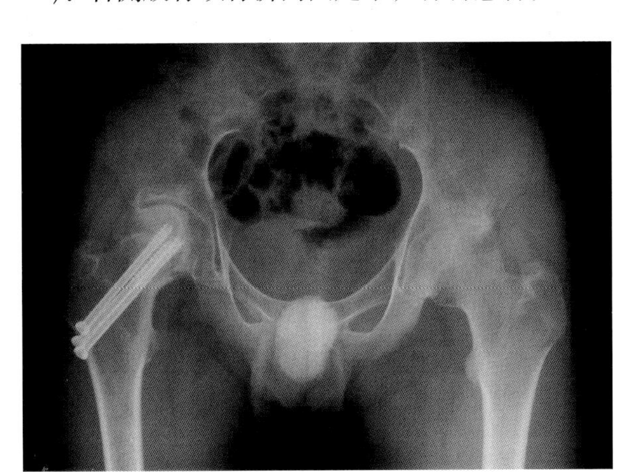

图 7-122　术前 X 线片

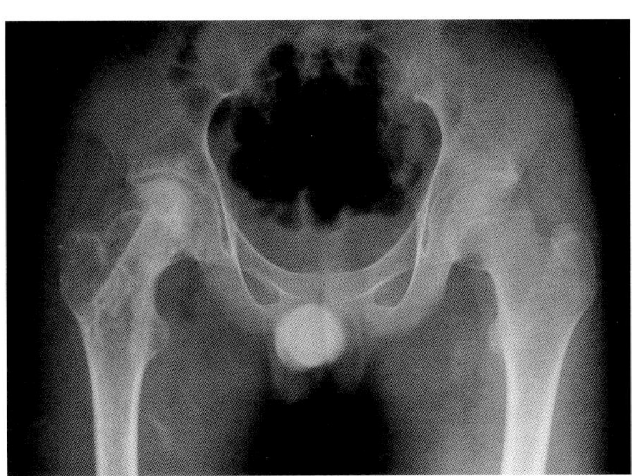

图 7-123　术后 X 线片

“右侧股骨颈内植物取出、股骨头坏死病灶清除、吻合血管游离腓骨移植术”。术后第7周开始拄双拐下地行走。术后6年6个月X线片：股骨头没有继续塌陷，腓骨末端周围成骨良好，坏死区囊性变消失，髋关节间隙正常（图7-123~图7-128）。患者可正常行走，无明显疼痛。

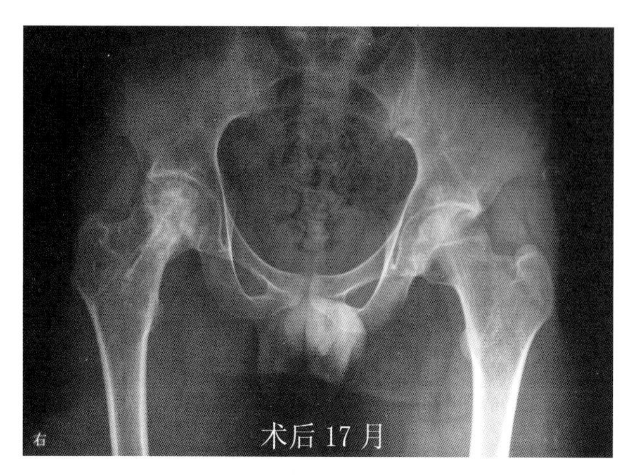

图7-124 术后1年5个月X线片

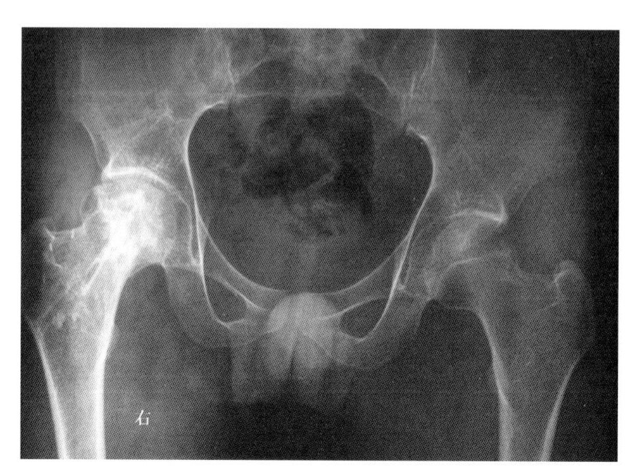

图7-125 术后2年1个月X线片

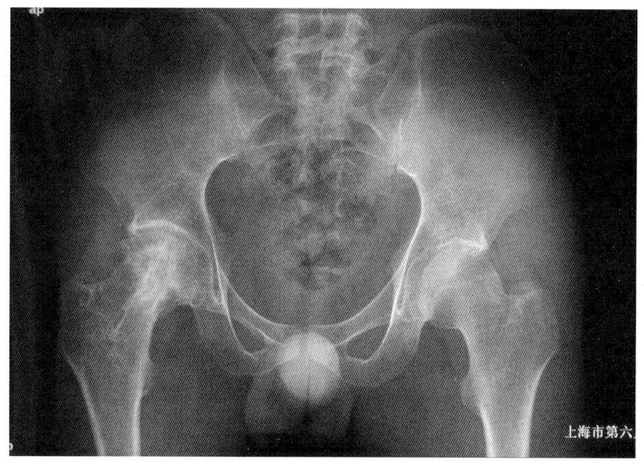

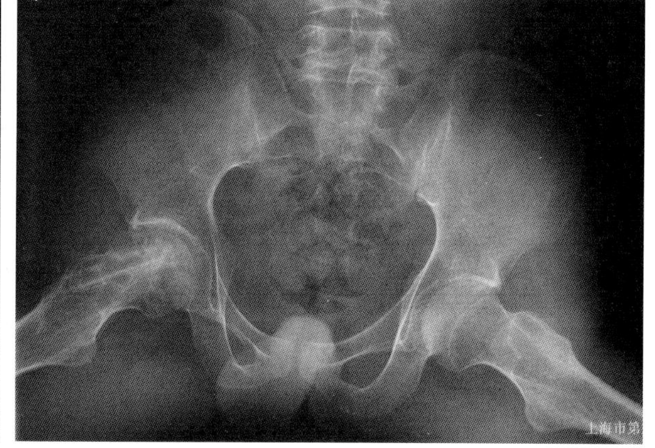

图7-126 术后3年6个月髋关节前后位+蛙式位X线片

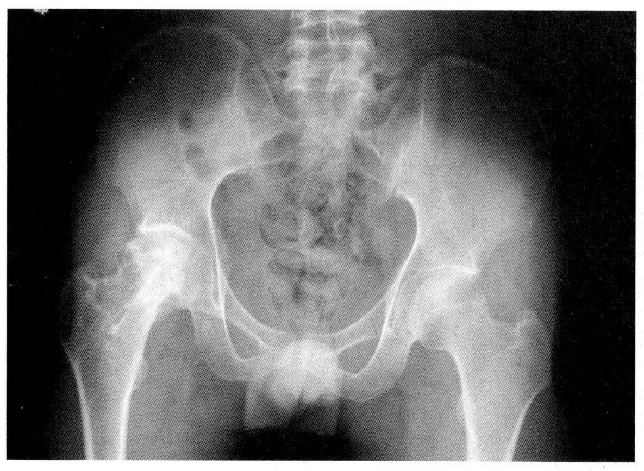

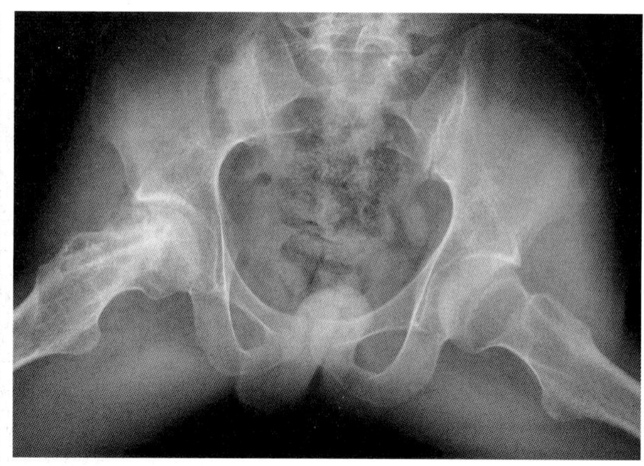

图7-127 术后5年髋关节前后位+蛙式位X线片

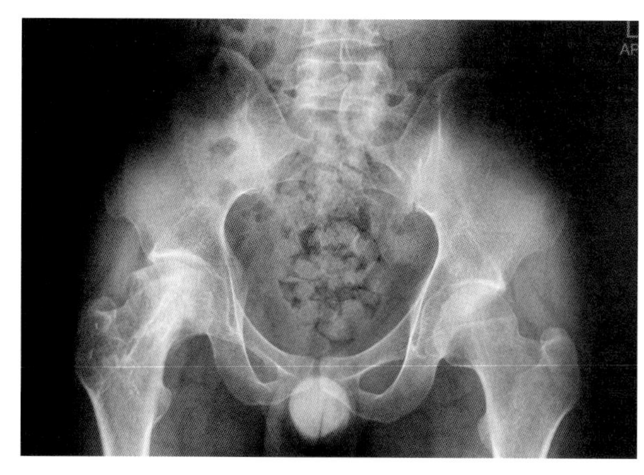

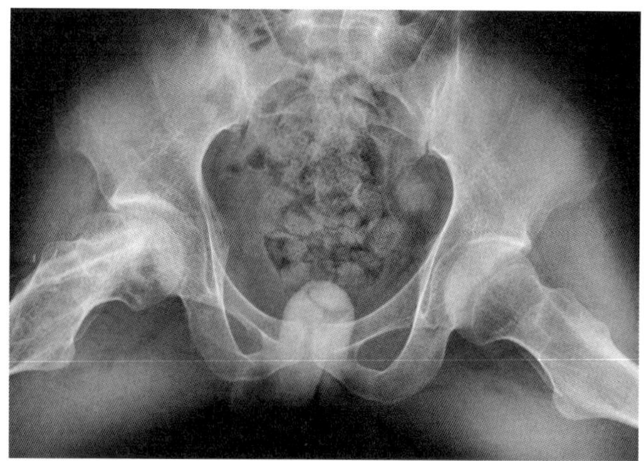

图 7-128　术后 6 年 6 个月髋关节前后位 + 蛙式位 X 线片

【病例 5】

1. 病史特点　患者，女性，53 岁。因右侧股骨颈骨折术后 4 年，右髋疼痛伴跛行半年入院。X 线片（图 7-129）：右侧股骨颈骨折愈合，内植物取出后表现为股骨头内密度不均，有数个囊性变，周围有高密度硬化带，关节间隙正常。MRI 检查（图 7-130）：股骨头负重区信号不均匀，外周有低信号带

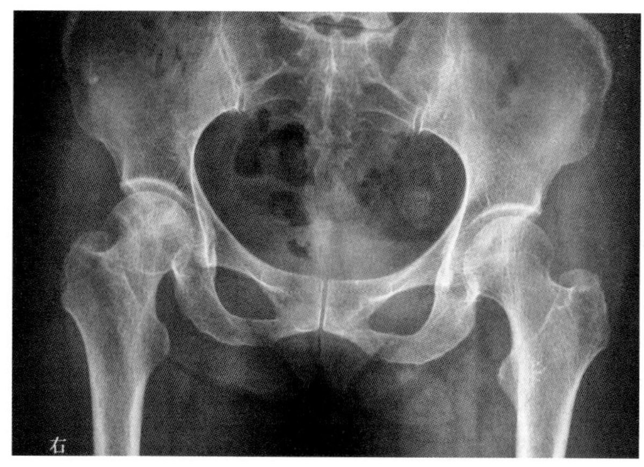

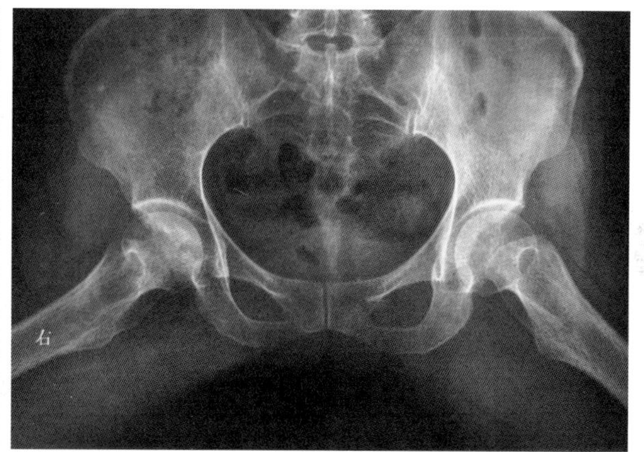

图 7-129　术前髋关节前后位 + 蛙式位 X 线片

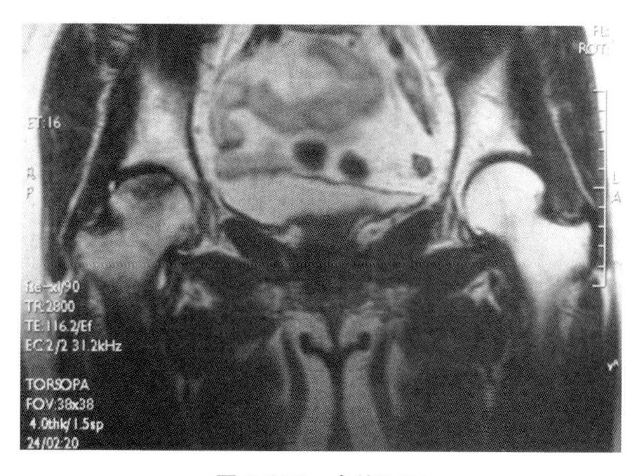

图 7-130　术前 MRI

环绕，股骨头轻微变形。Harris 评分差（<70 分）。

2. 诊断　右侧股骨头缺血性坏死。ARCO 分期：Ⅲ A 期。

3. 治疗方法及疗效　患者于 2007 年 10 月行“右侧股骨头坏死病灶清除、吻合血管腓骨移植术”。术后第 7 周开始拄双拐下地行走。术后 7 年 5 个月 X 线片：右股骨头内腓骨与股骨头骨质融合良好，骨密度增高，股骨头有轻微塌陷，关节面匹配良好，关节间隙正常（图 7-131~ 图 7-135）。患者可正常无痛行走、旅行。Harris 评分优（≥ 90 分）。

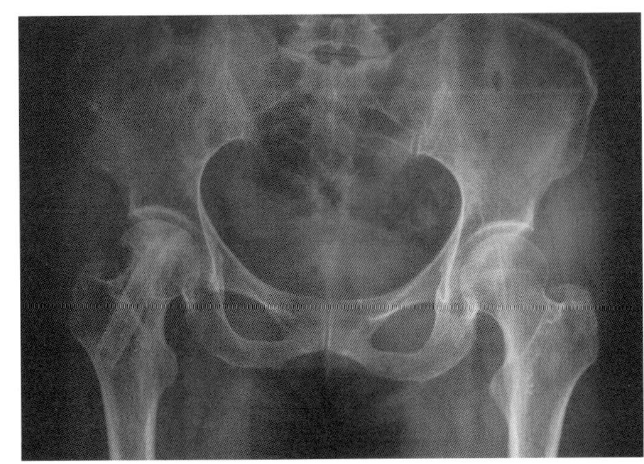
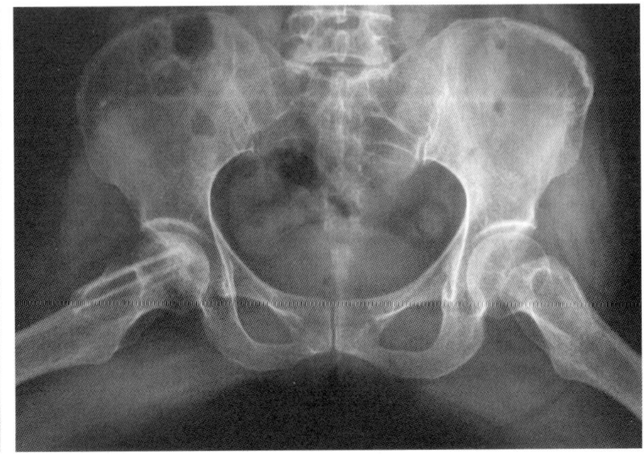

图 7-131　术后 3 个月髋关节前后位 + 蛙式位 X 线片

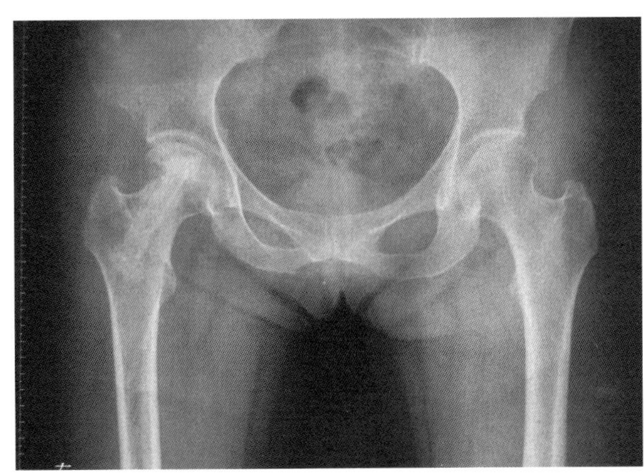
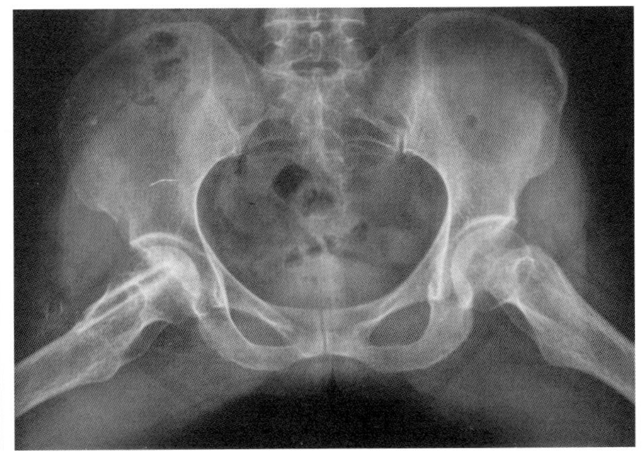

图 7-132　术后 1 年髋关节前后位 + 蛙式位 X 线片

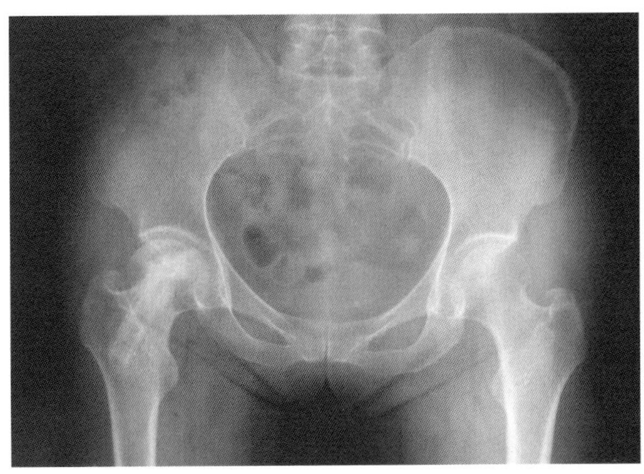
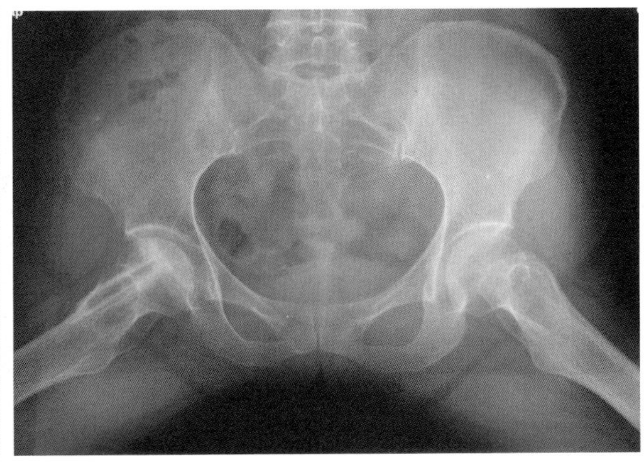

图 7-133　术后 1 年 8 个月髋关节前后位 + 蛙式位 X 线片

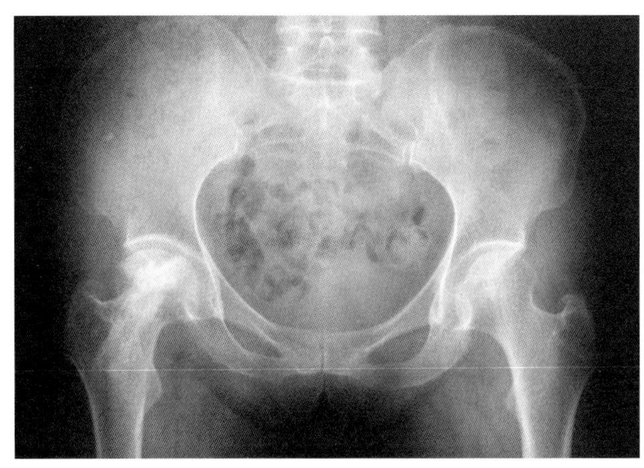
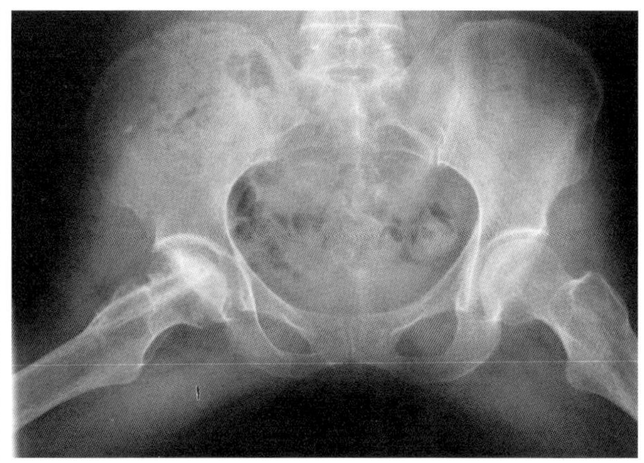

图 7-134　术后 3 年 3 个月髋关节前后位 + 蛙式位 X 线片

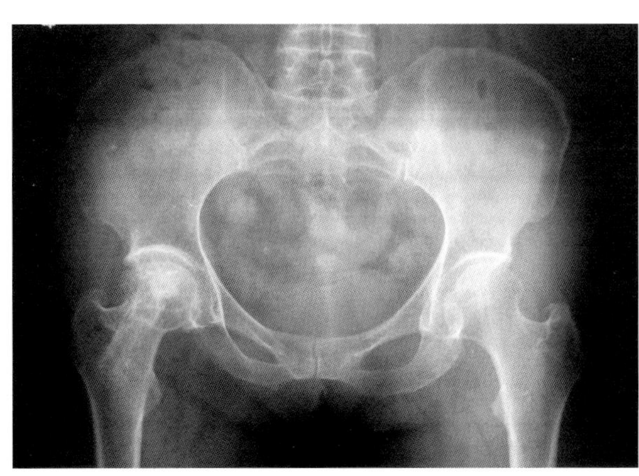
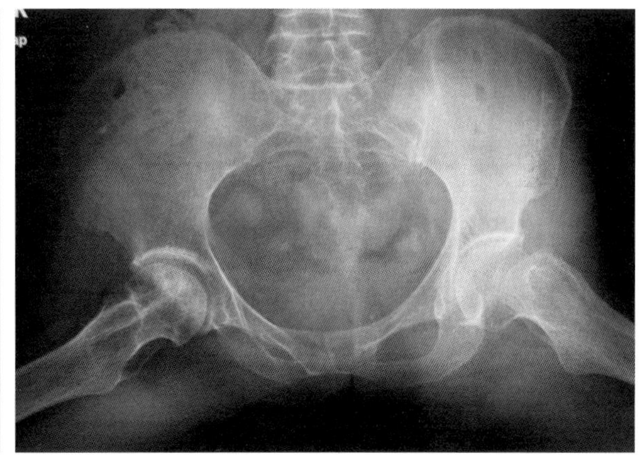

图 7-135　术后 7 年 5 个月髋关节前后位 + 蛙式位 X 线片

【病例 6】

1. 病史特点　患者，女性，40 岁。外伤后间歇性双髋痛 2 个月入院。X 线片（图 7-136）：双侧股骨头密度不均匀，有多发囊性变，周围包绕硬化带，右侧股骨头形态规整，左侧股骨头前侧轮廓欠饱满，双侧髋关节间隙正常。MRI 检查（图 7-137）：双侧股骨头内侧软骨下较低混杂信号，左侧头颈部广泛水肿，关节积液。Harris 评分：左侧可（70~79 分），右侧良（80~89 分）。

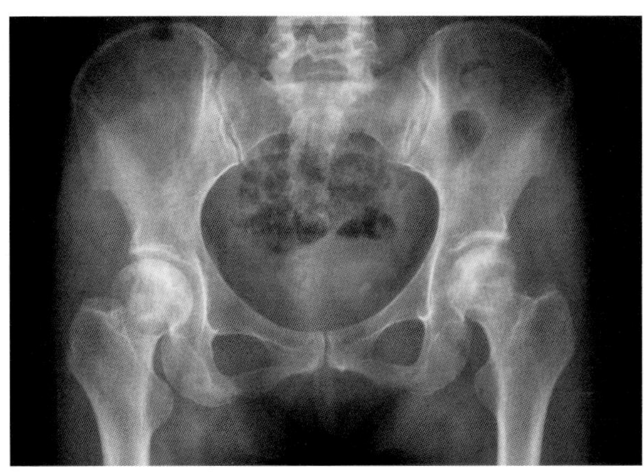
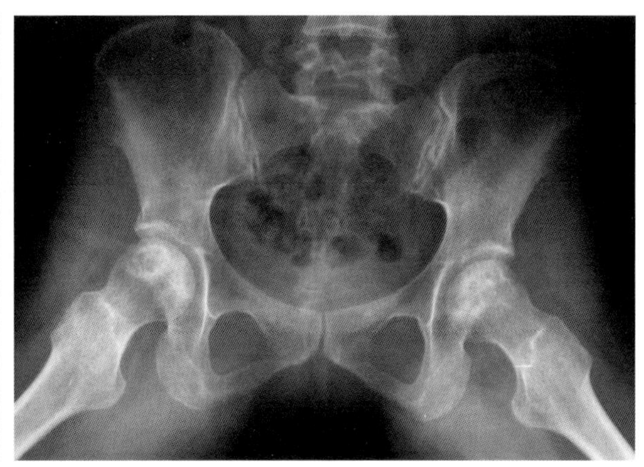

图 7-136　术前髋关节前后位 + 蛙式位 X 线片

2. 诊断 双侧股骨头缺血性坏死。ARCO 分期：左侧ⅢA 期，右侧ⅡC 期。

3. 治疗方法及疗效 患者于 2007 年 4 月行“双侧股骨头坏死病灶清除、吻合血管腓骨移植术”。术后第 7 周开始拄双拐下地行走。术后 7 年 3 个月 X 线片：双侧股骨头内腓骨末端成骨良好，坏死区骨密度增高，股骨头外形规整，关节间隙正常（图 7-138~ 图 7-140）。患者可无痛长距离行走，无任何不适。Harris 评分：左侧优（≥ 90 分），右侧优（≥ 90 分）。

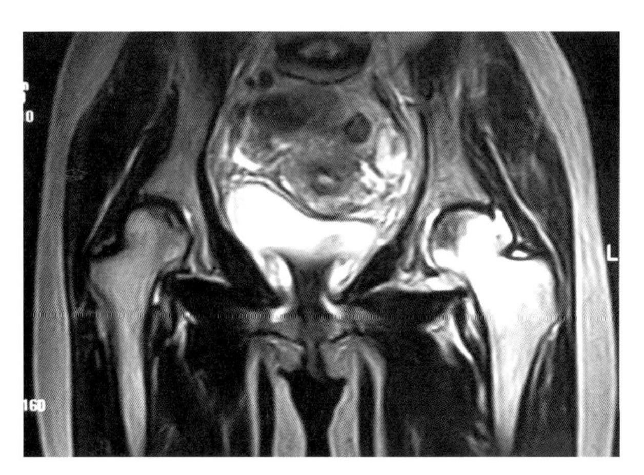

图 7-137 术前 MRI

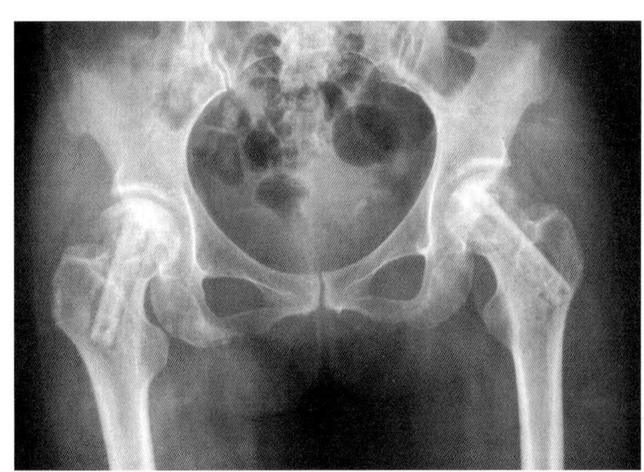
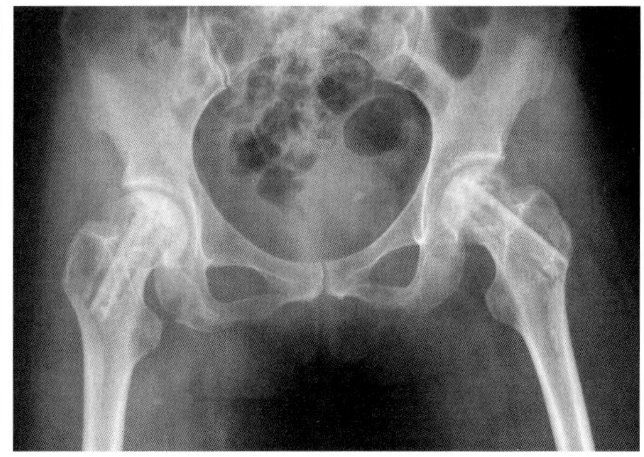

图 7-138 术后髋关节前后位 + 蛙式位 X 线片

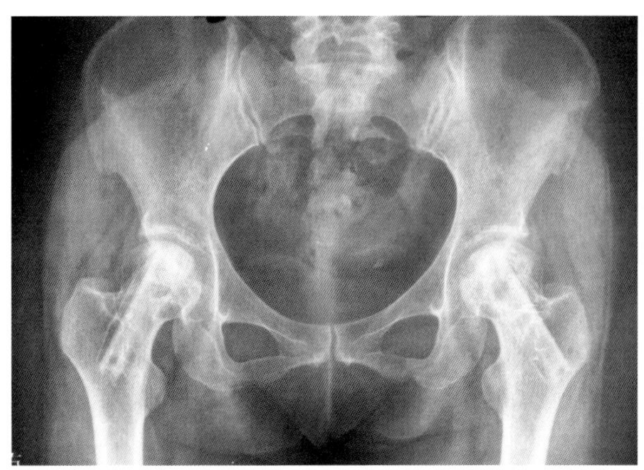
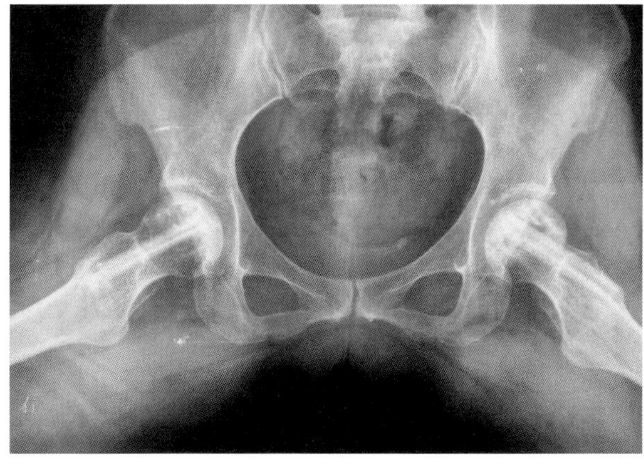

图 7-139 术后 6 个月髋关节前后位 + 蛙式位 X 线片

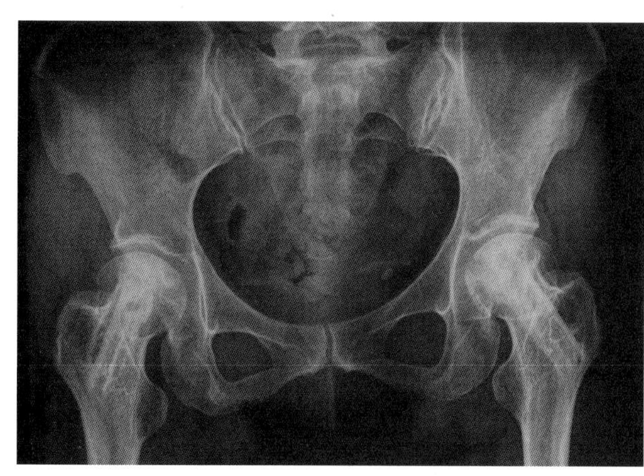

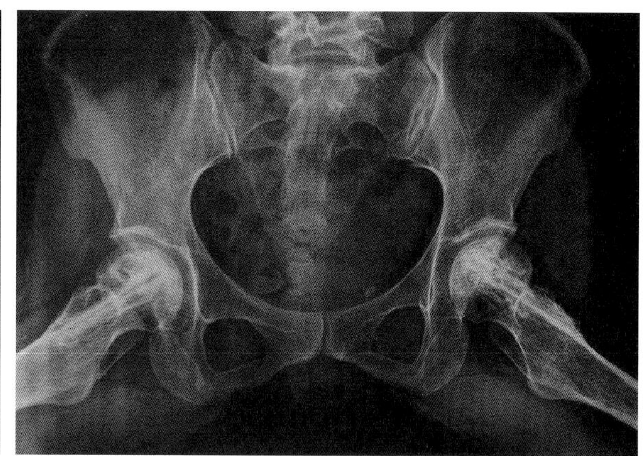

图 7-140　术后 7 年 3 个月髋关节前后位 + 蛙式位 X 线片

【病例 7】

1. 病史特点　患者，男性，27 岁。因左髋疼痛 1 年余入院。X 线片（图 7-141）：左侧股骨头负重区出现新月征，周围有明显硬化带，股骨头负重区外形欠饱满，关节间隙正常。MRI 检查（图 7-142）：左侧股骨头负重区软骨下骨下方有片状稍低信号区，周围环绕较宽低信号带。Harris 评分中

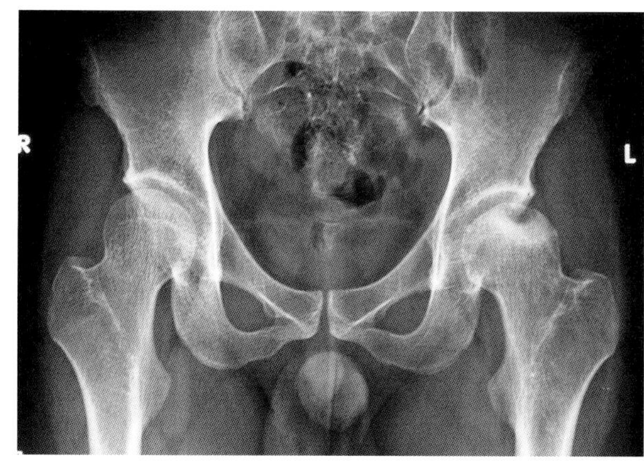

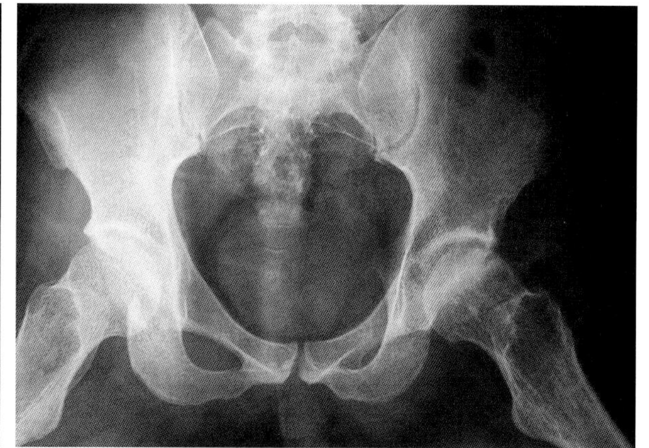

图 7-141　术前髋关节前后位 + 蛙式位 X 线片

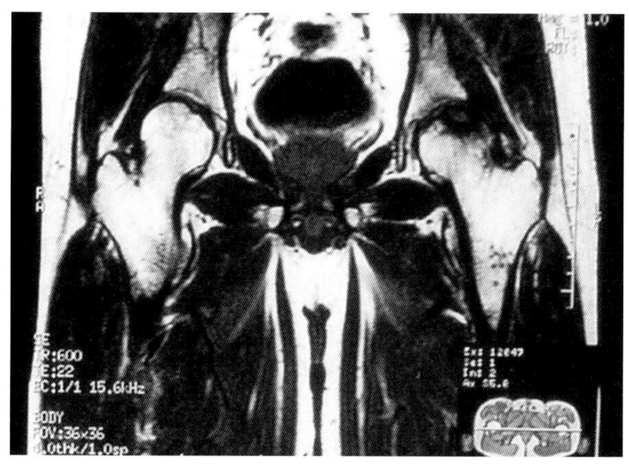

图 7-142　术前 MRI

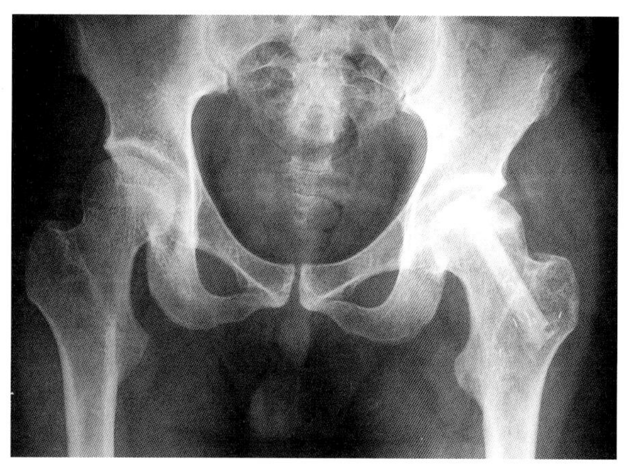

图 7-143　术后 X 线片

(70~79分)。

2. 诊断 左侧股骨头缺血性坏死。ARCO分期：ⅢA期。

3. 治疗方法及疗效 患者于2004年10月行"左侧股骨头坏死病灶清除、吻合血管腓骨移植术"。术后第7周开始扶双拐下地行走。术后8年1个月X线片：左侧股骨头内腓骨端成骨良好，股骨头密度基本恢复正常，股骨头外形基本恢复正常形态，关节间隙正常。患者可完全无痛长距离行走(图7-143~图7-146)。Harris评分优（≥90分)。

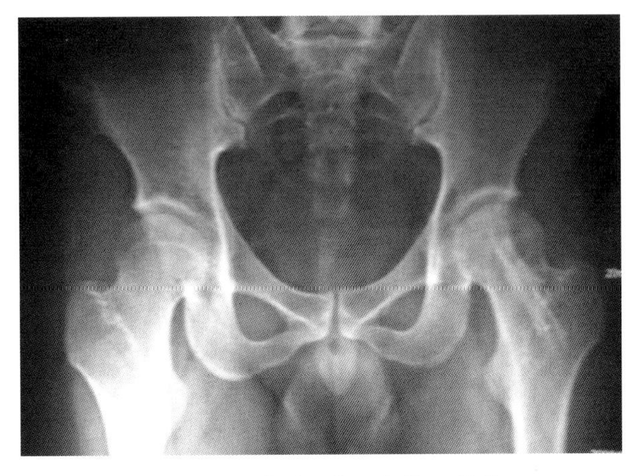

图7-144 术后2年6个月X线片

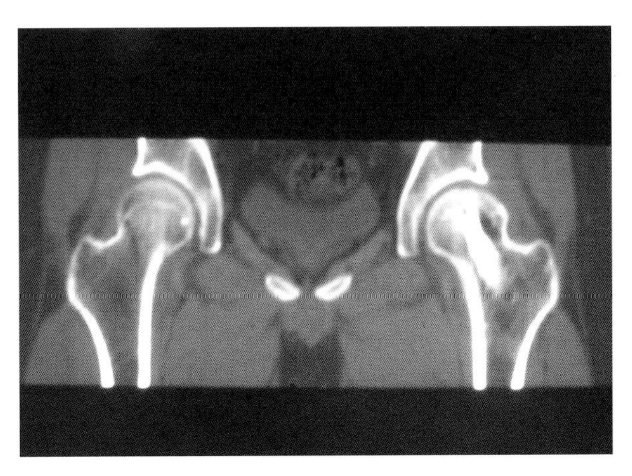

图7-145 术后40个月CT

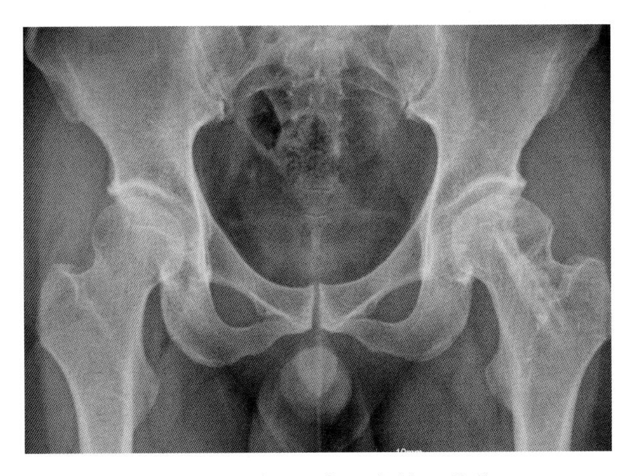

图7-146 术后8年1个月X线片

【病例8】

1. 病史特点 患者，男性，16岁。因左侧股骨颈骨折复位内固定术后2年，左髋疼痛4个月入院。X线片（图7-147)：左侧股骨颈骨折空心螺钉内固定中骨折愈合，股骨头负重区内可见囊性变，周围有高密度硬化影，股骨头有较明显塌陷，关节间隙正常。Harris评分优（≥90分)。

2. 诊断 左侧股骨头缺血性坏死。ARCO分期：ⅢC期。

3. 治疗方法及疗效 患者于2005年7月行"左侧股骨颈内植物取出、股骨头坏死病灶清除、吻合血管腓骨移植术"。术后第7周开始扶双拐下地行走。术后8年6个月X线片显示塌陷的股骨头基本恢复正常轮廓，腓骨末端成骨良好，原坏死病灶消失，呈均匀稍高密度表现，关节间隙正常（图7-148~图7-158)。患者无任何不适主诉。Harris评分优（≥90分)。

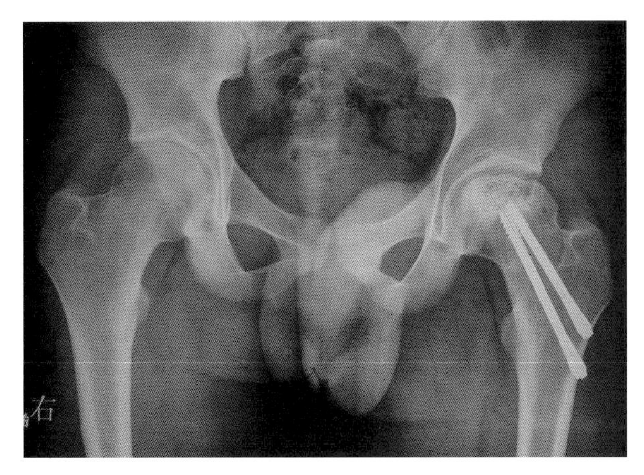

图 7-147　术前 X 线片

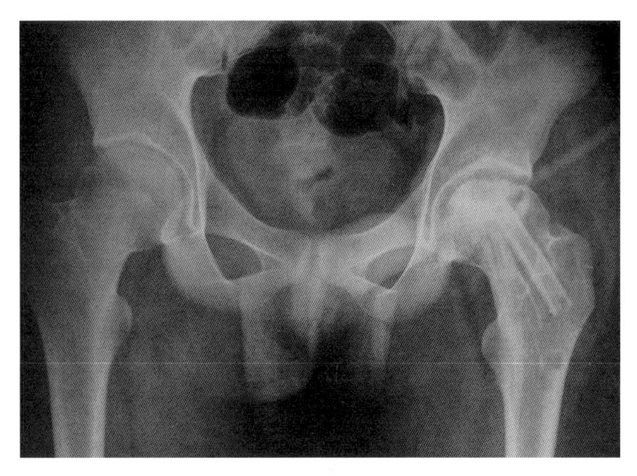

图 7-148　术后 X 线片

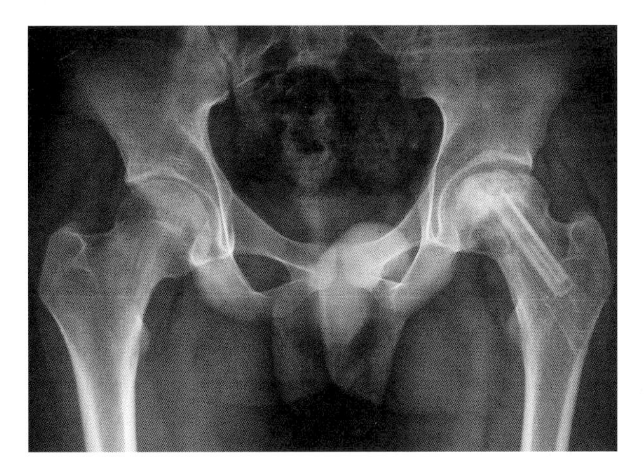

图 7-149　术后 3 个月 X 线片

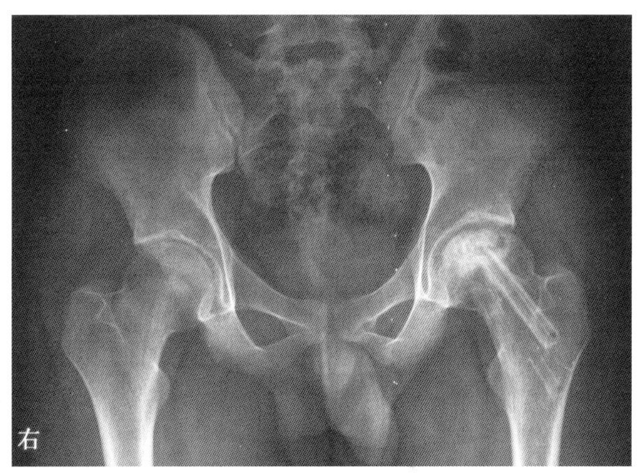

图 7-150　术后 7 个月 X 线片

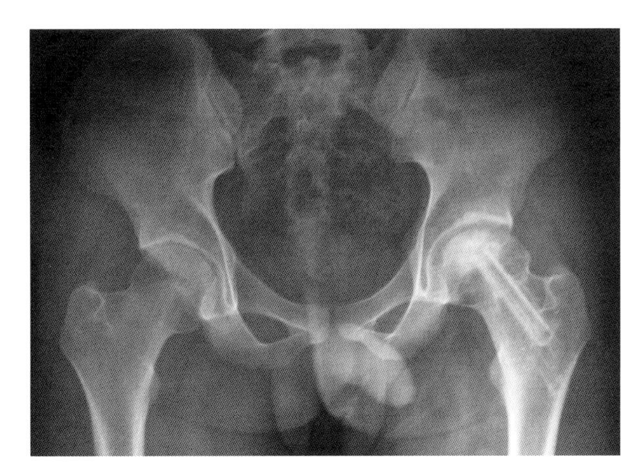

图 7-151　术后 1 年 8 个月 X 线片
股骨头轮廓基本恢复正常，腓骨末端成骨良好，病灶区域囊性变消失，骨密度增高

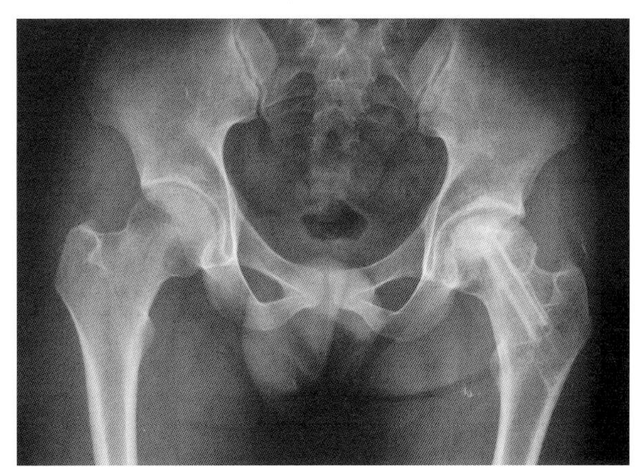

图 7-152　术后 2 年 6 个月 X 线片

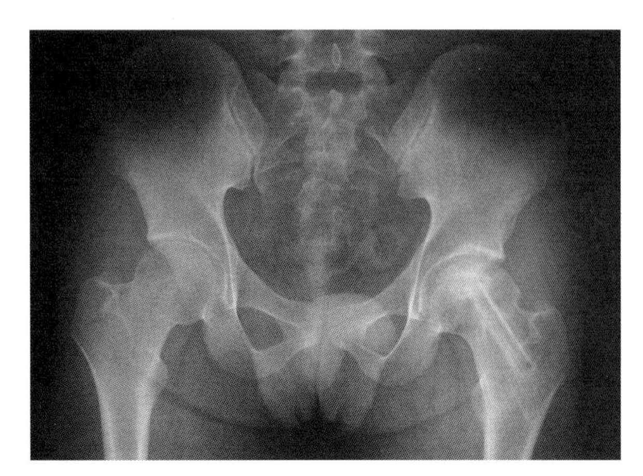

图 7-153　术后 3 年 6 个月 X 线片

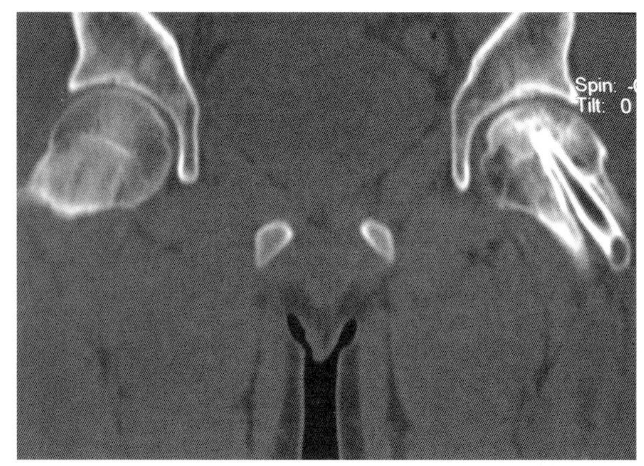

图 7-154　术后 3 年 6 个月 CT

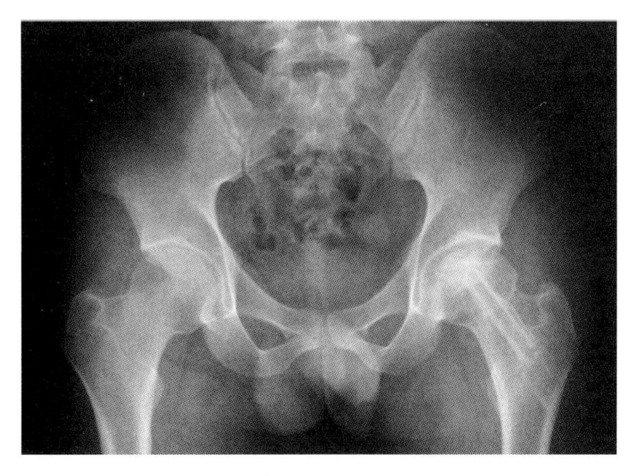

图 7-155　术后 5 年 5 个月 X 线片

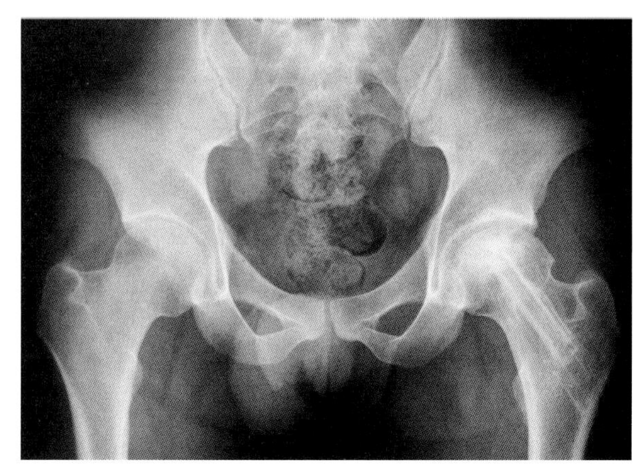

图 7-156　术后 6 年 6 个月 X 线片

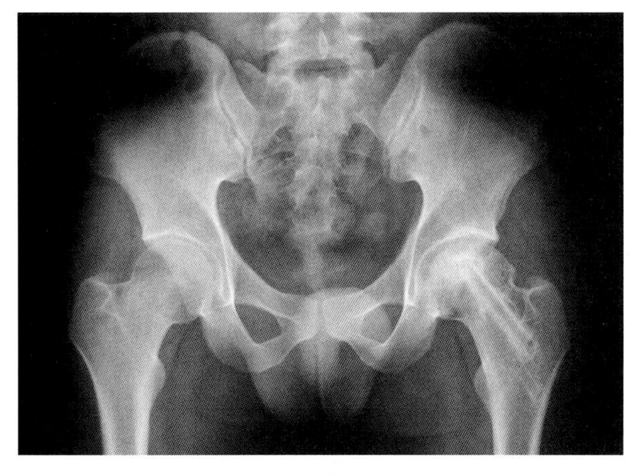

图 7-157　术后 7 年 1 个月 X 线片

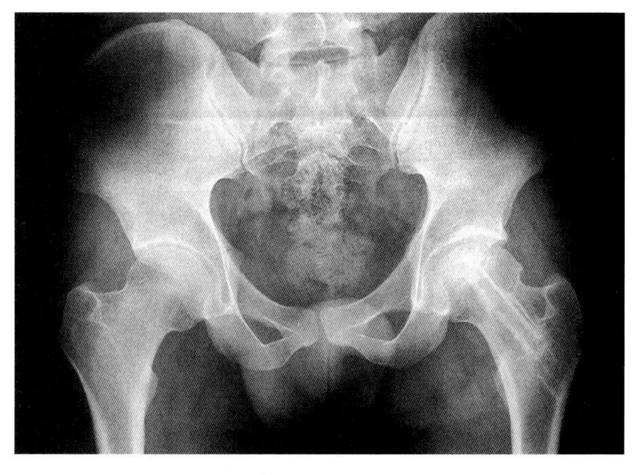

图 7-158　术后 8 年 6 个月 X 线片

【病例 9】

1. 病史特点　患者，男性，41 岁。因肾病综合征服用激素后左髋疼痛 1 个月入院，右髋无疼痛。X 线片（图 7-159）：双侧股骨头无变形，内可见大面积骨密度不均匀，左侧较明显且有囊性变，双侧病灶周围均有硬化带形成，关节间隙正常。MRI 检查（图 7-160）：横断面 T1 加权相双侧股骨头呈现不均匀低信号区，冠状面 T2 抑脂相右侧股骨头内侧部分呈稍高信号改变，关节内有少量积液，左侧股骨头负重区呈条带状不均匀信号异常，头颈部广泛水肿，关节积液明显。Harris 评分右侧优（≥ 90 分），左侧差（<70 分）。

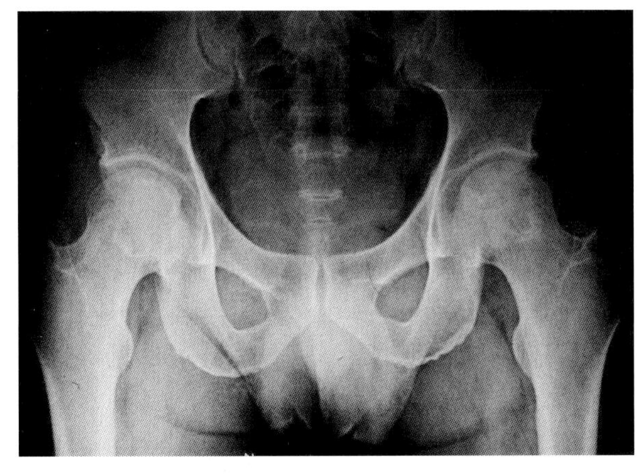

图 7-159　术前 X 线片

2. 诊断　双侧股骨头缺血性坏死。ARCO 分期：左侧 Ⅱ C 期，右侧 Ⅱ C 期。

3. 治疗方法及疗效　患者于 2006 年 2 月行“双侧股骨头坏死病灶清除、带血管腓骨移植术”。于术后第 7 周开始扶双拐下地行走。术后 8 年 X 线片：双侧髋关节间隙正常，股骨头轮廓如原，腓骨与股骨头骨质融合良好（图 7-161~ 图 7-163）。患者无明显不适主诉。Harris 评分：双侧均为优（≥ 90 分）。

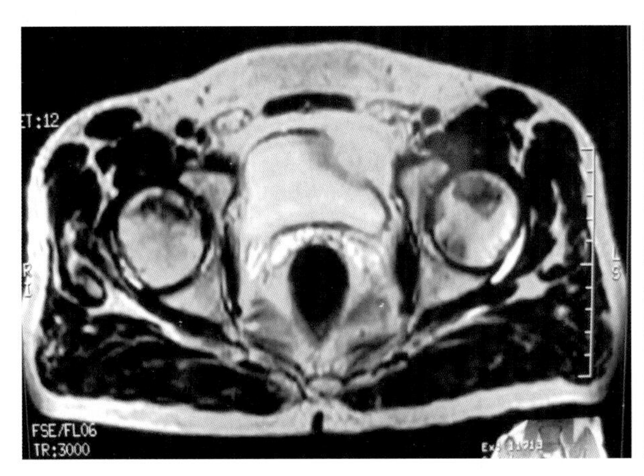

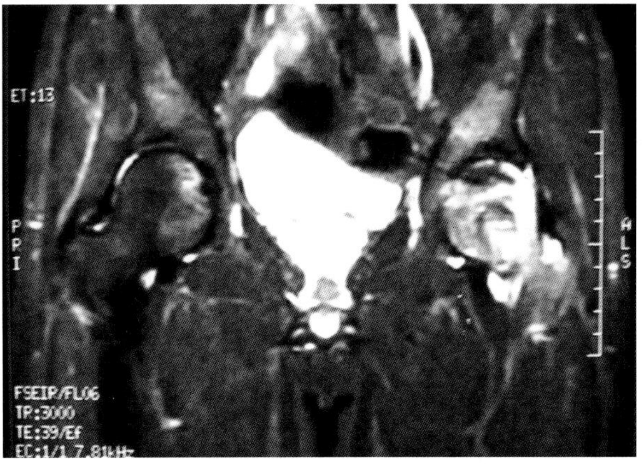

图 7-160　术前 MRI

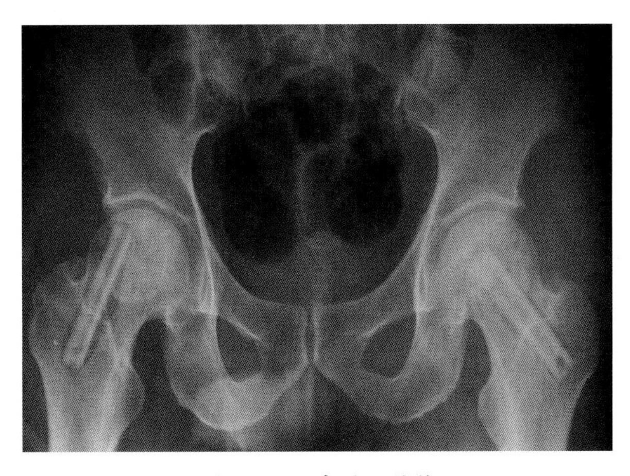

图 7-161　术后 X 线片

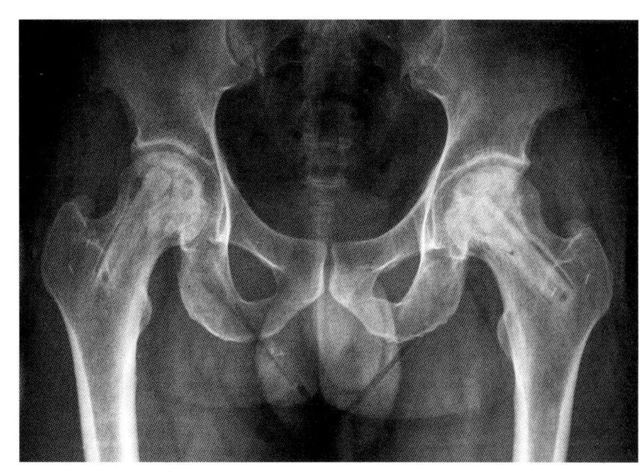
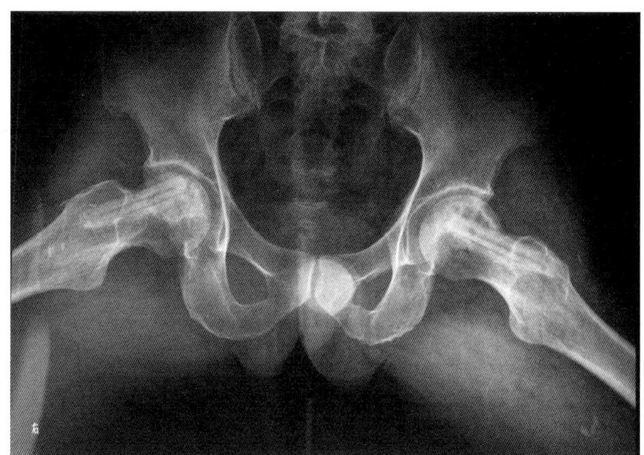

图 7-162　术后 1 年髋关节前后位 + 蛙式位 X 线片

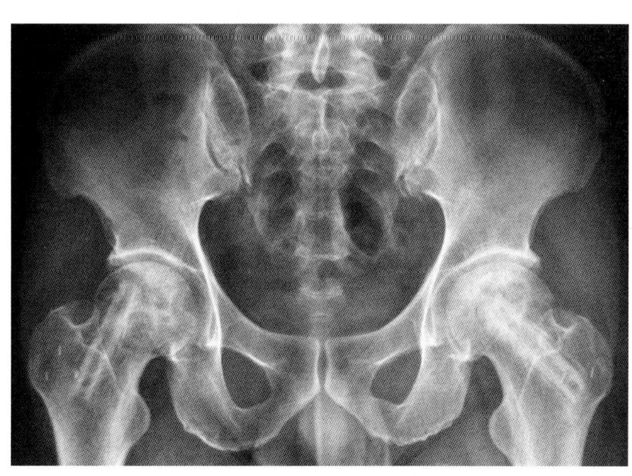
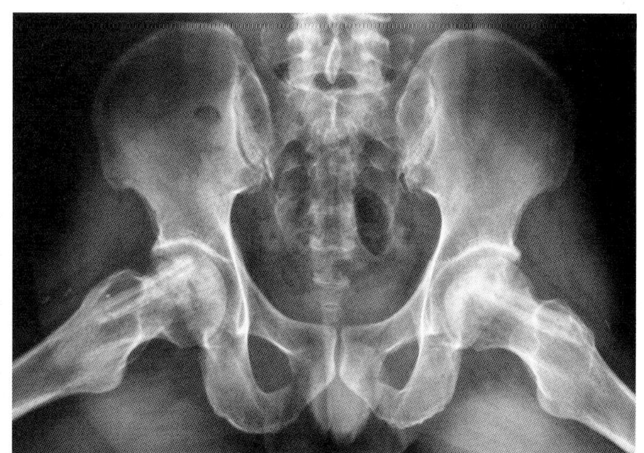

图 7-163　术后 8 年髋关节前后位 + 蛙式位 X 线片

【病例 10】

1. 病史特点　患者，男性，38 岁。因服用激素致左髋疼痛 2 个月入院。X 线片（图 7-164）：双侧股骨头密度不均匀，右侧有多发中小囊性变，股骨头形态规整，左侧囊性变巨大，周围有轻度硬化，股骨头有轻微塌陷，双侧髋关节间隙正常。MRI 检查（图 7-165）：双侧股骨头呈大面积“地图样”异常信号改变，病灶周围环绕不规则线样低信号带，右侧股骨头轮廓正常，左侧欠光整，左髋关节积液明显。Harris 评分：左侧可（70~79 分），右侧优（≥ 90 分）。

2. 诊断　双侧股骨头缺血性坏死。ARCO 分期：左侧ⅢA 期，右侧ⅡC 期。

3. 治疗方法及疗效　患者于 2005 年 12 月行“双侧股骨头坏死病灶清除、吻合血管腓骨移植术”。术后第 7 周开始拄双拐下地行走。术后 12 年 X 线片：双侧股骨头内腓骨与周围骨质融合良好，原坏死区骨密度增高，右侧股骨头外形规

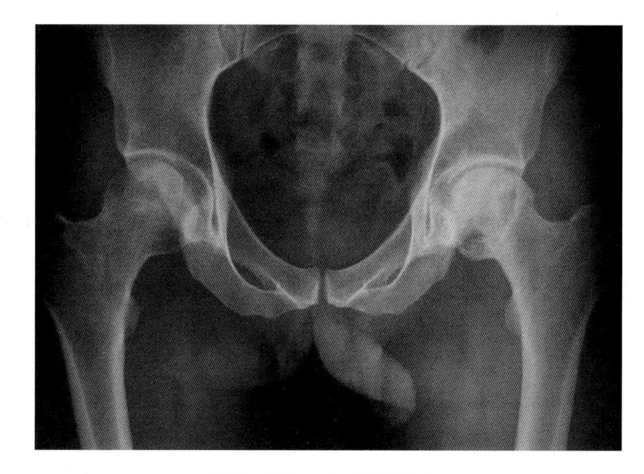

图 7-164　术前 X 线片

整，关节间隙正常，左侧股骨头塌陷较原来略有加重，髋臼及股骨头外缘有少量骨赘形成，关节间隙略狭窄（图 7-166~ 图 7-170）。患者右髋感觉正常，左髋在久坐起立时及长时间行走后有轻度酸痛。Harris 评分：左侧良（80~89 分），右侧优（≥ 90 分）。

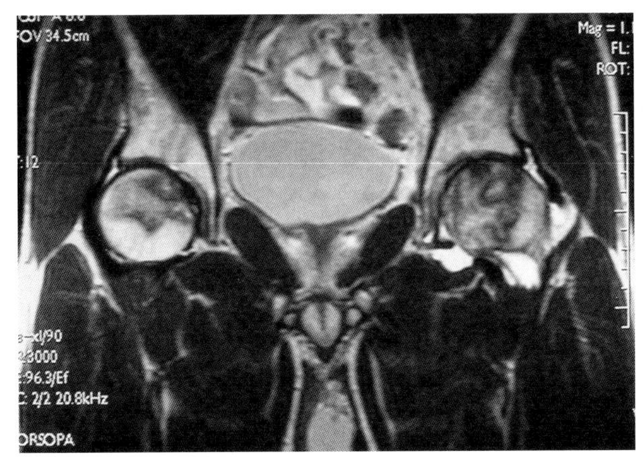

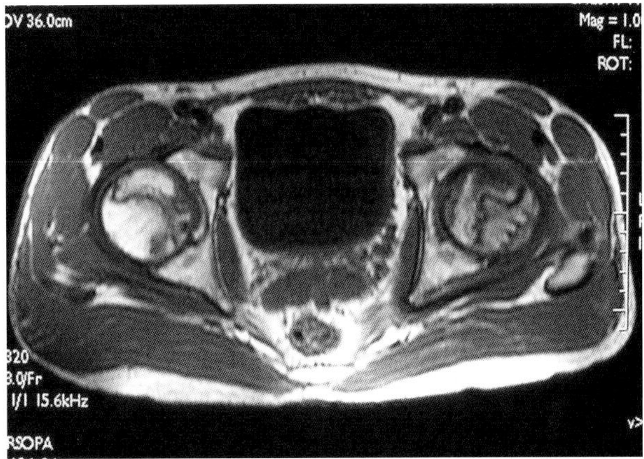

图 7-165　术前 MRI

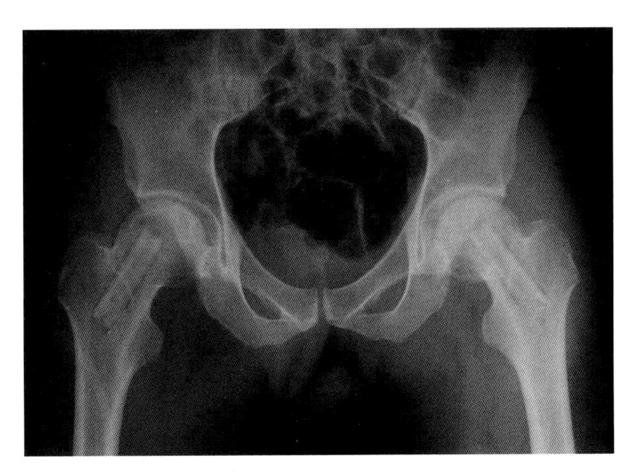

图 7-166　术后 X 线片

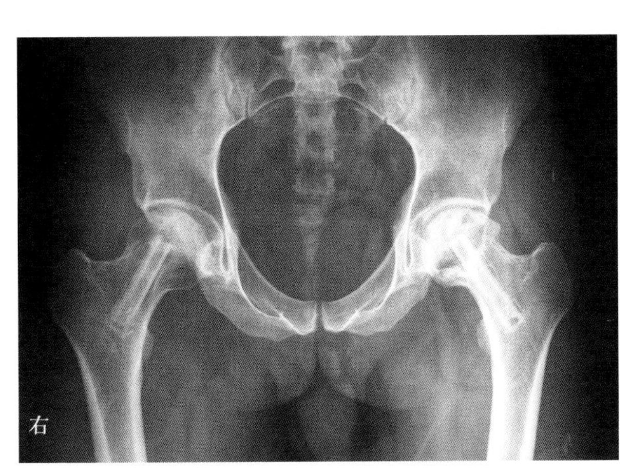

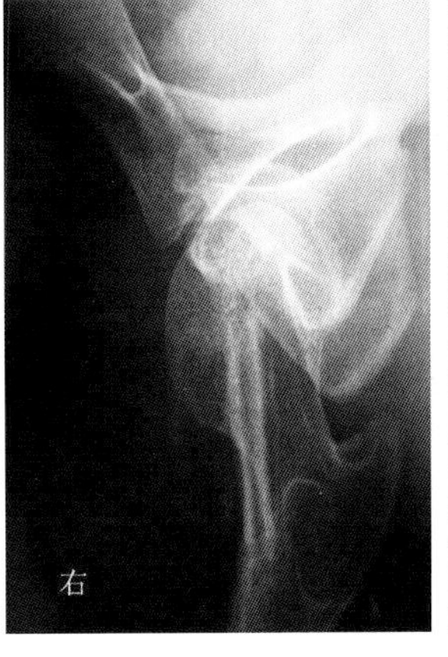

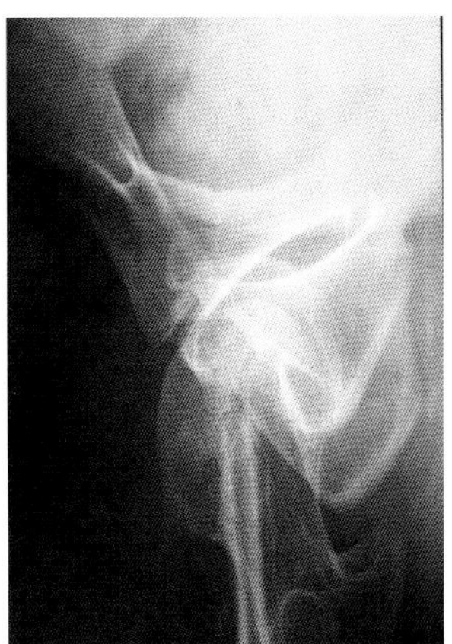

图 7-167　术后 1 年髋关节前后位 + 侧位 X 线片

【病例 11】

1. 病史特点　患者，女性，20 岁。因左侧股骨颈骨折复位内固定术后 1 年半，左髋疼痛半年来院就诊。X 线片（图 7-171）：左侧股骨颈骨折内固定中骨折愈合，左侧股骨头密度不均，股骨头部分塌

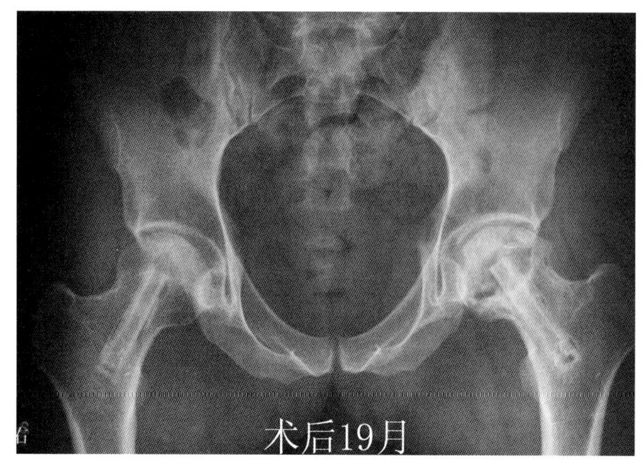

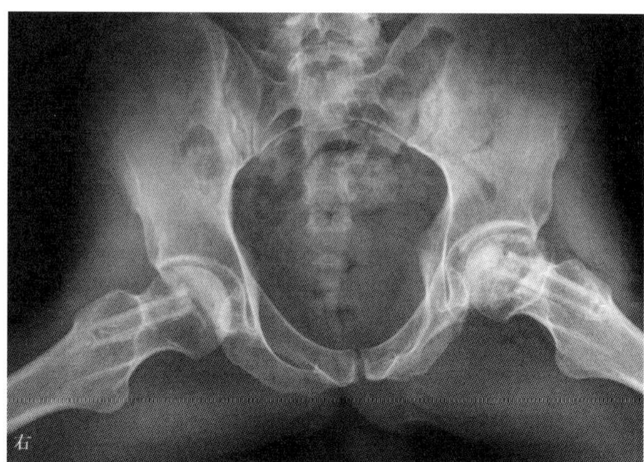

图 7-168　术后 19 个月髋关节前后位 + 蛙式位 X 线片

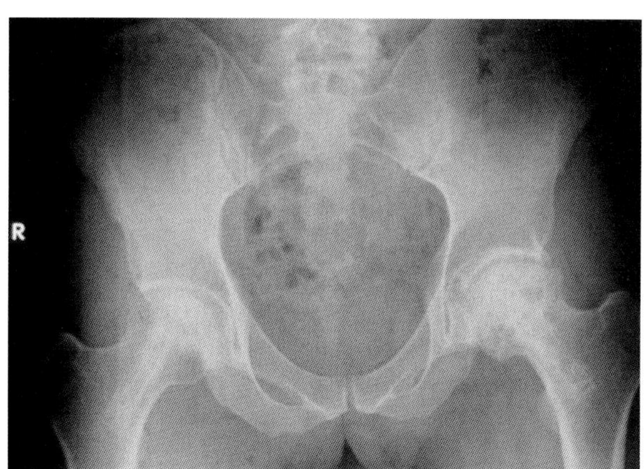

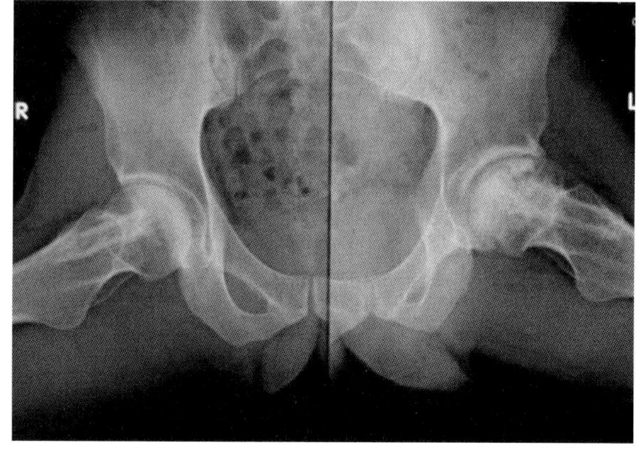

图 7-169　术后 8 年髋关节前后位 + 蛙式位 X 线片

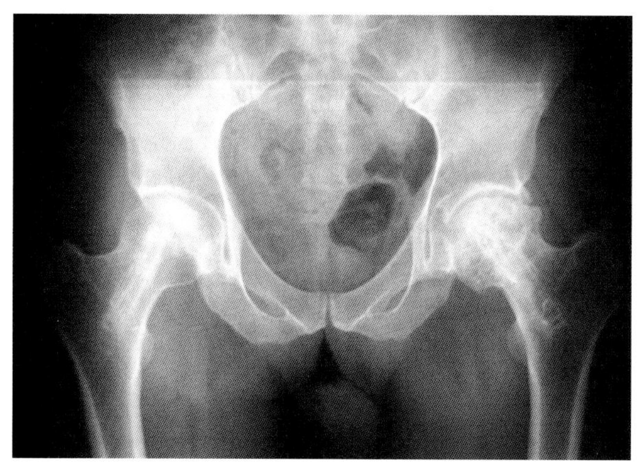
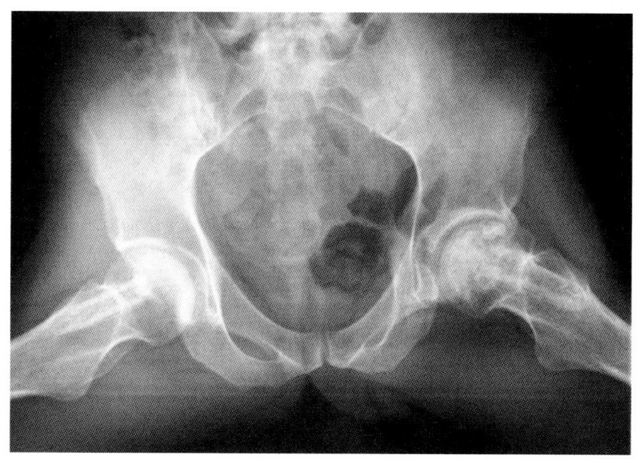

图 7-170　术后 12 年髋关节前后位 + 蛙式位 X 线片

陷，周围有轻度硬化，关节间隙正常。Harris 评分左侧中（70~79 分），右侧优（≥ 90 分）。

2. 诊断　左侧股骨头缺血性坏死。ARCO 分期：Ⅳ期。

3. 治疗方法及疗效　患者于 2004 年 4 月行“左侧股骨颈内植物取出、股骨头坏死病灶清除、吻合血管游离腓骨移植术”。术后第 7 周开始拄双拐下地行走。术后 9 年 3 个月 X 线片：左侧股骨头内腓骨端周围成骨良好，股骨头没有继续塌陷，坏死区囊性变消失，髋关节间隙正常（图 7-172~ 图 7-175）。患者可正常行走，无明显疼痛。Harris 评分：双侧优（≥ 90 分）。

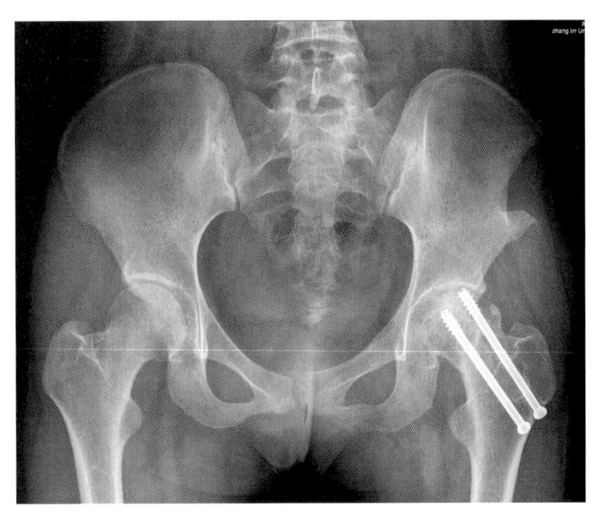

图 7-171　术前 X 线片

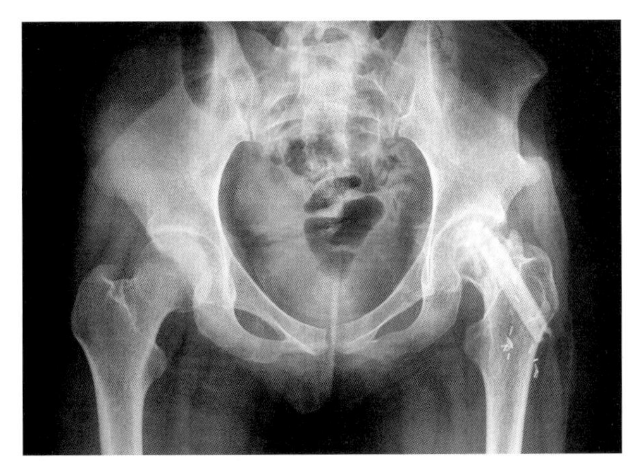

图 7-172　术后 X 线片

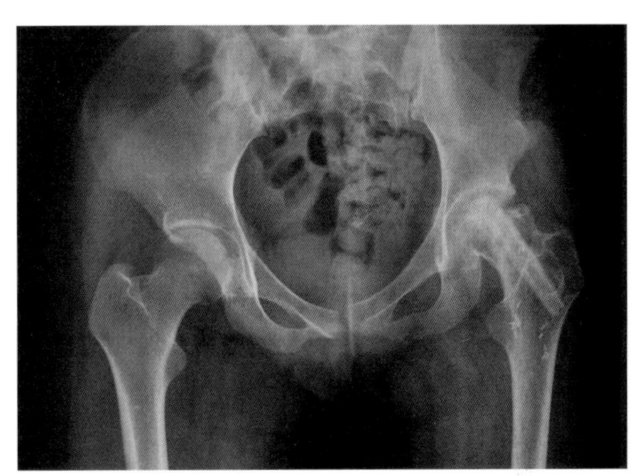

图 7-173　术后 1 年髋关节前后位 X 线片

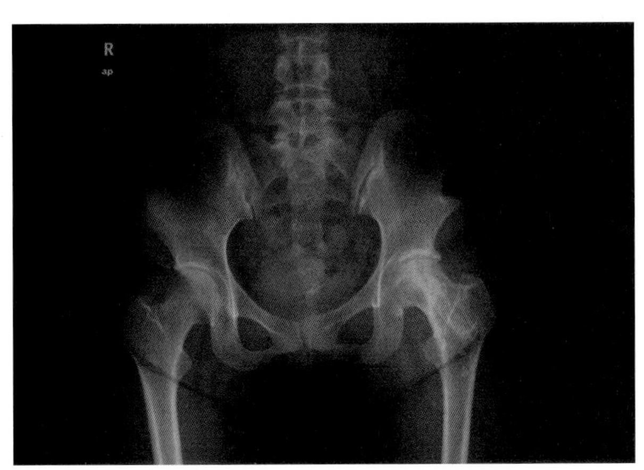

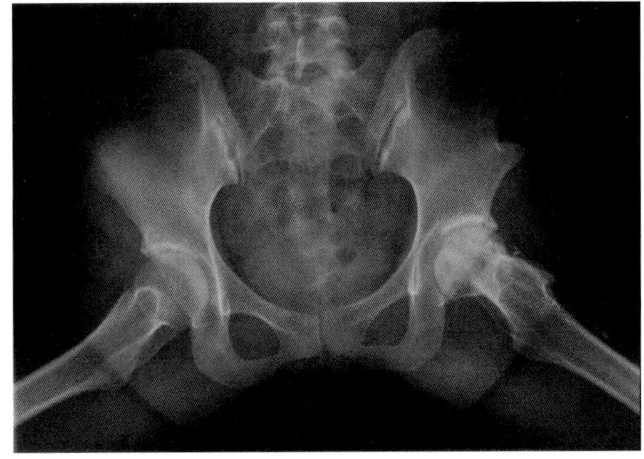

图 7-174　术后 5 年髋关节前后位 + 蛙式位 X 线片

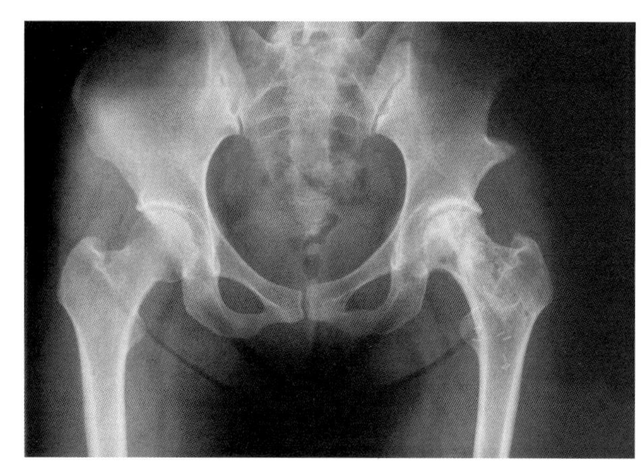
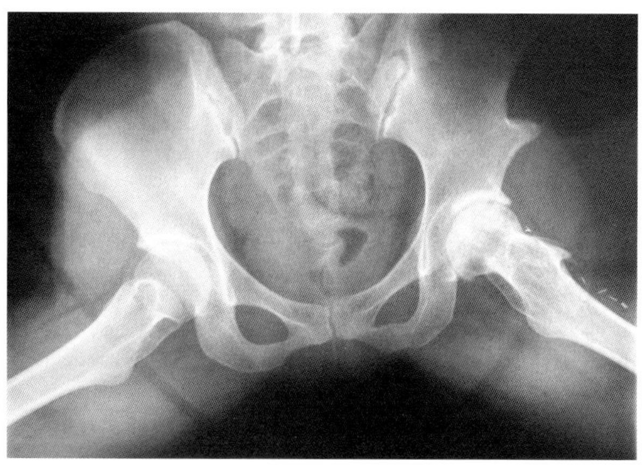

图 7-175 术后 9 年 3 个月髋关节前后位 + 蛙式位 X 线片

（贾伟涛 关俊杰 林 森 朱振中 吴 昊 高悠水 盛加根）

参考文献

[1] 中华医学会骨科学分会关节外科学组 . 股骨头坏死临床诊疗规范 [J]. 中国矫形外科杂志 , 2016, 24(1): 49-54.

[2] Lavernia C J, Sierra R J, Grieco F R. Osteonecrosis of the femoral head[J]. J Am Acad Orthop Surg, 1999, 7: 250-261.

[3] Mont M A, Hungerford D S. Non-traumatic avascular necrosis of the femoral head[J]. J Bone Joint Surg Am, 1995, 77: 459-474.

[4] 李子荣 . 骨坏死 [M]. 北京 : 人民卫生出版社 , 2012.

[5] Mont M A, Marulanda G A, Jones L C, et al. Systematic analysis of classification systems for osteonecrosis of the femoral head[J]. J Bone Joint Surg Am, 2006, 88(Suppl 3): 16-26.

[6] Assouline-Dayan Y, Chang C, Greenspan A, et al. Pathogenesis and natural history of osteonecrosis[J]. Semin Arthritis Rheum, 2002, 32(2): 94-124.

[7] Mont M A, Cherian J J, Sierra R J, et al. Nontraumatic osteonecrosis of the femoral head: where do we stand today? A ten-year update[J]. J Bone Joint Surg Am, 2015, 7;97(19): 1604-1627.

[8] Malizos K N, Karantanas A H, Varitimidis S E, et al. Osteonecrosis of the femoral head: etiology, imaging and treatment[J]. Eur J Radiol, 2007, 63(1): 16-28.

[9] Karantanas A H, Drakonaki E E. The role of MR imaging in avascular necrosis of the femoral head[J]. Semin Musculoskelet Radiol, 2011, 15(3): 281-300.

[10] Sugano N, Kubo T, Takaoka K, et al. Diagnostic criteria for non-traumatic osteonecrosis of the femoral head. A multicentre study[J]. J Bone Joint Surg Br, 1999, 81(4): 590-595.

[11] Lieberman, Jay R, Berry, et al. Osteonecrosis of the hip: management in the twenty-first century[J]. Journal of Bone & Joint Surgery American Volume, 2002, 52(52): 337.

[12] Zalavras C G, Lieberman J R. Osteonecrosis of the femoral head: evaluation and treatment[J]. Journal of the American Academy of Orthopaedic Surgeons, 2015, 23(2): 69-70.

[13] Amanatullah D F, Strauss E J, Di C P. Current management options for osteonecrosis of the femoral head: part 1, diagnosis and nonoperative management[J]. American Journal of Orthopedics, 2011, 40(10): 216-225.

[14] Gasbarra E, Perrone F L, Baldi J, et al. Conservative surgery for the treatment of osteonecrosis of the femoral head: current options[J]. Clin Cases Miner Bone Metab, 2015, 12(Suppl 1): 43-50.

[15] Marker D R, Seyler T M, Mcgrath M S, et al. Treatment of early stage osteonecrosis of the femoral head[J]. Journal of Bone & Joint Surgery-American Volume, 2008, 90 Suppl 4(6): 175.

[16] Urbaniak J R, Harvey E J. Revascularization of the femoral head in osteonecrosis[J]. Journal of the American Academy of Orthopaedic Surgeons, 1998, 6(1): 44.

[17] 张长青 , 曾炳芳 , 王坤正 , 等 . 吻合血管的游离腓骨移植治疗股骨头坏死 [M]. 上海：上海科学技术出版社 , 2005.

[18] Korompilias A V, Beris A E, Lykissas M G, et al. Femoral head osteonecrosis: why choose free vascularized fibula grafting[J]. Microsurgery, 2011, 31(3): 223-228.

[19] Rackwitz L, Eden L, Reppenhagen S, et al. Stem cell and growth factor-based regenerative therapies for avascular necrosis of the femoral head[J]. Stem Cell Research & Therapy, 2012, 3(1): 1-9.

[20] Sonoda K, Yamamoto T, Motomura G, et al. Outcome of transtrochanteric rotational osteotomy for posttraumatic osteonecrosis of the femoral head with a mean follow-up of 12.3 years[J]. Archives of Orthopaedic & Trauma Surgery, 2015, 135(9): 1257-1263.

[21] Rijnen W H, Lameijn N, Schreurs B W, et al. Total hip arthroplasty after failed treatment for osteonecrosis of the femoral head[J]. Orthop Clin North Am, 2009, 40(2): 291-298.
[22] 程晓光 . 骨与关节影像诊断必读 [M]. 北京 : 人民军医出版社 , 2007.
[23] Marcus N D, Enneking W F, Massam R A. The silent hip in idiopathic aseptic necrosis. Treatment by bone-grafting[J]. Journal of Bone & Joint Surgery American Volume, 1973, 55(7): 1351-1366.
[24] Ficat R P. Idiopathic bone necrosis of the femoral head. Early diagnosis and treatment[J]. Journal of Bone & Joint Surgery British Volume, 1985, 67(1): 3.
[25] Steinberg M E, Hayken G D, Steinberg D R. A quantitative system for staging avascular necrosis[J]. Journal of Bone & Joint Surgery-british Volume, 1995, 77(1): 34-41.
[26] Gardeniers J W M. The arco perspective for reaching one uniform staging system of osteonecrosis[M]. New York: Springer, 1993.
[27] 李子荣 . 股骨头坏死 : 早期诊断与个体化治疗 [J]. 中国矫形外科杂志 , 2013, 21: 1909-1911.
[28] 中华医学会骨科分会显微修复学组 , 中国修复重建外科专业委员会骨缺损及骨坏死学组 . 成人股骨头坏死诊疗标准专家共识 (2012 年版)[J]. 中华骨科杂志 , 2012, 32(6): 606-610.
[29] 中华老年骨科与康复电子杂志编辑委员会 . 股骨头坏死保髋治疗指南 (2016 版) [J/CD]. 中华老年骨科与康复电子杂志 , 2016, 2(2): 65-70.
[30] Lieberman J R. Core decompression for osteonecrosis of the hip[J]. Clinical Orthopaedics & Related Research, 2004, 15(418): 29-33.
[31] Pierce T P, Jauregui J J, Elmallah R K, et al. A current review of core decompression in the treatment of osteonecrosis of the femoral head[J]. Current Reviews in Musculoskeletal Medicine, 2015, 8(3): 1-5.
[32] Agarwala S, Shah S, Joshi V R. The use of alendronate in the treatment of avascular necrosis of the femoral head follow-up to eight years[J]. Journal of Bone & Joint Surgery British Volume, 2009, 91(8): 1013-1018.
[33] Xie X, Pei F, Wang H, et al. Icariin: a promising osteoinductive compound for repairing bone defect and osteonecrosis[J]. Journal of Biomaterials Applications, 2015, 30(3): 290.
[34] Wang Y, Yin L, Li Y, et al. Preventive effects of puerarin on alcohol-induced osteonecrosis[J]. Clinical Orthopaedics & Related Research, 2008, 466(5): 1059-1067.
[35] Wang C J, Yang Y J, Huang C C. The effects of shockwave on systemic concentrations of nitric oxide level, angiogenesis and osteogenesis factors in hip necrosis[J]. Rheumatology International, 2011, 31(7): 871.
[36] Koren L, Ginesin E, Melamed Y, et al. Hyperbaric oxygen for stage Ⅰ and Ⅱ femoral head osteonecrosis[J]. Orthopedics, 2015, 38(3): 200-205.
[37] Gao Y S, Zhang C Q. Cytotherapy of osteonecrosis of the femoral head: a mini review[J]. International Orthopaedics, 2010, 34(6): 779.
[38] Hernigou P, Beaujean F. Treatment of osteonecrosis with autologous bone marrow grafting[J]. Clin Orthop Relat Res, 2002, 405(405): 14-23.
[39] Zhao D, Cui D, Wang B, et al. Treatment of early stage osteonecrosis of the femoral head with autologous implantation of bone marrow-derived and cultured mesenchymal stem cells[J]. Bone, 2012, 50(1): 325-330.
[40] Mao Q, Wang W, Xu T, et al. Combination treatment of biomechanical support and targeted intra-arterial infusion of peripheral blood stem cells mobilized by granulocyte-colony stimulating factor for the osteonecrosis of the femoral head: a randomized controlled clinical trial[J]. Journal of Bone & Mineral Research the Official Journal of the American Society for Bone & Mineral Research, 2015, 30(4): 647-656.
[41] Civinini R, Biase P D, Carulli C, et al. The use of an injectable calcium sulphate/calcium phosphate bioceramic in the treatment of osteonecrosis of the femoral head[J]. International Orthopaedics, 2012, 36(8): 1583.
[42] Feng Y, Wang S, Jin D, et al. Free vascularised fibular grafting with OsteoSet®2 demineralised bone matrix versus autograft for large osteonecrotic lesions of the femoral head[J]. International Orthopaedics, 2011, 35(4): 475-481.
[43] Kim S Y, Kim Y G, Kim P T, et al. Vascularized compared with nonvascularized fibular grafts for large osteonecrotic lesions of the femoral head[J]. Journal of Bone & Joint Surgery American Volume, 2005, 87(9): 2012-2018.
[44] Plakseychuk A Y, Kim S Y, Park B C, et al. Vascularized compared with nonvascularized fibular grafting for the treatment of osteonecrosis of the femoral head[J]. Journal of Bone & Joint Surgery-american Volume, 2003, 85(4): 589-596.
[45] Pierce T P, Elmallah R K, Jauregui J J, et al. A current review of non-vascularized bone grafting in osteonecrosis of the femoral head[J]. Current Reviews in Musculoskeletal Medicine, 2015, 8(3): 240-245.
[46] Chen C C, Lin C L, Chen W C, et al. Vascularized iliac bone-grafting for osteonecrosis with segmental collapse of the femoral head[J]. Journal of Bone & Joint Surgery-american Volume, 2009, 91(10): 2390-2394.
[47] Baksi D P, Pal A K, Baksi D D. Long-term results of decompression and muscle-pedicle bone grafting for osteonecrosis of the femoral head[J]. International Orthopaedics, 2009, 33(1): 41-47.
[48] Urbaniak J R, Coogan P G, Gunneson E B, et al. Treatment of osteonecrosis of the femoral head with free vascularized fibular grafting. A long-term follow-up study of one hundred and three hips[J]. Journal of Bone & Joint Surgery American Volume, 1995, 77(5): 681-694.
[49] Gao Y S, Chen S B, Jin D X, et al. Modified surgical techniques of free vascularized fibular grafting for treatment of the osteonecrosis of femoral head: Results from a series of 407 cases[J]. Microsurgery, 2013, 33(8): 646-651.
[50] Zhang C Q, Gao Y S, Zhu Z Z, et al. Why we choose free vascularized fibular grafting for osteonecrosis of the femoral head?[J].

Microsurgery, 2011, 31(5): 417-418.
[51] Ding H, Gao Y S, Chen S B, et al. Free vascularized fibular grafting benefits severely collapsed femoral head in concomitant with osteoarthritis in very young adults: a prospective study[J]. Journal of Reconstructive Microsurgery, 2013, 29(6): 387-392.
[52] Zhang C Q, Sun Y, Chen S B, et al. Free vascularised fibular graft for post-traumatic osteonecrosis of the femoral head in teenage patients[J]. Journal of Bone & Joint Surgery British Volume, 2011, 93(10): 1314.
[53] Berend K R, Gunneson E E, Urbaniak J R. Free vascularized fibular grafting for the treatment of postcollapse osteonecrosis of the femoral head. Surgical technique[J]. Journal of Bone & Joint Surgery American Volume, 2004, 86-A Suppl 1(6): 987-993.
[54] Gaskill T R, Urbaniak J R. Free vascularized fibular transfer for femoral head osteonecrosis: donor and graft site morbidity[J]. Journal of Bone & Joint Surgery-american Volume, 2009, 91(8): 1861.
[55] Sugioka Y, Hotokebuchi T, Tsutsui H. Transtrochanteric anterior rotational osteotomy for idiopathic and steroid-induced necrosis of the femoral head. Indications and long-term results[J]. Clinical Orthopaedics & Related Research, 1992, 277(277): 111.
[56] Hasegawa Y, Sakano S, Iwase T, et al. Pedicle bone grafting versus transtrochanteric rotational osteotomy for avascular necrosis of the femoral head[J]. J Bone Joint Surg Br, 2003, 85(2): 191-198.
[57] Veillette C J, Mehdian H, Schemitsch E H, et al. Survivorship analysis and radiographic outcome following tantalum rod insertion for osteonecrosis of the femoral head[J]. Journal of Bone & Joint Surgery American Volume, 2006, 88(Suppl 3): 48.
[58] Varitimidis S E, Dimitroulias A P, Karachalios T S, et al. Outcome after tantalum rod implantation for treatment of femoral head osteonecrosis: 26 hips followed for an average of 3 years[J]. Acta Orthop, 2009, 80(1): 20-25.
[59] Floerkemeier T, Thorey F, Daentzer D, et al. Clinical and radiological outcome of the treatment of osteonecrosis of the femoral head using the osteonecrosis intervention implant[J]. Int Orthop, 2011, 35(4): 489-495.
[60] Chughtai M, Piuzzi N S, Khlopas A, et al. An evidence-based guide to the treatment of osteonecrosis of the femoral head[J]. Bone Joint J, 2017, 99-B(10): 1267-1279.
[61] Arbab D, König D P. Atraumatic femoral head necrosis in adults. Epidemiology, etiology, diagnosis and treatment[J]. Dtsch Arztebl Int, 2016, 113: 31-38.
[62] Kubo T, Ueshima K, Saito M, et al. Clinical and basic research on steroid-induced osteonecrosis of the femoral head in Japan[J]. J Orthop Sci, 2016, 21(4): 407-413.
[63] Eward W C, Rineer C A, Urbaniak J R, et al. The vascularized fibular graft in precollapse osteonecrosis. Is long-term hip preservation possible? [J].Clin Orthop Relat Res, 2012, 470(10): 2819-2826.
[64] Alshameeri Z, McCaskie A. The role of orthobiologics in hip preservation surgery[J]. J Hip Preserv Surg, 2015, 2(4): 339-354.
[65] Choi H R, Steinberg M E, Cheng E Y. Osteonecrosis of the femoral head: diagnosis and classification systems[J]. Curr Rev Musculoskelet Med, 2015, 8: 210-220.
[66] Nam K W, Kim Y L, Yoo J J, et al. Fate of untreated asymptomatic osteonecrosis of the femoral head[J]. J Bone Joint Surg Am, 2008, 90: 477-484.
[67] Morita D, Hasegawa Y, Okura T, et al. Long-term outcomes of transtrochanteric rotational osteotomy for non-traumatic osteonecrosis of the femoral head[J]. Bone Joint J, 2017, 99-B(2): 175-183.
[68] Judet H, Gilbert A, Judet J. Revascularization of the femoral head for avascular necrosis (author's transl)[J]. Rev Chir Orthop Reparatrice Appar Mot, 1981, 67(3): 261-266.
[69] Gilbert A, Judet H, Judet J, et al. Microvascular transfer of the fibula for necrosis of the femoral head[J]. Orthopedics, 1986, 9(6): 885-890.
[70] Judet H, Gilbert A. Long-term results of free vascularized fibular grafting for femoral head necrosis[J]. Clin Orthop Relat Res, 2001, 386(386): 114-119.
[71] Kawate K, Yajima H, Sugimoto K, et al. Indications for free vascularized fibular grafting for the treatment of osteonecrosis of the femoral head[J]. Bmc Musculoskeletal Disorders, 2007, 8(1): 78.
[72] Tetik C, Başar H, Bezer M, et al. Comparison of early results of vascularized and non-vascularized fibular grafting in the treatment of osteonecrosis of the femoral head[J]. Acta Orthopaedica Et Traumatologica Turcica, 2011, 45(5): 326-334.
[73] Zhou G, Zhang Y, Zeng L, et al. Should thorough Debridement be used in Fibular Allograft with impaction bone grafting to treat Femoral Head Necrosis: a biomechanical evaluation[J]. Bmc Musculoskeletal Disorders, 2015, 16(1): 140.
[74] Ali S A, Christy J M, Griesser M J, et al. Treatment of avascular necrosis of the femoral head utilising free vascularised fibular graft: a systematic review[J]. Hip International the Journal of Clinical & Experimental Research on Hip Pathology & Therapy, 1900, 24(1): 5-13.
[75] Korompilias A V, Lykissas M G, Beris A E, et al. Vascularised fibular graft in the management of femoral head osteonecrosis: twenty years later[J]. Journal of Bone & Joint Surgery British Volume, 2009, 91(3): 287-293.
[76] Beris A E, Lykissas M G, Payatakes A, et al. Free vascularized fibular graft for treatment of pathological femoral neck fracture and osteonecrosis of the femoral head: a case report with a long-term follow-up[J]. Microsurgery, 2009, 29(3): 240-243.
[77] Aldridge JM 3rd, Urbaniak J R. Avascular necrosis of the femoral head: role of vascularized bone grafts[J]. Orthopedic Clinics of North America, 2007, 38(1): 13.
[78] Pauwels. Diseases of the hip of mechanical origin and their treatment by adduction osteotomy[J]. Revue De Chirurgie Orthopédique Et Réparatrice De L Appareil Moteur, 1951, 37(1): 22-30.

[79] Sugioka Y. Transtrochanteric anterior rotational osteotomy of the femoral head in the treatment of osteonecrosis affecting the hip: a new osteotomy operation[J]. Clinical Orthopaedics & Related Research, 1978, 130(130): 191.
[80] Sugioka Y, Katsuki I, Hotokebuchi T. Transtrochanteric rotational osteotomy of the femoral head for the treatment of osteonecrosis. Follow-up statistics[J]. Clinical Orthopaedics & Related Research, 1982, 46(169): 115.
[81] Yoon T R, Abbas A A, Hur C I, et al. Modified transtrochanteric rotational osteotomy for femoral head osteonecrosis[J]. Clinical Orthopaedics & Related Research, 2008, 466(5): 1110-1116.
[82] Koo K H, Song H R, Yang J W, et al. Trochanteric rotational osteotomy for osteonecrosis of the femoral head[J]. Journal of Bone & Joint Surgery British Volume, 2001, 83(1): 83.
[83] Langlais F, Fourastier J, Gédouin J E, et al. Can rotation osteotomy remain effective for more than ten years?[J]. Orthopedic Clinics of North America, 2004, 35(3): 345-351.
[84] Langlais F, Fourastier J. Rotation osteotomies for osteonecrosis of the femoral head[J]. Clin Orthop Relat Res, 1997, 343(343): 110-123.
[85] Nakai T, Masuhara K, Nakase T, et al. Scintigraphic assessment of the rotated femoral head after transtrochanteric rotational osteotomy for osteonecrosis[J]. Journal of Bone & Joint Surgery American Volume, 2000, 82-A(10): 1421.
[86] Nakai T, Masuhara K, Matsui M, et al. Therapeutic effect of transtrochanteric rotational osteotomy and hip arthroplasty on quality of life of patients with osteonecrosis[J]. Arch Orthop Trauma Surg, 2000, 120(5-6): 252-254.
[87] Merle D'Aubigne R, Postel M, Mazabraud A, et al. Idiopathic necrosis of the femoral head in adults[J]. Journal of Bone & Joint Surgery British Volume, 1965, 47(4): 612.
[88] Pauwels F. The place of osteotomy in the operative management of osteoarthritis of the hip[J]. Triangle; The Sandoz Journal of Medical Science, 1968, 8(6): 196-210.
[89] Yamamoto T, Ikemura S, Iwamoto Y, et al. The repair process of osteonecrosis after a transtrochanteric rotational osteotomy[J]. Clinical Orthopaedics & Related Research, 2010, 468(12): 3186.
[90] Bartoníček J, Vávra J, Bartoška R, et al. Operative treatment of avascular necrosis of the femoral head after proximal femur fractures in adolescents[J]. International Orthopaedics, 2012, 36(1): 149.
[91] Ito H, Tanino H, Yamanaka Y, et al. Long-term results of conventional varus half-wedge proximal femoral osteotomy for the treatment of osteonecrosis of the femoral head[J]. Journal of Bone & Joint Surgery British Volume, 2012, 94(3): 308.
[92] Kim H T, Gu J K, Bae S H, et al. Does valgus femoral osteotomy improve femoral head roundness in severe Legg-Calvé-Perthes disease?[J]. Clinical Orthopaedics & Related Research, 2013, 471(3): 1021-1027.
[93] Harmsen A M, Witbreuk M M, Pruijs H J, et al. Satisfaction and pain levels after proximal femoral valgus osteotomy according to Schanz in patients with cerebral palsy and hip dislocation[J]. Journal of Pediatric Orthopedics (Part B), 2015: 1.

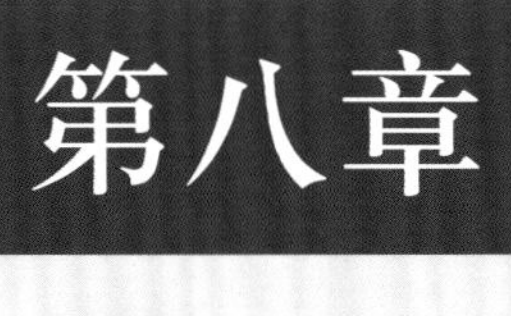

第八章 髋关节炎症性疾病

第一节 骨性关节炎

骨性关节炎（osteoarthritis，OA）是一种最常见的关节炎，在全球范围内是引起老年人疼痛和残疾的主要原因。作为一种慢性退行性关节疾病，骨性关节炎的主要病理改变包括关节软骨损伤、软骨下骨硬化、软骨下骨囊性变、骨赘形成、肌肉无力、滑膜和肌腱炎症；主要累及髋关节、膝关节、脊柱和手腕关节等，其中髋关节骨性关节炎的发病率超过10%。

根据致病因素，传统上可将该病分为原发性骨性关节炎和继发性骨性关节炎。原发性骨性关节炎是在没有其他明显触发性疾病的情况下，“自然”发生的骨性关节炎，所以原发性骨性关节炎是一种排除性诊断。其病因至今尚不完全清楚，目前研究发现基因异常、雌激素缺乏和高龄可能是导致该病发生的主要危险因素。而继发性骨性关节炎则是在局部原有病变基础上发生的骨性关节炎，其常见诱发因素包括：先天性关节结构异常、关节创伤、炎症性关节疾病或代谢性关节疾病等。

一、临床表现

1. 症状　主要取决于受累关节和严重程度，最常见的症状是疼痛和僵硬。骨性关节炎起病缓慢，初期因受凉、劳累或轻微外伤而感到关节酸胀不适或钝痛，以后逐渐加重，可有关节摩擦痛。通常在晨起或休息后出现关节僵硬、活动受限，适度运动后好转，晨僵很少超过30分钟。但过度活动又会导致关节疼痛，休息、局部制动后疼痛可缓解。骨性关节炎后期可出现静息痛或夜间痛。患者关节弯曲时常感到咔嗒声或嘎吱声，如果增生的骨赘脱落成为关节内游离体，可出现关节交锁。一般无明显全身症状。

2. 体征　病变早期受累关节可无肿胀或轻度肿胀、压痛，活动无明显受限或轻度受限；病变中晚期受累关节则明显肿胀，可见关节畸形和周围肌肉萎缩，关节明显压痛，关节活动严重受限，肌力减弱，活动时可有骨擦感或骨擦音。髋关节受累时，内旋患髋可诱发疼痛（内旋导致关节囊容积缩小），髋关节周围及下肢肌肉肌力减弱（尤其是内收肌和股四头肌），Thomas征阳性，步态改变以减轻患髋疼痛，平衡能力及下肢本体感觉受损致使患者易跌倒受伤。

3. 辅助检查　血液学检查一般无异常，但某些特异性指标可用于与其他关节疾病的鉴别诊断，如强直性脊柱炎、类风湿关节炎等。滑液检查大多澄清透明，淡黄色，黏稠度正常或稍低，黏蛋白凝固良好，白细胞轻度增高，有时可见胶原纤维碎片、磷酸钙及羟磷灰石结晶，偶见红细胞和软骨碎片。近年来，关节滑液中的生物标记物，比如金属蛋白酶、细胞因子等，也逐渐应用于临床骨性关节炎的早期诊断。X线检查可见软组织肿胀，关节间隙变窄，关节边缘骨赘，软骨下骨硬化及囊性变；晚期关节间隙消失，关节变形，可出现内、外翻畸形，有时可见关节内游离体。关节镜检查则可见滑膜绒毛增生、肿胀、充血；有膜状物，并混杂有黄色脂肪或白色纤维化绒毛；软骨发黄、粗糙、缺损；晚期可有骨质外露、骨赘形成。MRI常用于评估关节软骨、滑膜、韧带及软骨下骨的病变情况，利于早期诊断。^{99m}Tc骨扫描可检测软骨下骨中的代谢水平，超声检查在临床中则用于评估关节内软组织及滑液的情况。

二、诊断

骨性关节炎通常可以结合病史、症状体征做出临床诊断，而不一定需要影像学检查。髋关节骨性关节炎的临床诊断通常使用1991年美国风湿病学会修订的诊断标准（表 8-1）。中晚期髋关节骨性关节炎则可通过 X 线检查确诊，MRI 对骨性关节炎早期的相关改变比较敏感，比如软骨的小范围缺损和软骨下骨的水肿样变等。

骨性关节炎还需与类风湿关节炎、强直性脊柱炎及肥大性关节病等鉴别诊断。

表 8-1　髋关节骨性关节炎的美国风湿病学会诊断标准

临床诊断标准 A	临床诊断标准 B
年龄 >50 岁	年龄 >50 岁
髋关节痛	髋关节痛
髋关节内旋畸形≥ 15°	髋关节内旋畸形≤ 15°
髋关节内旋时疼痛	髋关节屈曲畸形≤ 115°
髋关节晨僵≤ 60 分钟	

三、治疗

需要对骨性关节炎患者做全面的检查和评估，作为系统性规范化治疗的参考。首先评估患者的运动功能、生活质量、职业、情绪、社会关系及日常活动情况，同时需要考虑合并疾病对骨性关节炎治疗的影响，作为下一步治疗的参考。

（一）教育和自我管理

向患者提供准确的资料信息，加深其对骨性关节炎的理解，纠正某些错误观念，比如骨性关节炎必然会不断进展或无法治疗。让患者参与治疗的决策，并在整个治疗进程中保持与其沟通。进而为患者提供个性化的治疗方案，教育其加强自我管理，使其在日常行为上做一些积极的改变，比如适度运动、减轻体重、选择合适的鞋子等。

（二）非药物治疗

非药物治疗主要涵盖以下几个方面。

1. **运动和手法推拿**　不论患者是否高龄、合并疾病或疼痛，都应适当锻炼，包括局部肌力训练和有氧运动。推拿也是一种很好的辅助治疗，尤其对于髋关节骨性关节炎患者。

2. **减轻体重**　尤其对于肥胖或超重的患者，应当积极瘦身。

3. **电疗法**　可采用经皮电神经刺激减轻局部疼痛。

4. **辅助器械**　选择合适的鞋子（如减震鞋）、鞋垫、支具或拐杖等辅助行走，减少关节负荷，保护关节。

（三）药物治疗

可分为口服用药、局部用药和关节腔内注射用药等。

1. **口服用药**　主要包括对乙酰氨基酚、非甾体抗炎药（NSAID，包括 COX-2 特异性抑制剂）、阿片类止痛药及软骨保护剂（D- 葡糖胺等）。NSAID 既有抗炎作用，又有止痛作用，是治疗骨性关节炎的重要药物。但在使用 NSAID 时需注意监测消化系统不良反应及肾毒性等。

2. **局部用药**　主要包括局部使用的 NSAID 和辣椒素等。

3. **关节腔内注射用药**　最新的循证医学证据发现关节腔内注射透明质酸没有明确的疗效，所以目前并不推荐临床应用于骨性关节炎的治疗。当疾病进展较为严重时，可关节内注射适量糖皮质激素以缓解疼痛和肿胀，改善关节活动功能。

（四）手术治疗

当临床症状（疼痛、僵硬、关节活动障碍等）持续进展并严重影响生活质量，且保守治疗无效时，可行手术治疗。术前应充分告知患者手术治疗的优势和风险，手术方式的选择应根据患者的年龄、性别、职业、生活习惯及其具体要求等因素而定。

对于终末期髋关节骨性关节炎的患者，通常采用人工全髋关节置换术，可以明显消除关节疼痛，改善关节功能，提高患者的生活质量。近年来，髋关节表面置换术在临床上也获得较多应用，尤其适用于年轻、活动量大、骨量好、股骨近端解剖正常的男性骨性关节炎患者，术后允许进行有身体撞击的运动。对于有症状的年轻髋关节骨性关节炎患者，尤其是存在髋关节发育不良时，可行截骨术等保髋手术，包括股骨近端截骨术和骨盆截骨术。关节镜下关节腔冲洗及清理术的疗效比较有争议，患者的症状可以获得短期缓解，但很多研究表明这种缓解大多是由于安慰剂效应。关节融合术目前多作为关节置换术失败后的补救措施，而不是初次手术的选择，因为关节融合术虽可缓解疼痛，但会导致关节功能丧失。

第二节 类风湿关节炎

类风湿关节炎（rheumatoid arthritis，RA）是一种慢性系统性自身免疫疾病的局部非特异性炎症表现，以对称性、多发性关节病变为主。该病是最常见的炎症性疾病，一般在20~50岁发病，女性更易受累及（女性与男性发病病例约为3:1），且女性发病较早，多在生育年龄发病。类风湿关节炎可造成不可逆转的关节畸形和功能障碍，具有较高致残率和全身并发症，使得患者过早死亡，带来较大的社会经济负担。

类风湿关节炎的发病机制至今仍不甚清楚，可能是遗传和环境因素的相互作用所致，其危险因素包括遗传易感性、性别、年龄、吸烟、感染、激素、饮食、种族和社会经济学因素等。这些危险因素与疾病发生率和严重程度都有紧密相关性。该病在诱发因子刺激后，各种免疫细胞、细胞因子、趋化因子、黏附因子、蛋白酶和生长因子等相互作用，参与滑膜及关节周围组织炎症反应，进而导致关节破坏和全身损伤。

一、病理

关节病变开始为滑膜受累，然后波及肌腱、韧带等结缔组织，最后破坏关节软骨和骨组织，导致关节畸形和强直。滑膜炎是类风湿关节炎最早和核心的病变，主要表现为异常血管生成、细胞增生、炎性细胞浸润及各种炎性因子的分泌表达。局部侵袭性滑膜组织——血管翳的形成是类风湿关节炎的一个重要特征，血管翳可侵蚀关节软骨和关节周围骨组织。血管翳早期为细胞性组织，主要由单核细胞和成纤维细胞构成，晚期则转变为纤维性组织。关节软骨损伤主要由于滑膜侵蚀引起，成纤维细胞样滑膜细胞分泌的基质金属蛋白酶可促进Ⅱ型胶原的分解，改变软骨黏多糖、水含量及其生物力学特性，软骨细胞因微环境改变发生凋亡、坏死，最后导致软骨破坏，影像学检查显示关节间隙狭窄。骨组织侵蚀发生早（80%的患者在明确诊断后1年内发现）、进展快，通常与持续进展的炎症反应有关。滑膜细胞因子，尤其是巨噬细胞集落刺激因子、TNF-α、白介素-1、白介素-6和RANKL等，促进破骨细胞分化并侵蚀、破坏矿化软骨层、软骨下骨。骨质破坏后，其内骨髓组织也继发炎性改变。与其他炎症性关节病变不同，类风湿关节炎中被侵蚀的骨组织很少能修复。疾病晚期关节内肉芽组织和纤维组织粘连，形成纤维性关节强直，后经骨化发展成骨性强直。由于关节周围肌肉挛缩和韧带、关节囊松弛，可致关节半脱位等畸形。

关节外病变包括皮肤、皮下组织、肌肉、血管、神经、胸膜、心包、淋巴结、脾脏、骨髓及某些韧带或肌腱附着的骨突部等。在皮下可形成典型的类风湿结节，其结构为中央坏死区、周围纤维组织包裹和炎性细胞浸润，呈“栅栏”状包围。

二、临床表现与诊断

1. 症状及体征　起病隐匿，发病前常有厌食、虚弱、疲劳等前驱症状。该病临床进程多样，有的患者病程发展缓慢，可长达数十年之久，病变严重程度相对较轻，呈自限性；而有些患者则病程进展迅速，出现全身多系统病变，有较高的病死率。该病最典型的局部临床表现是多部位、双侧对称性的关节疼痛、僵硬和肿胀（表 8-2）。偶有患者为少部位甚至单关节非对称性发病。患者关节僵硬晨起时明显，一般超过 1 小时。病变关节主要包括腕关节、近端指间关节、掌指关节和跖趾关节等，而远端指间关节和脊柱较少受累。体检发现受累关节肿胀明显、压痛阳性、皮温升高、关节周围肌肉萎缩、肌力减弱、主动及被动活动受限，晚期则出现病变关节畸形、脱位或半脱位。常见的畸形有手掌指关节尺偏位强直、髋关节屈曲外展位强直等。自发性肌腱断裂也是类风湿关节炎常见的并发症。10%~20% 的患者伴有肘关节、腕关节和踝关节等骨突出部位的皮下类风湿结节。有时患者全身症状明显，表现为发热、体重减轻、淋巴结肿大，甚至全身多器官病变（表 8-3）。

2. 辅助检查　血常规检查显示血红蛋白减少，白细胞正常或降低，淋巴细胞增加。红细胞沉降率和 C 反应蛋白增高，急性期更明显，慢性期可正常。70%~80% 的患者类风湿因子（rheumatoid factor，RF）阳性。若疑似类风湿关节炎患者的 RF 阴性，可检查抗环瓜氨酸肽抗体（anticyclic citrullinated peptide antibody，ACPA），具有较高特异性和敏感性。血清 IgA、IgG、IgM 可增高，尤其是 IgG 和 IgM。

尽管本病滑液检查无特异性，但对类风湿关节炎的诊断仍有一定参考价值。类风湿关节炎的滑液增加，较为浑浊，黏稠度降低，可自发形成凝块，糖含量降低，蛋白质含量升高。疾病活动期可见类风湿细胞，虽然该细胞可见于多种炎症性滑液，但在类风湿关节炎患者滑液中较多见。滑液中补体含量降低，IgG 和 IgM 则升高。若滑液中检测出 RF，则对该病的诊断有重要参考价值。

关节损害进展较快，X 线检查早期可见关节周围软组织肿胀、骨质疏松、骨小梁排列消失、关节间隙增宽（关节积液）；晚期可见软骨边缘骨侵蚀、软骨下骨囊性变、骨膜性新骨形成、邻近骨组织磨砂玻璃样改变、关节间隙变窄；终末期关节间隙可消失，出现骨性强直。MRI 则可在更早期发现关节滑膜增生、骨组织水肿和侵蚀性表现。无症状的类风湿关节炎患者滑膜活检可发现活跃的滑膜炎改变。

3. 诊断及鉴别诊断　临床上广泛应用的是美国风湿病学会 1987 年修订的诊断标准：①晨僵至少 1 小时（≥ 6 周）；② 3 个或 3 个以上关节肿胀（≥ 6 周）；③腕关节、掌指关节或近端指间关节肿胀（≥ 6 周）；④对称性关节肿胀（≥ 6 周）；⑤皮下结节；⑥手和腕部 X 线显示有骨侵蚀或有明确的骨质疏松；⑦类风湿因子阳性（滴度 >1:32）。类风湿因子只能作为参考，确诊本病需具备 4 条或 4 条以上标准。但该诊断标准在疾病早期缺乏敏感性，所以美国风湿病学会联合欧洲抗风湿病联盟于 2010 年修订了新的诊断标准，以早期诊断类风湿关节炎（表 8-4）。

类风湿关节炎还需与以下疾病鉴别诊断：强直

表 8-2　类风湿关节炎的临床特点

症状	病变关节特点	病变关节分布
关节肿胀、疼痛、晨僵	压痛	对称性
肌力减弱	滑膜增厚	远端关节多见
关节畸形	积液（早期）	PIP、MCP/MTP 及腕关节常见，其次为肘关节、膝关节、肩关节和髋关节
疲劳、不适感	皮肤红斑（早期）	
发热	活动受限（晚期）	
体重减轻	强直（晚期）	
抑郁	脱位、半脱位（晚期）	

注：PIP：近端指间关节；MCP：掌指关节；MTP：跖趾关节。

表 8-3　类风湿关节炎的关节外病变

器官系统	病变
皮肤	类风湿结节等
眼	干燥性角膜结膜炎，虹膜炎，表层巩膜炎
口腔	涎腺炎症（干燥综合征）
呼吸系统	肺纤维化，胸腔积液，环杓关节炎
心脏	心包炎，心脏瓣膜结节，心肌炎
神经系统	神经炎，神经卡压，颈椎不稳
肝脏	转氨酶升高
血液系统	贫血，血小板增多症，白细胞增多症，淋巴结病变，Felty 综合征（脾大，血小板减少症）
脉管系统	脉管炎

表 8-4 2010 年美国风湿病学会 / 欧洲抗风湿病联盟诊断标准

项目	诊断标准	分数
目标人群	①至少有 1 个关节存在确切的滑膜炎症状（肿胀）；②滑膜炎不能用其他疾病解释	
诊断标准（A~D 四项分数相加≥ 6/10）	A. 受累及关节	
	1 个大关节	0
	2~10 个大关节	1
	1~3 个小关节（有或无大关节受累及）	2
	4~10 个小关节（有或无大关节受累及）	3
	>10 个关节（至少一个小关节受累及）	5
	B. 血清学检查	
	RF 和 ACPA 均阴性	0
	RF 弱阳性或 ACPA 弱阳性	2
	RF 强阳性或 ACPA 强阳性	3
	C. 急性期反应物	
	CRP 和 ESR 均正常	0
	CRP 异常或 ESR 异常	1
	D. 症状持续时间	
	<6 周	0
	≥ 6 周	1

注：①该标准主要用于早期类风湿关节炎的诊断。②若疑似患者评分 <6/10，可定期随访再次评估。③受累关节主要是指存在肿胀或压痛的关节，可用影像学检查确诊。其中远端指间关节、第 1 腕掌关节和第 1 跖趾关节不纳入其中。大关节主要是指肩关节、肘关节、髋关节、膝关节及踝关节，小关节则包括掌指关节、近端指间关节、第 2~5 跖趾关节、拇指指间关节和腕关节。④ RF：类风湿因子；ACPA：抗环瓜氨酸多肽抗体；CRP：C 反应蛋白；ESR：红细胞沉降率。⑤弱阳性是指检测值介于正常值上限（ULN）和 3 倍 ULN 之间，强阳性是指检测值大于 3 倍 ULN。

性脊柱炎、风湿寒性关节痛、风湿热、银屑病关节炎、Reiter 综合征、肠炎性关节炎、化脓性关节炎、结核性关节炎、痛风性关节炎、骨性关节炎、髌骨软化症、慢性非特异性滑膜炎、结核性风湿病、系统性红斑狼疮等。

三、治疗

目前尚无特效疗法治愈类风湿关节炎，所以多采用综合治疗缓解症状，恢复受累关节功能。为更好地改善患者的预后，近年国际上提出达标治疗，即早期使用有效的抗风湿药物进行强化治疗改善病情，而后应用合理的病情检测指标评价疾病活动度，并依此调整治疗方案，使每例患者尽早达到疾病缓解状态，已达临床缓解的患者维持长期稳定。对于长期病程的患者，低疾病活动度也可接受。

（一）一般治疗

急性期需绝对卧床休息，症状缓解后可适当活动。慢性期可给予各种物理治疗（如经皮电神经刺激、石蜡浴等），积极开展关节功能锻炼，加强肌力训练，适度活动，提高整体健康水平。如果患者手部功能障碍、日常活动困难，可行辅助职业治疗。该病病程迁延，治疗亦有一定难度，不少患者会出现严重焦虑、抑郁等精神症状，需及时行心理疏导和治疗。作为辅助疗法，可给予患者地中海饮食（摄入更多碳水化合物、水果、蔬菜和鱼，减少其他肉类、黄油和芝士的摄入），可使部分患者症状在短期内获得一定缓解，但长期并无确定效果。

（二）药物治疗

药物治疗是类风湿关节炎治疗方案的核心部分。治疗药物有三大类——非甾体抗炎药（NSAID）、改善病情抗风湿药（DMARD）和糖皮质激素。

1. 非甾体抗炎药（non-steroidal antiinflammatory drug，NSAID） NSAID 是类风湿关节炎治疗中最为常用的药物，可明显缓解关节疼痛、僵硬等症状，但并不能延缓疾病进展，所以在长期治疗中需与 DMARD 配合使用。NSAID 主要通过抑制环氧化酶（COX）活性而抑制前列腺素的合成从而发挥消炎止痛作用。不良反应中以胃肠道反应最常见，包括：腹部不适、恶心、呕吐、腹泻、出血、溃疡，甚至穿孔。选择性 COX-2 抑制剂的胃肠道损害有所减轻，但可能增加心血管事件的风险。双氯芬酸、吲哚美辛、萘丁美酮、吡罗昔康、美络昔康、氟比洛芬、布洛芬、酮洛芬、萘普生等属于非选择性 COX 抑制剂，塞来昔布属于选择性 COX-2 抑制剂。相对而言，萘普生不增加心血管事件的发生。

2. 改善病情抗风湿药（disease-modifying antirheumatic drug，DMARD）　又可分为化学合成的小分子类 DMARD 和基因工程技术合成的生物制剂类 DMARD（蛋白质类大分子）。许多研究表明，应用 DMARD 5 年或以上可减轻骨侵蚀。

（1）氨甲蝶呤（methotrexate，MTX）：MTX 是现有的 DMARD 中疗效与毒性之比最佳、应用最为广泛的药物。MTX 不仅可改善临床指标，还可延缓受累关节的骨侵蚀速度。MTX 治疗类风湿关节炎一般 3~6 周起效，6 个月后达最大疗效。成人剂量与用法：5~25 mg，口服、肌内注射或皮下注射（较高剂量时宜注射给药），每周 1 次。儿童剂量：10 mg/（m^2 · w）。孕妇禁用 MTX。

（2）来氟米特（leflunomide）：其疗效与 MTX 相当，口服吸收后在体内迅速转化为活性代谢物 A771726。推荐剂量 20 mg/d。主要不良反应有：胃肠不适（腹泻和恶心）、皮肤瘙痒、体重减轻、过敏反应、短暂性肝脏转氨酶升高、可逆性脱发。

（3）抗疟药氯喹（chloroquine）和羟氯喹（hydroxychloroquine）：需服药 3~4 个月才可达到稳态血药浓度。羟氯喹的消除半衰期长达 40 天左右，氯喹为 5~69 天，起效较慢，一般在治疗 3~6 个月后才见效。总有效率为 40%~60%。氯喹的疗效稍优于羟氯喹，但氯喹已逐渐被羟氯喹所取代，因羟氯喹的不良反应发生率仅为氯喹的 1/3。抗疟药氯喹的疗效略低于 MTX，与柳氮磺吡啶的效果相近。抗疟药适用于类风湿关节炎的早期或非活动期，或与其他 DMARD 合用。推荐剂量为：磷酸氯喹 250 mg/d；羟氯喹 200~400 mg/d，儿童 7 mg/（kg · d）。心脏病患者、肾功能不全者、老年人应慎用。

氯喹和羟氯喹均有蓄积毒性。常见不良反应有胃肠道反应（4.6%，如恶心、呕吐）、皮疹（2.3%）和眼部损害（0.7%）。少见的不良反应有：黏膜病变、白细胞减少、头痛、神经肌肉病变和心律失常。羟氯喹可加重银屑病。氯喹的神经毒性不良反应较羟氯喹多见。氯喹的症状性视网膜病变发生率为 2%~17%，尤其老年人和服用高剂量者。故在服药期间应至少每 6 个月做一次眼科检查（眼底和视野）。羟氯喹在上述剂量范围内因视网膜病变停药者罕见。

（4）柳氮磺吡啶（sulfasalazine，SASP）：大部分药物进入结肠被肠道细菌的偶氮还原酶裂解，释放出 5- 氨基水杨酸和磺胺吡啶，大部分 5- 氨基水杨酸以原形随粪便排出，而大部分磺胺吡啶被吸收，经肝脏代谢后主要经尿排出。剂量与用法：第 1 周 0.5~1.0 g/d 分 2 次口服，以后每周增加 500 mg，直至 2.0~3.0 g/d。维持剂量一般为 2.0 g/d，低于 1.5 g/d，疗效难以维持。儿童剂量：40~60 mg/（kg · d）。妊娠期和哺乳期妇女慎用 SASP。

（5）雷公藤（tripterygium wilfordii）：近期疗效肯定，有效率达 80%~90%。剂量与用法：雷公藤多苷 60 mg/d，分 3 次口服。常见不良反应有腹泻、皮疹、口炎、色素沉着、白细胞和血小板降低等，减量或停药后一般可恢复。需要特别注意的是它对生殖系统的副作用，女性会出现月经不调及闭经，男性可能导致精子数量减少甚至不育，且停药后不一定能恢复。故对年轻人（尤其女性）不宜常规使用。

（6）托法替尼（tofacitinib）：是一种 Janus 激酶 3（JAK-3）抑制剂，对 JAK-1 也轻度抑制。剂量与用法：每日 2 次，每次 5 mg。最常见的不良反应为上呼吸道感染、头痛、腹泻、鼻充血、咽喉痛和鼻咽炎，与严重感染风险增高也相关。在活动性感染期间（包括局部感染及严重感染）禁用；淋巴瘤和其他恶性病患者禁用；胃肠道穿孔患者谨慎使用。

（7）生物制剂：肿瘤坏死因子 -α（tumor necrosis factor-α，TNF-α）是关键的致炎细胞因子，并可调节 IL-1 和 IL-6 等其他致炎细胞因子的产生；TNF-α 也可以激活内皮细胞，上调黏附分子的表达，促进基质金属蛋白酶的释放和刺激破骨细胞生成，所有这些通路均为类风湿关节炎发病的重要病理机制。

1）依那西普（etanercept）：是人类 TNF 受体 p75 链的可溶性部分与人类 IgG 的 Fc 段融合而成的蛋白。推荐剂量与用法：25 mg 皮下注射 2 次 / 周，或 50 mg 皮下注射 1 次 / 周。常见的不良反应是注射部位的轻度局部刺激（红斑、瘙痒、出血、疼痛或肿胀）。对于衰弱、皮肤溃疡感染、肺炎或有感染危险或免疫力低下的患者，应用依那西普有可能诱发严重感染。可以单用，但与 MTX 联用才可有效地阻止放射学进展。

2）英夫利西单抗（infliximab）：是一种人鼠嵌合 TNF-α 单克隆抗体。英夫利西可特异性地结合可溶性和膜结合型 TNF-α。与 MTX 合用，可降低机体发生针对英夫利西的免疫反应的可能性，也可增强疗效。剂量与用法：静脉滴注，首次给予本品 3 mg/kg，然后在首次给药后的第 2 周和第 6 周及以后每隔 8 周各给予一次相同剂量。不良反应有输液反应，偶致感染，结核复发的风险增高。可能加重充血性心力衰竭。

3）阿达木单抗（adalimumab）：为抗人 TNF 的人源化单克隆抗体。剂量与用法：皮下注射，40 mg，每 2 周 1 次。一般与 MTX 合用。不良反应有感染风险增高（包括结核复发和乙型肝炎的再激活）、注射部位反应、头痛和骨骼肌疼痛。大多数注射部位反应轻微，无须停药。可能加重充血性心力衰竭。

4）阿巴西普（abatacept）：是重组细胞毒 T 淋巴细胞相关抗原（CTLA4）与免疫球蛋白的融合蛋白，选择性阻断 T 细胞共刺激信号，阻断 T 淋巴细胞的活化。剂量与用法：静脉滴注，500~750 mg，前 3 次输注为每 2 周 1 次，以后为每 4 周 1 次。一般与 MTX 合用。最常见的不良反应为头痛、上呼吸道感染和恶心。最严重不良反应为严重感染和恶性肿瘤。

5）托珠单抗（tocilizumab）：是一种重组人源化抗人 IL-6 受体单克隆抗体，阻断 IL-6 介导的信号通路。剂量与用法：静脉滴注，8 mg/kg（不得超过 800 mg），每 4 周 1 次，可与 MTX 或其他 DMARD 药物联用。主要不良反应：输液反应、感染、外周血白细胞减少、肝脏转氨酶增高。当出现肝脏转氨酶异常、中性粒细胞计数降低、血小板计数降低时，可将托珠单抗的剂量减至 4 mg/kg。

6）利妥昔单抗（rituximab）：是针对 B 细胞表面 CD20 分子的人鼠嵌合的单克隆抗体，可靶向清除 B 细胞，用于 RF 阳性的类风湿关节炎患者取得了较满意的临床疗效。剂量与用法：与 MTX 联用剂量，每 24 周（一个疗程）静脉输注 2 次 1 000 mg，间隔 2 周。建议每次输注前 30 分钟静脉滴注甲泼尼龙 100 mg 或等同等剂量糖皮质激素。

7）阿那白滞素（anakinra）：是重组的人 IL-1 受体拮抗剂，通过竞争性地阻滞 IL-1 与Ⅰ型 IL-1 受体结合，达到阻滞 IL-1 的生物活性。剂量与用法：皮下注射，100 mg，每日 1 次。阿那白滞素可以单独使用，也可和 MTX 合用。由于阿那白滞素会增加潜在感染的概率，所以不推荐其与 TNF 抑制剂合用。总体而言，阿那白滞素的疗效弱于 TNF-α 抑制剂。因此，阿那白滞素仅限于难治性类风湿关节炎患者使用。

3. 糖皮质激素

（1）口服糖皮质激素：口服小剂量糖皮质激素（相当于泼尼松 2.5~15 mg/d）可减轻关节肿胀和压痛，改善患者的精神状态。当症状得到稳定控制后开始减量，速度一定要缓慢，可每隔数周减少 0.5~1.0 mg/d。对于已用 NSAID 治疗而 DMARD 刚开始或尚未出现疗效时，小剂量糖皮质激素可抑制骨质转换，但不影响软骨转换。较大剂量糖皮质激素仅短期用于有严重的关节外表现（如血管炎、类风湿肺）。糖皮质激素还会增加消化性溃疡和胃肠出血的发生率，尤其是与 NSAID 联用时。

（2）关节腔内注射糖皮质激素：对于滑膜炎症状较重、受累关节少、糖皮质激素全身治疗有禁忌的患者，可关节腔内注射长效糖皮质激素（非水溶性活性药物）。每年每个关节腔内注射不应超过 4 次。注射间隔越长越好，至少 4 周，负重关节则至少 8~12 周。

（3）大剂量甲泼尼龙静脉冲击：重症类风湿关节炎累及重要脏器需要迅速得到控制时，可给予甲泼尼龙（1.0 g/d）连续 3 日静脉冲击。严重的不良反应有：高血糖、免疫抑制、水钠潴留、低血压等，50% 以上患者有味觉障碍，少数情况下可发生惊厥、心律失常、猝死、消化性溃疡或穿孔等。

（三）手术治疗

如果患者局部滑膜炎持续存在，关节损伤严重、疼痛难以缓解，关节畸形、功能严重受限，可行手术治疗以延缓症状及疾病进展，矫正畸形，改善关节功能。常用手术方法包括以下几种。

1. 滑膜切除术　该手术一般在病变早期进行，可经开放入路或关节镜实施，及时切除类风湿性滑膜组织和血管翳，可减少关节液渗出，使关节肿痛迅速缓解，并保护软骨及软骨下骨，使关节免遭更多破坏。

2. 关节清理术　主要针对中期病变，除切除异常滑膜组织和血管翳外，还应刮除关节软骨内和骨内侵蚀病灶，凿除妨碍关节活动的骨赘和骨嵴。若关节囊已增厚、纤维化或骨化，则需将其全部切除。髋关节病变应切除已骨化的髋臼外缘。

3. 关节松解术　包括肌腱延长术和关节囊切开术，目的是解除因软组织挛缩而造成的关节畸形。

4. 截骨术　当受累关节已呈纤维性或骨性强直、明显畸形，但邻近关节功能尚好的情况下，可行此手术，以改善症状及关节功能。

5. 关节融合术　若关节病变已达晚期，关节破坏明显，但尚未强直，关节活动或负重时疼痛、不稳，合并较严重畸形、脱位或半脱位，而邻近关节功能尚可，可施行该手术，稳定病变关节，缓解症状。

6. 关节成形术　包括关节切除术、关节切除成形术及人工关节置换术等，适用于病变后期症状严重、关节畸形、功能丧失的患者。尤其是关节置换术，在类风湿关节炎晚期病变的手术治疗中已成为主流术式，大部分患者在术后可获得良好的关节活动度，且无自发痛或活动痛。

第三节　强直性脊柱炎

强直性脊柱炎是一种主要侵犯骶髂关节、脊柱骨突、脊柱旁软组织及外周关节的结缔组织疾病，是常见的血清学阴性的脊柱关节疾病。我国强直性脊柱炎的发病率约为 0.3%，男性多于女性，尤其好发于青壮年男性，男女性的发病比例为（2~3）:1，并且女性患者的病情较轻。强直性脊柱炎有较高的致残率，对患者、家庭和社会造成严重的经济负担。

强直性脊柱炎的病因尚不清楚，目前认为是一种自身免疫性疾病。已有的研究显示遗传和环境因素在其发病中起到了重要的作用。人类白细胞抗原 HLA-B27 与强直性脊柱炎的发病率相关，研究表明在我国强直性脊柱炎的 HLA-B27 的阳性率为 90% 左右。强直性脊柱炎早期主要侵犯骶髂关节，晚期主要累及脊柱及椎旁组织，可出现典型的“竹节样”改变。强直性脊柱炎可累及双侧髋关节和膝关节。

一、临床表现

强直性脊柱炎没有特异的临床表现，早期可出现腰背部和骶髂部的疼痛和晨僵，少部分患者出现臀部和骶髂部剧痛。文献报道约 50% 的强直性脊柱炎累及髋关节，临床表现以髋部疼痛、关节活动僵硬甚至强直为主。

二、诊断和诊断标准

强直性脊柱炎的诊断应基于患者症状、体征以及实验室检查。下腰部和背部晨僵和疼痛是强直性脊柱炎最常见的主诉。骶髂关节和脊柱椎旁肌肉压痛是强直性脊柱炎早期的阳性体征。X 线检查对于强直性脊柱炎具有重要的诊断价值。由于强直性脊柱炎最早累及骶髂关节，X 线片上可出现骶髂关节间隙模糊，骨密度增高甚至出现关节融合（图 8-1）。X 线片上脊柱可出现椎小关节模糊、椎旁韧带钙化以及骨桥形成，晚期可出现典型的“竹节样”改变（图 8-2）。

强直性脊柱炎的诊断仍沿用 1984 年修订的纽约标准。国际强直性脊柱炎评估工作组（ASAS）于 2009 年制定了中轴脊柱关节炎的分类标准（图 8-3），该标准具有较高的敏感性和特异性，有助于

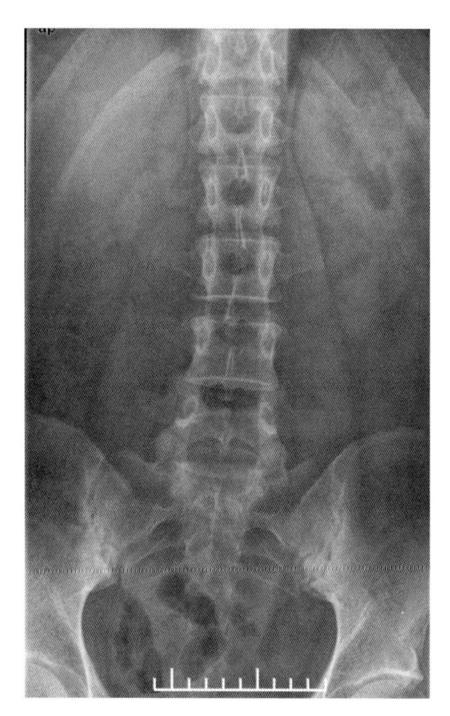

图 8-1　强直性脊柱炎 X 线检查
双侧骶髂关节面毛糙、硬化

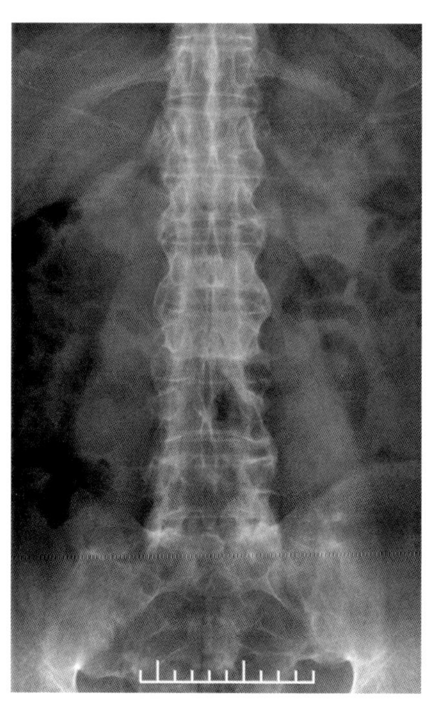

图 8-2　晚期强直性脊柱炎 X 线检查
椎小关节模糊，椎旁韧带钙化以及骨桥形成，出现典型的“竹节样”改变

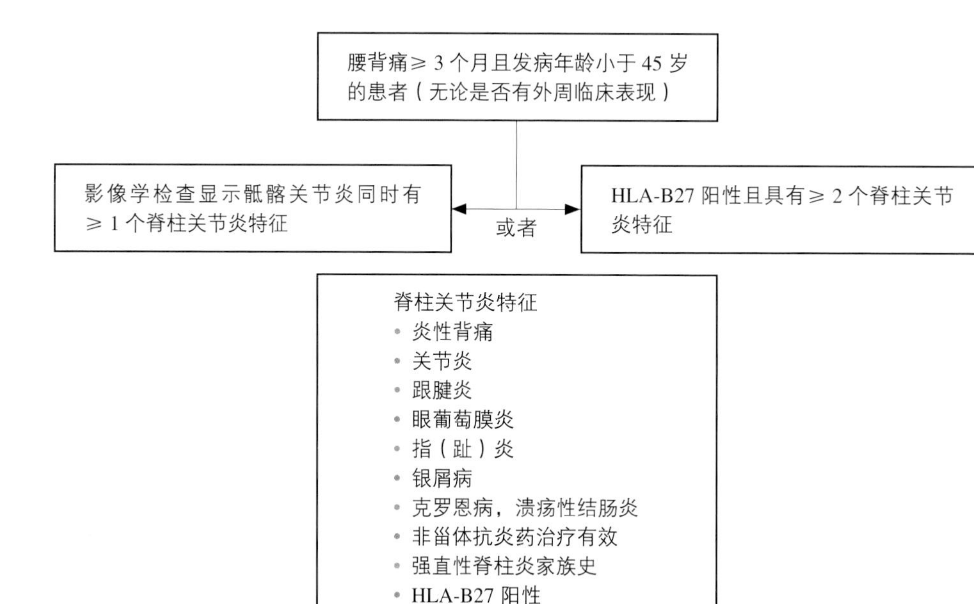

图 8-3　ASAS 2009 年制定的中轴脊柱关节炎的诊断标准

识别早期阶段的强直性脊柱炎（非放射学中轴脊柱关节炎），有助于早期治疗。

ASAS 制订的中轴脊柱关节炎主要的诊断依据具体包括：发病年龄 <45 岁和腰背痛≥ 3 个月的患者，加上符合下述中 1 条标准：①影像学提示骶髂关节炎加上 1 个或者多个脊柱关节炎特征；② HLA-B27 阳性加上 2 个或者以上强直性脊柱炎特征。其中影像学提示骶髂关节炎指的是：① MRI 提示骶髂关节活动性（急性）炎症，高度提示与脊柱关节炎相关的骶髂关节炎；②明确的骶髂关节

炎影像学改变。脊柱关节炎的特征包括：①炎性背痛；②关节炎；③跟腱炎；④眼葡萄膜炎；⑤指（趾）炎；⑥银屑病；⑦克罗恩病，溃疡性结肠炎；⑧非甾体抗炎药治疗有效；⑨强直性脊柱炎家族史；⑩ HLA-B27 阳性；⑪ CRP 升高。

实验室检测可见炎症指标 C 反应蛋白和红细胞沉降率增高。HLA-B27 对于强直性脊柱炎的患者具有重要的诊断价值，但是需要指出的是健康人也可以出现 HLA-B27 阳性，HLA-B27 阴性的患者也不能完全排除强直性脊柱炎。

三、治疗

强直性脊柱炎尚没有完全根治的方法，其治疗的关键在于早期诊断和合理治疗。强直性脊柱炎的治疗首先要缓解患者症状，其次要尽可能保留患者关节功能，防止其他并发症。强直性脊柱炎的治疗主要包括：非药物治疗、药物治疗和手术治疗。

（一）非药物治疗

目前研究和实践已经证实，康复锻炼能有效缓解强直性脊柱炎患者的躯体症状，改善强直性脊柱炎患者的躯体功能、心理状况和生活质量。国际脊柱关节炎协会制定了非药物治疗的具体方案，主要内容包括：对患者及家属进行疾病知识的宣教；对患者进行长期的社会心理关怀和疏导；指导患者进行康复治疗；鼓励患者保持合理和适度的体育锻炼；对于关节和软组织疼痛采取必要的物理治疗；建议患者戒烟。

（二）药物治疗

1. 非甾体抗炎药（NSAID）　NSAID 常作为强直性脊柱炎的一线治疗药物，已证明可有效缓解中轴及外周症状（包括关节炎及跟腱附着点炎）。对 NSAID 反应良好是该疾病的特征之一，已被纳入脊柱关节炎的分类标准。不同 NSAID 的总体疗效与不良反应大致相同，对于某个具体患者而言，对应用不同 NSAID 的反应可能不同。在得出某一患者对 NSAID 反应不佳的结论之前，应足量使用至少 2 种不同的 NSAID 数周。研究提示，持续、足量服用 NSAID 可能减轻强直性脊柱炎患者的放射学进展。

2. 肿瘤坏死因子 -α 抑制剂（TNFi）　多项研究表明 TNF-α 在促进强直性脊柱炎的炎症进展中起重要作用，一系列随机对照临床试验证明 TNFi 可以明显改善强直性脊柱炎患者的症状和炎症指标，但是否能够延缓强直性脊柱炎的放射学进展，尚无明确定论。目前在临床应用的 TNFi 主要包括依那西普、英夫利昔单抗和阿达木单抗。国际强直性脊柱炎评估治疗小组对于使用 TNFi 的指征为：诊断明确并且至少经过 2 种 NSAID 药物治疗 4 周以上无效的患者。

（1）依那西普是一种可溶性融合蛋白，由人 IgG1 的 Fc 段与 TNF-α 受体 P75 的胞外区域结合而成。其作用机制是与可溶性 TNF-α 结合，从而阻止了细胞因子与细胞表面的受体结合。剂量与用法：50 mg 每周 1 次皮下注射，或 25 mg 每周 2 次。

（2）英夫利昔单抗是一种人鼠嵌合型 IgG1 单克隆抗体，能与可溶性以及膜结合型 TNF-α 结合。应用于强直性脊柱炎患者的剂量比类风湿关节炎患者稍高。剂量与用法：5 mg/kg 静脉滴注，输注时间分别为 0、2、6 周，之后每隔 6 周 1 次。

（3）阿达木单抗是一个全人源化的 IgG1 单克隆抗体。常规剂量是 40 mg 皮下注射，隔周 1 次。

TNFi 的主要不良反应如下：依那西普和阿达木单抗可出现注射部位反应，但通常较轻，无须停药。英夫利昔单抗可以引起各型注射反应，包括荨麻疹等皮疹、发热、心动过速，但严重过敏反应罕见。英夫利昔单抗可诱导产生中和性抗体而影响疗效，并易于产生过敏反应。另一不良反应是严重细菌感染及机会感染的风险增加，特别是潜伏结核感染的复发。总体而言，依那西普并发结核的风险无明显升高，但单抗类 TNFi 并发结核的风险显著增高。其他罕见的不良反应包括脱髓鞘病变和药物诱导的狼疮。TNFi 可能会加重心力衰竭。尚无证据表明 TNFi 会增加淋巴瘤或实体肿瘤的发生风险。

3. 沙利度胺（反应停）　沙利度胺是谷氨酸衍生物，具有抗炎及免疫调节作用，可减少 TNF 的产生。法国和中国的小规模研究均表明沙利度胺可改善患者的临床表现，降低C反应蛋白水平。在不同的研究中沙利度胺的耐受性及副作用相差很大，可能与服用剂量有关。常见的副作用包括：嗜睡、便秘、头晕、头痛、恶心、呕吐、感觉异常。长期服用沙利度胺可并发外周神经病变，且常常不可逆。

4. 柳氮磺吡啶　柳氮磺吡啶是水杨酸衍生物，在肠道内可被结肠细菌裂解为5-氨基水杨酸与磺胺吡啶，大部分5-氨基水杨酸以原形随粪便排出，而大部分磺胺吡啶被吸收，经肝脏代谢后主要经尿排出。一般认为该药对强直性脊柱炎的外周关节病变有效，对中轴病变的疗效尚未得到肯定。推荐剂量：2~3 g/d，宜从小剂量（0.5 g，每日2次）开始。常见的不良反应有胃肠道和中枢神经系统症状，如恶心、呕吐、腹泻、抑郁、头痛等。停药后症状即可消失；还可致皮疹、肝损害，偶致毒性表皮坏死、药物性狼疮、男性不育。

5. 氨甲蝶呤　有限的研究提示氨甲蝶呤治疗强直性脊柱炎的效果甚微，一般认为该药对强直性脊柱炎的外周关节病变有效，对中轴病变无效。治疗外周病变的剂量和用法：10~25 mg，每周1次口服，皮下注射或肌肉注射可减轻胃肠道不良反应。其常见的不良反应有恶心、呕吐、口炎、腹泻、肝脏转氨酶增高，少见不良反应有可逆性骨髓抑制、肺炎、脱发、畸胎。用药期间需定期检查血常规和肝肾功能。

6. 糖皮质激素　口服糖皮质激素对强直性脊柱炎的疗效有限，一般不推荐使用。口服糖皮质激素对中轴及外周关节肿痛短期有效，而长期使用可导致骨质疏松症、椎体骨折等并发症。

关节以及跟腱附着点局部注射糖皮质激素可短期改善症状，但可能引起跟腱断裂，因此应避开跟腱。患者发生急性虹膜睫状体炎时，局部使用糖皮质激素可获得较好疗效。

（三）手术治疗

强直性脊柱炎累及髋关节可导致关节间隙变窄，严重时可致髋关节强直融合，严重影响患者的生活质量。人工关节置换术是治疗严重髋关节骨性关节炎的最佳方案，但由于强直性脊柱炎患者脊柱、骨盆畸形，并且合并骨盆过伸、骨质疏松和关节周围软组织僵硬，人工关节置换手术难度加大，而且术后髋关节功能恢复不理想，翻修的概率较高，因此需要有经验的关节置换医师来实施这类手术。强直性脊柱炎的患者需要进行详细的术前准备和完善的体格检查。详细评估双下肢长度差异、骨盆倾斜情况、脊柱累积情况、双髋关节活动度和双膝关节活动度。有时单纯关节置换手术不能完全改善患者髋关节功能，还需进行广泛的软组织松解。

强直性脊柱炎合并脊柱畸形可以行矫形手术。

第四节　色素沉着绒毛结节性滑膜炎

色素沉着绒毛结节性滑膜炎（pigmented villonodular synovitis，PVNS）是一种累及关节滑膜的疾病，主要的病理变化是滑膜细胞大量增殖，毛细血管增多并且扩增充血，滑膜下组织可见大量吞噬含铁血黄素的巨噬细胞，其发病机制尚不清楚，缺乏特异的临床表现。PVNS病理类型分为局限结节性和弥漫绒毛性，80%左右髋关节PVNS为弥漫绒毛性，治疗难度较大，复发率较高。髋关节周围有坚韧的关节囊和韧带限制病灶的局部蔓延，但关节软骨和软骨下骨的损害更加严重。

一、临床表现

PVNS发病隐匿，临床表现因病变部位和程度不同而异。PVNS常常累及膝关节（70%）、髋关节（15%）、踝关节和肘关节。髋关节PVNS的发病率仅次于膝关节 PVNS，常见于 20~40 岁成年人，部分患者可有髋部外伤史，大部分患者以单侧髋部进行性加重的疼痛为就诊原因。查体可见腹股沟中点压痛，髋关节活动受限以内旋为主，可出现“4”字实验阳性，Thomas 征阳性。实验室检查一般无特殊异常，部分患者可出现炎症指标增高。

二、诊断和诊断标准

由于 PVNS 发病率低，许多医生对其认识不足，容易导致漏诊和误诊。PVNS 的诊断主要依靠术前影像学检查、术中观察和术后病理学检查，影像学检查包括常规 X 线、B 超、CT 和 MRI 检查，其中 MRI 检查对本病具有较高的敏感性，可以早期诊断，并且为疾病的治疗方案和预后提供指导。需要指出的是本病的确诊需要组织学活检。

髋关节 PVNS 早期主要表现为关节周围软组织肿胀。随着病情的变化，增生的滑膜组织会破坏周围骨组织，可伴有关节间隙的狭窄。X 线检查对于早期侵蚀到骨组织的 PVNS 具有诊断价值，但 X 线检查不能够显示骨组织内部结构，对尚未出现骨破坏的髋关节 PVNS 缺乏早期诊断价值。CT 可以更清楚地显示骨组织的囊性变和 PVNS 对软骨下骨破坏，但是 CT 扫描不能明确病变的性质，不能够与其他累及髋关节的疾病相鉴别。

MRI 是诊断 PVNS 的最佳方法，可以了解病情的进展，为手术方案的制订提供依据，并且是术后判定复发的重要手段。早期病例滑膜组织中含铁血黄素含量较低，MRI 表现 T1 低信号，T2 高信号。随着疾病进展，关节周围含铁血黄素颗粒不断沉积，MRI 表现 T1 呈等信号或者略高信号，T2 呈低信号（图 8-4）。

滑膜组织病理学检查是诊断髋关节 PVNS 的金标准，镜下可观察到单核细胞、淋巴细胞及吞噬了含铁血黄素的巨噬细胞和单核细胞，随着病情的进展绒毛结构可以发生玻璃样变性。弥漫型和局限型髋关节 PVNS 具有相似的形态特征。

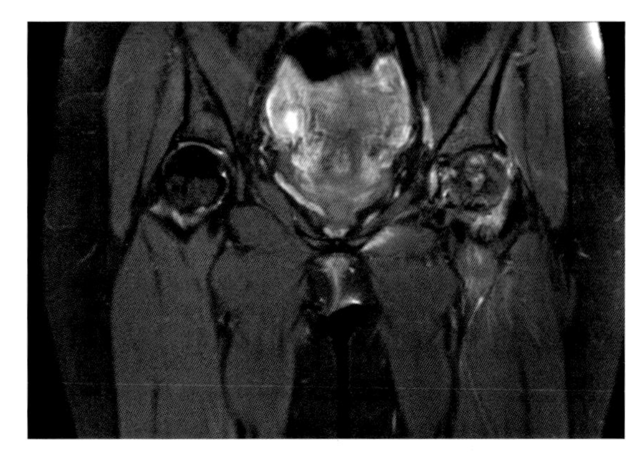

图 8-4　髋关节 PVNS MRI 影像

关节囊滑膜增生，增强后可见强化，股骨头欠光整，局部多发凹陷，关节面毛糙，髋臼骨质欠光整，关节腔内见少量积液

三、治疗

髋关节 PVNS 对关节的功能造成严重的破坏，因此需要早期干预，尽可能保留关节功能。随着对 PVNS 认识的不断深入，治疗方法也在不断地发展和改进。

（一）非手术治疗

对症支持，限制髋关节活动，减轻患者疼痛，效果有限。

（二）关节滑膜切除术

病灶滑膜的切除可以通过关节切开或者关节镜操作。手术成功的关键在于完整而彻底地清除病变滑膜组织，局限结节病灶相对容易清除，弥漫绒毛性病灶必须充分显露以完整地切除滑膜，然而术后约 25% 的患者仍有复发，并且需要进一步手术处理。相关研究表明，开放手术和镜下手术复发率无明显差异，关节镜手术具有创伤小、出血少等优势。需要指出的是关节镜下全滑膜切除术对术者要求更高，需要术者具有熟练的镜下操作技能。

（三）病灶切除结合术后放疗

由于单纯手术切除病变滑膜组织有较高的复发率，越来越多的学者采用术后联合放射治疗。放射治疗在降低疾病复发率的同时也带来了一些局部和全身的并发症，因此需要权衡使用该技术，以免出现严重的并发症。

（四）关节置换术

关节功能破坏严重时单纯滑膜切除不能改善临床症状，关节置换可以重建患者髋关节功能。髋关节 PVNS 行关节置换手术存在较高松动和翻修可能，可能与病变滑膜对骨组织的侵蚀破坏有关。手术过程中需要注意以下细节：①彻底完全清除病变滑膜组织，最大限度减少其复发概率。②探查周围软组织松紧度，适当松解周围紧张的软组织，尽可能提高术后患者关节功能。

（戴生明　关俊杰　李广翼）

参考文献

[1] Bijlsma J W, Berenbaum F, Lafeber F P. Osteoarthritis: an update with relevance for clinical practice[J]. Lancet, 2011, 377(9783): 2115-2126.

[2] Lane N E. Clinical practice. Osteoarthritis of the hip[J]. New England Journal of Medicine, 2007, 357(14): 1413.

[3] Li G, Yin J, Gao J, et al. Subchondral bone in osteoarthritis: insight into risk factors and microstructural changes[J]. Arthritis Research & Therapy, 2013, 15(6): 223.

[4] Bennell K. Physiotherapy management of hip osteoarthritis[J]. Journal of Physiotherapy, 2013, 59(3): 145-157.

[5] Herrero-Beaumont G, Roman-Blas J A, Castañeda S, et al. Primary osteoarthritis no longer primary: three subsets with distinct etiological, clinical, and therapeutic characteristics[J]. Seminars in Arthritis & Rheumatism, 2009, 39(2): 71.

[6] Nalbant S, Martinez J T, Clayburne G, et al. Synovial fluid features and their relations to osteoarthritis severity: new findings from sequential studies[J]. Osteoarthritis Cartilage, 2003, 11(1): 50-54.

[7] Yamaguchi R, Yamamoto T, Motomura G, et al. Bone and cartilage metabolism markers in synovial fluid of the hip joint with secondary osteoarthritis[J]. Rheumatology, 2014, 53(12): 2191-2195.

[8] Nepple J J, Thomason K M, An T W, et al. What is the utility of biomarkers for assessing the pathophysiology of hip osteoarthritis? A systematic review[J]. Clinical Orthopaedics & Related Research, 2015, 473(5): 1683-1701.

[9] Altman R, Alarcón G, Appelrouth D, et al. The American College of Rheumatology criteria for the classification and reporting of osteoarthritis of the hip[J]. Arthritis & Rheumatology, 1990, 33(11): 1601-1610.

[10] Zhang W, Moskowitz R W, Nuki G, et al. OARSI recommendations for the management of hip and knee osteoarthritis, Part Ⅱ : OARSI evidence-based, expert consensus guidelines[J]. Osteoarthritis Cartilage, 2008, 16(2): 137-162.

[11] Conaghan P G, Dickson J, Grant R L. Care and management of osteoarthritis in adults: summary of NICE guidance[J]. BMJ, 2008, 336(7642): 502-503.

[12] Gandhi R, Perruccio A V, Mahomed N N. Surgical management of hip osteoarthritis[J]. CMAJ, 2014, 186(5): 347-355.

[13] Mcinnes I B, Schett G. Cytokines in the pathogenesis of rheumatoid arthritis[J]. Nature Reviews Immunology, 2007, 7(6): 429-442.

[14] Alamanos Y, Drosos A A. Epidemiology of adult rheumatoid arthritis[J]. Autoimmunity Reviews, 2005, 4(3): 130-136.

[15] S Sokka T, Abelson B, Pincus T. Mortality in rheumatoid arthritis: 2008 update[J]. Clinical & Experimental Rheumatology, 2008, 26(5 Suppl 51): S35.

[16] Mcinnes I B, Schett G. The pathogenesis of rheumatoid arthritis[J]. New England Journal of Medicine, 2011, 365(23): 2205.

[17] Tak P P, Bresnihan B. The pathogenesis and prevention of joint damage in rheumatoid arthritis: advances from synovial biopsy and tissue analysis[J]. Arthritis & Rheumatism, 2000, 43(12): 2619-2633.

[18] Aletaha D, Neogi T, Silman A, et al. 2010 rheumatoid arthritis classification criteria: an American College of Rheumatology/European League Against Rheumatism collaborative initiative[J]. Arthritis & Rheumatism, 2010, 62(9): 2569-2581.

[19] Firestein G S. Evolving concepts of rheumatoid arthritis[J]. Nature, 2003, 423(6937): 356-361.

[20] Lee D M, Weinblatt M E. Rheumatoid arthritis[J]. Lancet, 2001, 358(9285): 903-911.

[21] Arnett F C, Edworthy S M, Bloch D A, et al. The American rheumatism association 1987 revised criteria for the classification of rheumatoid arthritis[J]. Arthritis & Rheumatism, 2005, 31(3): 315-324.

[22] Majithia V, Geraci S A. Rheumatoid arthritis: diagnosis and management[J]. The American Journal of Medicine, 2007, 120(11): 936-939.

[23] Smolen J S, Steiner G. Therapeutic strategies for rheumatoid arthritis[J]. Nature Reviews Drug Discovery, 2003, 2(6): 473.

[24] National Institute for Health and Clinical Excellence. Rheumatoid arthritis in adults: management[M] . London: NICE, 2009.

[25] Roberts L J. New drugs for rheumatoid arthritis[J]. Medical Letter on Drugs & Therapeutics, 1998, 40(1040): 110-112.

[26] Smolen J S, Aletaha D, Koeller M, et al. New therapies for treatment of rheumatoid arthritis[J]. Lancet, 2007, 370(9602): 1861-1874.

[27] Braun J, Sieper J. Ankylosing spondylitis[J]. The Lancet, 2007, 369: 1379-1390.

[28] Sieper J, Braun J, Rudwaleit M, et al. Ankylosing spondylitis: an overview[J]. Annals of the Rheumatic Diseases, 2004, 19(8): 431.

[29] Braun J, Van den B R, Baraliakos X, et al. 2010 update of the ASAS/EULAR recommendations for the management of ankylosing spondylitis[J]. Annals of the Rheumatic Diseases, 2011, 70(6): 896-904.

[30] Guan M, Wang J, Zhao L, et al. Management of hip involvement in ankylosing spondylitis[J]. Clinical Rheumatology, 2013, 32(8): 1115-1120.
[31] 张雪哲 . 强直性脊柱炎 [J]. 中华放射学杂志 , 2007, 41: 1425-1426.
[32] Rudwaleit M, Khan M A, Sieper J. The challenge of diagnosis and classification in early ankylosing spondylitis: do we need new criteria?[J]. Arthritis & Rheumatism, 2005, 52: 1000-1008.
[33] Khan M A. Ankylosing spondylitis[J]. Journal of Rheumatology, 2006, 33: 1-3.
[34] Haroon N N, Sriganthan J, Al G N, et al. Effect of TNF-alpha inhibitor treatment on bone mineral density in patients with ankylosing spondylitis: a systematic review and meta-analysis[J]. Seminars in Arthritis & Rheumatism, 2014, 44(2): 155-161.
[35] Ofluoglu O. Pigmented villonodular synovitis[J]. Orthopedic Clinics of North America, 2006, 37: 23-33.
[36] Steinmetz S, Rougemont A L, Peter R. Pigmented villonodular synovitis of the hip[J]. EFORT open reviews, 2016, 1: 260-266.
[37] Lang N, Yuan H-S. Computed tomography and magnetic resonance manifestations of spinal pigmented villonodular synovitis[J]. Journal of computer assisted tomography, 2015, 39: 601-606.
[38] Vastel L, Lambert P, De Pinieux G, et al. Surgical treatment of pigmented villonodular synovitis of the hip[J]. J Bone Joint Surg Am, 2005, 87: 1019-1024.
[39] Levy D M, Haughom B D, Nho S J, et al. Pigmented villonodular synovitis of the hip: a systematic review[J]. Am J Orthop (Belle Mead NJ), 2016, 45: 23-28.
[40] McCormick F, Alpaugh K, Haughom B, et al. Arthroscopic T-capsulotomy for excision of pigmented villonodular synovitis in the hip[J]. Orthopedics, 2015, 38: 237-239.
[41] Park G, Kim Y S, Kim J H, et al. Low-dose external beam radiotherapy as a postoperative treatment for patients with diffuse pigmented villonodular synovitis of the knee: 4 recurrences in 23 patients followed for mean 9 years[J]. Acta Orthop, 2012, 83: 256-260.
[42] Stephan S R, Shallop B, Lackman R, et al. Pigmented villonodular synovitis: a comprehensive review and proposed treatment algorithm[J]. JBJS Rev, 2016.
[43] Yoo J J, Kwon Y S, Koo K H, et al. Cementless total hip arthroplasty performed in patients with pigmented villonodular synovitis[J]. J Arthroplasty, 2010, 25: 552-557.

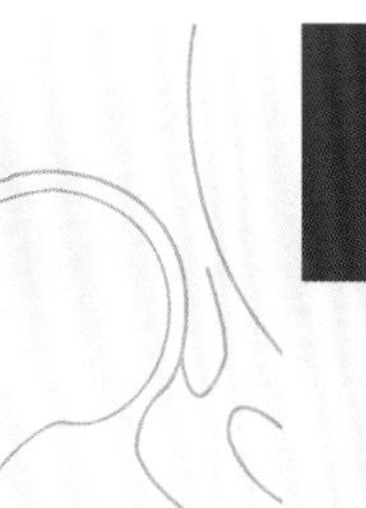

第九章 髋关节感染性疾病

第一节 髋关节化脓性关节炎

化脓性关节炎是指各种不同致病菌所引起的关节化脓性炎症。髋关节化脓性关节炎是一种严重的关节感染，一般发生在婴幼儿和青少年。近年来，成人（尤其是老年人）的化脓性关节炎发病率正逐渐增多，占化脓性关节炎的 50% 以上，成人常发生在免疫功能低下、酒精中毒、糖尿病、镰状细胞贫血、红斑狼疮、静脉注射吸毒者以及类风湿关节炎人群中。髋关节化脓性关节炎由于髋关节位置较深，周围肌肉丰富，儿童患者体检时多不配合，且髋部神经为多源性神经支配，症状多变，常常导致延误诊断，影响治疗，致使关节强直、丧失功能甚至终身残疾。

儿童髋关节急性化脓性感染要比成人严重，而且在儿童患者中，更常发生严重并发症。在许多患者中，感染首先开始于干骺端或骨骺，然后播散入髋关节。由于股骨头特殊的血液供应，髋关节的化脓性感染使股骨头发生缺血性坏死的危险性大大增加。在儿童患者中，髋关节化脓性关节炎可致使股骨头骨骺分离。如果髋关节感染发生于婴儿且未得到及时确诊、治疗，可造成病理性脱位。因此，婴儿或儿童的髋关节感染在切开引流后，髋关节应维持于外展位，以减少发生病理性脱位的危险性。髋关节双侧化脓性关节炎要比其他的关节常见，偶尔还可伴发脊柱感染。

近年来，由于急性血源性骨髓炎及化脓性关节炎发病率的下降，临床医师对本病的警惕性下降，所以一旦发病，常常延误诊断、治疗，造成严重后果。

一、病因

临床上最常见的致病菌为金黄色葡萄球菌，占 75% 以上。其次为溶血性链球菌、白色葡萄球菌、大肠埃希菌、副大肠埃希菌、肺炎双球菌和流感杆菌等。婴儿化脓性关节炎多为溶血性链球菌感染，幼儿多为金黄色葡萄球菌感染。由股骨上端骨髓炎蔓延而来者，多为金黄色葡萄球菌所致，故关节液培养出金黄色葡萄球菌时，要注意是否是骨髓炎蔓延而发病。两病同时存在时症状较重。

细菌侵入关节的途径包括以下 3 种。①血源性：患者身体某处有感染病灶，如疖肿、脓肿、伤口感染、中耳炎、呼吸道感染和新生儿的脐带感染等，如没有及时处理或处理不当，全身和关节的抵抗力降低或感染菌毒力较强，细菌经血液循环传播至髋关节，产生急性髋关节化脓性关节炎。②局部扩散：股骨上端的股骨头和股骨颈均位于关节囊内，股骨干骺端骨髓炎、股骨头骨骺炎的脓液可以穿破骨质，进入髋关节形成化脓性关节炎。③直接感染：如工伤、交通事故，直接造成髋关节开放性损伤并发感染，或髋关节手术、关节穿刺等继发感染。

二、临床表现及实验室检查

儿童患者一般起病急骤，全身不适，突发高热畏寒，体温上升至 38~39 ℃，甚至出现惊厥、急性贫血症状等。过分虚弱或循环欠佳的患者可不发热或体温不升，四肢厥冷，甚至出现意识不清、谵妄等神经精神症状。而成年发病者，全身毒血症状相对较轻，而以局部症状体征为主。

髋关节周围肌肉丰富，早期局部症状表现较少。解开衣物、双侧对比仔细检查，可发现患髋周围组织肿胀、压痛明显，皮温升高。早期髋关节活动受限，活动时疼痛加重，亦常有沿大腿内侧向膝关节内侧的放射痛。晚期因肌肉挛缩，髋关节常置于屈曲、外旋、外展非功能位，甚至出现病理性脱位或半脱位，少许活动便疼痛难耐，拒绝他人触碰搬动，成为假性瘫痪。在部分婴儿化脓性关节炎患者中，当病情静止、后期稳定时，股骨头和股骨颈可完全吸收，形成假关节。

实验室检查可发现白细胞及中性粒细胞增多、红细胞沉降率增快、C反应蛋白试验阳性。凝固酶试验阳性是葡萄球菌致病的一个重要生物特性，比菌落颜色和溶血性质更有意义。关节穿刺检查对化脓性关节炎诊断和治疗都起到重要作用。根据化脓性关节炎不同阶段和严重程度，关节液可从早期浆液渗出发展到关节液浓稠、浑浊，最终关节液完全呈脓性分泌物。

三、影像学检查

髋关节化脓性关节炎的骨质破坏一般在发病后2周出现，故以往认为X线检查对早期诊断无太大帮助。但近年来研究发现，发病后3~7天可在X线片上出现一种或多种软组织阴影，有助于早期诊断。故在发病后3天即可行X线检查，双髋对照，若无改变，2~3天后再次复查。

1. X线表现

(1) 早期（发病2~4天）：关节周围软组织阴影扩大，关节囊膨胀，囊外脂肪向两侧膨隆，髂腰肌肿胀，关节间隙增宽。闭孔内肌肿胀，一般小儿超过0.5~0.8 cm即应引起注意，若阴影较对侧隆凸即有诊断意义。闭孔外肌肿胀，正常情况下其阴影在坐骨支下缘，两者重叠不显影，一旦显影即为阳性征象。2岁以下小儿有报道发病一周即出现脱位者。故认为小儿髋关节脱位是化脓性关节炎早期征象之一，要注意与先天性髋关节脱位鉴别。

(2) 中期（发病5~10天）：关节软骨破坏，关节间隙变窄，继而软骨下骨变性破坏。关节负重区破坏最为明显，严重时干骺端骨质感染、坏死，可发生病理性脱位。

(3) 晚期：关节面周缘骨发生侵蚀和破坏。化脓病变从关节囊韧带附着处侵入骨组织，提示病变进展迅速，很快出现骨质破坏、游离死骨片及关节塌陷。随后关节软骨广泛破坏，关节间隙变窄或消失，头颈吸收，关节强直，肢体短缩。

2. CT表现　可以早期显示髋关节周围软组织肿胀；增强扫描可显示髋关节囊及髋关节周围滑液囊肿胀、环状强化；可清晰显示小的髋臼和股骨头骨质破坏、坏死及增生。

3. MRI表现　MRI可明确显示髋关节化脓性关节炎的早期滑膜病变，如关节囊肿胀、积液等。滑膜增厚呈T1WI中等信号，T2WI为稍高信号，增强后明显环状强化；关节囊肿胀、积液显示为长T1、长T2信号。关节软骨变薄、缺损。软骨下骨侵蚀破坏，MRI显示软骨下骨被T1WI低信号、T2WI高信号病变所代替，软骨下骨髓亦可显示被长T1、长T2信号所取代。

四、诊断

对于急性髋关节化脓性关节炎，早期诊断是治疗成功的关键。多数患者发病前身体其他部位往往有外伤或感染病史，如中耳炎、咽峡或扁桃体炎、皮肤感染等，老年人可能有泌尿系统感染，新生儿可能有脐带感染。髋关节位置深，周围被肥厚肌肉包裹，故红肿不明显，特别是新生儿的哭闹不安，给检查带来不便。总之，当小儿有全身感染症状时，要检查全身关节，特别是髋关节有无活动限制或疼痛，如有必要可行髋关节穿刺抽液检查。髋关节穿刺未能抽出液体，可更换另一部位再行穿刺，也可次日重新穿刺。

急性髋关节化脓性关节炎关节穿刺抽液检查是最重要的诊断依据，抽液检查包括革兰染色、培养、抗生素敏感试验、白细胞计数及分类等。下列三项检查可辅助诊断。

(1) 白细胞计数和分类：正常滑液中白细胞总数$<200\times10^6$/L，多核白细胞分类计数一般少于25%。化脓性关节炎时白细胞总数达到$50\,000\times10^6$/L，多核细胞占90%。若白细胞总数高达$100\,000\times10^6$/L，可明确诊断。在急性痛风性关节炎及类风湿关节炎中，白细胞总数可达$50\,000\times10^6$/L，但多核白细胞很少达到90%。

(2) 测量血糖和渗出液糖含量的差异，化脓性关节炎时由于白细胞对葡萄糖的分解作用和细菌消耗的结果，关节渗出液中糖含量减低。正常时两者相差不超过20%，若相差逾40%，诊断即可明确。

(3) 黏液蛋白醋酸沉淀试验：将少许关节液加至20 ml 5%醋酸溶液中，正常滑液出现紧密簇状沉淀物，周围溶液澄清。化脓性关节炎、类风湿关节炎时，沉淀物稀松如絮状、周围液体浑浊，故该试验无特异性。

由于髋关节囊的神经支配有闭孔神经的前支，其后支下行分布于膝关节囊，故髋关节疾病约有30%的患者可引起同侧膝关节的牵涉痛。此时膝关节无活动受限，也无触痛；而同侧髋关节活动受限，活动时疼痛剧烈。

五、鉴别诊断

髋关节化脓性关节炎注意与下列疾病相鉴别。

1. 急性风湿热　早期表现为关节的红、肿、热、痛，与急性髋关节化脓性关节炎的临床表现类似。但在病程发展中应注意观察风湿热的如下特点：①发病前1~4周有无溶血性链球菌感染史，如咽炎、扁桃体炎史等。②急性游走性关节炎特征。③常伴有风湿热其他病症，如心肌炎、皮下结节等。④血清中抗链球菌溶血素“O”凝集效价增高。⑤关节液内无脓细胞，无细菌生长。⑥对水杨酸治疗反应效果好。

2. 类风湿关节炎　发病年龄20~45岁，女性多见。起病一般缓慢，多无急性面容。少数病例发病急，有发热、全身不适，关节红、肿、热、痛；血液白细胞增多，与急性髋关节化脓性关节炎难区别。关节渗出液极少有浆液纤维蛋白性液，培养阴性。受累关节多为双侧性、对称性，以腕关节、掌指关节、近端指间关节多见，出现关节肿痛，多有皮下结节。类风湿因子多阳性。后期关节畸形明显，活动障碍。

3. 股骨上端骨髓炎　该病若合并有髋关节积液，则很难与髋关节化脓性关节炎区别。一般骨髓炎的压痛点位于干骺端，疼痛与活动范围受限，症状、体征较髋关节化脓性关节炎轻。

4. 暂时性髋关节滑膜炎　仅局部疼痛，行走略有跛行，体温多不升高，红细胞沉降率正常或略高。若患者活动严重受限，X线片可见关节囊肿胀、股骨头向外侧移位、血清抗“O”滴度不高、类风湿试验阴性等，则应考虑为髋关节化脓性关节炎。

5. 股骨头骨软骨炎　又称股骨头无菌性坏死或缺血性坏死。该病患者一般情况尚可，无感染中毒症状，髋关节活动轻度受限。儿童患者X线检查可见股骨头骨骺致密、破碎、扁平等征象。

6. 结核性髋关节骨性关节炎　该病关节腔内也可有大量脓液，但结核性感染的发病演进过程、全身的结核中毒症状、慢性消耗性病态与化脓性感染是截然不同的。

六、治疗

化脓性关节炎治疗越早效果越好。对于疑似急性髋关节化脓性关节炎，可暂时按急性化脓性关节炎进行诊断性治疗，以免延误最佳治疗时机。

目前多数学者认为全身应用敏感抗生素是治疗化脓性关节炎的主要措施。然而由于髋关节炎症组织缺乏血运、抗生素不易到达病灶、髋关节位置较深、稠厚脓液不易抽出等原因，仍需行关节穿刺与切开引流术、髋关节病灶清除术及股骨头颈切除术等治疗髋关节化脓性关节炎。

1. 关节穿刺与切开引流术　髋关节穿刺必须严格无菌操作，防止损伤重要组织。关节穿刺方向和部位应从关节最表浅、最直接径路进入，抽出积液利于引流。髋关节外侧、前侧、内侧入路均可进行关节穿刺抽吸，X线透视下操作可更加准确。关节穿刺宜用粗针头，便于抽液和冲洗。而髋关节切开引流则可经髋关节后侧、内侧、外侧或前侧入路来完成。

通常婴儿术后可用双侧髋“人”字形石膏将患肢固定于中度外展位，石膏管形上要适当开窗，便于伤口的观察和护理。大龄儿童和成人应在Buck牵引下卧床，感染控制后开始活动关节。

2. 髋关节病灶清除术　术中充分显露、切开关节囊，吸尽脓液，切除坏死的骨和软骨组织，刮除肉芽，修正头臼。若股骨颈和转子有骨髓炎，可钻孔、开槽或开窗引流；髂骨骨髓炎则可做病骨切除术。如脓液已穿至肌间隙或皮下，应将脓壁刮尽至新鲜组织。病灶清除后用大量生理盐水冲洗伤口和关节腔，放置适量敏感抗生素于关节腔内，术后留置灌洗、引流管，并予皮肤牵引制动。

手术当天至术后第二天，每日用 2 000~3 000 ml 生理盐水冲洗关节腔；脓液和坏死组织较多者，可用 5 000~10 000 ml 生理盐水冲洗。术后第三天起开始用抗生素冲洗，抗生素按细菌培养敏感报告结果选择。冲洗 3~4 天后，若流出液逐渐澄清，冲洗液可适量减少，每天 1 500~2 000 ml。一般冲洗 7~24 天，平均 14 天。待排除液细菌培养阴性 2~3 次，先停止滴入冲洗液，继续负压吸引，若无任何炎症反应，24 小时后即可拔除引流冲洗管。术后 2~3 周去除皮肤牵引，在床上做髋关节功能锻炼；3~4 周后下床扶拐活动。

3. 股骨头颈切除术　该手术适用于化脓性关节炎并发迁延性感染、股骨头缺血性坏死和长期不愈的股骨颈骨折。由于抗感染及综合治疗水平的进步，此类病例已很少见。

4. 全身治疗　患者需高蛋白质、高维生素饮食，予降温、补液、纠正水和电解质紊乱等对症支持治疗。必要时补充白蛋白等血液制品，提高机体全身抗感染能力。

全身应用敏感抗生素。在暂无细菌培养和药敏试验结果的情况下，可先选择对金黄色葡萄球菌有效的抗生素，如青霉素、头孢菌素和氨基糖苷类抗生素。一旦药敏试验结果出示，即调整用药、改用敏感抗生素，必要时可联合用药，以获得更好的疗效和防止耐药性的发生。抗生素用药持续时间应在临床症状完全控制后，继续静脉给药 2 周，后改为口服有效抗生素 6 周，以避免好转后又出现复发或恶化。

5. 局部休息制动　制动是抗感染的重要治疗原则。局部固定可使患部得到充分休息，使因炎症而损失的关节面不因受压而变形，缓解肌痉挛，减轻疼痛，并可防止或纠正畸形。制动方法可采用皮肤牵引或石膏托固定。

七、并发症

化脓性关节炎若未及时治疗或治疗方法不当，可发生病理性脱位、骨髓炎、骨盆脓肿、瘘管形成及迁延性感染等并发症。

第二节　髋关节结核

一、概述

激素和免疫抑制剂的应用以及免疫缺陷疾病的增多，使结核病在全球有增多的趋势。髋关节结核约占全身骨结核的 15%，仅次于脊柱和膝关节结核居第三位。髋关节结核多见于青壮年，男性多于女性。髋关节结核破坏髋关节软骨和骨，进而造成关节变形、狭窄甚至强直，导致患者髋关节疼痛和功能障碍，严重影响患者的生活质量。

二、临床表现

髋关节结核可表现为滑膜结核或骨结核，其临床表现和影像学检查与其他关节疾病相似，如骨性关节炎、滑膜炎、类风湿关节炎和股骨头缺血性坏死等。髋关节结核的发病较为隐匿，常累积单侧髋关节，伴有全身结核中毒的表现（如午后低热、乏力、盗汗、消瘦、食欲不振等）。患者髋关节可有疼痛和活动受限。随着疾病的进展，可出现寒性脓肿，并伴有窦道形成。由于髋关节和膝关节的感觉神经支配有重叠，部分患者可仅出现膝关节部位的疼痛。

三、诊断标准

髋关节结核的确诊依赖于细菌学和病理学检

查。由于结核杆菌生长缓慢且体外培养较难，通过细菌学检测确诊髋关节结核难以推广应用。目前临床需要综合使用血清学、免疫学、分子生物学和病理学诊断髋关节结核，部分患者甚至需要抗痨诊断和治疗才能确诊。

影像学检查对髋关节结核诊断非常重要。早期X线检查无特异改变，随着疾病的进展，X线可以出现关节周围骨质疏松、溶骨性病灶、关节间隙变窄甚至纤维强直等表现。CT在评估骨破坏的程度、死骨形成和寒性脓肿的位置和范围有独特优势。MRI可以发现早期炎症信号，但特异性较差，需要与其他引起骨髓信号改变的疾病相鉴别。超声在评估关节积液和寒性脓肿上具有独特优势，并且可以引导穿刺进行病理学检查。

随着分子生物学技术的发展，越来越多的新技术被用来诊断关节结核。酶联免疫斑点试验法可以定量检测受试者外周血单核细胞对结核杆菌抗原特异性IFN-r释放反应来诊断结核杆菌感染。聚合酶链反应检测关节结核标本结核分枝杆菌脱氧核糖核酸是一种简便、快捷、特异和敏感的检查方法。

结核菌素实验对结核的诊断具有独特的意义。WHO推荐使用更纯、更浓的蛋白衍生物结核菌素(PPD-RT 23)。结核菌素反应越强，受试者感染结核的可能性越大，但尚不能确诊结核杆菌感染。结核菌素阴性反应提示结核感染概率较低。需要特别注意的是，老年人、严重营养不良者、免疫缺陷者和使用免疫抑制剂者可能出现假阴性。

细菌学检查抗酸杆菌染色镜检和分离培养在结核病的诊断中具有重要的意义。但结核杆菌培养耗时长，敏感性和特异性都较低。随着新的快速培养系统的出现，骨关节结核的阳性率可达到50%左右。

病理学检查对髋关节结核的诊断具有重要价值，可出现典型的干酪样坏死、上皮样细胞肉芽肿和朗格汉斯巨细胞。由于病理学检测对标本取材的位置和质量要求极高，通过髋关节镜取材活检为髋关节结核的早期诊断提供了新的有效方法。

四、治疗

抗结核药物是髋关节结核治疗的关键，用药原则为早期、联合、适量、规律、全程。早期诊断并且及时治疗，90%的患者可以治愈并且保留大部分的关节功能。手术治疗主要包括以下几种方法。①关节融合术：由于抗结核药物的应用和人工关节置换技术的发展，关节融合已很少使用。②关节切除成形术：在去除结核病灶的基础上尽可能保全髋关节的功能，但长期效果不佳。③人工关节置换术：随着关节置换技术和材料学的发展，越来越多的病例显示髋关节结核不是人工髋关节置换术的禁忌证。术中彻底清创和围手术期规范地应用抗结核药物对人工髋关节置换术的成功非常重要。

（张长青　李广翼　关俊杰）

参考文献

[1] Al Saadi M M, Al Zamil F A, Bokhary N A, et al. Acute septic arthritis in children[J]. Pediatrics International Official Journal of the Japan Pediatric Society, 2009, 51(3): 377-380.
[2] Arkun R. Parasitic and fungal disease of bones and joints[J]. Seminars in Musculoskeletal Radiology, 2004, 8(3): 231-242.
[3] Arnold S R, Elias D, Buckingham S C, et al. Changing patterns of acute hematogenous osteomyelitis and septic arthritis: emergence of community-associated methicillin-resistant Staphylococcus aureus[J]. Journal of Pediatric Orthopedics, 2006, 26(6): 703.
[4] Bean D C, Krahe D, Wareham D W. Antimicrobial resistance in community and nosocomial Escherichia coli urinary tract isolates, London 2005 – 2006[J]. Annals of Clinical Microbiology and Antimicrobials, 2008, 7(1): 13.
[5] Belzunegui J, Gonzalez C, Lopez L, et al. Osteoarticular and muscle infectious lesions in patients with the human immunodeficiency virus[J]. Clinical Rheumatology, 1997, 16(5): 450-453.
[6] Benzioni H, Shahar R, Yudelevitch S, et al. Bacterial infective arthritis of the coxofemoral joint in dogs with hip dysplasia[J]. Veterinary & Comparative Orthopaedics & Traumatology, 2008, 21(3): 262-266.
[7] Chan W C, Veraitch O, Radford W, et al. Chronic lymphoedema complicated by septic arthritis of the hip[J]. British Journal of Dermatology, 2009, 160(5): 1130.
[8] Colak M, Eskandari M M, Ersoz G, et al. Septic arthritis of the hip in relation with femoral neck fracture: a report of three cases[J].

Orthopedics, 2008, 31(1): 83.
[9] Coutlakis P J, Roberts W N, Wise C M. Another look at synovial fluid leukocytosis and infection[J]. Journal of Clinical Rheumatology Practical Reports on Rheumatic & Musculoskeletal Diseases, 2002, 8(2): 67-71.
[10] De B H. Osteomyelitis and septic arthritis in children[J]. Acta Orthopaedica Belgica, 2005, 71(5): 505-515.
[11] Falagas M E, Giannopoulou K P, Ntziora F, et al. Daptomycin for treatment of patients with bone and joint infections: a systematic review of the clinical evidence[J]. Int J Antimicrob Agents, 2007, 30(3): 202-209.
[12] Falagas M E, Siempos I I, Papagelopoulos P J, et al. Linezolid for the treatment of adults with bone and joint infections[J]. International Journal of Antimicrobial Agents, 2007, 29(3): 233-239.
[13] Orlin E, Milani C. Sequelae of septic arthritis of the hip in children: a new classification and a review of 41 hips[J]. Journal of Pediatric Orthopedics, 2008, 28(5): 524-528.
[14] Freed J F, Nies K M, Boyer R S, et al. Acute monoarticular arthritis. A diagnostic approach[J]. Jama the Journal of the American Medical Association, 1980, 243(22): 2314-2316.
[15] Gardam M, Lim S. Mycobacterial osteomyelitis and arthritis[J]. Infectious Disease Clinics of North America, 2005, 19(4): 819-830.
[16] Goergens E, Mcevoy A, Watson M, et al. Acute osteomyelitis and septic arthritis in children[J]. Journal of Paediatrics & Child Health, 2005, 41(1-2): 59.
[17] Hearth M, Compson J P, Phillips S. Unrecognised septic arthritis following fracture of the proximal femur in patients awaiting surgery[J]. Injury-international Journal of the Care of the Injured, 2002, 33(5): 457-459.
[18] Jr H R, Jr P V. Reactivation of ancient tuberculous arthritis of the hip following total hip arthroplasty: a case report[J]. Journal of Bone & Joint Surgery American Volume, 2002, 84-A(1): 101.
[19] Jagodzinski N A, Kanwar R, Graham K, et al. Prospective evaluation of a shortened regimen of treatment for acute osteomyelitis and septic arthritis in children[J]. Journal of Pediatric Orthopedics, 2010, 30(8): 942.
[20] Judd K T, Mckinley T O. Septic arthritis of the hip associated with supra-acetabular external fixation of unstable pelvic ring: a case report[J]. Iowa Orthopaedic Journal, 2009, 29(29): 124.
[21] Kaandorp C J, Dinant H J, Ma V D L, et al. Incidence and sources of native and prosthetic joint infection: a community based prospective survey[J]. Ann Rheum Dis, 1997, 56(8): 470-475.
[22] Kamiński A, Muhr G, Kutscha-Lissberg F. Modified open arthroscopy in the treatment of septic arthritis of the hip[J]. Ortopedia Traumatologia Rehabilitacja, 2007, 9(6): 599.
[23] Kohli R, Hadley S. Fungal arthritis and osteomyelitis[J]. Infectious Disease Clinics of North America, 2005, 19(4): 831.
[24] Li S F, Henderson J, Dickman E, et al. Laboratory tests in adults with monoarticular arthritis: can they rule out a septic joint?[J]. Academic Emergency Medicine, 2004, 11(3): 276-280.
[25] Lin K C, Liang C D, Yang K D, et al. Monoarticular septic arthritis in a patient with juvenile rheumatoid arthritis under etanercept treatment[J]. Rheumatology International, 2012, 32(5): 1383-1385.
[26] Loveday H P, Pellowe C M, Jones S R, et al. A systematic review of the evidence for interventions for the prevention and control of meticillin-resistant Staphylococcus aureus (1996—2004): report to the Joint MRSA Working Party (Subgroup A)[J]. Journal of Hospital Infection, 2006, 63(1): S45-S70.
[27] Margaretten M E, Kohlwes J, Dan M, et al. Does This Adult Patient Have Septic Arthritis?[J]. JAMA, 2007, 297(13): 1478.
[28] Solal J C, Bréville P, Desplaces N. Septic arthritis of the hip with Propionibacterium avidum bacteremia after intraarticular treatment for hip osteoarthritis[J]. Joint Bone Spine Revue Du Rhumatisme, 2008, 75(3): 356-358.
[29] Muñoz-Mahamud E, Pons M, Matamala A, et al. Hematogenous septic arthritis of the hip in adult patients[J]. American Journal of Emergency Medicine, 2012, 30(4): 630.
[30] Naithani R, Rai S, Choudhry V P. Septic arthritis of hip in a neutropenic child caused by Salmonella typhi[J]. Journal of Pediatric Hematology/oncology, 2008, 30(2): 182-184.
[31] Nilsson I M, Patti J M, Bremell T, et al. Vaccination with a recombinant fragment of collagen adhesin provides protection against Staphylococcus aureus-mediated septic death[J]. Journal of Clinical Investigation, 1998, 101(12): 2640-2649.
[32] Ogonda L, Bailie G, Wray A R. Acute osteomyelitis of the ilium mimics septic arthritis of the hip in children[J]. Ulster Med J, 2003, 72(2): 123-125.
[33] Peravali R, Purohit N, Dutta S, et al. Septic arthritis of the hip: a rare complication of fistulizing Crohn's disease[J]. Colorectal Disease the Official Journal of the Association of Coloproctology of Great Britain & Ireland, 2009, 11(3): 323.
[34] Raz G, Ofiram E, Arieli I, et al. Disseminating septic arthritis following hip hemiarthroplasty[J]. Israel Medical Association Journal, 2009, 11(5): 317-318.
[35] Garcíaarias M, Balsa A, Mola E M. Septic arthritis[J]. Best Practice & Research Clinical Rheumatology, 2011, 25(3): 407-421.
[36] Ross J J, Davidson L. Methicillin-resistant Staphylococcus aureus septic arthritis: an emerging clinical syndrome[J]. Rheumatology, 2005, 44(9): 1197-1198.
[37] Rutz E, Brunner R. Septic arthritis of the hip - current concepts[J]. Hip International, 2009, 19 Suppl 6(1): S9-S12.
[38] Rutz E, Spoerri M. Septic arthritis of the paediatric hip—a review of current diagnostic approaches and therapeutic concepts[J]. Acta Orthopaedica Belgica, 2013, 79(2): 123-134.
[39] Saedon M, Shore S, Hanafy M. Image of the month. Septic arthritis[J]. Archives of Surgery, 2008, 143(9): 913-914.

[40] Sauer S T, Farrell E, Geller E, et al. Septic arthritis in a patient with juvenile rheumatoid arthritis[J]. Clinical Orthopaedics & Related Research, 2004, 418(418): 219-221.
[41] Schelenz S, Bramham K D. Septic arthritis due to extended spectrum beta lactamase producing Klebsiella pneumoniae[J]. Joint Bone Spine, 2007, 74(3): 275-278.
[42] Smith J W, Chalupa P, Shabaz H M. Infectious arthritis: clinical features, laboratory findings and treatment[J]. Clinical Microbiology & Infection, 2006, 12(4): 309-314.
[43] Stengel D, Bauwens K, Sehouli J, et al. Systematic review and meta-analysis of antibiotic therapy for bone and joint infections[J]. Lancet Infectious Diseases, 2001, 1(3): 175.
[44] Sucato D J, Schwend R M, Gillespie R. Septic arthritis of the hip in children[J]. Journal of the American Academy of Orthopaedic Surgeons, 1997, 5(5): 249.
[45] Tarkin I S, Dunman P M, Garvin K L. Improving the treatment of musculoskeletal infections with molecular diagnostics[J]. Clinical Orthopaedics & Related Research, 2005, 437(437): 83-88.
[46] Iii H C T, Lachiewicz P F. The influence of technique on fixation of primary total hip arthroplasty in patients with rheumatoid arthritis[J]. Journal of Arthroplasty, 2001, 16(5): 628-634.
[47] Tutar E, Atalay S, Yilmaz E, et al. Poststreptococcal reactive arthritis in children: is it really a different entity from rheumatic fever?[J]. Rheumatology International, 2002, 22(2): 80-83.
[48] Ventura G, Gasparini G, Lucia M B, et al. Osteoarticular bacterial infections are rare in HIV-infected patients. 14 cases found among 4,023 HIV-infected patients[J]. Acta Orthopaedica Scandinavica, 1997, 68(6): 554-558.
[49] Verdrengh M, Carlsten H, Ohlsson C, et al. Addition of bisphosphonate to antibiotic and anti-inflammatory treatment reduces bone resorption in experimental Staphylococcus aureus-induced arthritis[J]. Journal of Orthopaedic Research, 2007, 25(3): 304-310.
[50] Yang S H, Yang R S, Tsai C L. Septic arthritis of the hip joint in cervical cancer patients after radiotherapy: three case reports[J]. Journal of Orthopaedic Surgery, 2001, 9(2): 41.
[51] Rd Y S, Perry J J, Rd K T, et al. Hematogenous septic arthritis of the adult hip[J]. Orthopedics, 2003, 26(8): 771.
[52] Babhulkar S, Pande S. Tuberculosis of the hip[J]. Clin Orthop Relat Res, 2002: 93-99.
[53] Steyn M, Scholtz Y, Botha D, et al. The changing face of tuberculosis: trends in tuberculosis-associated skeletal changes[J]. Tuberculosis (Edinburgh, Scotland), 2013, 93: 467-474.
[54] Saraf S K, Tuli S M. Tuberculosis of hip: a current concept review[J]. Indian J Orthop, 2015, 49: 1-9.
[55] Chen S T, Zhao L P, Dong W J, et al. The clinical features and bacteriological characterizations of bone and joint tuberculosis in China[J]. Scientific reports, 2015, 5: 11084.
[56] Titov A G, Vyshnevskaya E B, Mazurenko S I, et al. Use of polymerase chain reaction to diagnose tuberculous arthritis from joint tissues and synovial fluid[J]. Archives of pathology & laboratory medicine, 2004, 128: 205-209.
[57] Kim S J, Postigo R, Koo S, et al. Total hip replacement for patients with active tuberculosis of the hip: a systematic review and pooled analysis[J]. The Bone & Joint Journal, 2013, 95-b: 578-582.

第十章

髋部骨肿瘤

第一节 髋臼原发性肿瘤

髋臼部位的肿瘤多数涉及髂骨、耻骨和坐骨。这一区域的原发性肿瘤以软骨肉瘤最为多见，其次是骨巨细胞瘤、尤文肉瘤、骨肉瘤等。髋臼周围肿瘤在早期不易被发现，当临床触及包块或出现症状时，肿瘤往往已经生长很长时间了，肿瘤体积较大，侵犯范围广。由于髋臼区域解剖结构复杂，与盆腔多个脏器及重要的血管和神经结构毗邻，手术难度较大，术后并发症多。

肿瘤类型是影响髋臼原发性肿瘤预后的重要因素。对于最多见的软骨肉瘤，由于其放化疗均不敏感，手术切除是唯一的根治方法。对于尤文肉瘤、骨肉瘤等多数放化疗敏感的恶性肿瘤，可术前行放化疗缩小肿瘤边界后再行广泛切除，也可达到局部根治的目的。如果肿瘤巨大，有明显血管、神经累及或病理骨折导致多间室污染，无法达到安全边界的切除，应选择半骨盆截肢术。

髋臼是身体重力向下传导至双下肢的重要解剖结构，髋臼的切除导致患者术后严重的功能障碍。随着新辅助化疗、诊断技术以及肿瘤外科技术的发展，髋臼肿瘤的治疗有了很大的进步。髋臼切除后进行功能重建的保肢治疗逐渐成为目前较为主流的治疗方法。

髋臼切除功能重建术与半骨盆截肢术、髋臼切除股骨头旷置术以及髋关节融合术相比较而言，早期可以达到比较牢固的力学稳定性，恢复髋关节解剖结构，保留较好的髋关节功能。

目前髋臼切除后功能重建术主要分为瘤骨灭活回植 + 人工全髋关节置换术、异体半骨盆 + 人工关节置换术、人工半骨盆置换 + 髋关节置换术以及钉棒系统或自体腓骨移植复合人工关节置换术等多种方法，每种方法各有其优缺点。瘤骨灭活回植 + 人工全髋关节置换术的优点是大小匹配，无排异反应；缺点是局部复发率高。异体半骨盆 + 人工关节置换术虽然局部复发率低，但由于排异反应重、骨质吸收等并发症发生率较高，目前临床上已经很少使用。随着近年来3D打印技术和假体定制技术的发展，人工髋臼重建术在临床的应用逐渐增多。其优点在于假体与肿瘤切除后骨缺损匹配，安装方便，固定牢固，术后功能恢复较快。其缺点与一般假体存在的问题类似，远期可能会出现假体疲劳性磨损、松动、断裂等。

一、适应证和禁忌证

1. 适应证 良性肿瘤和Enneking ⅠA/ⅠB/ⅡA期、化疗反应好的ⅡB期恶性骨肿瘤；全身情况良好，对手术有较好的耐受能力；局部软组织条件允许广泛切除；主要神经血管束未受累及；无转移病灶或转移病灶可以治愈。

2. 禁忌证 患者一般情况差，存在较严重的代谢性疾病、心血管疾病或呼吸系统疾病，无法耐受手术；活检、非计划手术或病理性骨折导致的多间室污染，无法实现安全边界的广泛切除；有远处转移或患者预期寿命短。

二、手术方法

1. 术前准备 所有患者均行骨盆X线片、CT、MRI和肺部CT检查，对怀疑癌转移和多发的患者需行ECT或PET-CT检查。血管造影检查有助于术前判断肿瘤的血供。术前均应行肿瘤活检以明确肿瘤性质。根据肿瘤分型制订相应手术方案。对化疗敏感的原发性肿瘤，应在术前行常规化疗。

术前肠道准备可以大大减少肠道细菌感染手术野。一般在术前2天患者进食流质，术前第1天口服导泻剂，手术当天清晨灌肠。如果术中可能切除结肠或膀胱的患者，需术前与普通外科医生以及泌尿外科医生充分讨论，共同完成手术。

髋臼周围肿瘤手术时间往往超过 6 小时，出血量一般超过 2 000 ml。术前需要准备充足的血源。如果预计出血量超过 2 000 ml，还应准备新鲜冰冻血浆以避免发生凝血功能障碍。术前行髂内动脉栓塞或腹主动脉球囊留置，可以明显减少术中出血和输血。

术前行输尿管导管插管以及肛管置入，以便于术中辨认尿管和直肠，避免误伤。

2. 肿瘤切除　患者取漂浮侧卧体位，常规手术切口自髂后上棘沿髂骨翼和腹股沟至耻骨联合，垂直于该切口做一向股骨大转子延伸的“T”形切口。首先在前侧切口逐层切开至腹壁肌后，从髂嵴上缘切断。沿髂窝钝性分离。在腹股沟区注意辨认和保护髂血管、髂肌和腰大肌之间的股神经以及跨过腹股沟韧带的精索。用 S 拉钩将腹腔结构向内侧牵拉保护，在腹膜外游离肿瘤，全程注意保护输尿管。切除盆壁内侧的髂肌和受累的其他肌肉。剥离耻骨上支及坐骨支附着肌肉，注意分辨闭孔血管，必要时结扎，线锯切断耻骨上支和坐骨支。外侧沿髂骨剥离臀肌，保留部分臀大肌，切除臀中肌和臀小肌。在后方切断外旋肌群，切开髋关节囊，显露股骨头后，从股骨颈处切断，取出股骨头。根据术前计划，离肿瘤边缘 3 cm，将线锯从坐骨大孔至髂前上棘处截断。在肿瘤切除时，理想状态是保留肿瘤假包膜完整，也就是肿瘤各个方向均有正常组织覆盖。肿瘤切除后，创面止血，大量蒸馏水冲洗和浸泡，再次铺巾，更换手术器械和手套，以减少肿瘤污染可能。

3. 功能重建　髋臼切除后重建的术式较多。根据肿瘤切除范围，可以用不同的方法组合以实现重建功能的最优化。目前临床上应用最广泛的为定制性半骨盆 + 髋关节假体置换手术。根据 Enneking 分型，髋臼属于 2 区，髂骨为 1 区，坐耻骨为 3 区，骶骨为 4 区。髋臼肿瘤大多累及 1 区和 3 区，较大的肿瘤可以累及 4 区。

对于 1+2+4 区肿瘤切除后的重建可以用钉棒系统，将万向脊柱螺钉在耻骨和坐骨各置入 1 枚。在腰椎椎弓根、骶骨分别置钉后，用钛棒连接固定锁紧，利用骨水泥重建髋臼，将髋臼固定在标准解剖位置，前倾角 20°~30°，外展角 40°~50°。股骨近端插入假体，重建髋关节（图 10-1）。这种钉棒系统重建半骨盆 + 髋关节的远期效果不甚理想，患者常常早期出现假体松动和断裂等。另一种重建方式，用组配的半骨盆，将切下来的股骨头削整后，

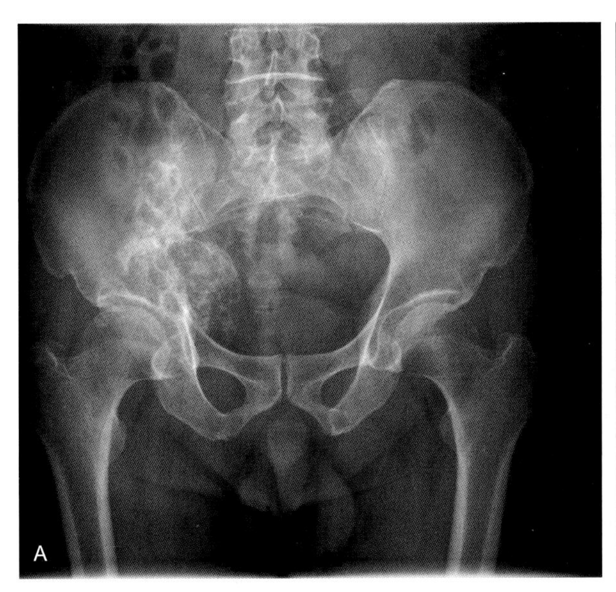

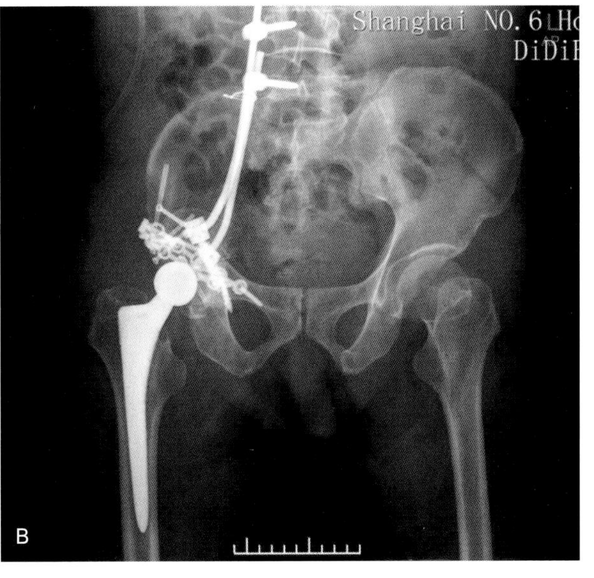

图 10-1　右髋 2 区和 3 区软骨肉瘤

A. 术前 X 线片；B. 切除肿瘤后，髋臼灭活回植，以重建带固定，髂骨嵴连接骶骨和再造髋臼空心钉固定，钉棒系统分别固定在 L4~L5 同侧椎弓根以及髋臼和耻骨上，全髋关节置换重建髋关节

用长螺钉把假体、股骨头和骶骨固定，利用股骨头的宽度实现定制假体髋臼的解剖位置，这种方法较钉棒系统在力学上更合理，远期疗效还有待大样本的临床观察。

1+2+3 区肿瘤切除后的功能重建：根据髂骨切除后的残留部分是否保留了完整的骶髂关节的力学稳定性，定制假体近端可与腰骶椎固定或与残留髂骨固定。3 区切除后，定制半骨盆远端固定在对侧耻骨支上。股骨近端根据切除的情况选择合适的假体与定制半骨盆的髋臼组成髋关节(图 10-2)。

4. 术后注意事项

(1) 术后即刻穿“丁”字矫形鞋以保证髋关节外展中立位。卧床至少 4~6 周，以达到髋关节周围软组织修复，增强重建髋关节的稳定性。在卧床期间，积极进行股四头肌等长收缩等康复锻炼。

(2) 充分引流是预防伤口感染的重要因素，引流管留置时间根据引流情况一般为 1~2 周，至引流量少于 50 ml/d 后才可拔除。

(3) 对于髋臼切除重建手术的患者，在术中应尽量保留髂腰肌和臀大肌，这对维持关节稳定至关重要。

(4) 髋臼及髋关节的骨愈合需要相当长的时间，在骨性结构未完全愈合之前，需要在站立或行走时借助拐杖、助步器等来减少患侧髋关节的压力。

(5) 对于骨肉瘤、尤文肉瘤、骨髓瘤、淋巴瘤等放化疗敏感的患者，术后需要进行放化疗。

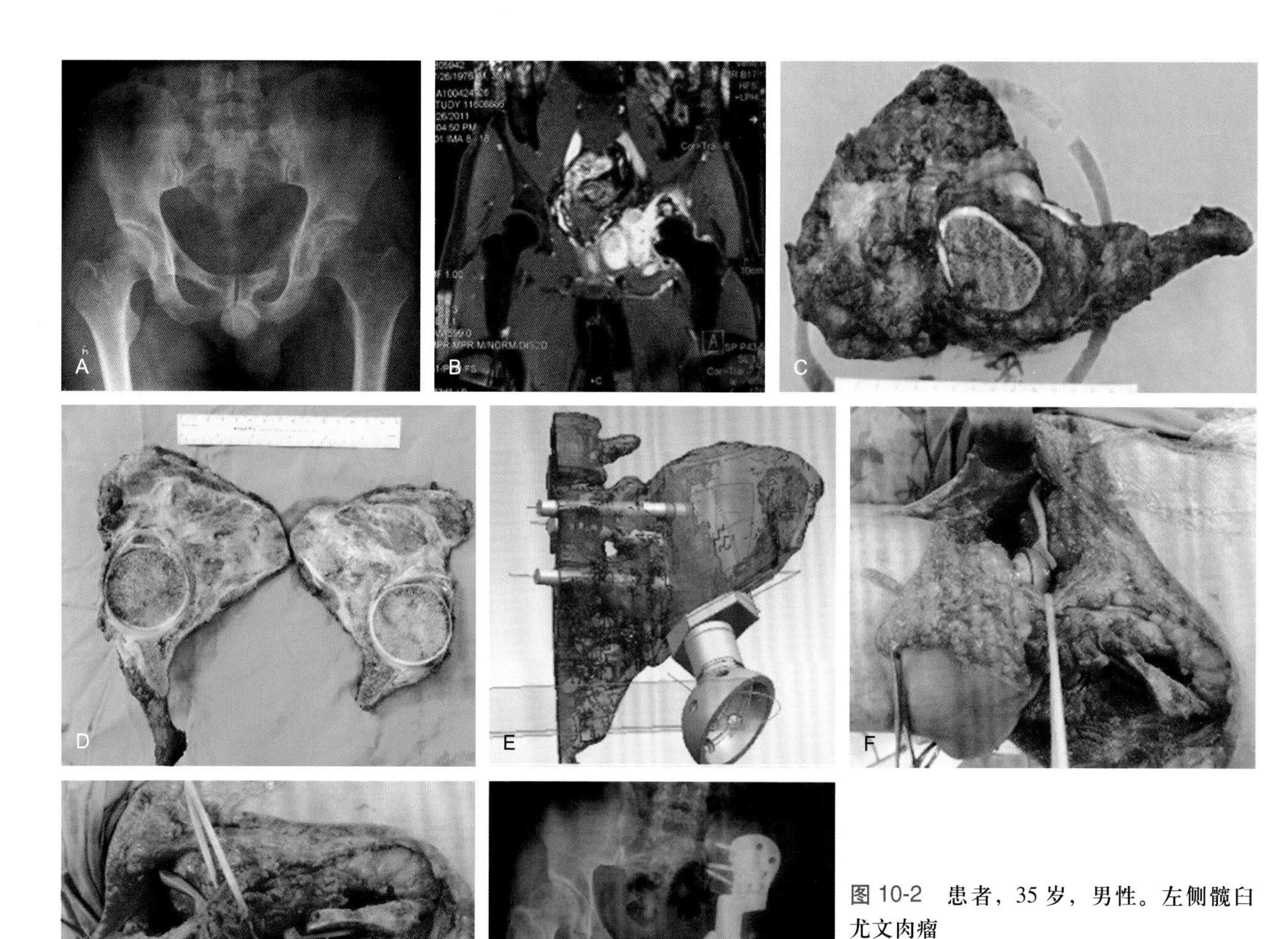

图 10-2 患者，35 岁，男性。左侧髋臼尤文肉瘤

A. 前后位 X 线片；B. MRI；C. 切除的肿瘤标本；D. 剖开的肿瘤标本；E. 根据患者影像学数据定制的半骨盆假体；F. 切除肿瘤后将假体置入；G. 将假体与残留髂骨和对侧耻骨固定；H. 半骨盆 + 髋关节重建术后 X 线片

三、并发症

1. 皮缘坏死　骨盆肿瘤切除往往需要大范围剥离软组织，覆盖手术创面的皮瓣较大，容易导致术后的皮缘坏死，特别是经过放疗和化疗的病例，发生率更高。

2. 伤口感染　骨盆肿瘤由于手术时间长、肿瘤与盆腔脏器相邻容易破损污染手术野、手术切口紧贴会阴和肛门区、放化疗后软组织血运差以及术后渗血、渗液多等原因，伤口感染发生率较骨科其他手术高。

3. 髋关节脱位　肿瘤切除后髋关节的稳定性完全破坏，髋关节周围大部分肌肉组织被切除，重建髋关节解剖结构与力学传导并不完全匹配，这是导致髋关节脱位的一个重要原因（图 10-3）。另外，假体的松动、肌肉失用性萎缩也会导致髋关节脱位。

四、小结

髋臼肿瘤由于位置较深，解剖结构复杂，毗邻重要的血管和神经，以及盆腔的消化系统、泌尿系统和生殖系统器官，手术难度大，术后并发症多。临床上对骨肿瘤外科医生来说是一个巨大的挑战。

经过 30 多年的发展，新辅助化疗、放疗、影像学技术、血管栓塞和球囊阻断技术、外科手术技术以及 3D 打印技术的进步，髋臼肿瘤逐渐由以前以半骨盆截肢手术为主发展到以保肢手术为主。

虽然髋臼切除重建手术能较好恢复患者的髋关节功能，提高患者生活质量，但手术的高难度和术后并发症的高发生率仍让绝大多数外科医生望而却步。还有研究比较了髋臼切除旷置术和重建术后发现，重建术后患者的获益并不比旷置术高。所以，髋臼区肿瘤的治疗仍然还有很长的路要走。

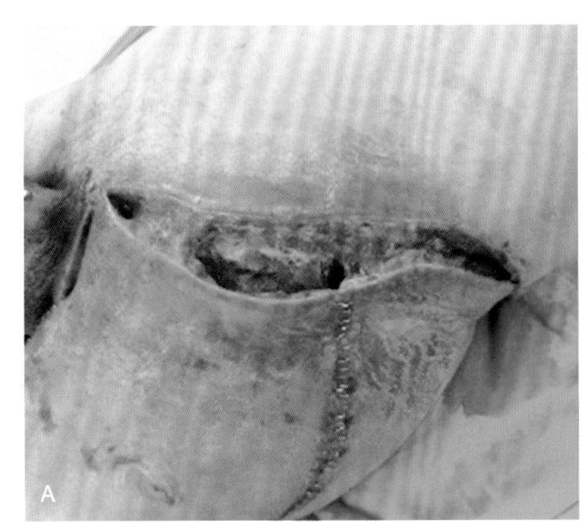

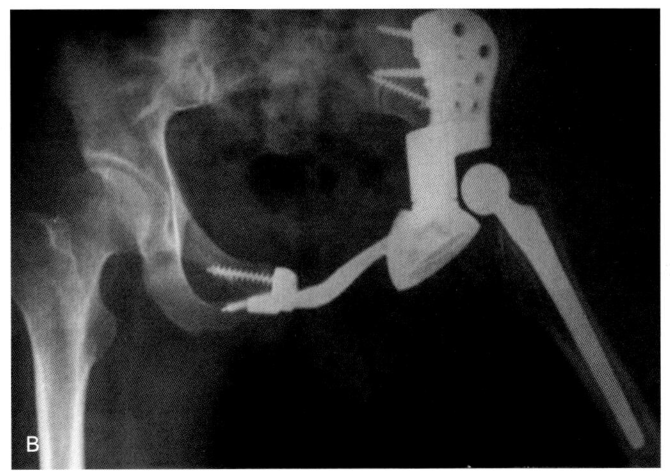

图 10-3　骨盆肿瘤切除术后并发症
A. 肿瘤切除重建术后伤口感染；B. 术后髋关节脱位

第二节　股骨近端原发性骨肿瘤

股骨近端是肿瘤的好发部位，其中良性肿瘤更多，如纤维结构不良、骨巨细胞瘤、骨囊肿、内生软骨瘤等。恶性肿瘤有尤文肉瘤、软骨肉瘤和骨肉瘤等。

股骨近端良性肿瘤的治疗方法与其他部位的良性肿瘤方法相似，一般行囊内刮除植骨手术即可。对于界限清楚、骨皮质未破坏的良性肿瘤彻底刮除后，进行瘤壁化学和物理烧灼处理。骨缺损处可根据情况以自体髂骨、同种异体骨、人工骨或复合移植。如果肿瘤破坏了骨皮质，削弱了局部骨强度，术后可能导致骨折的患者，则需行钢板内固定术。内固定的方式很多，一般以髓外钢板固定为主。

股骨近端的绝大多数恶性肿瘤都可以做到广泛切除，而且重建之后患者的生活质量要明显高于髋关节离断术。对于股骨近端的恶性肿瘤，虽然有很多报道用异体骨、异体骨复合人工关节或者关节融合术等不同方法进行了治疗，但目前临床上用得最多的是人工关节置换术。人工关节可以实现术后即刻稳定，患者可以早期进行康复锻炼并开始日常活动。但是对于股骨近端肿瘤复发、病理性骨折、不适当的穿刺或前期手术导致多间室污染，进而无法实现肿瘤广泛切除的患者，仍然要行髋关节离断术。

本节讨论股骨近端恶性原发性肿瘤的治疗方法。

一、适应证和禁忌证

1. 适应证　Enneking Ⅰ期和ⅡA 期以及化疗反应好的ⅡB 期；患者一般情况良好，能耐受手术。

2. 禁忌证　患者一般情况差，无法耐受手术；活检、非计划手术或病理性骨折导致的多间室污染，无法实现安全边界的广泛切除。

二、手术方法

1. 术前准备　常规术前 X 线、CT 和 MRI 检查外，建议采用血管造影以便明确血管与股浅血管和股深血管的关系。

2. 肿瘤切除　患者取侧卧位，后外侧切口至肿瘤远端 4~6 cm，通过切口将活检部位的皮肤及活检通道做 En-bloc 切除。切开股骨外侧阔筋膜张肌，可在大腿后侧肌群和股外侧肌间隙之间剥离，将股外侧肌牵开，尽量保留股外侧肌以覆盖假体。股中间肌由于紧接股骨，一般情况下，作为肿瘤屏障与股骨肿瘤一同切除。在肿瘤外正常组织里剥离肿瘤至远端 3 cm 作为股骨离断点。切口近端将臀大肌从股骨近端剥离，注意在剥离股骨近端肌肉时要保留肿瘤假包膜的完整。掀开臀大肌后，依次切断臀中肌、臀小肌以及外旋肌群。在切断外旋肌群时，要注意辨认和保护坐骨神经。关节囊从后侧纵行切开，再沿股骨颈环行切除，向远端牵拉大腿，切断圆韧带，离断髋关节。检查髋臼是否有肿瘤侵犯。将髋关节外旋，将髂腰肌从小转子上剥离，在股骨内侧剥离内收肌群，注意保护股血管和股神经，根据肿瘤的部位在必要时可结扎股深血管。

在肿瘤远端 3 cm 处用线锯切断股骨，断端髓腔组织送病理做冰冻切片，以确保阴性切缘。肿瘤切除后，手术区域用大量蒸馏水冲洗和浸泡，再次铺单，更换手套和手术器械。确保髓腔冰冻结果阴性后，扩髓，行双极股骨头置换。注意假体 15°~20° 的前倾。如果行全髋关节置换，则常规处理髋臼。待骨水泥硬化后，将关节囊及关节周围软组织缝合，臀中肌、髂腰肌尽量固定在假体的相应位置，以防止脱位。

3. 术后注意事项　术后放置负压引流至 30 ml/24 小时后可拔除，一般 3 天左右即可；术后即刻穿矫形鞋保持患肢外展中立位；术后第 2 天开始股四头肌康复训练；一般 6 周后逐渐负重活动；对放化疗敏感的恶性肿瘤，术后常规接受系统的放疗或化疗。

三、并发症

股骨近端肿瘤假体的并发症包括髋臼磨损、无菌性假体松动、断裂、假体周围骨折、感染、深静脉血栓等。如果远期髋臼磨损，可行带翼网杯加固髋臼，行全髋关节置换；如果出现感染，则需要取出假体，应用抗生素骨水泥假体临时置入，配合系统抗生素治疗至感染得到控制后，再行假体翻修。

四、小结

由于股骨头和股骨颈特殊的生物力学特点，股骨转子处不恰当的活检手术容易导致股骨近端的病理性骨折，从而造成肿瘤污染而丧失重建的机会。股骨近端的活检一般取大转子最外侧臀中肌止点与股外侧肌止点之间的位置，做一圆形创口。这样做的目的，一是圆形创口应力分布均匀，减少活检后病理性骨折的发生率；二是这一活检点位于髋关节和大腿各间室外，不易造成肿瘤污染。

股骨近端肿瘤切除后，以肿瘤假体重建髋关节，可以获得即刻髋关节的稳定，实现早期功能康复和髋关节的功能。术中注意进行髋关节肌肉功能重建，如将臀中肌、臀小肌固定于假体转子顶部，尽量将髂腰肌固定在假体小转子处，尽量将保留的关节囊缝合，有助于防止假体脱位。

第三节 髋臼周围骨转移癌

骨盆及股骨近端是骨转移癌的好发部位。骨转移癌的发生可以出现在恶性肿瘤的晚期，也可以骨转移癌为首发症状，然后再检查发现原发灶。常见的发生骨转移的肿瘤包括肺癌、甲状腺癌、肾癌、乳腺癌及前列腺癌等。骨转移癌的临床症状主要包括局部疼痛、肿块、肢体功能障碍、病理性骨折等，疼痛以典型的静息痛为主。影像学表现早期出现溶骨性破坏或成骨性改变，累及皮质，逐渐出现软组织肿块，甚至骨折。肺癌、肾癌、甲状腺癌多以溶骨性表现为主，乳腺癌既有溶骨性表现也会有成骨性改变，前列腺癌主要以成骨性改变为主。病理性骨折的发生往往伴随轻微暴力，这是与创伤性骨折的鉴别点之一。股骨转子间骨转移癌较常见，且往往出现病理性骨折，与下肢负重有关。髋臼周围的骨转移癌多需要局部治疗，包括局部放疗、介入骨水泥治疗以及外科手术切除。外科治疗的目的是解除局部疼痛、恢复或改善肢体功能、提高患者生存质量。

一、适应证和禁忌证

1. 适应证

（1）疼痛症状严重影响日常生活及睡眠、止痛药逐渐加量仍不能缓解，伴有骨折或濒临骨折，髋关节或下肢功能障碍者。

（2）全身情况可以耐受麻醉。

（3）预期生存期超过 3 个月。

（4）患者及家属有强烈手术意愿。

2. 禁忌证

（1）疾病终末期，预期生存期小于 3 个月。

（2）全身情况较差，不能耐受手术及麻醉。

（3）家属及患者意愿不强烈。

二、手术方法

1. 股骨近端骨转移癌的切除与重建　常规患者取侧卧位或漂浮体位。股骨近端外侧入路，近端切口可沿大转子向近端延长，切开阔筋膜。股外侧肌视肿瘤累及情况选择性保留。一般将外侧肌起点横行切断，向远端掀起；臀中肌、臀小肌大转子止点切断，标记便于重建；髋关节周围关节囊切断。根据肿瘤累及长度截骨，一般至安全边界 2~3 cm。掀起股骨远端，逆行切除至股骨近端。蒸馏水浸泡创面 5~10 分钟，安装假体。可行双极头或全髋关节置换。外展肌止点在大腿外展位缝合重建于假体大转子位置（图 10-4）。术后给予钉子鞋固定患肢 3 周，防止下肢外翻畸形。

2. 髋臼转移癌的切除与重建　髋臼 2 区的切除采用漂浮体位，л 形切口，髂腹股沟入路，从耻骨联合部位转向大腿内侧切口，外侧切口自髂前上棘向股骨大转子方向延伸。髋臼近端自坐骨大孔线锯离断，耻骨联合内外侧分离保护尿道，骨刀凿断耻骨联合。坐骨结节韧带附着较厚，切除常困难。股骨头颈在切除髋臼过程中可产生阻挡，如果行全髋关节置换，可先将股骨颈截骨。

如果髋臼大部分骨质正常，肿瘤未累及，髋臼

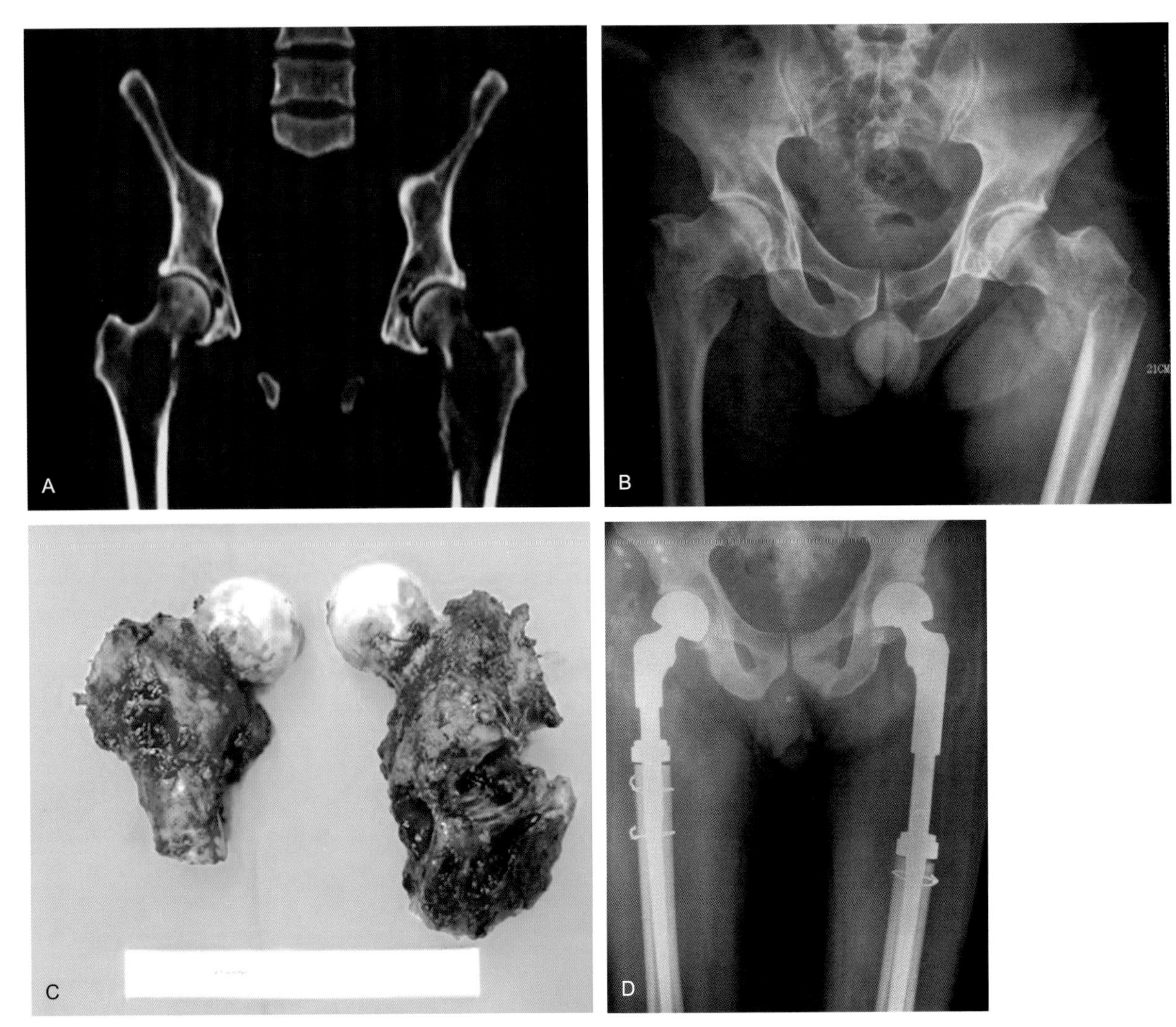

图 10-4　前列腺癌转移至双侧股骨近端

患者因病理性骨折来院就诊，股骨近端瘤体切除后，行双侧股骨近端肿瘤假体置换术。A.CT 见双侧股骨近端病灶，溶骨性骨破坏；B. X 线片见双侧股骨近端病理性骨折；C. 双侧股骨近端肿瘤切除后大体标本；D. 双侧人工关节置换术后 X 线片

切除后，可以将肿瘤刮出，残余髋臼灭活 30 分钟，回植，用空心螺钉及重建带固定，然后行全髋关节置换。髋臼 2 区的转移癌大部分累及髋臼，内侧柱累及常见。对于部分累及、髋臼大部分完整者，特别是髋臼负重面完整者，可行髋臼部分切除，钛网骨水泥重建，而后考虑全髋关节置换，这样可以最大限度保留髋关节功能及稳定性（图 10-5）。

三、并发症

1. 关节脱位　肿瘤型髋关节假体置换由于周围肌肉附丽切断，以及肿瘤切除的同时切除部分肌肉，造成髋关节周围的软组织覆盖较少以及软组织平衡丧失，所以髋关节脱位的概率增加。术后应卧床较长时间，一般为 3 周，同时通过钉子鞋固定。

2. 股外侧皮神经损伤　髋关节周围的肿瘤型假体置换，皮神经的损伤常无法避免，通常会遗留永久性神经功能缺失。

3. 其他传统并发症　如感染、松动等，与常规的髋关节假体置换相仿。

四、小结

髋关节周围的骨转移癌一旦发生，在全身综合治疗病情稳定的前提下，对于有明显疼痛及关节功

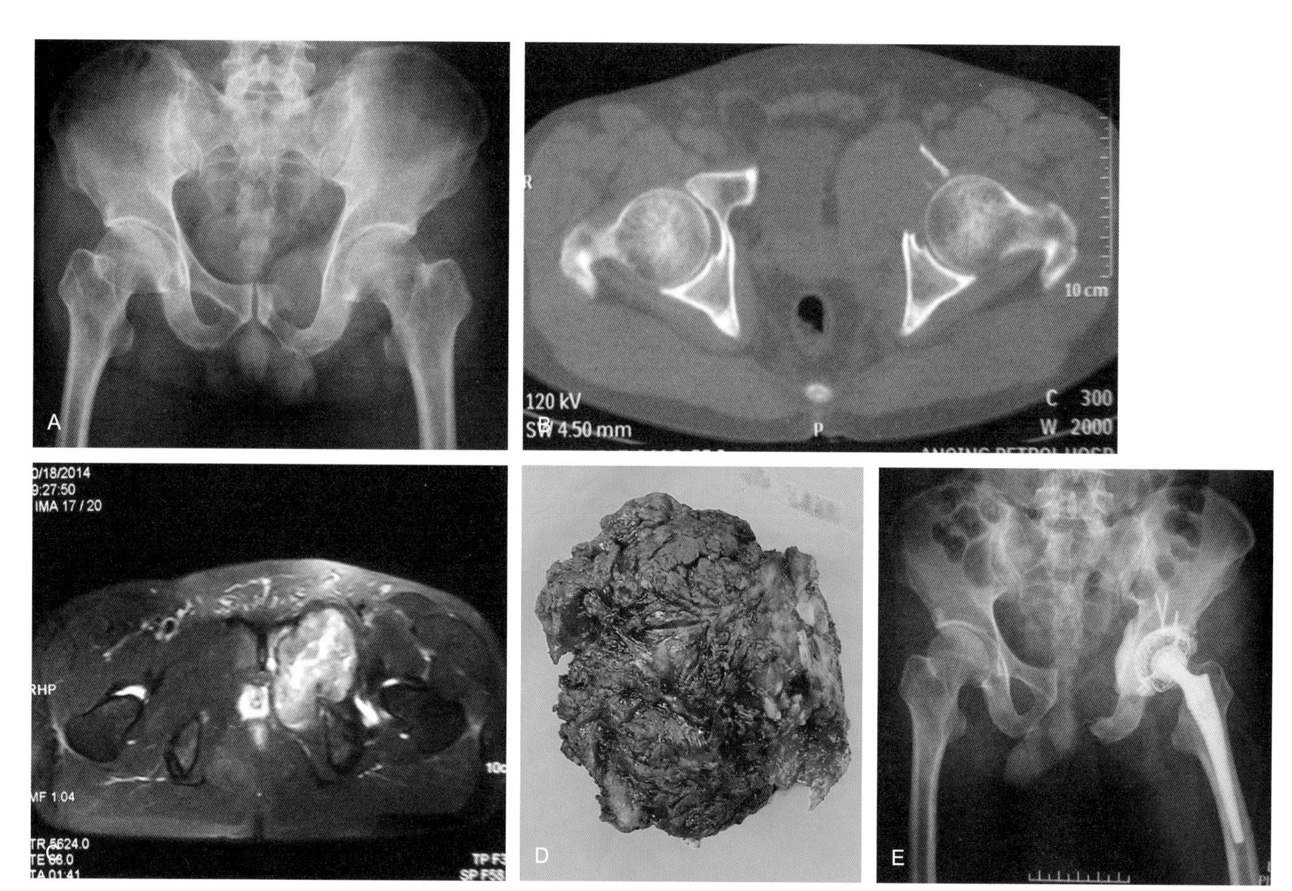

图 10-5　**甲状腺癌术后 2 年，髋臼及坐耻区转移，肿瘤累及 2+3 区**
行瘤体切除，包括髋臼部分切除。以钛网骨水泥重建髋臼，行全髋关节置换，最大限度保留髋关节功能及稳定性。A. 术前 X 线片；B. CT 见髋臼内侧壁骨质破坏；C. MRI 见髋臼内侧壁肿瘤范围；D. 切除的肿瘤；E. 肿瘤切除后髋关节重建术后 X 线片

能症状的患者，外科手术能够一期广泛切除的，应遵循广泛切除的原则，尽可能全切肿瘤，利用人工关节、灭活骨等方法，重建缺损部位，达到保肢效果，提高患者有生之年的生活质量。

第四节　股骨近端良性肿瘤

股骨近端是良性肿瘤的好发部位，发病率高于原发性恶性肿瘤及转移癌。在临床上，股骨近端肿瘤好发于青少年，容易出现病理性骨折，但在病程早期仅有轻度疼痛和活动受限，部分肿瘤生长到较大时才被发现。由于股骨近端肿瘤容易出现病理性骨折，有发生骨不连、股骨头坏死、晚期骨性关节炎等可能，所以往往需要外科手术治疗。手术治疗的方案以局部病灶刮除为主，同时应根据不同的肿瘤类型、发病年龄、部位和临床分期采取不同的个体化手术方案。对于反复发作的股骨近端良性骨肿瘤也可以选择广泛切除，并进行重建以达到较好的预后。

一、骨纤维结构不良

1. 概述　骨纤维结构不良也称骨纤维结构异常增殖症，是一种非遗传性、散发性成骨间充质发育异常性疾病，骨母细胞不能进行正常的形态学分化

和成熟。正常骨髓和骨松质被不成熟的编织骨和致密的纤维间质所替代，使得骨机械结构降低，容易发生骨折和畸形。

2. 临床表现 骨纤维结构不良好发于青少年，11~20 岁为高发期。本病可发生在任何骨骼，四肢单发性病变常位于近侧骨端，可局限或向骨干扩散，多发于股骨、胫骨、腓骨和骨盆，股骨常见于股骨颈和股骨转子。主要临床症状为局部胀痛，早期不易发现，往往在发生病理性骨折后就诊发现。若在股骨颈及股骨转子以外躯体伴多个骨骼广泛病变，皮肤色素沉着伴性早熟者，称为 McCnne-Albright 综合征。

3. 影像学表现 X 线片上观察呈类圆形、卵圆形及不规则囊状，略膨胀破坏，边缘清楚有硬化，内见散在索状骨纹及斑点状致密影，其中磨玻璃样密度为定性诊断的重要征象。

4. 病理 病变主要为增生的纤维组织及新生的骨小梁，纤维组织由纤细的梭形细胞构成，骨小梁一般较细长，形状不规则。病损一般呈膨胀性，外有完整包膜。病理表现因在不同病例或同一病例不同病灶内的成分不同而异，有的呈灰红色，质地柔软；有的呈灰白色，质地坚硬；有的有砂粒感；有的坚如象牙骨；有的含有数量不等的透明软骨；也有的为囊性变，囊内含有浆液、血液等不同成分的内容物，外为纤维组织膜。镜下检查病损内的基本改变为正常的骨髓组织被增生的纤维组织替代，在纤维结缔组织内有组织转化的骨组织。骨小梁呈纤维骨或编织骨，其基质内的纤维排列紊乱而无定向。一般的病损外缘无成骨细胞包绕，仅在发展快的病损内、编织骨周边有排列成行的成骨细胞。有的病损内可见黏液变性、多核巨细胞或软骨岛。有的部位有破骨细胞活动和大量纤维组织增生，其内有骨小梁，周围有活跃的成骨细胞。

5. 治疗 一般采取手术刮除植骨，对于有病理性骨折发生的需骨折复位内固定（图 10-6），对于未发生病理性骨折的，视病变范围采取合适的措施。若病变范围较大，影响其力学稳定性，易发生骨折的也应该进行内固定加以保护。

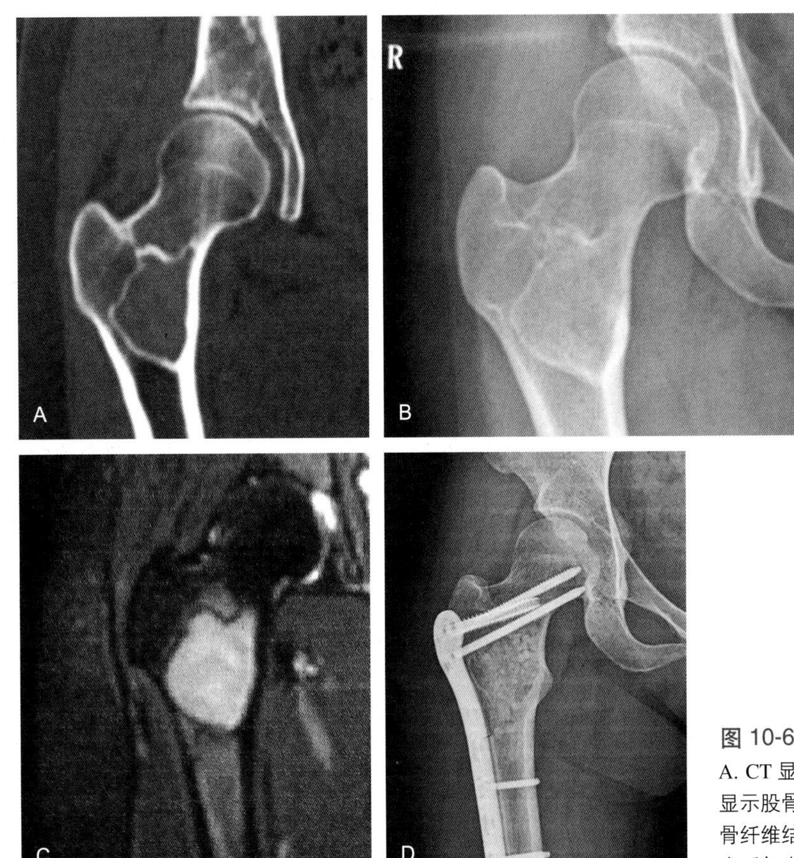

图 10-6 患者，女性，29 岁，骨纤维结构不良
A. CT 显示股骨近端骨纤维结构不良；B. X 线正位片显示股骨近端骨纤维结构不良；C. MRI 显示股骨近端骨纤维结构不良；D. 行股骨近端病灶清除植骨内固定术后复查 X 线片

二、骨囊肿

1. 概述　骨囊肿是一种良性囊肿样的局限性骨的瘤样病变。好发于儿童和青少年。好发部位为长管状骨干骺端，依次为肱骨上段、股骨上段、胫骨上段和桡骨下段。股骨近端骨囊肿在骨生长过程中病损可逐渐移向骨干。

2. 临床表现　股骨近端部位的骨囊肿多数无明显症状，膨胀缓慢，有时有隐痛或肢体局部肿胀，少数患者有进行性痛性跛行，体检可发现髋关节外展及内收受限，绝大多数病例是由于病理骨折就诊。

3. 影像学表现

（1）X 线表现：囊肿多位于股骨转子及股骨颈部位中心，很少偏心生长，一般不超越骺板，不累及关节面。大多呈椭圆形，其长轴与骨的长轴平行，向外膨胀性生长，可使骨皮质变薄，外缘光滑。可有菲薄的硬化边。一般无骨膜反应。多房者结构较粗糙，囊壁较厚。最常见并发症为病理性骨折，骨折后可出现“落叶征”，骨质增厚，骨膜反应。

（2）CT 表现：骨质缺损区呈圆形或卵圆形，边缘清晰，无硬化或轻硬化边。皮质轻度膨胀变薄，囊内为均匀一致的低密度影，偶尔可见骨间隔。囊内 CT 值接近水的密度，有出血者 CT 值升高。MRI 表现：病灶为圆形或椭圆形，边缘明确，T1WI 呈低中等信号，T2WI 呈高信号，合并病理性骨折，可观察到典型的骨膜下出血的 MRI 信号，囊内出血可见液－液平面。边缘如有骨硬化，则呈低信号。

4. 病理学表现　大体检查病变呈单房薄壁囊肿，内含淡黄清亮液体。镜下表现为纤维结缔组织构成的囊壁，有时见少量巨核细胞、新生骨小梁及玻璃样变。局灶见新鲜或陈旧出血、类固醇结晶。

5. 治疗　骨囊肿自发消退者少见，易引起疼痛及病理性骨折，故治疗方案以手术刮除植骨并在必要情况行内固定。另一种治疗方法是囊内注射类固醇药物，据文献报道，这种方法有效率达到 70%。对已合并病理性骨折的患者来说，建议手术切开复位，而后行病灶清除植骨内固定（图 10-7）。

三、骨巨细胞瘤

1. 概述　骨巨细胞瘤是一种具有局部侵袭性的肿瘤，起源于骨的非成骨性结缔组织。肿瘤的主要成分为类似破骨细胞的巨细胞以及圆形和梭形的基质细胞。骨巨细胞瘤大部分为良性，部分生长活跃，也有少数一开始即为恶性，称为恶性巨细胞瘤。骨巨细胞瘤好发于成熟的长骨，以股骨下端及胫骨上端为主，股骨近端也时有发生。由于其主要成分与破骨细胞类似，故也称为破骨细胞瘤。

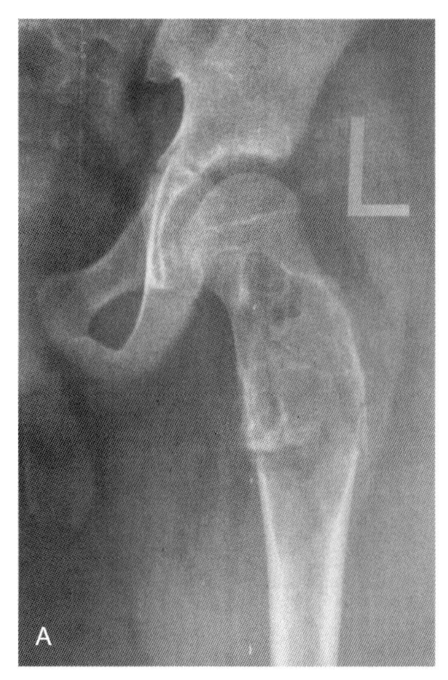

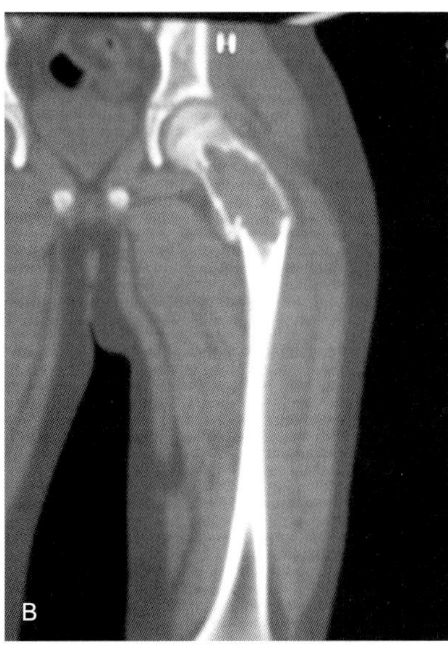

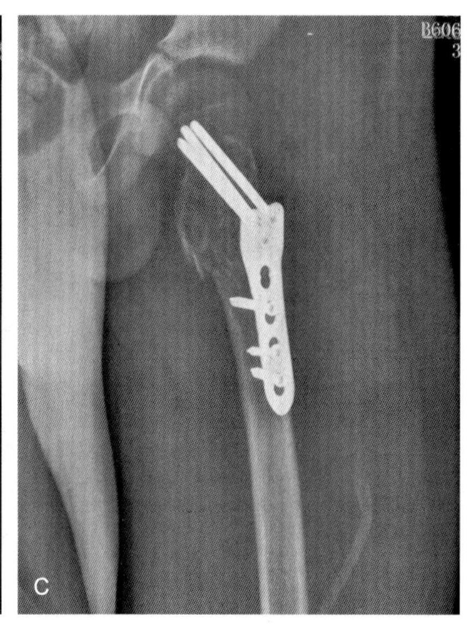

图 10-7　患者，男性，9 岁，骨囊肿

A. X 线片显示股骨近端骨囊肿；B. CT 显示股骨近端骨囊肿；C. 行股骨近端病灶清除植骨内固定术后复查 X 线片

2. 临床表现　本病多见于成年人，20~40 岁的青壮年占发病总数的 80% 以上，10 岁以下的儿童少见，男女发病率大致相等。主要症状为髋部的疼痛、肿胀以及髋关节的活动受限。髋关节位置相对较深，故晚期病例触诊时有“噼啪”的响声或按乒乓球感觉，患者较股骨远端及胫骨近端患者要少。往往在出现髋关节病理性骨折后就诊时被发现。

3. 影像学表现　X 线及 CT 表现为偏心性、膨胀性、溶骨性病变，破坏性病变可见许多模糊纤维骨嵴，呈肥皂泡样改变，边界清晰但无硬化，病变部位皮质变薄，一般无骨膜反应。肿瘤迅速增大，骨皮质出现虫蛀状破坏，钙化的瘤体或骨化部分又被吸收破坏等现象，皆为恶性或恶变指征。

4. 病理学表现　大体表现上可见肿瘤占据了股骨颈及股骨转子的一部分或大部分，常可及相邻骨干部肿瘤软而脆且易出血的肉芽组织，无纤维包膜。当肿瘤出血时，呈褐色或红色血肿，机化后呈灰白色，肿瘤发生坏死则呈黑黄色。在出血和坏死区域内可有囊变，囊内含黏液或血液。肿瘤也可穿破骨壳而长入髋关节周围软组织中，有时尚有包膜，有时则浸润周围组织。在肿瘤的四周常有一薄层反应新生骨。关节软骨常不受侵犯。骨巨细胞瘤镜下表现主要由巨细胞及基质细胞组成。巨细胞体积大，多核，核数平均 20~30 个，最多可达 100 个。基质细胞呈圆形或梭形，除能融合成巨细胞外，还能向吞噬细胞、纤维细胞或成骨细胞分化，即具多能性。如典型巨细胞减少或消失，而基质细胞排列混乱、紧密、数量增加、形状大小不一，则考虑为恶性巨细胞瘤。

5. 治疗　骨巨细胞瘤的侵袭性及复发率较一般

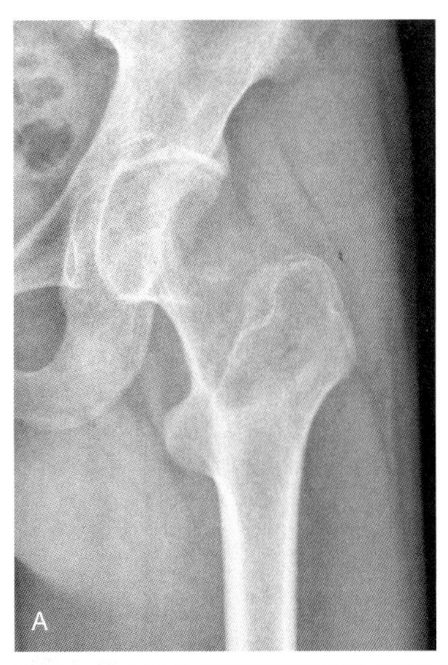

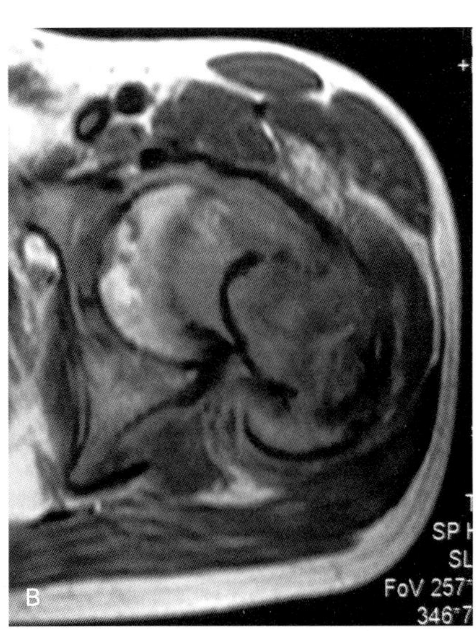

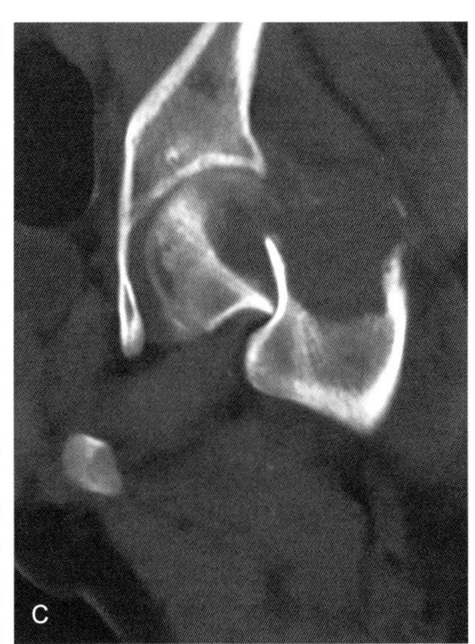

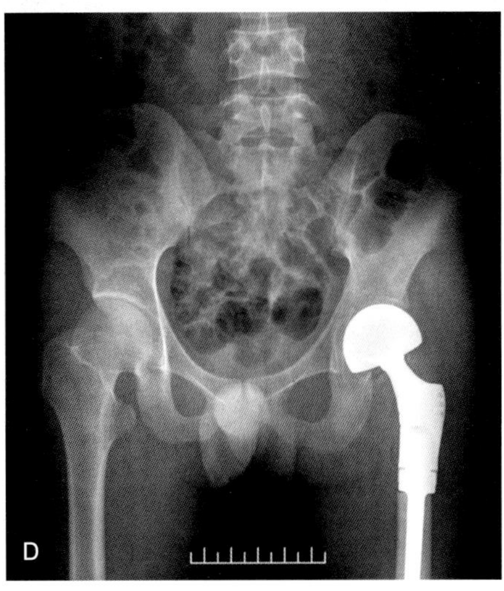

图 10-8　患者，男性，23 岁，骨巨细胞瘤伴病理性骨折

A. X 线片显示股骨近端骨巨细胞瘤；B. MRI 显示股骨近端骨巨细胞瘤伴骨折；C. CT 显示股骨近端骨巨细胞瘤伴骨折；D. 行股骨近端病灶清除加髋关节置换术后复查 X 线片

良性肿瘤大，治疗以药物结合手术治疗。临床上目前的常用药物是 Denosumab（是一种 RANK 配体抑制剂），一般在手术之前、没有病理性骨折风险之前用 Denosumab，可以将 Campanacci 三期转为二期后，行保肢保髋治疗。在手术方式的选择问题上，力争在彻底清除肿瘤的同时，尽量保存股骨近端正常的骨结构及髋关节的功能，也可采取边缘性切除或局部广泛性切除以达到降低复发率的目的，但往往需要考虑术后髋关节功能重建及行髋关节假体置入术（图 10-8）。关于刮除病灶后空腔的处理，有文献报道建议使用骨水泥填充而非植骨术，对降低复发率有一定帮助。同时也有报道使用掺有氨甲蝶呤（MTX）的骨水泥填充刮除后的空腔，也可降低局部复发率。

四、软骨母细胞瘤

1. 概述 软骨母细胞瘤为来源于幼稚软骨细胞的良性肿瘤，又称为软骨细胞瘤。由于其好发于二次骨化中心，也称为良性骨骺软骨母细胞瘤。最多见的部位为肱骨头、股骨近端、股骨远端、胫骨平台，有时也可见于无二次骨化中心的小骨（如距骨）和扁平骨的骨突（如髂骨翼）。

2. 临床表现 软骨母细胞瘤好发年龄为 10~20 岁，男性多于女性，男女之比为（2~3）:1。软骨病程缓慢，症状出现较晚，主要症状为髋关节间断性疼痛和肿胀，腿部肌肉乏力，症状可持续几个月到 1 年，可因创伤或压力增加而引起中度疼痛，小部分病变向髋关节或周围软组织浸润，可有关节积液或积血。病变也可穿透骺板进入干骺端。软骨母细胞瘤恶变者罕见。

3. 影像学表现 X 线检查表现为股骨颈及股骨转子内圆形、偏心性、溶骨性破坏，一般为 2~4 cm 大小，边界清楚。病灶内可见点状钙化、团块状钙化或羽毛状钙化，皮质破损后，病灶附近可见骨膜反应。晚期骨破坏明显，肿瘤可扩展到股骨头软骨下骨，但很少进入关节腔。CT 检查多呈圆形或椭圆形，稍有偏心的膨胀性低密度灶，于中心部分常有较多的棉絮状、砂砾样软骨钙化影。

4. 病理学表现 大体所见肿瘤为质软、肉样、血运丰富的组织，肉眼所见并不能判断该病变的软骨起源。很容易从反应壳上剥离，病变常富含血腔。镜下所见肿瘤性软骨母细胞体积较大，呈多边形，核位于中央，深染，细胞质透亮，呈“铺路石”样排列。散在分布许多体积较小的多核巨细胞和较成熟的软骨岛，软骨岛内有软骨细胞和少量的嗜碱性基质，在软骨母细胞周围有小的紫色钙化颗粒，称为“格子样钙化”，为软骨母细胞瘤的特征性改变。

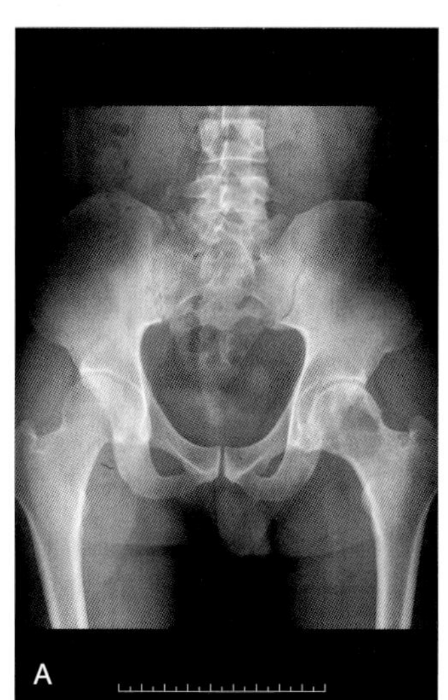

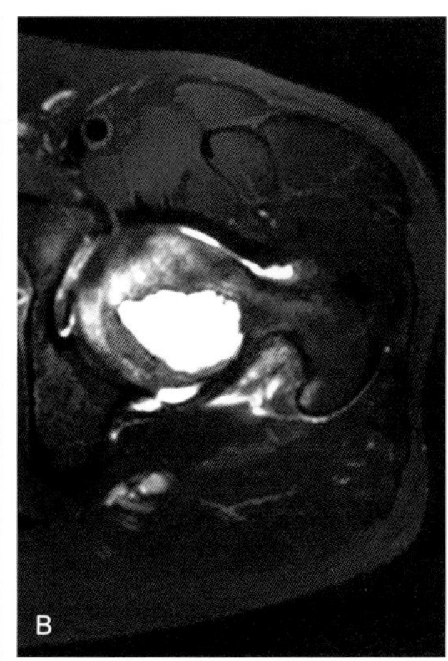

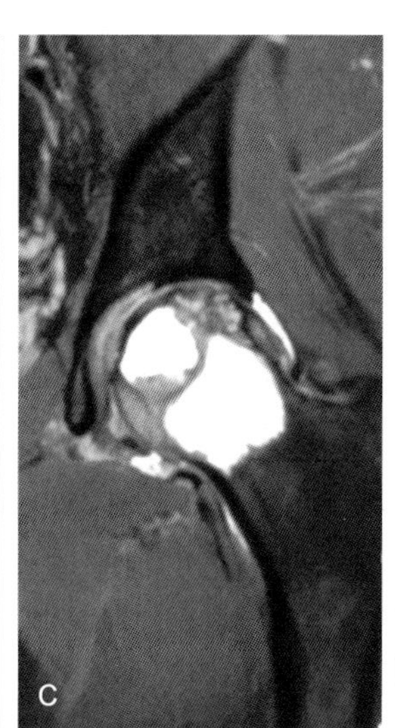

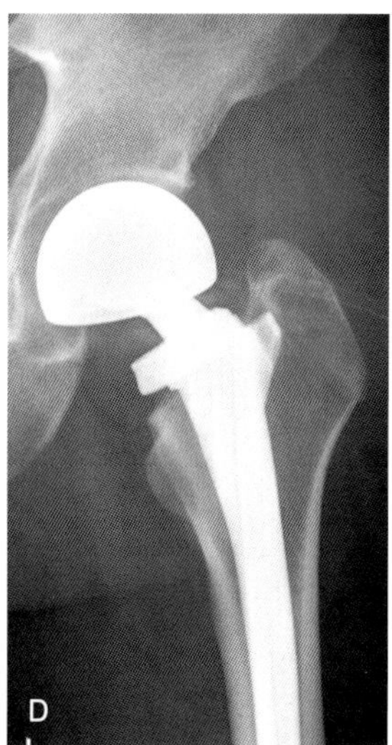

图 10-9 患者，男性，33 岁。软骨母细胞瘤

A. X 线片显示股骨近端病灶；B. MRI 横断面显示股骨近端病灶；C. MRI 冠状面显示股骨近端病灶；D. 行股骨近端病灶清除加髋关节置换术后复查 X 线片

5. 治疗 软骨母细胞瘤一般可经病灶清除植骨治疗而治愈。若病灶清除不彻底，术后常有复发，复发率约为10%。广泛的大块切除后复发率极低，但对股骨颈骨量破坏较大，有可能导致部分髋关节功能丧失，需要考虑术后功能重建等问题（图10-9）。有少数病例会发生肿瘤恶变，其体积迅速增大，破坏整个股骨近端骨骺和（或）广泛侵犯关节。另有极个别病例会发生肺转移，该病肺转移的特点是病程缓慢，类似原发瘤，而且治疗效果好。

（杨庆诚 袁 霆 殷吉敏 张智长）

参考文献

[1] Fujiwara T, Ogura K, Kobayashi E, et al. Clinical outcomes of surgical treatments for primary malignant bone tumors arising in the acetabulum[J]. Sarcoma, 2015, 2015: 430576.
[2] Holzapfel B M, Pilge H, Prodinger P M, et al. Customised osteotomy guides and endoprosthetic reconstruction for periacetabular tumours[J]. International Orthopaedics, 2014, 38(7): 1435-1442.
[3] Enneking W F, Spanier S S, Goodman M A. Current concepts review. The surgical staging of musculoskeletal sarcoma[J]. Journal of Bone & Joint Surgery-american Volume, 1980, 62(6): 1027-1030.
[4] Beadel G P, Mclaughlin C E, Aljassir F, et al. Iliosacral resection for primary bone tumors: is pelvic reconstruction necessary?[J]. Clin Orthop Relat Res, 2005, 438(438): 22-29.
[5] Oragui E, Nannaparaju M, Sriram K, et al. A new technique of endoprosthetic replacement for osteosarcoma of proximal femur with intra-articular extension[J]. International Journal of Surgery Case Reports, 2013, 4(1): 101.
[6] Thambapillary S, Dimitriou R, Makridis K G, et al. Implant longevity, complications and functional outcome following proximal femoral arthroplasty for musculoskeletal tumors: a systematic review[J]. Journal of Arthroplasty, 2013, 28(8): 1381-1385.
[7] Mundy G R. Metastasis to bone: causes, consequences and therapeutic opportunities[J]. Nature Reviews Cancer, 2002, 2(8): 584.
[8] Muller D A, Capanna R. The surgical treatment of pelvic bone metastases[J]. Adv Orthop, 2016, 2015: 525363.
[9] Majoor B C, Peetersboef M J, Ma V D S, et al. What is the role of allogeneic cortical strut grafts in the treatment of fibrous dysplasia of the proximal femur?[J]. Clin Orthop Relat Res, 2016, 475(3): 786-795.
[10] Biazzo A, Di B A, Parafioriti A, et al. Mazabraud syndrome associated with McCune-Albright syndrome: a case report and review of the literature[J]. Acta Bio-Medica : Atenei Parmensis, 2017, 88(2): 198-200.
[11] Jamshidi K, Mirkazemi M, Izanloo A, et al. Locking plate and fibular strut-graft augmentation in the reconstruction of unicameral bone cyst of proximal femur in the paediatric population[J]. International Orthopaedics, 2018, 42(1): 169-174.
[12] Branstetter D G, Nelson S D, Manivel J C, et al. Denosumab induces tumor reduction and bone formation in patients with giant-cell tumor of bone[J]. Clinical Cancer Research An Official Journal of the American Association for Cancer Research, 2012, 18(16): 4415-4424.

第十一章

髋臼骨折

第一节 病因和分型

一、病因

髋臼骨折多见于较强的暴力直接损伤，年轻人多见。一般因为外力作用，使股骨头撞击髋臼而发生髋臼骨折，因而常常同时存在股骨头关节面和髋臼关节面的损伤。

发生骨折时的暴力大小和方向，以及当时股骨头在髋臼内的位置，决定了髋臼骨折的类型。

二、分型

髋臼骨折由于其解剖形态和损伤机制都比较复杂，其中有一部分还与骨盆环骨折共同存在，难以完全区分开，其临床分型并不容易，分型方法也比较多。

目前，临床最常用的分型系统主要是 Letournel-Judet 分型系统（表 11-1）和 AO/OTA 骨折脱位通用分型系统（表 11-2，图 11-1）。

表 11-1 髋臼骨折 Letournel-Judet 分型系统

单一或简单骨折	联合或复杂骨折
后壁	T 型
后柱	后壁伴后柱
前壁	后壁伴横行
前柱	前柱或前壁伴横行
横行	前柱或前壁伴后半横行
	双柱

Letournel-Judet 分型是基于解剖学的一种分型，将所有髋臼骨折分为两大类，简单骨折以及复合骨折（复杂）骨折，每一大类又分成各个亚组。这个分型系统对髋臼骨折的手术入路、复位及内固定方法选择有较强的临床指导意义。但是，该分型系统并不能指导解决其他骨折因素，如脱位、骨折边缘压缩、骨折移位及骨折粉碎。这些因素能显著影响骨折预后，因此对于更完整的分型系统显得十分重要。也为了骨折病例的可比较化，需要开发或者采用一种针对所有骨折通用的分型系统，所有的手术医师均采用同一种分型系统。于是，基于 AO/OTA 骨折脱位分型系统（Müller 长骨骨折综合分型系统）的髋臼骨折 AO/OTA 骨折脱位分型系统产生了。髋臼骨折的 AO/OTA 骨折脱位分型系统沿用了 AO/OTA 骨折脱位分型系统的通行原则和标准。

这两种分型系统之间还有着较好的对应关系。在以下阐述的髋臼骨折 Letournel-Judet 分型系统的各种类型之后，用括号的形式列出了 AO/OTA 骨折脱位分型系统的对应类型。

（一）简单骨折

简单骨折指单一骨折线累及前部、后部或者前后都累及。

1. 后壁骨折（A1） 这里特指单纯后壁骨折（图 11-2）。如果后壁骨折伴随其他的骨折类型，则分属其他类型。比如，伴随后柱骨折（A2）、横行

表 11-2 髋臼骨折 AO/OTA 骨折脱位分型系统

A 型（62-A）部分关节损伤，累及单柱	B 型（62-B）部分关节损伤，累及双柱	C 型（62-C）完全关节损伤，双柱骨折，漂浮髋臼
A1 后壁骨折	B1 横行骨折	C1 双柱骨折，高位骨折线
A2 后柱骨折	B2 T 型骨折	C2 双柱骨折，低位骨折线
A3 前壁或前柱骨折	B3 前柱伴后半横行骨折	C3 双柱骨折，累及骶髂关节

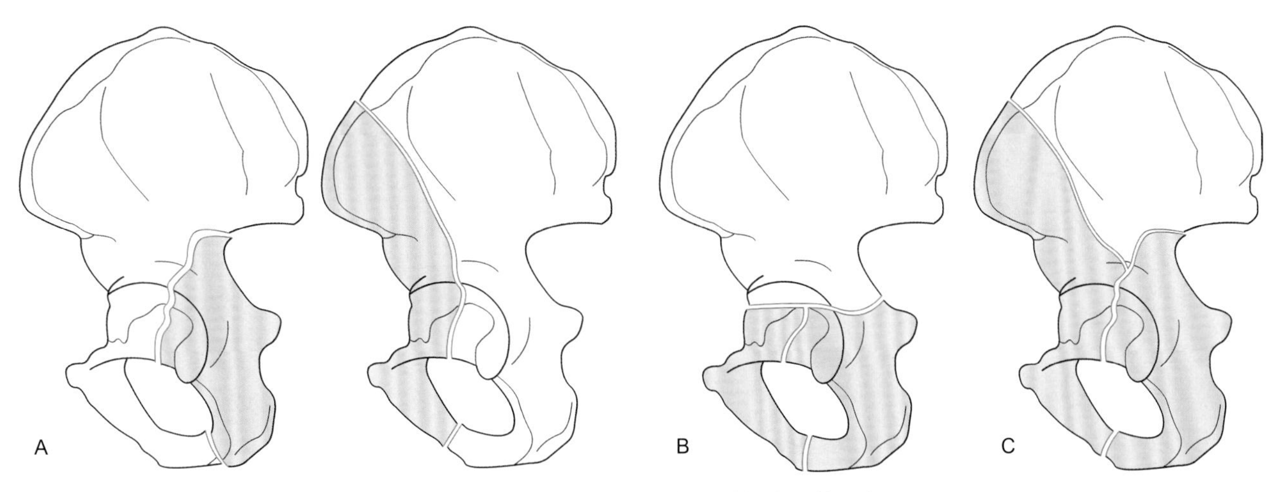

图 11-1 髋臼骨折 AO/OTA 骨折脱位分型的示意图

A. A 型：骨折累及一侧柱或者壁；B. B 型：累及双侧柱的横行和 T 型骨折，但有部分关节面与中枢骨相连；C. C 型：双柱骨折，所有关节面与中枢骨失去连续性

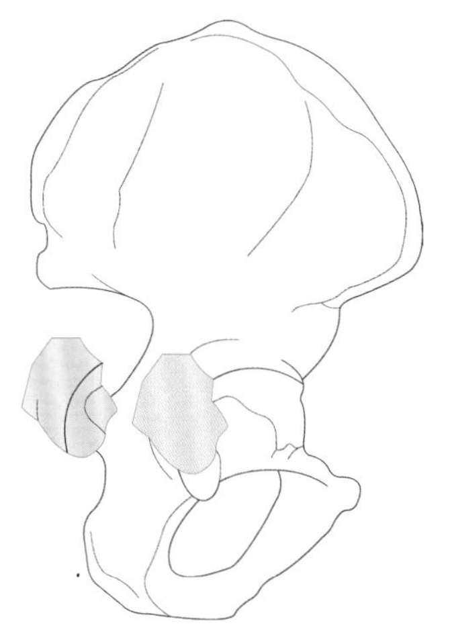

图 11-2 髋臼后壁骨折

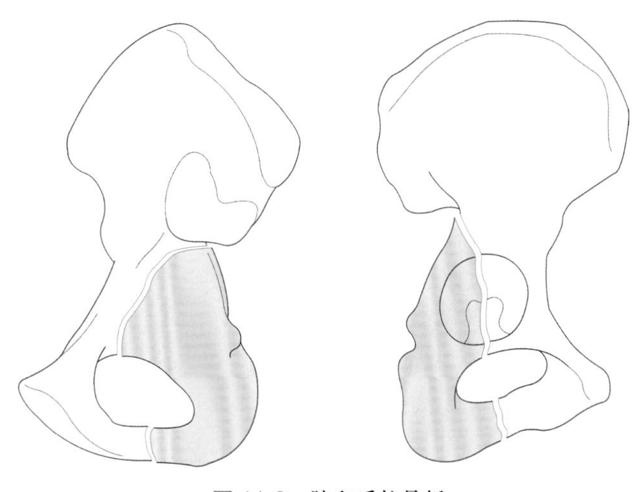

图 11-3 髋臼后柱骨折

骨折（B1）、T 型骨折（B2），或者双柱骨折（C）。

2. 后柱骨折（A2） 部分简单的后柱骨折与后壁骨折比较相似而不易区分，其中一个简易的影像学区别是：骨折未涉及四边区，为后壁骨折；骨折延伸到四边区，则为后柱骨折（图 11-3）。

3. 前柱骨折和（或）前壁骨折（A3） 单纯前柱或者前壁骨折（图 11-4）较少见，即使发生也很少伴有股骨头脱位，临床预后往往较好。

可以分为：前壁骨折（A3.1）、高位前柱骨折（A3.2）和前柱骨折（A3.3）。

4. 横行骨折（B1） 横行骨折（图 11-5）是累及双侧柱的骨折，往往暴力较大，可以伴有股骨头的脱位。但其特点是骨折线上方的髋臼和下方的髋臼分别都还是一个整体，尽管骨折线可以有位置和走向上的各种变异，但仍然属于简单类型的骨折，这与后述的 T 型骨折截然不同，尽管有时两者仅仅从形态上或者影像学上难以区分。

（二）复合骨折

复合骨折类型指髋臼及骨盆的两个或两个以上的骨折。

1. 后柱伴后壁骨折（A2.3） 此型骨折（图 11-6）发生股骨头后脱位的概率较高，因此后壁骨折是更重要的问题。

2. 横行骨折（B1）伴后壁骨折 此型骨折（图 11-7）也容易发生股骨头向后或者中心性脱位，预后发生股骨头坏死或合并坐骨神经损伤的概率也高。

3. T 型骨折（B2） 准确认识 T 型骨折的构成对成功手术极为关键。

T 型骨折（图 11-8）区别于横行骨折的特征在于，在类似横行骨折的基础上，有一处纵行的骨折线，将下半部的髋臼前后柱分开。这个纵行骨折线

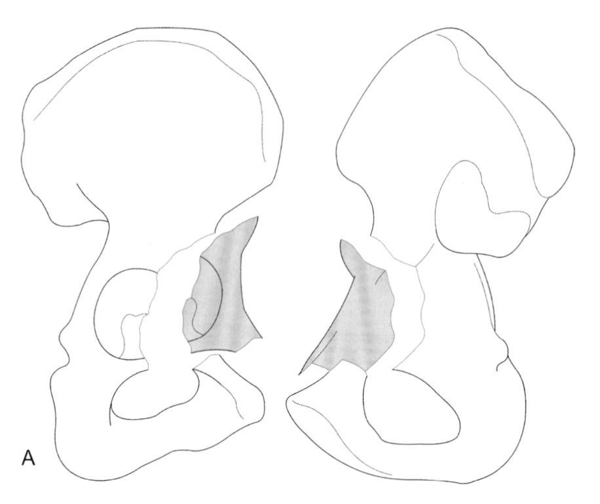

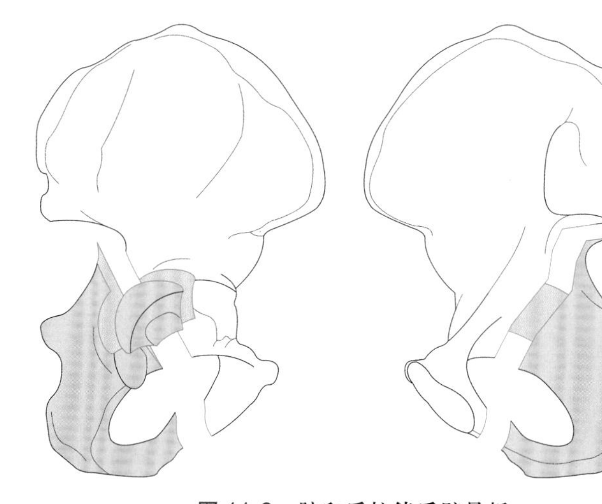

图 11-4 髋臼前壁骨折（A）和前柱骨折（B）

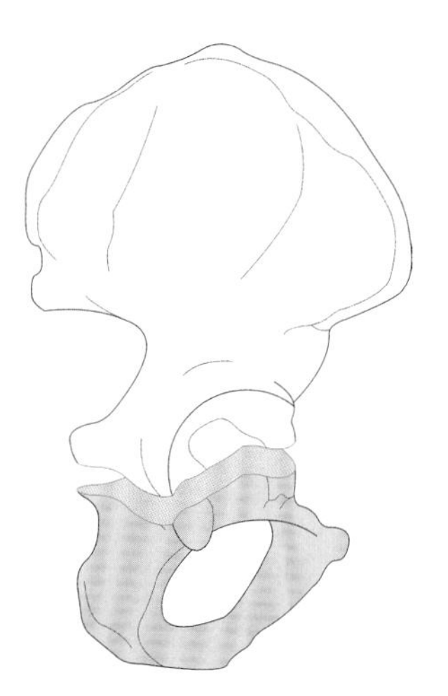

图 11-5 髋臼横行骨折

图 11-6 髋臼后柱伴后壁骨折

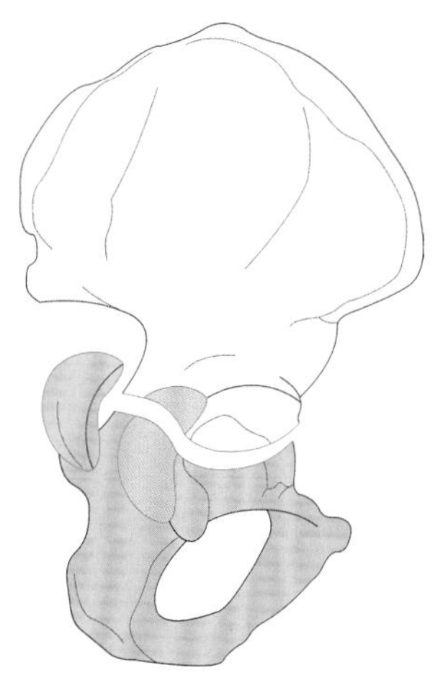

图 11-7 髋臼横行伴后壁骨折

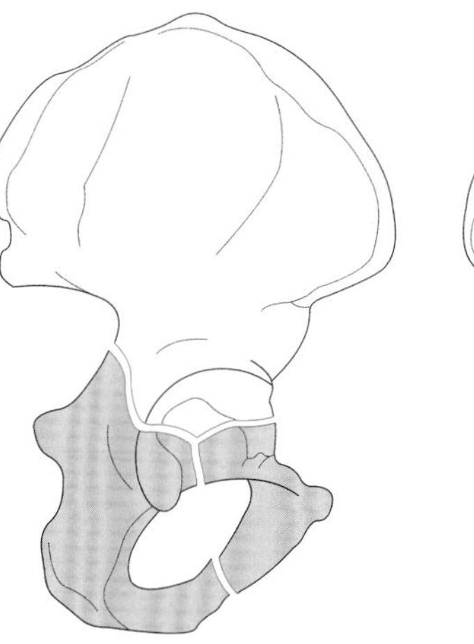

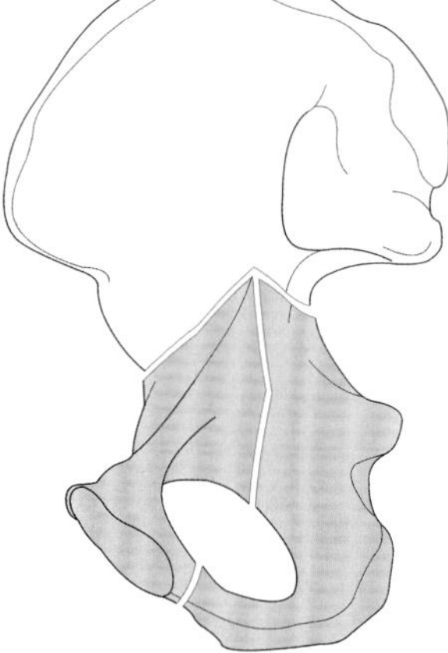

图 11-8 髋臼 T 型骨折

大多进入闭孔环，也有一部分骨折线偏前或者偏后未进入闭孔环而止于耻骨上支或者坐骨支的。

对于单纯的横行骨折，采用单独的前侧或者后侧入路就可以使双柱都获得完美的复位；但是，如果T型骨折的垂直支将前后柱分开，无论仅做前柱还是后柱的切开解剖复位，都不能同时复位另外一柱。这种情况下，通常需要采用双柱的各自直接入路，分别完成解剖复位内固定。

4. 前柱伴后半横行损伤（B3） 此型骨折（图11-9）实际上就是T型骨折的一种变异类型，纵行骨折线偏前，形成了前柱的损伤。

这种类型骨折容易被漏诊或者忽略，而被当成单纯的横行骨折。一旦发生这种情况，而仅仅选择后方入路进行骨折的复位固定，那么前柱的骨折就很难获得良好的复位固定，甚至股骨头的向前半脱位都难以得到纠正。

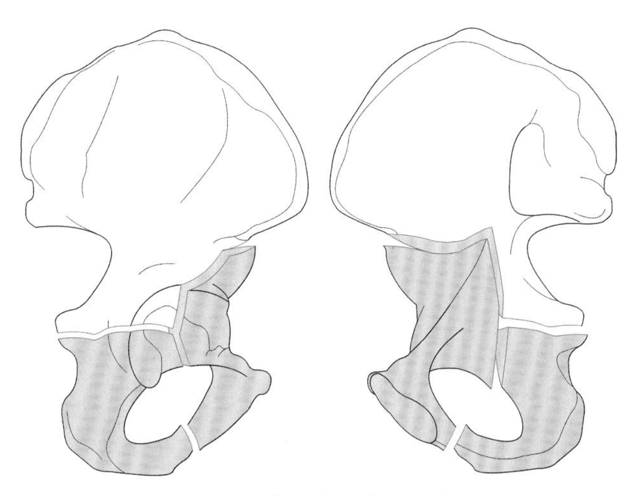

图11-9 前柱伴后半横行骨折

5. 双柱骨折（C） “双柱骨折”是一个固有的名词，而不是泛指所有涉及双侧柱的骨折（图11-10）。

双柱骨折的重要特征是所有髋臼关节面与身体中枢轴已经不再相连，可称之为“漂浮髋臼”，属于完全的关节内骨折。其最主要的影像学表现包括：股骨头的中心性脱位、髂骨骨折以及典型的枪刺征。枪刺征常在闭孔斜位片上比较明显，显示的是冠状面上髋臼上方的髂骨骨折。枪刺代表着与中枢轴相连的那一部分髂骨，这也是前柱需要复位的部位之所在。

尽管这一种类型的骨折初看比较恐怖，但在X线平片上所显示的大部分骨结构的变形常常只是髋臼上方的髂骨骨折。尽管通用的骨折分型系统中，此型骨折常被分为C型（最严重类型），但事实上，大部分B型骨折后果更差，预后更糟。髋臼骨折的类型复杂多变，为了适应规范化的通用分型系统，在髋臼骨折的分类上只好做一些妥协。

6. 其他特异型的骨折 即指很难归入以上类型的各种骨折。

AO/OTA通用分型系统按照关节内骨折的分型系统来对髋臼骨折进行分类，可深入地记录受伤情况，并且结合不同类型骨折的具体骨折线位置和形态，进一步分出亚型，并提供一种字母数字编码有助于记录。

- A型骨折，指髋臼关节面的边缘骨折或者撕脱性骨折。

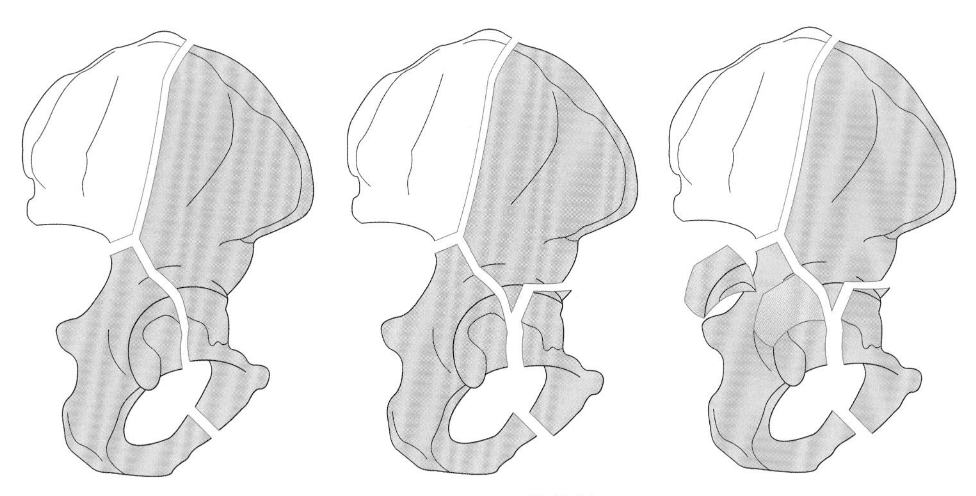

图11-10 双柱骨折

- B 型骨折，指部分关节骨折。
- C 型骨折，指骨折累及整个关节。

每组内都是由简单骨折进展到复杂骨折。

通常情况下两个骨折分型系统都有必要：Letournel-Judet 分型作为临床治疗指导，而 AO/OTA 骨折脱位分型则可作为记录和研究分型。AO/OTA 骨折脱位分型与 Letournel-Judet 分型系统的基本对属关系见表 11-2 中括号内标注。

由于髋臼的形态复杂，受伤机制可能多样，骨折形态和移位机制各有不同，因此需要针对影响治疗决策的多种因素逐一仔细研究分析，获得准确的骨折分型，从而有助于正确治疗计划的制定。

第二节 诊断和治疗

一、诊断

髋臼骨折大多是由直接和强大的暴力引起，除了髋臼局部的损伤之外，还可能合并软组织、神经血管和其他系统器官的损伤。

1. 病史　详细了解和记录患者的年龄、既往身体状况、伤前功能状态、骨骼质量、受伤机制、暴力大小、受伤时身体姿势和局部位置等，都能为伤情判断和治疗选择提供重要依据。

2. 体格检查　细致而全面的体格检查一如既往地必不可少。除了强调全面的全身体检之外，局部要关注肢体畸形、软组织情况、远端肢体的神经功能和血运情况等。特别要注意有无合并其他损伤，以及不要遗漏开放性伤口或者 Morel-Lavallée 损伤等。

3. 影像学检查　高质量的 X 线成像是基本的、也是非常重要的检查手段，包括骨盆前后位、Judet 位（髂骨斜位和闭孔斜位）、骨盆出口位和入口位，以及 CT 扫描（平扫和不同平面的重建）。

有时还需要 MRI 检查，可以为盆腔内损伤或神经血管损伤的鉴别或确认，提供进一步的依据。

二、非手术与手术治疗的适应证

（一）非手术治疗的适应证

1. 稳定的后壁骨折　后壁受累小于 20% 的骨折已被证明是稳定的，而后壁受累 40% 以上的骨折是不稳定的。

后壁受累 20%~40% 之间的骨折，其稳定性不确定，有报道 38%（9/23）是不稳定的，61%（14/23）是稳定的。因此这一部分的骨折可以考虑非手术治疗。

高位或者后上壁骨折，即使后壁受累不到 20% 也可能是不稳定的。

无骨折片嵌顿的后壁稳定性骨折，可以选择保守治疗。

2. 未涉及双柱的骨折以及非后壁骨折　以下情况可以考虑非手术治疗。

（1）CT 显示髋臼上缘（10 mm 的软骨下弧）完好，弧顶角大于 45°。

（2）股骨头在非牵引状态下，在前后位、闭孔斜位和髂骨斜位上都与髋臼上缘保持匹配。

（3）在麻醉状态下，透视显示髋关节没有不匹配或者半脱位存在。

（4）骨折累及髋臼陷窝而非关节面。

（5）骨折移位小于 2 mm。

3. 双柱骨折继发髋关节匹配　髋臼双柱骨折的髋臼无骨折片附着于完整的髂骨，因此髋臼关节面可以随着股骨头移动。这些骨折块相对于稳定的部分髂骨发生明显的移位，但是都可以与股骨头保持良好的对应关系，Letournel 将其称为继发性匹配。在非牵引情况下经 X 线平片前后位、闭孔斜位和髂骨斜位评估，如果具有继发性匹配，采取非手术方式治疗可以获得优秀或良好的结果（Postel-d'Aubigne 评分）。

这种治疗方式适用于一些特定的患者，比如手术并发症风险较高的患者。虽然这种治疗有时可以保持关节功能，但是发生骨盆显著畸形的概率较高，患肢往往存在长度和旋转缺陷。因此，它不是大多数患者的首选。

（二）手术治疗的适应证

（1）前后位、闭孔斜位和髂骨斜位片显示髋臼负重区骨折移位≥ 2 mm。

（2）麻醉下应力试验透视显示不稳定性骨折。

（3）后壁受累超过 40%。

（4）骨折片嵌顿于关节内造成髋关节运动受限。

（5）双柱骨折显著畸形，继发性不匹配。

（6）脱位合并股骨头骨折。

三、手术入路

鉴于髋臼骨折的复杂性和多样性，不同骨折类型的入路选择也存在一定的多样性，这基于骨折的具体类型、患者全身情况，包括软组织情况等诸多因素，也取决或者受限于术者的经验或者局限。

以下指南仅供参考（表 11-3）。

四、手术技术

髋臼骨折是关节内骨折，除了前述的可以选择保守治疗的情况之外，对于需要手术治疗的病例来说，解剖复位和坚强固定，仍然是手术治疗的目标和要求。

（一）后壁骨折

单纯的后壁骨折，通常通过后侧入路完成手

表 11-3 髋臼骨折手术选择指南（AO/OTA 分型）

骨折类型	入路推荐
A 型（62-A） 部分关节损伤，累及单柱	
A1 后壁骨折	K-L 入路，侧卧位
A2 后柱骨折	K-L 入路
A3 前壁或前柱骨折	髂腹股沟入路
B 型（62-B） 部分关节损伤，累及双柱	
B1 横行骨折	入路取决于骨折线的高低和倾斜程度、旋转角度以及前后柱的移位程度。俯卧位 K-L 入路大多足够。对于经臼顶的横行骨折（B1-2）或者横行伴后壁骨折（B1-3），可能需要扩大入路
B2 T 型骨折	如果移位以后柱为主，特别是臼顶下方骨折和臼顶下缘骨折，后壁往往有骨折块，这就需要 K-L 入路。如果移位和旋转以前柱为主，则髂腹股沟入路首选。患者一般按两个入路都需要来准备。对于经臼顶骨折、粉碎骨折、明显移位骨折和陈旧性骨折，则需要扩大入路
B3 前柱伴后半横行骨折	髂腹股沟入路
C 型（62-C） 完全关节损伤，双柱骨折，漂浮髋臼	
C1 双柱骨折，高位骨折线	髂腹股沟入路。如果涉及后柱和（或）后壁骨折属于复杂类型，需要扩大入路
C2 双柱骨折，低位骨折线	同 C1
C3 双柱骨折，累及骶髂关节	扩大的髂股入路

术。常规使用的是 Kocher-Langenbeck 入路。患者取侧卧或俯卧位。对于大块的骨折块或者简单的骨折块，获得接近解剖复位并不困难，但如果骨折块小、粉碎，或者伴有关节面压缩或者塌陷，复位就显得困难了。如果有骨块位于关节间隙内，要注意去除。

大块的骨折块可以通过螺钉或者钢板 - 螺钉复合固定来实现稳定性。理想的状况是每一块骨折块都被至少 1 枚拉力螺钉固定，然后通过靠近髋臼边缘的钢板来进行加强固定。

小块的、粉碎的骨折可能需要联合弹性钢板来固定。

（二）后柱骨折

Kocher-Langenbeck 入路也是后柱骨折手术的标准入路。

后柱骨折复位的难点在于，很少有绝对的单纯后柱骨折，其移位往往不仅是侧向分离或者纵向重叠，还可能有旋转、翻转等移位存在。通过各种骨盆复位器械使骨折获得良好复位后，使用 3.5mm 钢板固定往往就足够。简单类型的骨折复位后通过拉力螺钉技术也可以获得良好的固定。

如果后柱骨折合并后壁骨折，一般先进行后柱的复位和固定，然后按后壁骨折的处理原则和技术来处理后壁骨折。

（三）前柱或前壁骨折

髂腹股沟入路是标准手术入路。

改良 Stoppa 入路、髂股入路、Smith-Peterson 入路也是可以选择的入路。例如，如果涉及四边区的骨折复位或者固定，选择改良 Stoppa 入路就更加直接和方便。

常用的螺钉固定方法有以下三种：

- 从髂前上棘置入指向髂嵴的 3.5 mm 螺钉。
- 从髂前下棘置入指向后方的 3.5 mm 或 4.5 mm 螺钉。
- 从髂窝置入指向后柱的 3.5 mm 螺钉。可使用额外的 1 枚或 2 枚拉力螺钉置于骨盆边缘并指向后柱进行固定。

大部分情况下，还是需要使用钢板来进行固定。特殊情况下，前柱钢板还可以经小切口经皮放置。

（四）横行骨折

横行骨折大多可以经过一个入路完成复位和固定，标准的 Kocher-Langenbeck 入路适合于大多数的单纯横行骨折。

但是，也有不少情况下仅仅经过 K-L 入路无法实现良好的显露、复位和固定，这时就可以通过延长切口、辅助髂腹股沟入路外侧窗或通过大转子截骨显露来完成。

例如：骨折边缘压缩、后壁粉碎严重、骨折同时累及前后缘、前柱移位、合并股骨头骨折等，选择侧卧位大转子截骨股骨头脱位的手术技术，会更加直接和有效。

最理想的固定仍然是拉力螺钉和支持钢板的复合固定。

（五）横行合并后壁骨折

这种类型几乎都是通过 Kocher-Langenbeck 入路来完成手术的。

先处理横行骨折，此时移位的后壁骨折块可以有利于观察横行骨折的复位质量，以及观察关节间隙内有无骨块。

然后再处理后壁骨折，注意横行骨折的固定物要为后壁骨折的固定预留钢板和螺钉的位置。

（六）T 型骨折

T 型骨折被认为是髋臼骨折类型里最难复位的，其治疗结果也令人沮丧。

选择单一入路复位和固定 T 型骨折，对于医生和骨折来说都是一个挑战，而且对另一个方向的柱的骨折，往往只能间接地进行简单的复位和固定。

联合入路有利于获得前后两柱的直接复位和固定。

（七）前柱合并后半横行骨折

前方入路首选，除非极少数后半横行骨折移位非常严重，则需要后方入路。

首先进行前柱骨折的复位和固定，然后视后方骨折的粉碎和移位程度决定是否需要后路复位固定。

（八）双柱骨折

手术入路选择时首要考虑的是骨折类型。众多改良的手术入路目的都是为了在术中更好地显露双柱骨折。然而，绝大多数骨折只要采用髂腹股沟入路就可以解决问题。

其他前侧入路手术应用较广泛的入路，近10~15年来最热门的当属改良 Stoppa 入路。这个入路本质上等同于标准髂腹股沟入路的第1窗和第3窗。对于其余的骨折类型，为了达到解剖重建，手术中充分显露很关键。重要的是要记住，通过该入路复位关节，但不能直视下评估关节面，可能需要其他途径来完成评估。一般通过朝向关节面的周围髂骨块依次解剖复位重建，再用术中透视加以佐证。

根据术前严密计划，如果治疗措施还未得到成效，那就要改变手术入路。这包括髂腹股沟/Kocher-Langenbeck 入路（K-L 入路）作为备选，来处理前侧入路完成后残存的、无法接受的后壁/后柱移位骨折。扩大的髂股入路对于年轻患者很有用武之地，尤其是骨折累及骶髂关节下半部分或复杂（节段性）后柱骨折，无论是否伴随后壁骨折。最后要提到的是，遇到骨折波及骶髂关节下半部分，应该考虑采用扩大的髂腹股沟入路。针对某个手术入路来讲，对某一个入路有专门经验的外科医生，可以做到张弛有度，根据情况需要而扩大或缩小其应用指征。

五、预后

髋臼骨折是一种严重的创伤，影响其最终结果的因素很多。25% 的病例的临床效果低于预期。

临床结果跟伤后接受手术的时间也有很大的关联。有报道，伤后3周内手术的临床结果，超过75% 为良好及以上；伤后3周至4个月内手术者，仅54.3% 获得优良结果；而伤后4个月以上手术者，因为病例太少无法得出有意义的结论，但显然解剖复位往往都难以达到。

（张　伟）

参考文献

[1] Wu E S, Jauregui J J, Banerjee S, et al. Outcomes of delayed total hip arthroplasty in patients with a previous ipsilateral acetabular fracture[J]. Expert Rev Med Devices, 2015, 12(3): 297-306.

[2] Bastian J D, Giannoudis P V. Central acetabular fracture dislocations: are existing classifications comprehensive? [J]. Injury, 2014, 45(12): 1807-1815.

[3] Makridis K G, Obakponovwe O, Bobak P, et al. Total hip arthroplasty after acetabular fracture: incidence of complications, reoperation rates and functional outcomes: evidence today[J]. J Arthroplasty, 2014, 29(10): 1983-1989.

[4] Henry P D, Kreder H J, Jenkinson R J. The osteoporotic acetabular fracture[J]. Orthop Clin North Am, 2013, 44(2): 201-215.

[5] Verbeek D O, van der List J P, Moloney G B, et al. Assessing postoperative reduction following acetabular fracture surgery: a standardized digital CT-based method[J]. J Orthop Trauma, 2018.

[6] Maini L, Verma T, Sharma A, et al. Evaluation of accuracy of virtual surgical planning for patient-specific pre-contoured plate in acetabular fracture fixation[J]. Arch Orthop Trauma Surg, 2018.

[7] Verbeek D O, van der List J P, Villa J C, et al. Postoperative CT is superior for acetabular fracture reduction assessment and reliably predicts hip survivorship[J]. J Bone Joint Surg Am, 2017, 99(20): 1745-1752.

[8] Makridis K G, Obakponovwe O, Bobak P, et al. Total hip arthroplasty after acetabular fracture: incidence of complications, reoperation rates and functional outcomes: evidence today[J]. J Arthroplasty, 2014, 29(10): 1983-1990.

[9] Zhao B, Li H, Yan J, et al. Pipkin type Ⅲ femoral head fracture-dislocation combined with complicated acetabular fracture: a rare case report and literature review[J]. Medicine (Baltimore), 2017, 96(50): e9214.

[10] Tosounidis T H, Giannoudis P V. Use of inlet-obturator oblique view (leeds view) for placement of posterior wall screws in acetabular fracture surgery[J]. J Orthop Trauma, 2017, 31(4): e133-e136.

[11] Patel J H, Moed B R. Instability of the hip joint after posterior acetabular wall fracture: independent risk factors remain elusive[J]. J Bone Joint Surg Am, 2017, 99(23): e126.

[12] Scott C E H, MacDonald D, Moran M, et al. Cemented total hip arthroplasty following acetabular fracture[J]. Bone Joint J, 2017, 99-B (10): 1399-1408.

第十二章

股骨头、股骨颈骨折

第一节 股骨颈骨折

一、病因

股骨颈骨折多见于老年人，多为低能量损伤，可能的损伤机制有：跌倒时直接撞击在大转子、下肢外旋、扭转暴力等。骨质疏松症在病因学上具有重要的意义。

股骨颈骨折较少见于骨质正常的年轻人。年轻人股骨颈骨折多为高能量损伤，如车祸伤。一般移位较严重，或者合并其他损伤，治疗较困难。

二、临床解剖

与股骨颈骨折的治疗和临床预后关系最大的临床解剖特点是股骨头的血供（图 12-1）。

股骨头的血供主要分为三大组：第一组为囊外动脉环，主要在股骨颈基底部；第二组为股升动脉，主要在股骨颈表面；第三组为圆韧带动脉。

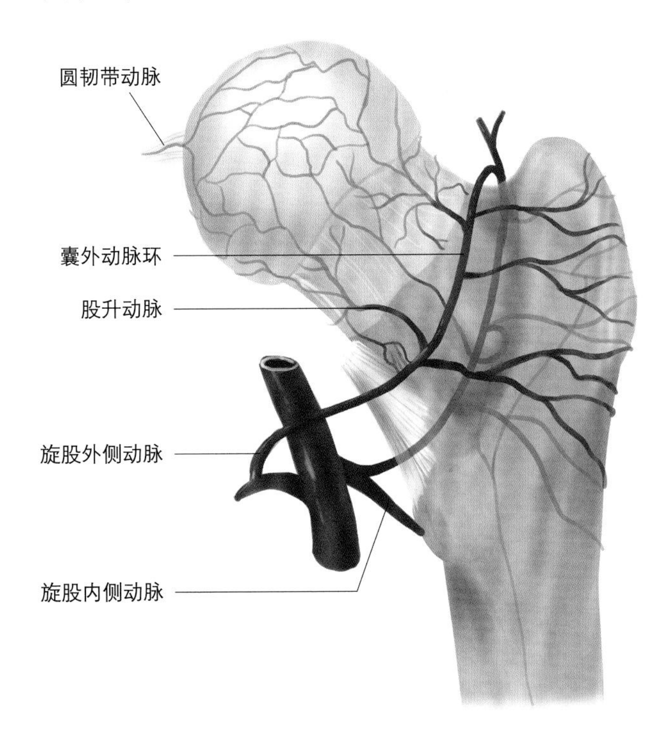

图 12-1 股骨颈的血供

旋股内侧动脉在后侧发出分支形成囊外动脉环；旋股外侧动脉在前侧发出分支形成囊外动脉环；近端股骨的血运更多依赖旋股内侧动脉供应。

股骨颈骨折有可能损伤股升动脉，从而破坏股骨头血供。骨折后关节囊内出血和血肿，导致血管扭曲、撕裂和阻断，也可能导致股骨头血供中断。

三、自然病程

无移位或微小移位的股骨颈骨折未经手术固定，移位可能进一步加重；移位股骨颈骨折未经治疗，不愈合率接近 100%；股骨颈骨折发生缺血性股骨头坏死的概率约 15%；老年人发生股骨颈骨折，1 年内的死亡率约为 20%。

影响股骨颈骨折愈合的病理性因素有：股骨颈血供不佳；关节内血肿压迫导致血管扭曲、撕裂和阻断；关节滑液中含有大量能溶解血凝块的酶。

四、分型

股骨颈骨折的临床分型方法较多，临床意义各异。

（一）按骨折发生的部位分型

股骨颈骨折按照骨折发生的部位，可以分为头下型、经颈型、基底型。该分型对于判断骨折的预后有一定的意义，但该分型过于简单，对临床治疗方法的选择价值有限。

（二）Garden 分型

Garden 分型按骨折移位的情况进行分型，主要分为 4 型（图 12-2）。Ⅰ型为不完全骨折；Ⅱ型为无移位的完全骨折；Ⅲ型为部分移位的完全骨折；Ⅳ型为完全移位的完全骨折。

Garden 分型虽分为 4 型，但大部分骨科医生将其简单分成移位的（Ⅲ型和Ⅳ型）和未移位的（Ⅰ型和Ⅱ型）两大类，这是因为Ⅰ型和Ⅱ型的临床治疗和结果相当，Ⅲ型和Ⅳ型也是如此。

（三）Pauwel 分型

Pauwel 分型是根据骨折线的垂直度（骨折线与股骨干垂线的夹角，即 Pauwel 角）来进行分型（图 12-3）。Pauwel 1 型指骨折线垂直度 ≤ 30°；Pauwel 2 型 30°~50°；Pauwel 3 型 ≥ 50°。Pauwel 角越小，骨折端越趋于稳定；反之，骨折端越趋于不稳定。

（四）AO/OTA 分型

AO/OTA 分型是基于骨折部位、形态和移位情况来进行分型（图 12-4）。

AO/OTA 分型：股骨颈骨折为 31-B。股骨颈骨折分为 3 型：B1 型为无移位或很少移位的头下型；B2 型为经颈型；B3 型为移位的头下型。每一型又可以分成 3 个亚型。

OTA 分型是根据骨折的部位、形态和移位的程度来分型，通常用于研究目的，对临床治疗的指导意义不强。

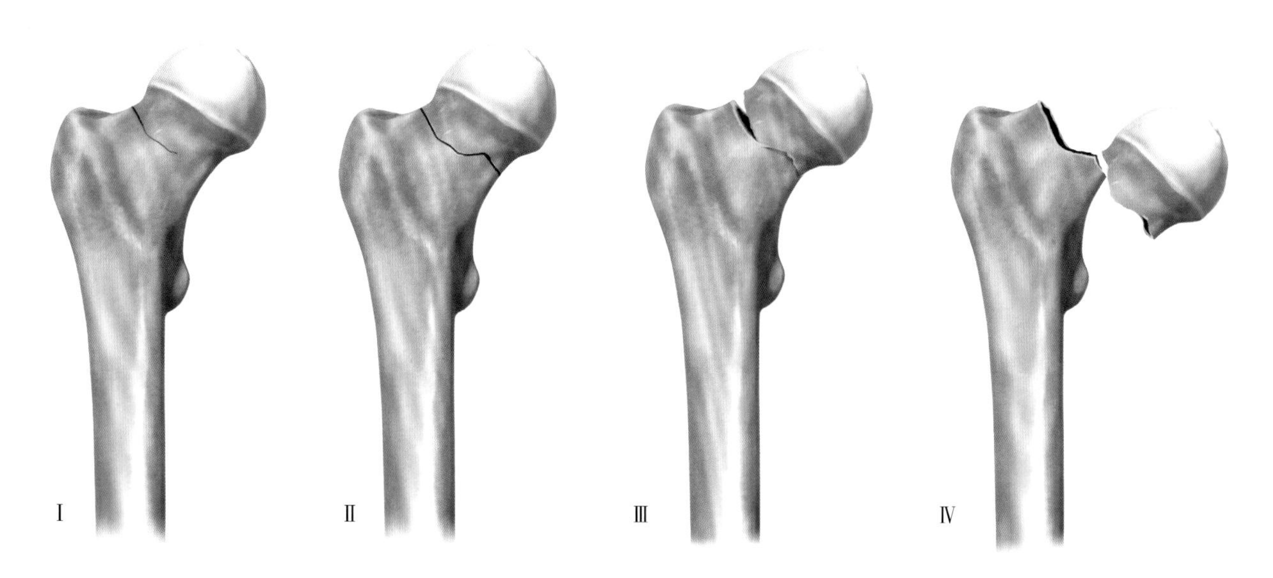

图 12-2　股骨颈骨折的 Garden 分型

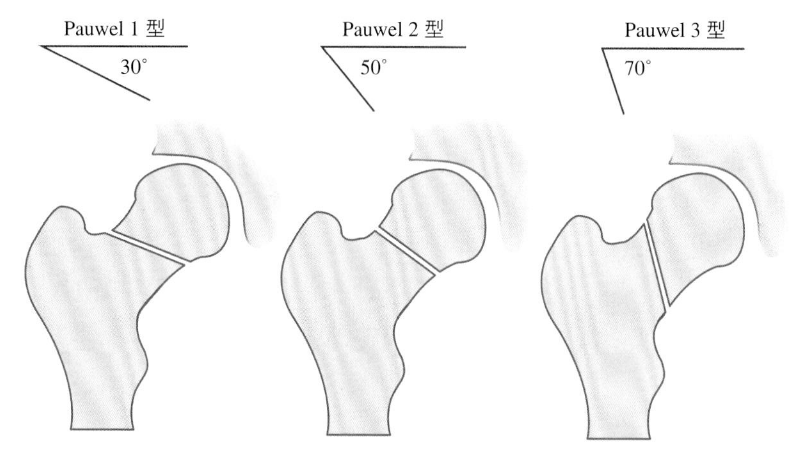

图 12-3　股骨颈骨折的 Pauwel 分型

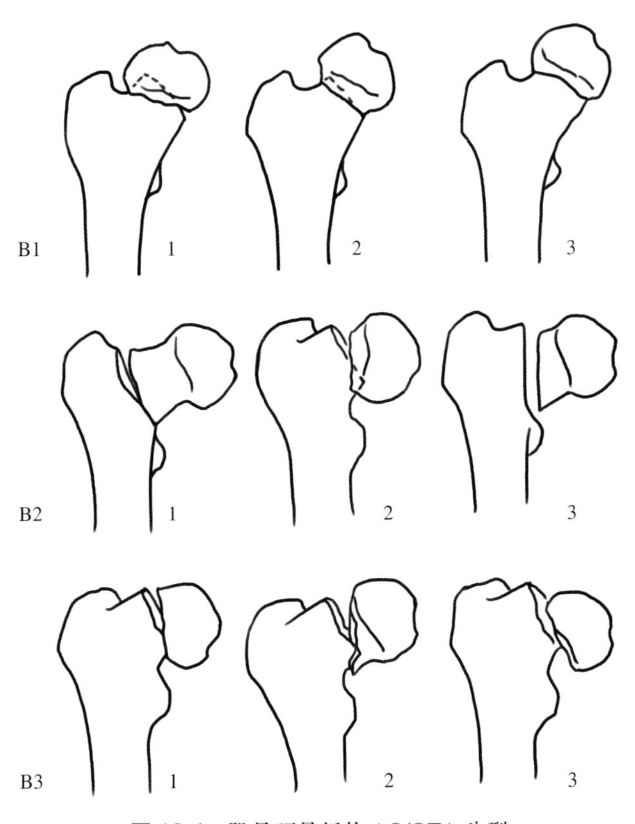

图 12-4　股骨颈骨折的 AO/OTA 分型

（五）颈垂角与新的股骨颈骨折分型

上海交通大学附属第六人民医院骨科报道了一个新的角度，即骨折线与股骨颈轴线的垂线之间的夹角，称之为“颈垂角”（vertical to the neck angle，VN 角）。颈垂角单纯用骨折线与股骨颈轴线的垂直程度（当骨折线与股骨颈轴线完全垂直时，VN 角为 0°，当骨折线趋向垂直时，VN 角的数值为正值；趋向水平时则为负值）来表示，更加简单直接地表达了单纯动力加压固定（平行于股骨颈轴线）与骨折线之间的关系（图 12-5）。

通过回顾性研究发现，该课题组已完成对 2013 年 1 月至 2014 年 12 月期间采用普通空心螺钉固定的股骨颈骨折病例的短期随访，发现在 228 例股骨颈骨折患者中，内固定失败率达 11.84%，其中 VN 角与内固定失败率密切相关，尤其对于 VN 角大于 15° 的股骨颈骨折，三枚普通空心螺钉失败率达 66.67%（表 12-1）。

基于骨折的颈垂角（VN 角）设计了一个新的分型系统，即将股骨颈骨折分为以下 4 型：Ⅰ型，VN 角 <0；Ⅱ型，VN 角为 0~10°；Ⅲ型，VN 角为 10°~15°；Ⅳ型，VN 角 >15°。

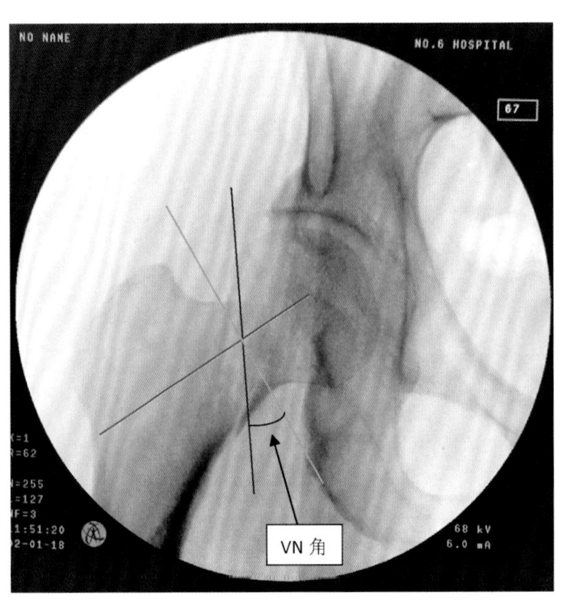

—— 股骨颈轴线　—— 股骨颈轴线的垂线　—— 骨折线

图 12-5　股骨颈骨折 VN 角的测量

表 12-1　颈垂角（VN 角）与空心拉力螺钉固定失败率

VN 角	病例数量	内固定失败病例	内固定失败率（%）
>15°	30（20.52 ± 4.46）	20（21.98 ± 4.34）	66.67
10°~15°	25（12.51 ± 1.47）	5（12.65 ± 0.81）	20
0°~10°	78（4.86 ± 2.80）	2（4.41 ± 5.32）	2.56
< 0°	95（−6.14 ± 3.75）	0	0
总计	228	27	11.84

从表 12-1 可以看出，当 VN 角大于 10° 时，单纯空心钉内固定的失败率开始显著增高。VN 角大于 15° 时，其失败率到了惊人的地步。这一研究结果以及分型系统为股骨颈骨折的内固定选择提供了很好的指导意义。

五、诊断

股骨颈骨折的诊断大多并不困难，除了常规的病史和体格检查之外，大多经标准的正侧位的 X 线平片即可诊断。标准的 X 线片包括：骨盆正位、髋部侧位和蛙式位。

有移位的股骨颈囊内骨折的患者，常有髋部疼痛，下肢外旋、外展及少许短缩；但是，那些嵌插型骨折或应力性骨折患者，可能只有大腿根部疼痛。

术前内科疾病评估很重要。同时应注意有无同侧上肢的受伤。对全身情况的评估结果如果提示身体情况合适，应尽快手术治疗。但不可过度强调早期活动的好处。

MRI 及 CT 检查更容易识别隐匿性骨折或者应力性骨折，且 MRI 检查可以提供更多关于髋部疼痛的可能病变。CT 扫描在 24~72 小时内也可能无阳性发现，MRI 在损伤后数小时即可有诊断价值。

六、手术适应证

1. 内固定手术治疗的适应证

（1）大部分股骨颈骨折应考虑手术治疗。

（2）非手术治疗适用于患者受伤前已经无法行走、神经失能、濒死或临终患者。

（3）外翻嵌插骨折可以使用非手术治疗，但后续发生移位的风险高达 46%。

（4）应力性骨折如果发现得早且无移位，骨折线未累及张力侧或股骨颈上方，可进行非手术治疗。

（5）适合原位经皮固定手术的情况有：非移位骨折、老年外翻型骨折、运动员应力性骨折。

（6）对于骨质正常的年轻的股骨颈移位骨折患者，标准治疗方法为切开复位内固定。年轻患者的移位股骨颈骨折往往难以闭合复位，不能降低复位要求而放弃切开复位。

2. 移位的股骨颈骨折行人工关节置换的手术适应证

（1）无法获得满意的复位或固定。

（2）内固定手术失败后数周。

（3）合并其他髋部病变，例如，股骨头缺血性坏死或髋关节骨性关节炎。

（4）病理性骨折。

（5）股骨颈骨折合并股骨头完全性脱位。

（6）患者有精神性或心理性疾患而无法配合内固定术后治疗。

七、手术方法的选择

1. 对于未移位的股骨颈骨折（Garden Ⅰ型和Ⅱ型）

（1）无论年龄大小，皆为平行拉力螺钉内固定。

（2）一般推荐 3 枚拉力钉，螺钉呈（倒）三角形分布，且必须贴近股骨颈皮质。

2. 对于移位的股骨颈骨折（Garden Ⅲ型和Ⅳ型）

（1）手术方法以闭合复位 + 内固定为主。

（2）若无法闭合复位，可使用 Waston-Jones 切口、Hardinge 切口或 DAA 入路行切开复位。

（3）轻微的外翻对位是可以接受的，但应避免内翻畸形。

（4）内固定可以是平行拉力螺钉，也可以是角稳定装置。

（5）如果骨折属于 Pauwel 3 型，建议选择 DHS+ 抗旋转螺钉，或者头端髓内钉。

（6）关节囊切开可以降低关节囊内高压，但仍存在争议。

3. 对于较垂直的股骨颈骨折　许多作者建议对较垂直的股骨颈骨折使用角稳定型固定物，而对较水平的骨折使用平行拉力螺钉。

4. 对于股骨颈基底骨折　建议用 2 或 4 孔滑动加压板固定，加用 1 枚防旋螺钉。

5. 对于老年人移位股骨颈骨折（Garden Ⅲ型和Ⅳ型）

（1）大部分直接行人工关节置换。

（2）骨水泥型和非骨水泥型假体置换都有不错的预后。

（3）非骨水泥型假体较易发生假体下沉或股前痛。

（4）骨水泥型可能会有导致骨髓栓塞的缺点，可使用髓腔冲洗或轻微的水泥加压填充来避免。

6. 上海交通大学附属第六人民医院的经验　按上海交通大学附属第六人民医院报道的经验，当 VN 角超过 10° 时，单纯的拉力螺钉就应该慎选。如果选用，应该辅助其他固定，如加用一枚与骨折线垂直的螺钉；而 VN 角超过 15° 时，单纯的滑动加压固定应该成为禁忌，可以选用角稳定装置或者静力加压固定装置。

八、手术技术

（一）闭合复位拉力螺钉固定

1. 体位　患者取平卧位，于可透视牵引手术床上。

如果骨折端无明显移位，一般术肢位于中立或轻微内收内旋位，切勿过度牵引，导致骨折端移位。

如果骨折端移位，则根据透视显示调整术肢位置，直至骨折对位满意。一般来说，术肢位于稍抬高（屈髋）、轻微内收、内旋。内旋的角度依据骨折近端移位的具体情况有所区别，甚至有的骨折在外旋位上才能获得骨折的良好复位。

2. 切口　一般可以经皮完成，也可以经小切口完成。外侧小切口位于大转子偏下方，稍微偏后。

3. 内固定　可以用或不用蜂窝式导向器。

如果用蜂窝式导向器，一般建议先打入一枚导针，理想的位置应该是：正、侧位透视下均位于股骨颈正中轴线。

然后经蜂窝式导向器打入三枚空心钉的导针，呈（倒）三角形分布，尽量靠近股骨颈皮质，三枚导针相互平行。

如果不用蜂窝导向器，直接徒手打入三枚导针，理想位置同上。

导针的顶端应位于软骨下骨 2 mm 以内。

依次测深、钻孔、攻丝和拧入空心钉。

三枚空心钉交替加压。

如果股骨外侧的皮质菲薄，为防止螺钉尾端钻入骨质，建议加用垫圈。

正侧位透视确认骨折对位、加压和螺钉位置（图 12-6）。

如果股骨颈骨折线与螺钉方向垂直度过小，加用一枚与骨折线接近垂直的螺钉（图 12-7）。

如果经牵引和调整骨折对位不能达到要求，可以借用 Joy-stick 技术进行复位（图 12-8）。经皮将两枚克氏针打入骨折近端（股骨头或股骨颈头下），一枚克氏针打入转子部，相对分离骨折端，调整近端骨折的位置，直至对位满意。如果能有效复位，就避免了切开复位手术。

（二）切开复位

如果经牵引和上述闭合复位技术都不能获得良好的复位，则需要切开复位。对于股骨颈骨折，除

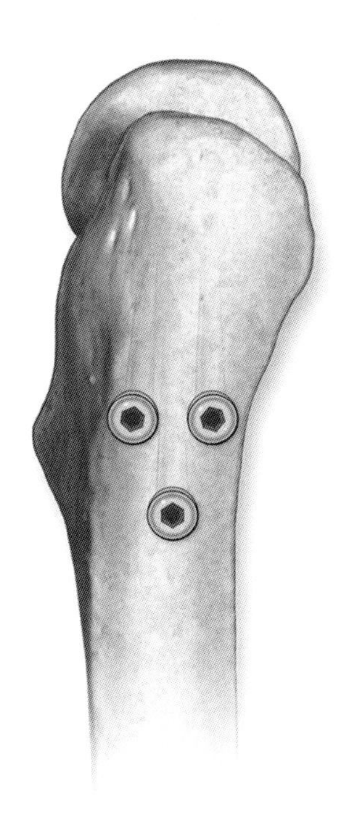
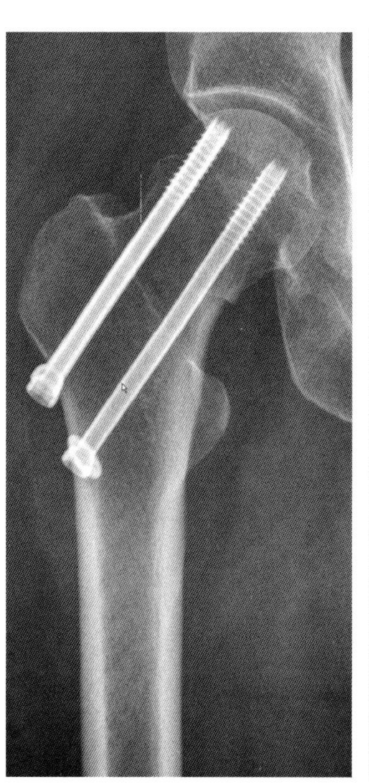
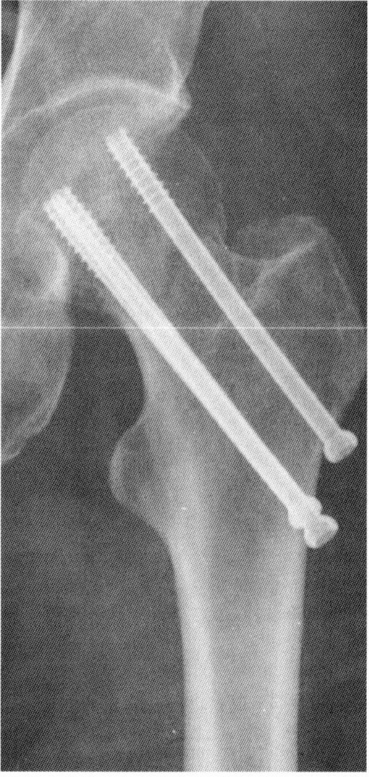
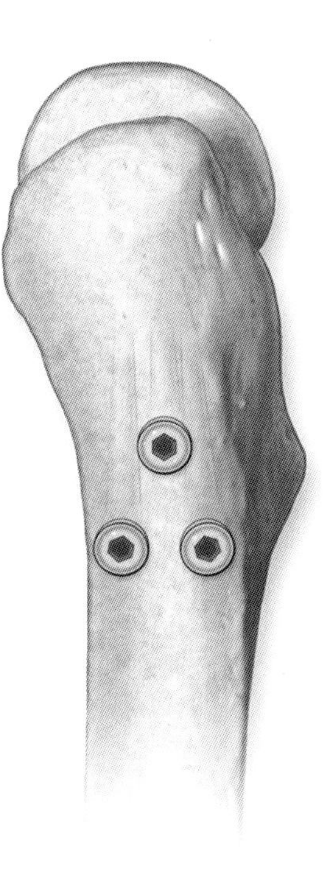

图 12-6　标准的三枚空心拉力螺钉固定

非特殊情况，一般都不能因为所谓的减少创伤而降低了对骨折复位的要求。

有报道认为，切开复位同时有关节囊内减压作用，而关节囊内高压是股骨颈骨折后发生股骨头坏死的因素之一。

一般使用髋关节前方直接切口（DAA 切口）。切口显露详见本书相关章节。

显露关节囊后，沿股骨颈基底部 T 形切开关节囊。

将两把 Hohmann 拉钩分别置于股骨颈的上、下两侧，可以清楚显露骨折端（图 12-9）。

直视下复位骨折，也可以使用上述的 Joy-stick 技术。

对于特别不稳定的骨折，也可以使用复位钢板技术。可以使用一块小的重建板，轻微预弯，沿股骨颈的下缘固定（图 12-10）。

然后完成拉力螺钉固定或其他固定。

（三）DHS+ 防旋螺钉固定

对于简单类型的骨折，特别是位于股骨颈基底的骨折，也可以使用 DHS 固定，以获得类似于股骨转子间骨折的动态加压固定。

鉴于股骨颈骨折的骨折端接触面较转子间骨折要小，动态加压固定后的旋转稳定性不足，一般加用一枚与 DHS 加压钉平行的拉力螺钉，以便更好地控制旋转。

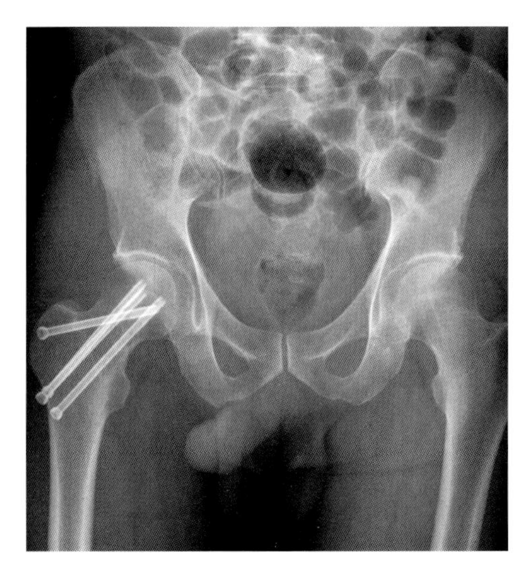

图 12-7　标准的三枚空心拉力螺钉固定 + 一枚与骨折线垂直的螺钉固定

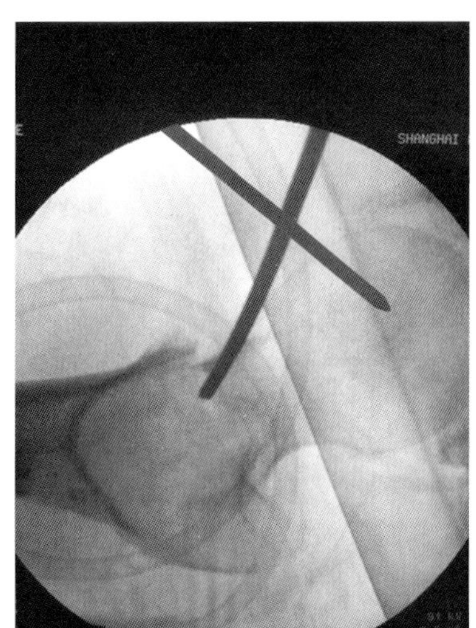

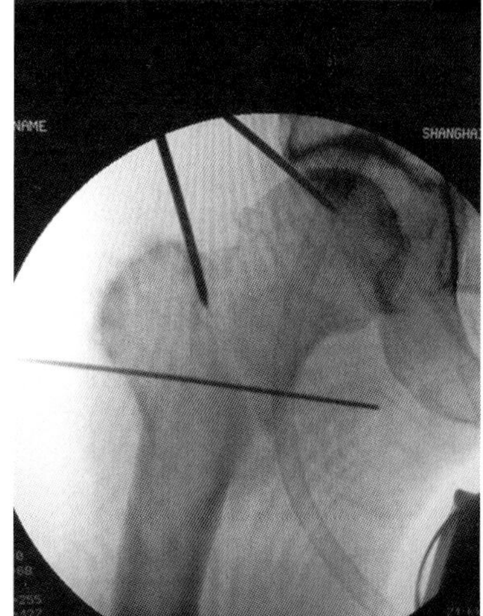

图 12-8　Joy-stick 技术辅助闭合复位

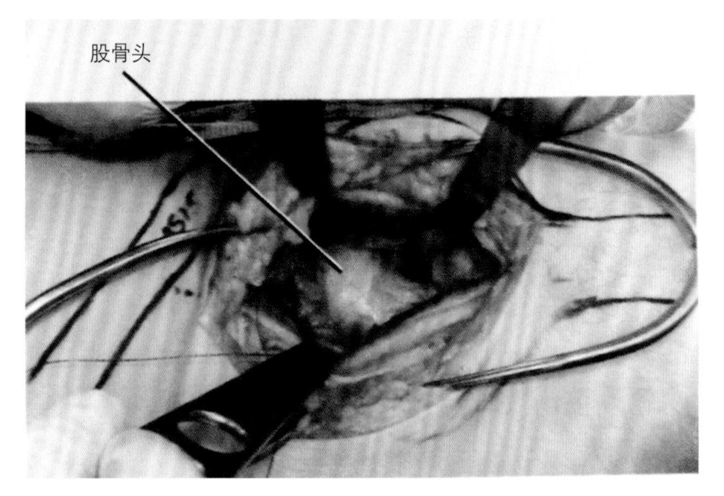

图 12-9　显露骨折端

DHS 的标准手术技术在此不做赘述。

相对于单纯的 DHS 固定，用于股骨颈骨折时其拉力钉的位置要略偏下，为其上方的抗旋转螺钉留出位置（图 12-11）。

（四）头端髓内钉固定

平行拉力螺钉固定和 DHS+ 防旋螺钉固定都是标准的骨折端加压固定和动态加压固定，只有适合于加压固定的骨折类型，经此固定才能获得好的结果。

对于不适合加压固定的骨折类型，如：骨折为粉碎性，骨折线方向与预计的螺钉方向垂直度过小，骨质强度严重下降等，建议使用角稳定固定。

传统的刃－板系统，因为其操作的复杂性而不被临床医生所采用，当前所见报道已经甚少。目前，常用的角稳定固定系统为股骨头端髓内钉（图 12-12）。

新一代股骨头端髓内钉的设计是通过拉力装置使骨折加压，然后通过锁定装置使骨折固定在骨折端获得加压的位置上。理论上对于股骨颈骨折是适用的。

股骨颈基底部骨折类似于股骨转子间骨折，选用股骨头端髓内钉是适宜的。

特别强调的是，对于骨折线靠近近端的股骨颈骨折，例如头下型骨折，使用股骨头端髓内钉要考

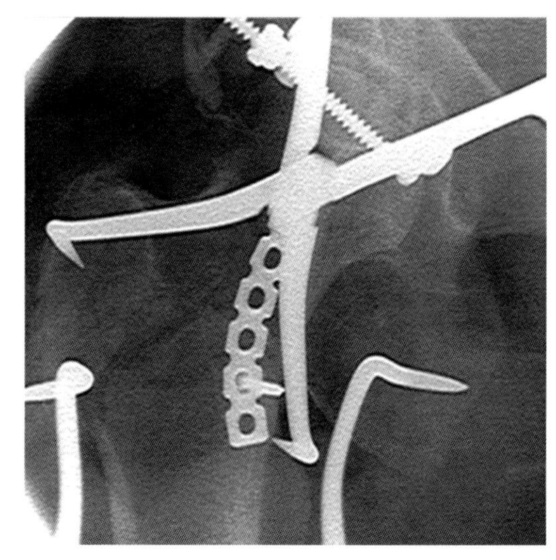
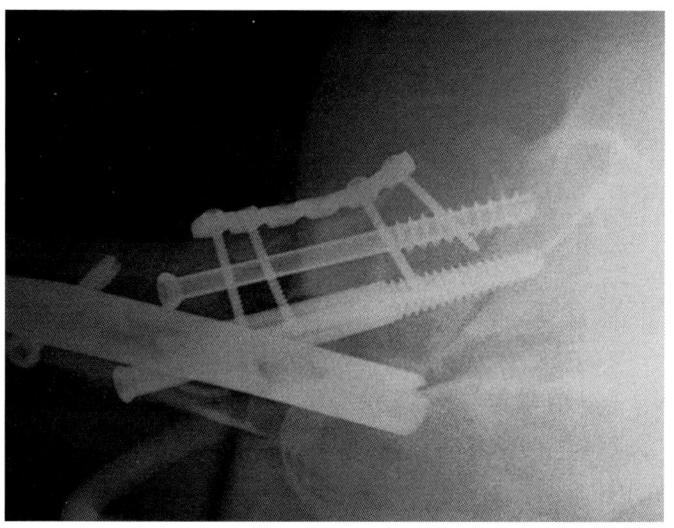

图 12-10 股骨颈复位或内侧支撑钢板

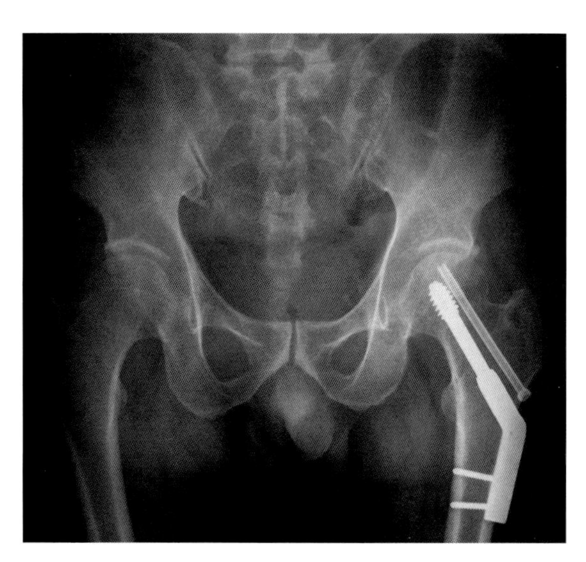

图 12-11 DHS+ 防旋螺钉固定

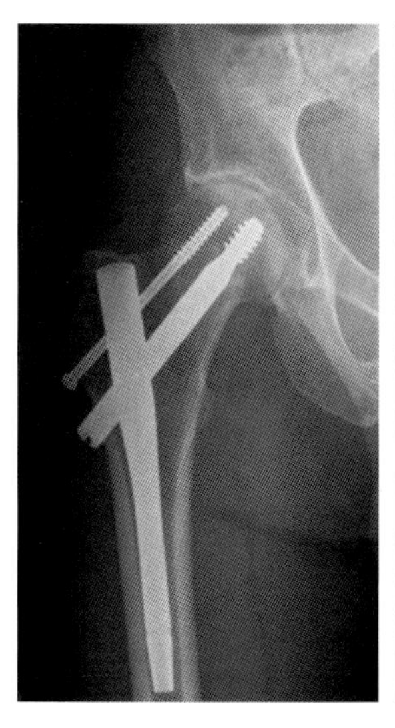
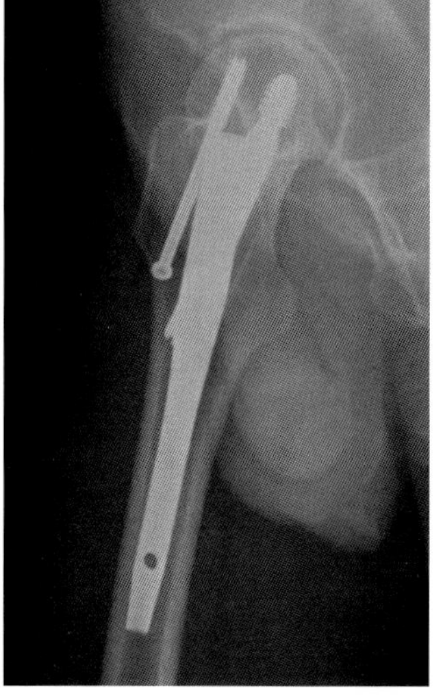

图 12-12 股骨颈骨折经 GAMMA Ⅲ固定

虑到拉力钉的螺纹段能完全进入骨折近端。否则无法获得骨折端的加压或靠近。

（五）人工关节置换

具体见“第十五章　人工关节置换术”。

九、预后与并发症

1. 一般预后与并发症

（1）股骨颈骨折人工关节置换术后发生异位骨化，大多不会有功能性的影响。

（2）移位的股骨颈骨折：股骨头缺血性坏死的发生率约 16%，骨折不愈合的发生率约 33%。

（3）老年患者 1 年内死亡率约 20%；只有约 50% 的患者能恢复受伤之前的功能水平。

2. 无移位的股骨颈骨折

（1）对于非手术治疗，有 40% 将从无移位的骨折变成移位的骨折。

（2）经手术治疗的不愈合率 <5%，骨坏死的发生率 <10%。

3. 年轻人移位的股骨颈骨折

（1）临床资料显示，尽早手术可以降低骨坏死的发生率。

（2）闭合复位应该避免手法粗暴，否则可能进一步破坏股骨头的残余血供，或造成更粉碎的骨折。

（3）关节囊切开虽然仍有争议，但仍被推荐，因为简单可行，风险不大，且有效减少关节囊内高压效应。

4. 60 岁以上老年人的股骨颈骨折

（1）针对行走较多的老年人，使用内固定治疗移位的股骨颈骨折，失败率高达 30%~40%。

（2）使用人工关节置换治疗移位的股骨颈骨折，可以达到稳定固定，失败率较低。还可以早期活动，减少疼痛，降低再手术的风险。

5. 关于老年人移位的股骨颈骨折使用人工关节治疗

（1）单极及双极股骨头置换的短中期结果并无差别，但长期而言，双极头的翻修率较低。

（2）关节置换的主要并发症是脱位，发生率高达 10%。一旦发生，再次脱位的发生率高达 25%。

（3）使用前外侧入路和较大直径的股骨头，可减低关节置换术后脱位的发生。

（4）骨水泥型或非骨水泥型的关节置换都可以达到良好至优秀的结果。

（5）当前文献显示，采用骨水泥型关节置换，一般而言预后较好。

（6）就很少走动的患者而言，手术的目的主要是控制疼痛，第一代非水泥型假体足矣。

第二节　股骨头骨折

一、病因

股骨头骨折一般与髋关节后方骨折 - 脱位合并发生，股骨头向后方脱位时，在髋关节屈曲位股骨头撞击髋臼，由于剪切或者压缩的暴力，导致股骨头骨折、髋臼骨折，或者两者同时发生骨折。

髋关节前脱位很罕见。在前脱位过程中，很少发生股骨头因剪切力发生的骨折，有因为压缩应力导致股骨头发生骨折的报道。这种情况在临床极为罕见。

二、分型

除了髋臼骨折和髋关节脱位的定义和描述之外，关于股骨头骨折的常用分型为 Pipkin 分型（图 12-13）。

Ⅰ型：股骨头骨折合并髋关节后脱位。骨折块位于中央凹的尾侧。

Ⅱ型：股骨头骨折合并髋关节后脱位，骨折块位于中央凹的头端。

Ⅲ型：股骨头骨折Ⅰ型或者Ⅱ型，伴有股骨颈

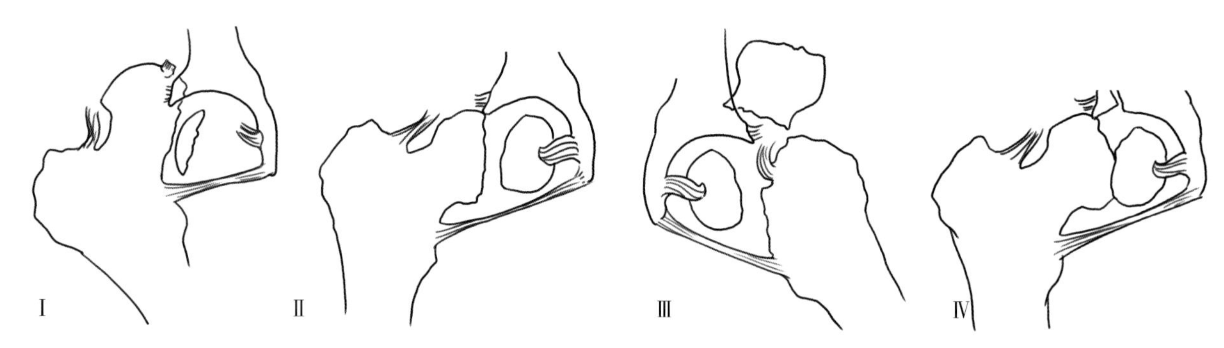

图 12-13 股骨头骨折的 Pipkin 分型

骨折。

Ⅳ型：股骨头骨折Ⅰ型、Ⅱ型或者Ⅲ型，伴有髋臼骨折。

三、诊断

股骨头骨折一般需要极大的暴力才会发生，往往是多发损伤或者多处骨折或脱位的一部分，暴力外伤史往往明确。

对于下肢严重暴力损伤的患者，除了下肢的常规影像学检查外，骨盆平片不可缺少。合并髋臼骨折和（或）髋关节脱位的病例，往往普通 X 线片就可以明确显示。但股骨头骨折的具体形态，还是需要 CT 检查进一步明确。CT 检查最好是在髋关节复位以后进行。

需要再次强调的是，股骨头骨折大多合并髋关节骨折 - 脱位，甚至其他损伤，因此，全面和充分的检查和鉴别非常重要。

四、处理

（一）基本原则

对于 Pipkin Ⅰ型和Ⅱ型损伤，首要的处理是尽快实现髋关节复位，一般情况下都能闭合完成，且复位后能保持在位。甚至有时候脱位的髋关节自行复位。复位后 CT 检查可以为明确是否具有手术指征，并为可能的术前计划提供有益的帮助。

如果不能及时复位髋关节，可以在脱位的情况下尽早进行 CT 检查，判断骨折块的数量和形态，分析可能的妨碍复位的原因，例如骨折块在髋臼内翻转等。急诊手术切开复位有时是必要的，可以同时行骨折固定或者骨折块切除。

如果位于圆韧带止点的小骨块恰好位于髋臼陷窝内，股骨头复位后这个骨块一般也不会再进入关节间隙，这种情况可以暂时不处理骨折块。除此以外的其他情况往往都需要手术治疗，大块的骨折块即使能够获得很好的复位，也是不稳定的，需要手术固定。小的骨折块无法固定，往往需要清除。合并髋臼骨折甚至股骨颈骨折等情况，需要同时手术处理。

Pipkin Ⅲ型和Ⅳ型损伤大多具有手术指征。

对于Ⅲ型骨折的治疗存在一定的争议。一般来说，对于年轻人，建议行股骨颈和股骨头骨折的复位和内固定。对于老年人，往往建议行人工关节置换。

对于Ⅳ型骨折大多可能比较容易获得髋关节的复位，但往往也容易发生再脱位，除股骨头骨折的处理外，往往还需要获得髋臼骨折的复位固定。

（二）手术技术

1. 髋关节前侧入路　绝大多数 Pipkin Ⅰ型和Ⅱ型骨折，股骨头骨折合并髋关节后脱位，骨折块大多位于股骨头的前下方或者前上方，前侧入路往往正对着骨折块，复位和固定都更加直接和简便。

对于术前已经获得髋关节复位或者麻醉后容易获得复位的病例，前方直接入路（DAA）就可以获得足够的显露。由于股骨颈前倾角的存在，术中下肢不同程度的外旋既可以直视下完成骨折的复位，也很方便地进行骨折固定。

如果术中股骨头复位困难，可以选择 Smith-Peterson 切口，或者 DAA 向近端延伸扩大为 Smith-

Peterson 切口，切断股直肌翻转头，可以更大范围地显露髋关节，便于复位。

清理可能存在的细小骨折碎块和软骨碎片后，复位骨折块，克氏针临时固定。直视或者 X 线透视确认复位满意后，可以选用 2~3 枚拉力螺钉进行固定，螺钉尾端埋头处理，深达软骨下。根据骨折块的大小选择螺钉大小，一般在 2.0~3.5 mm 左右（图 12-14）。

也有报道应用可吸收内固定治疗股骨头骨折，操作要求同上。可吸收材料 X 线不显影，可吸收时间往往较长，因此手术中关于螺钉位置和长度的要求更加精确和细致。

2. 髋关节后侧入路　合并髋臼后壁骨折的病例，需要后路行髋臼骨折复位内固定时，可以同时经后路行股骨头骨折复位固定手术。偶有在髋关节复位之后，发现股骨头大块骨折块残留在髋关节后方，这种情况往往也需要选择后入路。这种入路同髋臼后方入路，常用 K-L 入路。

后方入路对于股骨头骨折的复位和固定来说，往往显露不直接，固定操作也很不方便。完全脱出股骨头来进行复位和固定，显然对保护骨块和股骨头的血运来说是一个不利因素。而且，因为骨折块大多位于股骨头前下方，即使完全脱出股骨头，也很难直视下完成直接复位和固定。

也有报道从后路显露，复位后从后上方向前下方打入螺钉固定骨折块。如果骨折块够大，螺钉固定后能实现拉力螺钉固定的机制，固定应该是可靠的。对于较小的骨折块，通过这样的操作实现骨折块之间的加压固定可能就比较困难。

3. Ganz 截骨入路　Ganz 截骨入路可以同时显露髋臼后上方和脱出股骨头，获得更好的直接显露，对于伴有髋臼后壁特别是后上方的髋臼骨折、

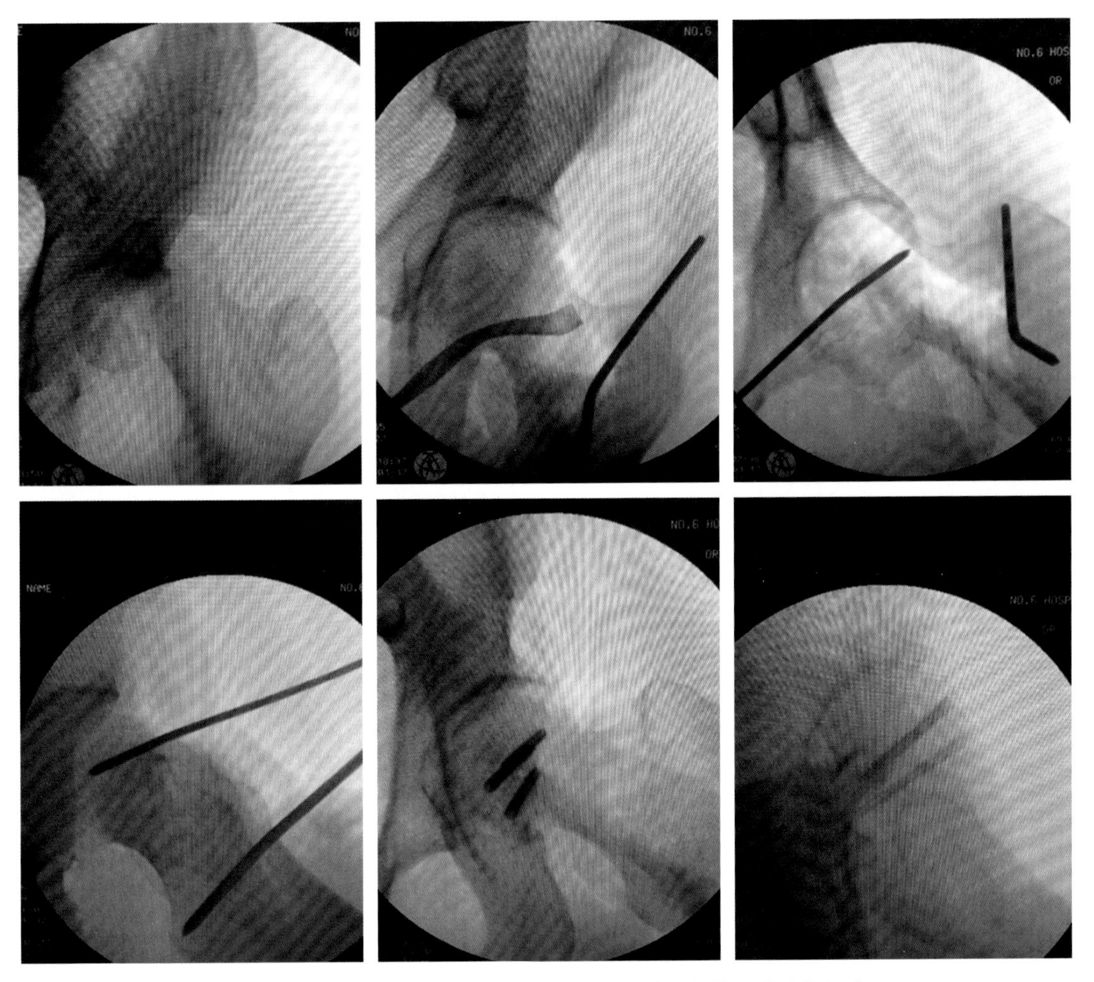

图 12-14　Pepkin Ⅱ型骨折，S-P 入路，骨折复位，空心钉固定

股骨头上方塌陷等情况的病例，Ganz 入路具有明显的优越。

Ganz 入路详见本书相关章节。

五、术后处理与预后

无论哪种类型的股骨头骨折，往往都是严重创伤的一个部分，即使股骨头骨折本身获得很好的复位和固定，其最终结果也有不可预测的一面。

术后一般鼓励早期活动髋关节，但 6~8 周内禁止完全负重。

最常见的并发症有：股骨头坏死、髋关节不稳定、异位骨化、创伤性关节炎等。

股骨头坏死的发生取决于损伤当时的暴力大小、骨折移位程度、复位的时机和手术的质量。早期有症状的股骨头坏死，可以通过转子间截骨手术获得症状的缓解。

髋关节不稳定甚至发生再脱位，除了损伤的因素之外，股骨头的形态缺损、股骨头和（或）髋臼骨折块吸收，都有可能在髋关节屈曲位发生髋关节脱位。

前方入路手术的异位骨化发生率较高。对于伴有其他损伤的股骨头骨折特别是经前方入路手术者，除了应用吲哚美辛预防异位骨化之外，有报道建议可以考虑行髋关节局部的额外单剂量化疗。

股骨头坏死发生塌陷、有明显症状的创伤性关节炎或者骨性关节炎等情况，可以选择人工髋关节置换术。

第三节 股骨颈骨折不连接

股骨颈骨折不连接的治疗对创伤骨科医生一直是巨大的挑战。尽管股骨颈骨折多发生于老年骨质疏松患者的低能量损伤中，且髋关节置换可获得良好的临床疗效，但当其发生于骨质正常的年轻患者，由于其致伤原因多是高能量损伤如机动车事故等，骨折粉碎并且移位明显，同时伤后往往对骨折的复位 / 固定不足，虽然近年来内固定技术及材料获得了长足发展，但其移位骨折骨不连的发生率报道仍在 10%~30%（较无移位骨折高出 6 倍多）。目前股骨颈骨折不连接的治疗主要有保留髋关节与不保留髋关节治疗两种方式。前者包括股骨转子下外翻截骨、直接空心加压螺钉固定、空心加压螺钉或者锁定接骨板结合骨移植；后者则包括髋关节融合与髋关节置换。由于人工关节材料及技术发展，髋关节融合术已很少应用，而髋关节置换将在另外相关章节讨论。本节主要讨论股骨转子下外翻截骨、直接空心加压螺钉固定、空心加压螺钉或者锁定接骨板固定结合骨移植来治疗股骨颈骨折不连接。

一、股骨颈骨折不连接的诊断

股骨颈骨折愈合时间一般是 3~6 个月。如果术（伤）后 3 个月影像学表现没有股骨颈骨折愈合征象或者患者有持续疼痛症状，应诊断股骨颈骨折延迟愈合；如果术（伤）后 6 个月影像学表现没有股骨颈骨折愈合征象或者患者有持续疼痛症状，应诊断股骨颈骨折不连接。但是，如果术（伤）后 3 个月影像学检查提示骨折线存在、断端硬化、断端间存在间隙或骨痂间无骨小梁通过，则可以确诊股骨颈骨折不连接。甚至有学者认为，股骨颈骨折作为一种特殊类型骨折，在术（伤）后 3 个月即可诊断骨折不连接。股骨颈骨折不连接的诊断对创伤骨科医生也是一大挑战：确定股骨颈骨折后是延迟愈合还是骨折不连接有利于早期进行外科干预，但是预测股骨颈骨折是否会不连接往往很困难，一旦确诊基本只有通过手术才能治愈，然而此时早期干预的黄金时期已经错过。股骨颈骨折不连接诊断主要依靠临床查体和 X 线检查，但是其确诊需要借助

CT 检查，因为股骨颈骨折不连接多数是内固定后形成，由于内固定物不透射线形成对骨不连断端遮挡，依靠 X 线片很难决断。

（一）临床症状和体征

1. 异常活动　如果股骨颈骨折首次治疗时已行内固定而且就诊时内固定无明显松动或断裂，不会存在异常活动，但在再次手术翻修时去除内固定后，骨折断端可发现存在异常活动；对于内固定已松动或断裂以及未行任何治疗患者，可发现异常活动。

2. 疼痛　股骨颈骨折不连接的断端在负重时会产生疼痛。但是对于内固定存在且未断裂或松动患者，患者可能仅会感觉酸胀。

3. 畸形　股骨颈骨折不连接多数由于断端成角及髋内翻畸形，从而患侧下肢短缩甚至伴有旋转。

4. 功能障碍甚至丧失　由于患侧肢体短缩或存在旋转畸形，患者表现为行走时不敢用力或跛行。

（二）X 线检查

X 线检查是诊断股骨颈骨折不连接主要手段，典型股骨颈骨折不连接一般包括下列特征：骨折端间有间隙；骨折端硬化，局部密度增高；骨痂间无骨小梁通过。

（三）CT 扫描

除前述内固定物不透射线形成对骨不连断端遮挡外，如何在股骨颈骨折不连接早期就做出精确预测并早期干预，这就需要 CT 扫描。CT 扫描结合三维重建不仅能确诊常规 X 线片不能明确诊断的股骨颈骨折不连接，而且还能准确评估股骨颈骨折不连接范围和程度，目前是最常用的诊断股骨颈骨折不连接的无创方法。

（四）股骨颈骨折术后内固定失败的诊断

股骨颈骨折后内固定失败主要因素包括：股骨颈严重粉碎骨折、股骨颈骨折时 Pauwel 角过大、股骨颈骨折复位质量差、股骨颈骨折内固定过短（空心加压螺钉螺纹未过骨折线）以及过早负重。术后早期患者主诉腹股沟或臀部疼痛时要高度怀疑内固定失败，内固定失败的诊断依据 X 线片或 CT 即可明确。内固定失败一旦确诊，无论是否合并骨折不连接，应立即结合患者年龄、功能要求以及骨质情况等，选择合适翻修方式治疗。

二、股骨颈骨折不连接的治疗

股骨颈骨折不连接的治疗目的是促使骨不连愈合，保留髋关节正常解剖结构，同时最大程度恢复髋关节功能。但是股骨颈骨折不连接不只是一个力学问题，而是一个复杂的力学 – 生物学问题，因此，除极少数未经处理的陈旧性股骨颈骨折骨不连患者，单纯的力学（内固定）或生物学（植骨）方法都不足以解决该难题，必须将两者联合运用方能解决此难题。此外，对于年龄较大（超过 60 岁）且有股骨头坏死患者，髋关节置换是较强适应证。这不属于本节内容讨论范围，将在髋关节置换相关章节具体讨论。

（一）股骨转子下外翻截骨

股骨转子下外翻截骨包括 McMurry 截骨（小转子上方截骨）和 Schanz 截骨（小转子下方成角截骨），主要适用于年龄较轻且股骨头未坏死患者。其治疗原理是通过转子下外翻截骨后使颈干角增大，改变股骨颈骨折不连接部位的剪切力为压力；同时臀中肌的力臂增长，其收缩力增大，对股骨颈骨折不连接部位也能产生加压作用。该术式在力学上具有相当科学性，手术技术相对简单，可使短缩肢体得到约 2 cm 延长，而且也有比较高的成功率，迄今为止在北美仍被作为治疗股骨颈骨折不连接的标准术式。但是其缺点也是显而易见的，最主要缺点是它属于病灶旁截骨术的一种，未处理股骨颈骨折不连接断端及植骨，只是从单纯力学角度解决股骨颈骨折不连接这一复杂的力学 – 生物学问题。

其他缺点尚包括：

（1）导致正常股骨头过早退变或缺血性坏死：①由于转子下外翻截骨导致股骨头和大转子间的力臂变短，在行走时外展肌必须增加牵引力来平衡身体向下重力，此时髋关节负重区成为杠杆支点，导致股骨头承受压力显著增加。②由于转子下外翻截骨导致髋臼和大转子间的距离增大，从而外展肌和髋关节囊紧张，进一步加剧本已血运不佳的关节囊/股骨头缺血。③转子下外翻截骨时中断了髓腔血运，进一步损害了股骨头血供。

（2）后期髋关节置换困难：由于转子下外翻截骨导致股骨近端本身解剖结构改变，从而为一部分手术失败患者在日后进行髋关节置换时带来了技术困难，尤其是处理股骨侧扩髓及假体放置。

（3）导致膝关节外侧骨性关节炎：由于转子下外翻截骨导致股骨远端内收，从而使膝关节外侧关节间隙减小，长此以往将导致骨性关节炎。

（4）步态改变（跛行）：其主要原因也是由于转子下外翻截骨后导致臀中肌力臂改变。

（二）直接空心加压螺钉固定

该术式适应证非常窄，主要包括：股骨颈骨折不连接局部骨质无吸收、股骨颈无短缩、颈干角正常且股骨头无坏死。其手术方法与股骨颈新鲜骨折治疗方法相同（参阅股骨颈骨折相关章节）。该术式成功的关键是选择具有合适适应证的患者，不过这种患者临床相当少见甚至没有。

（三）空心加压螺钉固定结合局部带蒂骨瓣移植

股骨颈骨折不连接多数有股骨颈短缩，因此其治疗除对骨折不连接牢固固定外，还要恢复股骨颈长度并改善局部血液循环。该术式适用于股骨颈陈旧骨折不连接且无股骨头早期坏死征象患者；股骨颈骨折术后骨折不连接且无股骨头早期坏死征象，既往无翻修术史而且在骨折不连接翻修后有足够空间重新置入空心加压螺钉的患者。局部带蒂骨瓣可选择带旋髂深血管髂骨瓣、缝匠肌骨瓣以及股方肌骨瓣。该术式在一定程度上可恢复股骨颈长度并改善骨折不连接处血液循环，但是其对骨折不连接处的支撑及抗旋转作用明显不足，而且不能显著改善股骨头血液循环，因此主要适用于简单类型股骨颈骨折不连接。

（四）改良吻合血管游离腓骨移植结合空心加压螺钉固定

该术式适用于除股骨近端无足够空间置入三枚空心加压螺钉的各种股骨颈骨折不连接患者，以及股骨颈骨折不连接合并早期股骨头坏死患者。主要包括：股骨颈骨折术后骨折不连接，股骨颈陈旧骨折不连接，股骨颈陈旧骨折不连接合并股骨头早期坏死，以及股骨颈骨折术后骨折不连接合并股骨头坏死患者。

1. 手术方法　改良吻合血管游离腓骨移植结合空心加压螺钉治疗股骨颈骨折不连接，除了增加骨折不连接处清创及重新复位固定步骤外，其余步骤与改良吻合血管游离腓骨移植治疗股骨头坏死步骤（带血管蒂腓骨切取及髋前侧切口显露血管和骨折不连接处）一致。

（1）股骨颈骨折不连接翻修：患者采用插管全麻，仰卧位于可透视手术床。

原手术切口（多位于髋关节外侧），逐层切开皮肤、皮下组织及阔筋膜，显露原内固定并以配套工具取出（图12-15）。

患侧髋关节前侧改良Smith-Peterson切口，依次切开皮肤、皮下组织及深筋膜，沿缝匠肌与阔筋膜张肌间隙将缝匠肌牵向内侧，阔筋膜张肌牵向外侧，显露股直肌，将股直肌连同缝匠肌一起牵向内侧，显露旋股外侧动脉升支及其伴行静脉，在其远端切断、结扎备用。切开股中间肌及髂腰肌后T形切开髋关节囊前侧，于股骨颈上、下缘各置入一把Hohmann拉钩，进一步切开关节囊后，于股骨大转子外侧置入一把Hohmann拉钩，显露骨折不连接处（图12-16）。

在原骨折端插入薄骨刀截断骨折不连接处，彻底清理断端瘢痕，纠正骨折不连接处畸形（多为髋内翻及股骨头后倾畸形。可向股骨头内置入1~2枚克氏针作为撬拨）后，多枚克氏针从髋关节外侧由前向后经皮固定骨折不连接，经C臂透视确认骨折不连接复位良好（主要是颈干角和前倾角恢复）后，经皮或从原髋关节外侧切口呈正或倒三角形置入3枚空心加压螺钉导针（正或倒三角形置入导针

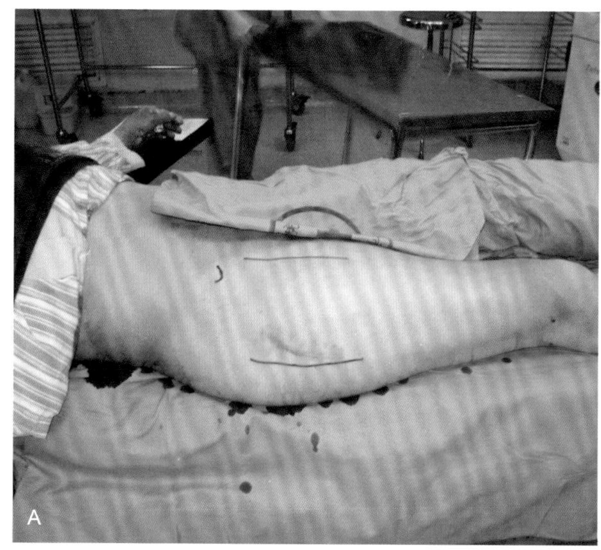

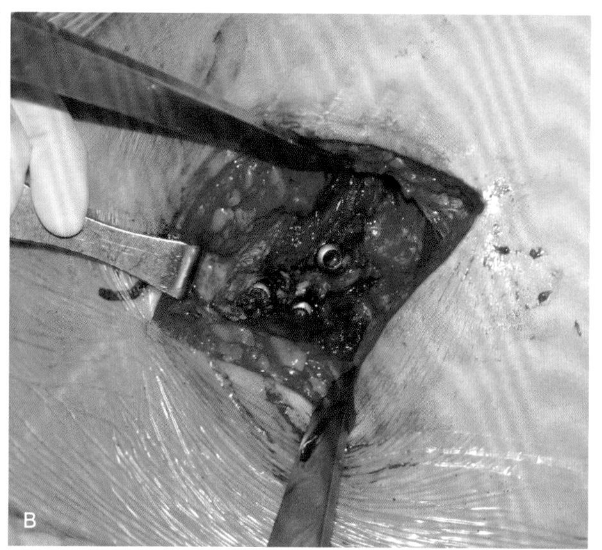

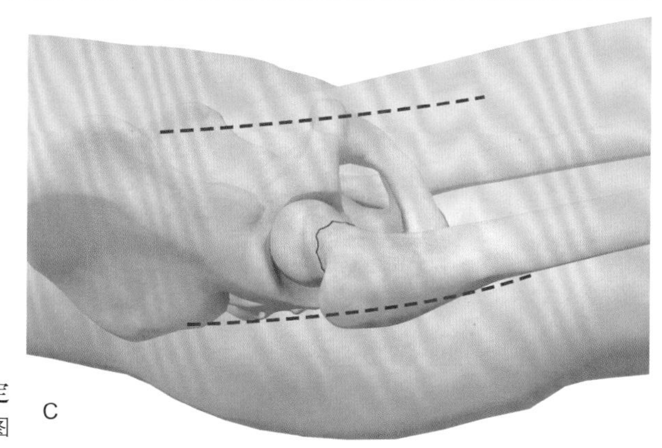

图 12-15　切口示意图及取出原内固定
A. 术中切口；B. 取出原内固定；C. 切口示意图

取决于原手术固定方式，原手术为倒三角形固定，则采用正三角形置入导针；反之亦然），其与空心加压螺钉固定股骨颈骨折置入导针的最大区别在于：此时最近端一枚导针与远端两枚导针的距离尽可能大，而且在不影响骨折不连接固定情况下尽可能偏后方，这样才能预留出足够空间在股骨颈前方开槽后植入带血管蒂腓骨（图 12-17）。

在股骨颈前方开槽，使之与将植入带血管蒂腓骨相匹配。再次彻底清理骨折不连接后侧、内侧及外侧，并于骨槽内凿取骨松质备用。然后在 C 臂透视监测下用专用工具经股骨外侧骨槽延长线打磨股骨头于适当深度，将开槽获取骨松质及人工骨植于骨折不连接处后侧、内侧及外侧，测量所需带血管蒂腓骨长度（图 12-18）。

（2）带血管蒂腓骨切取：参阅吻合血管游离腓骨移植治疗股骨头坏死相关章节。

（3）吻合血管游离腓骨移植：转向前侧髋部切口，将腓骨远端的骨膜向近端剥离至股骨头内隧道的深度，腓血管束对侧的腓骨骨面（即腓骨外侧面）做骨膜下剥离，暴露骨质。然后将腓骨安放于骨槽，其远端插入股骨头的骨隧道内，腓血管侧的腓骨面置于骨槽的前方，以避免腓血管受压，屈曲、内收髋关节，用特制打入器将带血管蒂腓骨植入骨槽内（如果空心加压螺钉影响腓骨植入，可部分退出影响腓骨植入螺钉，待腓骨植入后重新置入螺钉穿过腓骨，但是要注意保护腓血管束不被卷入），然后用可吸收螺钉将腓骨固定于股骨转子部。

自动拉钩牵开髋部前侧切口，显微镜下以 7/0 或 8/0 尼龙无损伤缝线将腓动脉与旋股外侧动脉升支做间断端－端吻合，腓动脉伴行静脉与旋股外侧动脉升支伴行静脉做间断端－端吻合（图 12-19）。

（4）关闭切口：彻底冲洗伤口，逐层缝合深筋膜、皮下软组织及皮肤，置负压引流 1~2 根。缝合深筋膜时要注意不要损伤股前外侧皮神经。

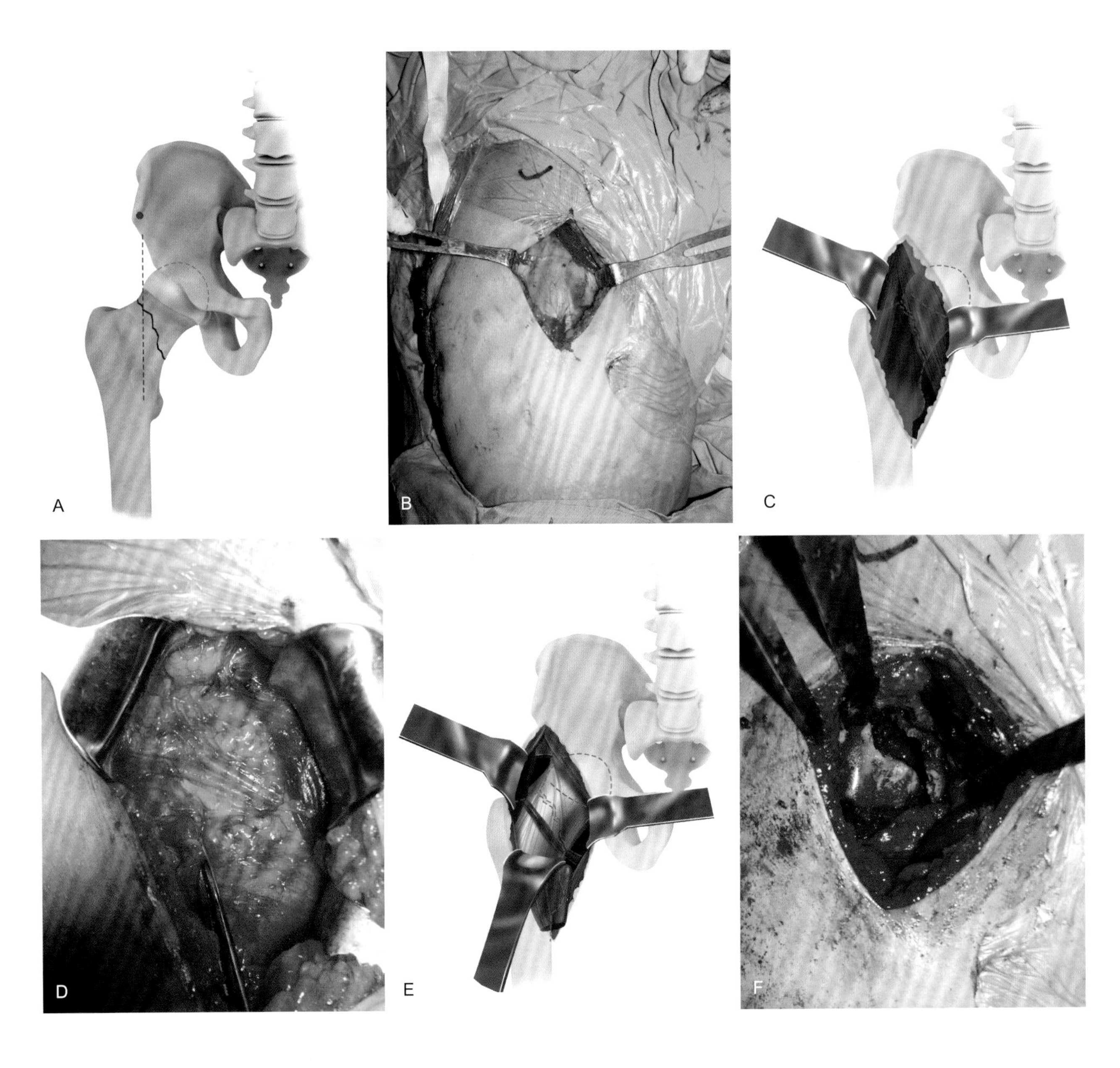

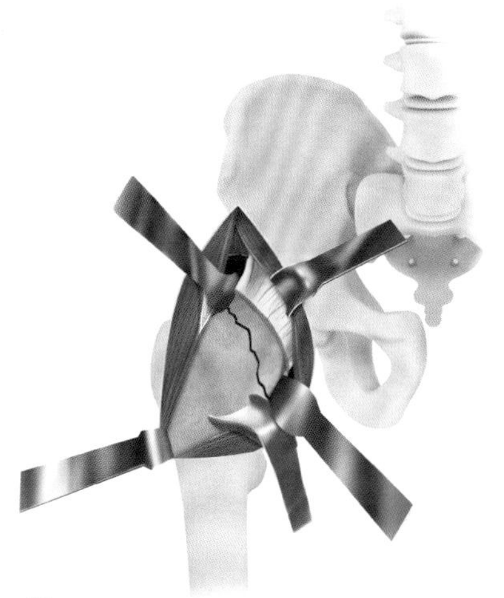

图 12-16　旋股外侧动脉升支及股骨颈骨折不连接处显露

A. 切口示意图；B、C. 显露股直肌；D、E. 显露旋股外侧动脉升支；F、G. 显露股骨颈骨折不连接处

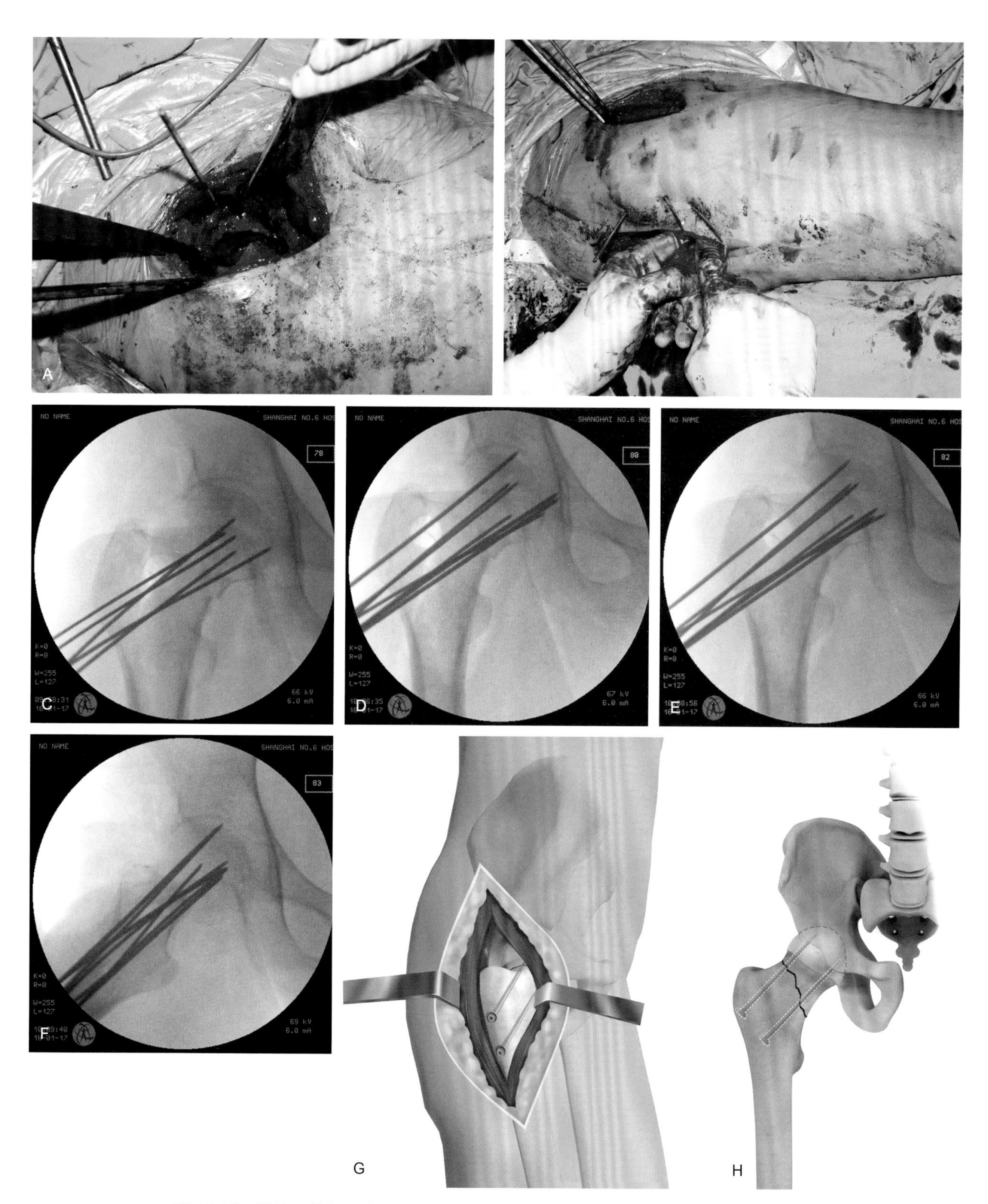

图 12-17　股骨颈骨折不连接重新复位，空心加压螺钉导针置入及空心加压螺钉固定

A~F. 纠正股骨颈骨折不连接处畸形后多枚克氏针固定；G、H. 空心加压螺钉导针及螺钉置入

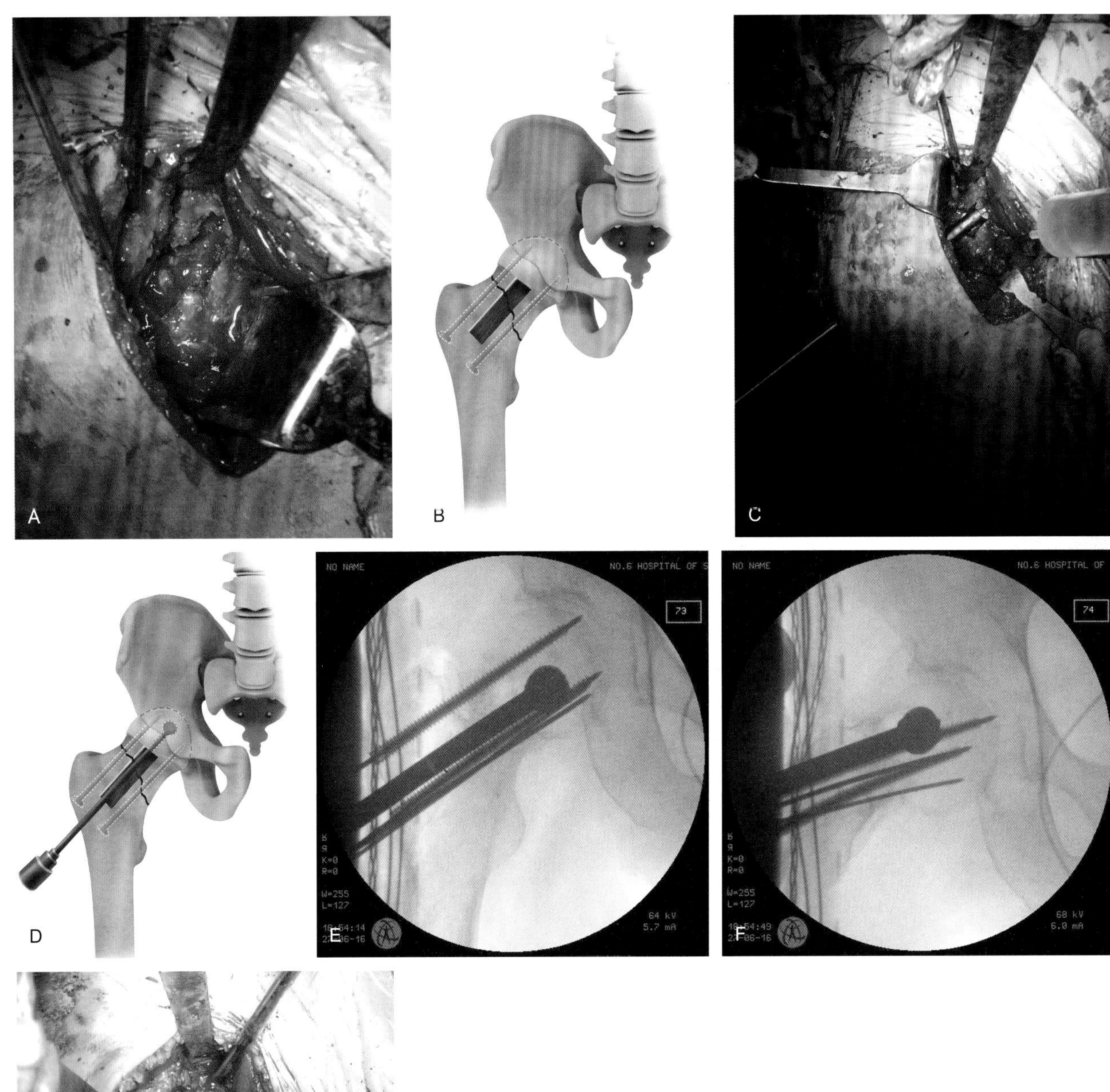

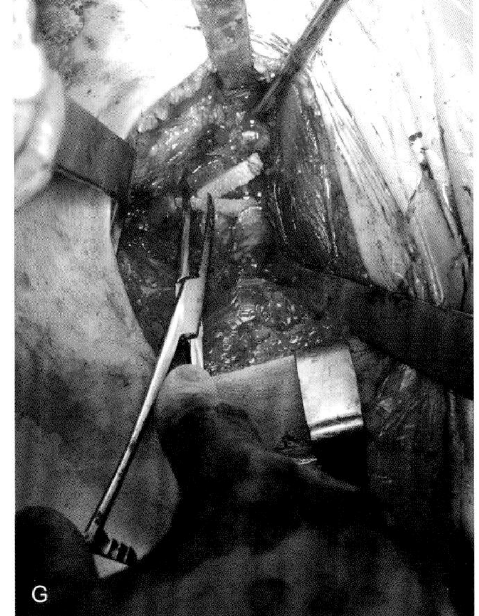

图 12-18　股骨颈前方开槽、股骨头打磨及股骨颈骨折不连接处植骨

A、B. 股骨颈前方开槽；C~F. 股骨头打磨及 C 臂机透视确定打磨深度；G. 股骨颈骨折不连接处植骨（开槽所取骨松质及人工骨植于骨折不连接处后侧、内侧及外侧）

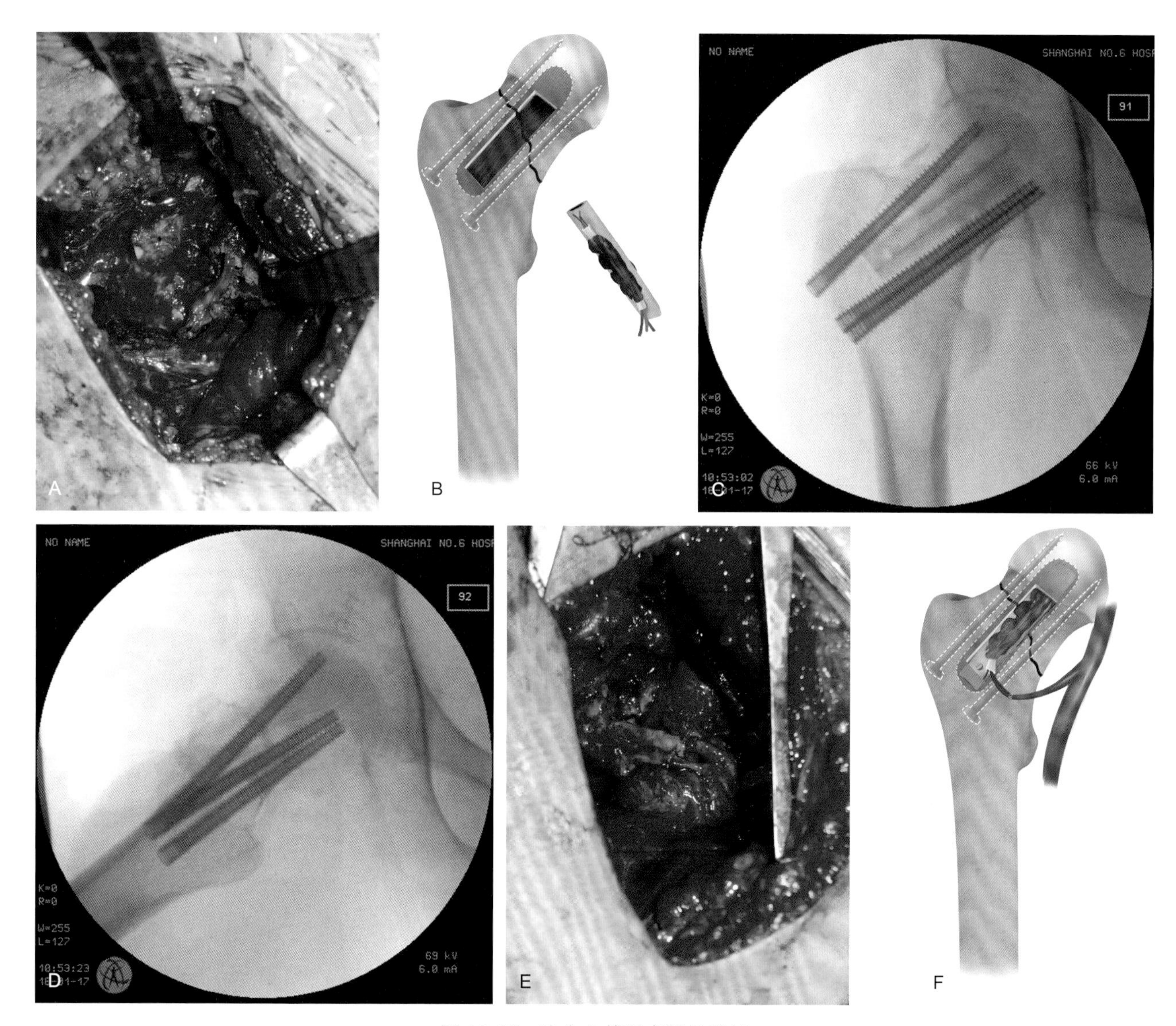

图 12-19　吻合血管游离腓骨移植

A~D. 带血管腓骨移植及移植完成后术中透视；E~F. 血管吻合完成后

2. **术后处理**　术后常规应用抗生素。抗凝与抗痉挛药物应用 5~7 天。术后第二天开始髋、膝关节主动及被动活动。术后每 3 个月复查骨盆正位、髋关节侧位及蛙式位片以评估骨不连愈合情况。术后 6~9 个月开始部分负重。

3. **并发症**　该手术并发症容易发生于学习曲线的早期阶段，主要与没有充分掌握手术要点、术中显露不充分有关。

（1）腓浅神经损伤：由于腓浅神经在腓骨内侧面紧贴腓骨，在切断腓骨长短肌时极易被损伤。预防要点在于紧贴腓骨切断腓骨长短肌在腓骨附着部。

（2）股外侧皮神经损伤：前侧入路沿阔筋膜张肌和缝匠肌间隙分离，靠近股外侧皮神经，而且该神经与阔筋膜张肌和腹股沟韧带的解剖关系存在多种变异，因此术中有可能被损伤。多数患者为一过性神经麻痹，3 个月内可逐渐恢复。神经损伤与切口位置、皮下组织分离及切口缝合时过深或过紧等因素有关。

（五）改良吻合血管游离腓骨移植结合锁定接骨板固定

该术式适用于特殊及复杂类型股骨颈骨折不连接，以及股骨颈骨折不连接合并早期股骨头坏死患者，主要包括：股骨颈骨折不连接在翻修后无足够空间重新置入空心加压螺钉，股骨颈骨折不连接既往有翻修术病史，以及前两类合并早期股骨头坏死患者。

采用锁定接骨板（一般是股骨远端LISS倒置）固定，其与空心加压螺钉固定步骤的不同在于：将髋关节原外侧切口向近、远端适当延长，近端延长至大转子尖处，远端延长至合适长度以便置入接骨板，切开皮肤、皮下组织及阔筋膜，将股外侧肌牵向前内侧，将对侧股骨远端LISS倒置贴附股骨近端，并且接骨板近端尽可能偏向近端及后侧。这样，一是在骨折不连接近端有尽可能多的螺钉固定；二是在股骨颈前方预留足够空间植入带血管蒂腓骨。其余步骤与空心加压螺钉固定基本相同（图12-20）。

四、小结

虽然股骨转子下外展截骨完美解决了股骨颈骨折不连接的力学问题，但是其属于病灶旁截骨术，并未解决“病灶”（骨不连接处）的生物学问题。除此之外，由于改变了髋关节本身解剖结构，其所导致股骨头血供改变、步态改变以及为后期髋关节置换所带来的困难是不容忽视的问题。LeCroy CM

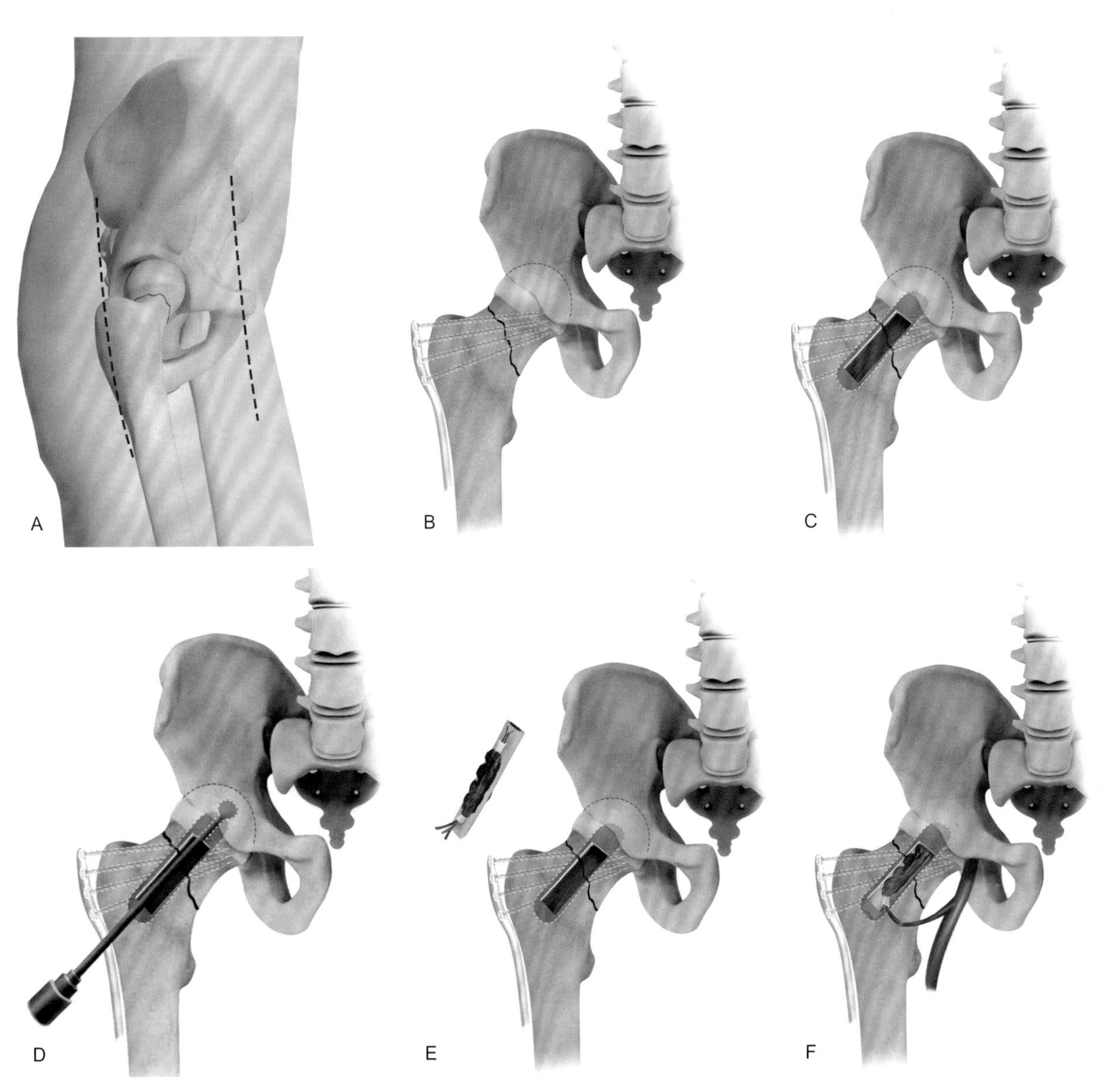

图12-20 吻合血管游离腓骨移植结合锁定接骨板翻修股骨颈骨折不连接示意图

A. 切口示意图；B. 重新复位骨折不连接并以锁定接骨板固定；C. 股骨颈前方开槽；D. 打磨股骨头；E. 带血管蒂腓骨移植；F. 血管吻合

等的方法虽然从生物学和力学两个角度解决股骨颈骨折不连接，但是存在不能在直视下对骨折不连接处彻底清创；外侧骨隧道无法避免血管受压；无法避免软组织对骨折愈合影响的缺点。我们的方法优点在于骨折不连处清创及复位均可在直视下进行；髋关节前侧切口可在直视下吻合血管并避免了对血管吻合口压迫；股骨颈前方开槽避免了软组织对骨愈合的影响；带血管骨移植在改善骨折不连接处血供同时也改善了股骨头血供。然而，该方法缺点主要是手术技术要求高，手术方式复杂，对创伤骨科及显微外科技术均有较高要求，学习曲线长。除此之外，我们在部分锁定接骨板固定患者随访中发现，其颈干角随着负重会出现再次减小，这可能与该接骨板不是股骨近端骨折固定专用接骨板有关，或者是与股骨距缺乏支撑有关，因此需要进一步改进该接骨板设计，并尽可能将带血管腓骨移植于股骨距处以利于对股骨距的支撑。

五、典型病例

【病例 1】

患者女性，15 岁。2010 年 1 月因车祸致右股骨颈骨折（Garden Ⅳ型）及左内踝骨折，外院行左股骨颈骨折闭合复位、两枚空心钉固定及左内踝切开复位内固定。2010 年末至手术医院复诊拆除左内踝内固定，同时发现左股骨颈骨不连，予 DHS 更换固定翻修。2011 年 7 月至本院就诊，X 线及 CT 示“左股骨颈骨折不连接，股骨头坏死可能”。

患者于全麻下行左股骨颈骨折不连接翻修（LISS 固定）+ 吻合血管游离腓骨移植术，术后 6 个月骨折不连接愈合，2013 年 1 月拆除内固定，2014 年 7 月随访 MRI 未发现股骨头坏死，髋关节无疼痛，Harris 评分 98 分（图 12-21）。

【病例 2】

患者女性，14 岁。2011 年 10 月因“外伤致右髋疼痛、活动受限及跛行”，外院就诊摄片示右髋关节化脓性关节炎，在当地行髋关节穿刺抽取积液，具体培养结果不详，行抗感染及消炎治疗。2012 年 3 月外院行 X 线及 MRI 检查提示“右股骨颈骨折”，未治疗；2012 年 7 月我院门诊就诊摄片示“右股骨颈陈旧性骨折，骨折不连接”。

患者于全麻下行左股骨颈陈旧骨折、骨不连切开复位内固定（3 枚空心钉固定）+ 吻合血管游离腓骨移植术，术后两年随访股骨颈陈旧骨折不连接愈合，髋关节无疼痛，Harris 评分 96 分（图 12-22）。

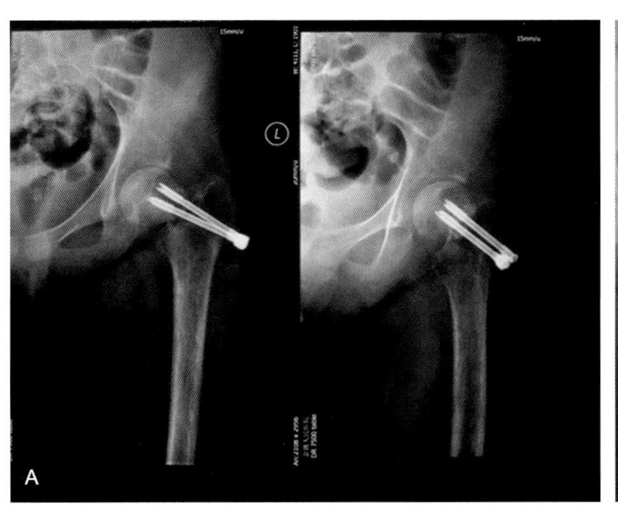

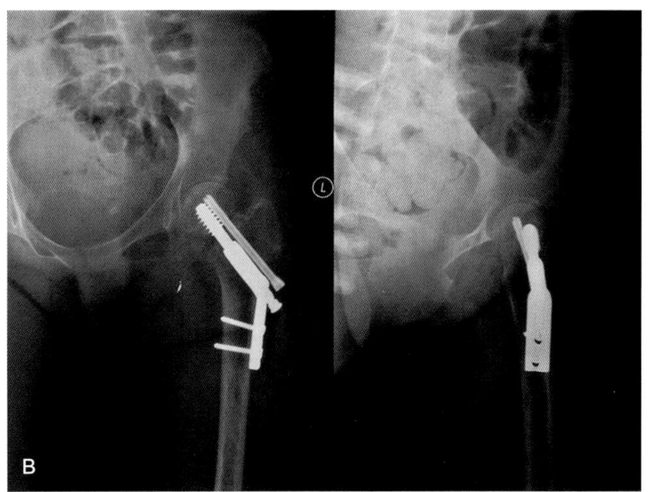

图 12-21 典型病例 1，患者术前和随访影像以及术后功能

A. 患者女性，15 岁，车祸伤致左股骨颈骨折，外院行空心钉固定；B. 初次术后骨不连，外院行 DHS 翻修；

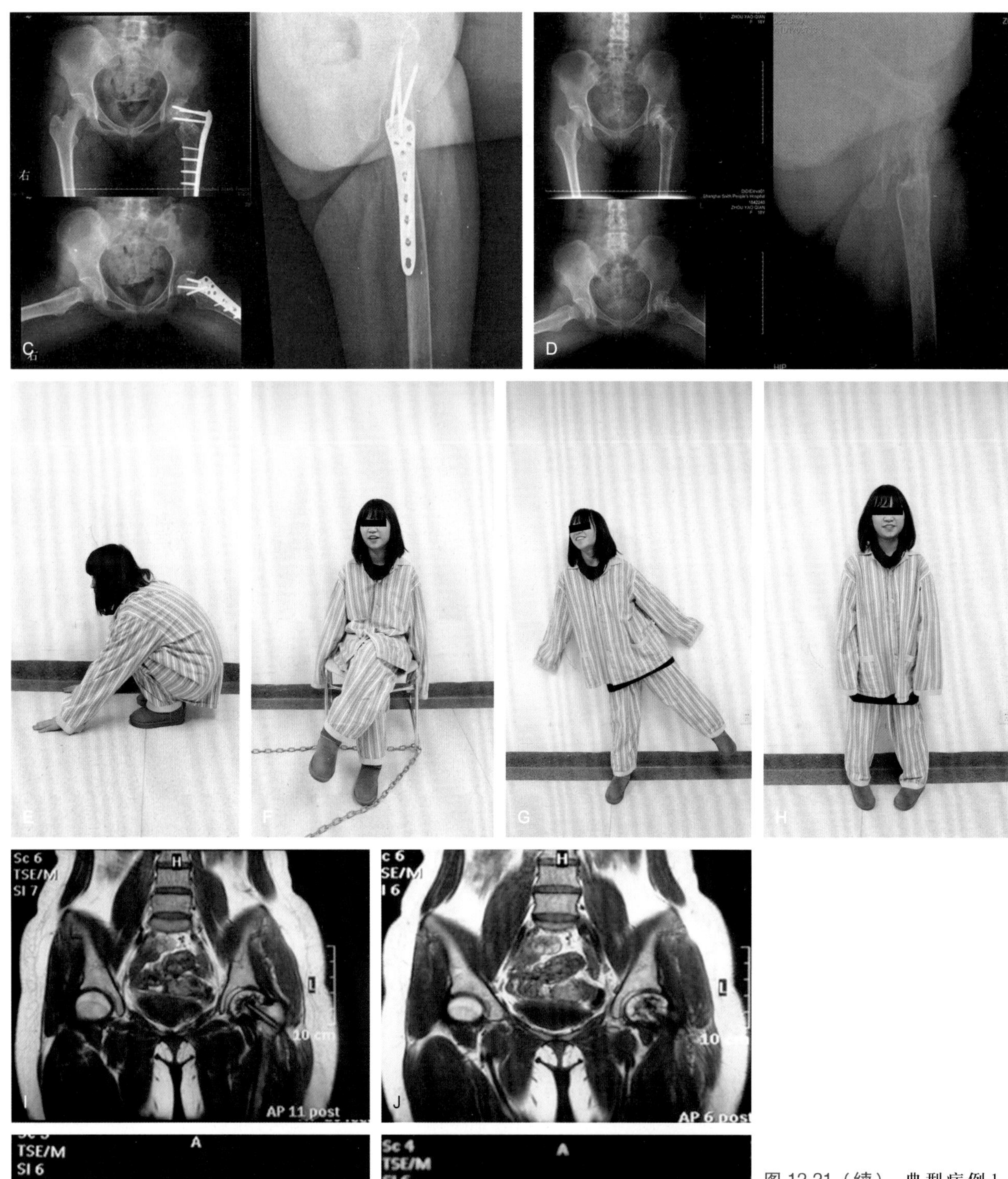

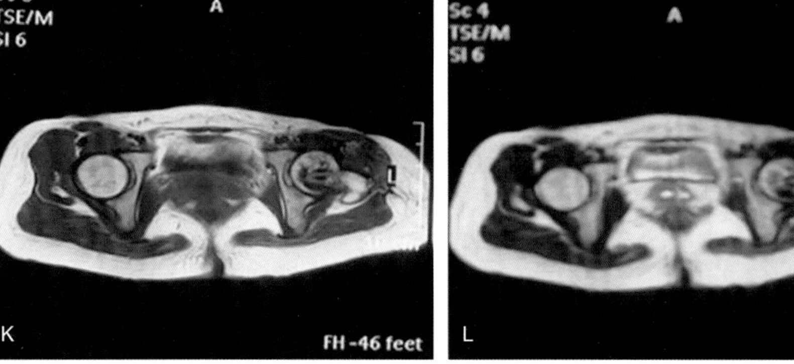

图 12-21（续）　典型病例 1，患者术前和随访影像以及术后功能

C. 倒置 LISS 联合改良吻合血管游离腓骨移植翻修后 6 个月，股骨颈骨不连愈合；D. 内固定取出后；术后 28 个月髋关节屈曲（E）、外旋（F）、外展（G）及内旋（H）；Harris 评分 98 分；I~L. 术后 36 个月 MRI 示无股骨头坏死

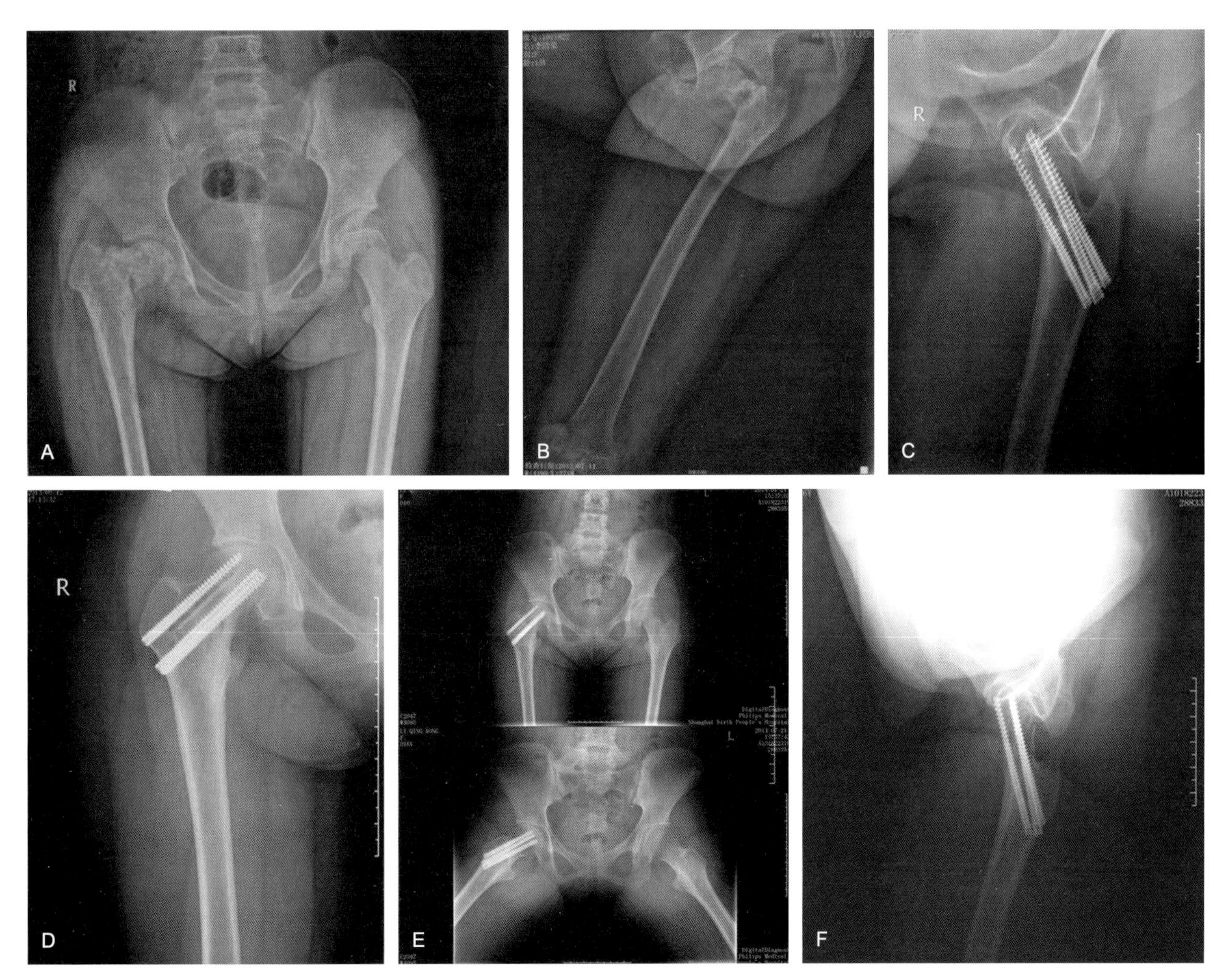

图 12-22 典型病例 2，患者术前和随访影像

A、B. 患者女性，14 岁，外伤致左股骨颈陈旧骨折，术前 X 线片；C、D. 术后 1 年随访提示骨折不连接愈合；E、F. 术后 2 年随访股骨头无坏死，髋关节无疼痛，Harris 评分 96 分

（张 伟 林 森）

参考文献

[1] Samsami S, Saberi S, Sadighi S, et al. Comparison of three fixation methods for femoral neck fracture in young adults: experimental and numerical investigations[J]. J Med Biol Eng, 2015, 35(5): 566-579.

[2] Zhang B, Liu J, Zhang W, et al. A new configuration of cannulated screw fixation in the treatment of vertical femoral neck fractures[J]. Int Orthop, 2018: 1-7.

[3] Wang W, Wei J, Xu Z, et al. Open reduction and closed reduction internal fixation in treatment of femoral neck fractures: a meta-analysis[J]. BMC Musculoskelet Disord, 2014, 15: 167.

[4] Florschutz A V, Langford J R, Haidukewych G J, et al. Femoral neck fractures: current management[J]. J Orthop Trauma, 2015, 29(3): 121-129.

[5] Zhang Y L, Zhang W, Zhang C Q. A new angle and its relationship with early fixation failure of femoral neck fractures treated with three cannulated compression screws[J]. Orthop Traumatol Surg Res, 2017, 103(2): 229-234.

[6] Gao Y S, Zhu Z H, Zhang C Q. Simultaneous bilateral fractures of the femoral neck caused by high energy: a case report and literature review[J]. Chin J Traumatol, 2015, 18(5): 304-306.

[7] Papakostidis C, Panagiotopoulos A, Piccioli A, et al. Timing of internal fixation of femoral neck fractures. A systematic review and meta-analysis of the final outcome[J]. Injury, 2015; 459-466.

[8] Shukla R, Singh M, Jain RK, et al. Functional outcome of bipolar prosthesis versus total hip replacement in the treatment of femoral

neck fracture in elderly patients[J]. Malays Orthop J, 2017: 1-5.
[9] Ye Y, Hao J, Mauffrey C, et al. Optimizing stability in femoral neck fracture fixation[J]. Orthopedics, 2015, 625-630.
[10] Panteli M, Rodham P, Giannoudis P V. Biomechanical rationale for implant choices in femoral neck fracture fixation in the non-elderly[J]. Injury, 2015, 46(3): 445-452.
[11] Della Rocca G J. Gaps and opportunities in the management of the young femoral neck fracture[J]. Injury, 2015, 46(3): 515-518.
[12] Ye C Y, Liu A, Xu M Y, et al. Arthroplasty versus internal fixation for displaced intracapsular femoral neck fracture in the elderly: systematic review and meta-analysis of short- and long-term effectiveness[J]. Chin Med J (Engl), 2016, 129(21): 2630-2638.
[13] Yu X, Pang Q J, Chen X J. Clinical results of femoral head fracture-dislocation treated according to the Pipkin classification[J]. Pak J Med Sci, 2017, 33(3): 650-653.
[14] Hafez M A, Hamza H. Is fixation an option for comminuted femoral head fracture? [J]. Ann Transl Med, 2015, 3(14): 203.
[15] Park K S, Lee K B, Na B R, et al. Clinical and radiographic outcomes of femoral head fractures: excision vs. fixation of fragment in Pipkin type I: what is the optimal choice for femoral head fracture? [J]. J Orthop Sci, 2015, 20(4): 702-707.
[16] Gulati Y, Tanwar Y, Jaiswal A, et al. Ipsilateral intertrochantric and femoral head fracture without dislocation of the hip. Potentially misleading radiograph: a case report and review of literature[J]. Pol Orthop Traumatol, 2014, 79: 77-81.
[17] Lu-Yao G L, Keller R B, Littenberg B, et al. Outcomes after displaced fractures of the femoral neck: A meta-analysis of one hundred and six published reports[J]. J Bone Joint Surg Am, 1994;76: 15-23.
[18] Hartford J, Patel A, Powell J. Intertrochanteric osteotomy using a dynamic hip screw for femoral neck nonunion[J]. J Orthop Trauma, 2005;19: 329-333.
[19] Said G Z, Farouk O, Said H G Z. Valgus intertrochanteric osteotomy with single-angled 130 degrees plate fixation for fractures and non-unions of the femoral neck[J]. Int Orthop, 2010;34: 1291-1295.
[20] Schoenfeld A J, Vrabec G A. Valgus osteotomy of the proximal femur with sliding hip screw for the treatment of femoral neck nonunions: the technique, a case series, and literature review[J]. J Orthop Trauma, 2006;20: 485-491.
[21] LeCroy C M, Rizzo M, Gunneson E E, et al. Free vascularized fibular bone grafting in the management of femoral neck nonunion in patients younger than fifty years[J]. J Orthop Trauma, 2002;16: 464-472.
[22] Xu J, Zhang C Q, Zhang K G, et al. Modified free vascularized fibular grafting for the treatment of femoral neck nonunion[J]. J Orthop Trauma, 2010;24: 230-235.
[23] Zhou F, Zhang Z S, Yang H, et al. Less invasive stabilization system (LISS) versus proximal femoral nail anti-rotation (PFNA) in treating proximal femoral fractures: a prospective randomized study[J]. J Orthop Trauma, 2012;26: 155-162.
[24] Lin S, Jin D X, Zhang C Q. Combination of modified free vascularized fibular grafting and reverse Less Invasive Stabilization System (LISS) for the management of femoral neck nonunion in patients thirty years of age or younger[J]. Injury, 2015;46: 1551-1556.

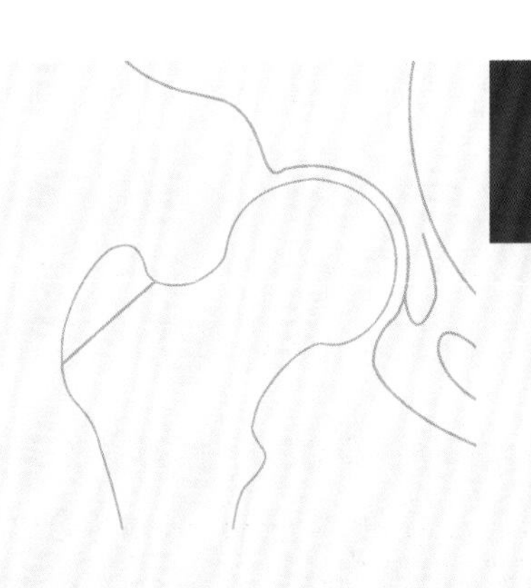

第十三章

发育性髋关节发育不良

发育性髋关节发育不良（developmental dysplasia of the hip，DDH）是指由于先天性髋臼发育缺陷造成髋臼对股骨头的覆盖不良，导致长期生物力学的异常而逐渐出现股骨头半脱位、负重区软骨退变及股骨头局灶性坏死、严重骨性关节炎的一种常见疾病。

DDH 的发病率世界各地有较明显的差别，我国并没有完整的统计资料，估计新生儿的发病率大概为 1‰，约 20% 的患者有家族史。DDH 的发病率以女性患者占绝对优势，我国统计男女性患病比率为 1:4.75。地区与种族的发病率有很大差别，可能与遗传因素、环境影响和生活习惯有关。

手术治疗的主要目的是减轻疼痛、矫正髋臼的形态和恢复髋臼、股骨近端相对正常的解剖结构，处理盂唇撕裂和软骨损害等相关病变，解除股骨头颈交界部与髋臼边缘之间的异常接触和撞击，改善髋关节功能，阻止或延缓骨性关节炎的发展。在众多的保髋术式中，由瑞士伯尔尼大学附属医院 Ganz 等报道的髋臼周围截骨术（periacetabular osteotomy，PAO）已得到大家的广泛认可，成为目前成人 DDH 外科保髋治疗的主流术式，也是本章重点介绍的手术方法。该术式能够有效增加股骨头覆盖和改善髋臼与股骨头的吻合度，从而延缓甚至阻止 DDH 向继发性骨性关节炎的进展。多家临床医学中心相继报道的中长期临床随访结果令人满意。其中，据瑞士伯尔尼大学附属医院报道其最初所做的 63 例患者 75 髋中，平均 20 年的生存率为 60%，平均 30 年的生存率为 29%。

第一节　DDH 的病理和分型

一、病理

DDH 患者存在实质性的骨性与软组织结构畸形，表现在髋臼外上方和前方缺损，髋臼变浅，髋关节中心外移，髋臼和股骨关节面对合关系不正常，容易导致髋关节不稳定、关节局部负荷过度集中、撞击或者几种情况同时并存，这些情况都会导致关节软骨过早退变而继发骨性关节炎。

1. 髋臼侧病变　主要包括髋臼前后倾角的异常；髋臼外翻角增大；髋关节旋转中心外移；髋臼变浅对股骨头覆盖不足。由于髋臼覆盖不良和关节不稳定，成人 DDH 患者盂唇的典型表现是增生肥大，有时可见盂唇囊肿。在负重时盂唇常被关节面挤压而发生撕裂和翻转，造成其下方关节软骨退化，引发髋关节疼痛、弹响和退行性变，有症状的 DDH 患者中约 90% 存在盂唇损伤。

2. 股骨侧病变　主要包括股骨头形状及大小的变化；股骨颈前倾角增大，甚至超过 60° 以上；偏心距减小；颈干角增大；大转子上移等。

二、分型

主要适用于行人工髋关节置换术的患者，目前针对适用于保髋手术患者的分类方法缺失，需要进一步关注。

1. Crowe 分型　根据 X 线片测量股骨头移位距离与股骨头及骨盆高度的比例将 DDH 分为 4 型。Ⅰ型：股骨头移位占股骨头高度不到 50%，或骨盆高度不到 10%（图 13-1）；Ⅱ型：股骨头移位占股骨头高度的 50%~75%，或骨盆高度的 10%~15%（图 13-2）；Ⅲ型：股骨头移位占股骨头高度的 75%~100%，或骨盆高度的 15%~20%（图 13-3）；Ⅳ型：股骨头移位超过股骨头高度的 100%，或骨盆高度的 20%（图 13-4）。

2. Hartofilakidis 分型　将 DDH 分为三型，在临床上较为常用。Ⅰ型：发育不良，虽有不同程度的不全脱位，但股骨头仍包含在真臼中；Ⅱ型：低位脱位，股骨头已位于假臼中，但假臼仍有部分与真臼相接，术中真臼很容易被忽略；Ⅲ型：高位脱位，股骨头向后上方移位，假臼位于真臼后上方髂骨翼上且真假臼不相接。

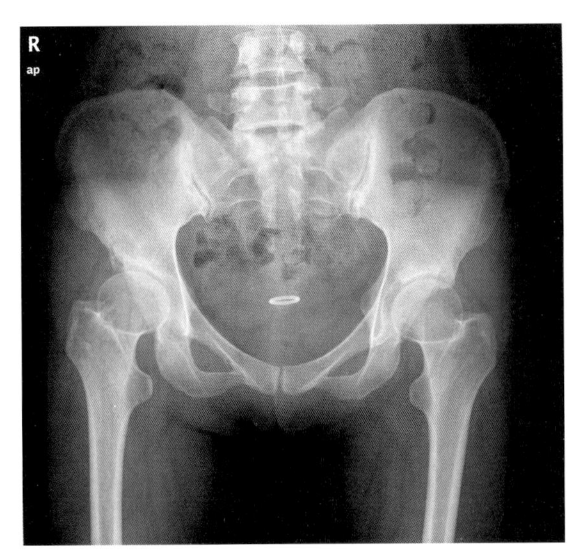

图 13-1　右髋 DDH，Crowe Ⅰ型

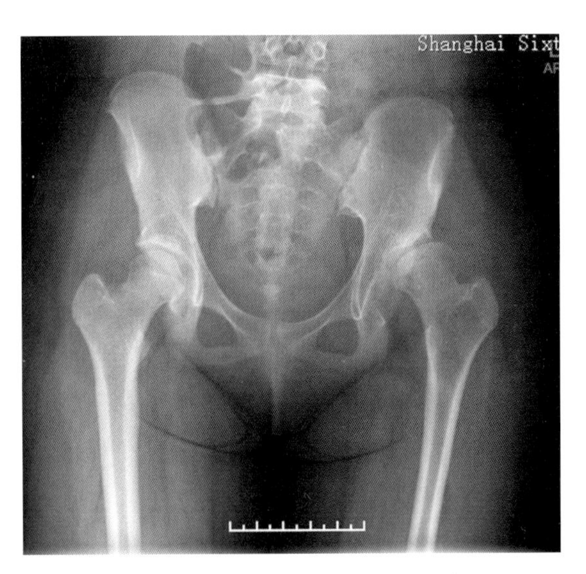

图 13-2　左髋 DDH，Crowe Ⅱ型

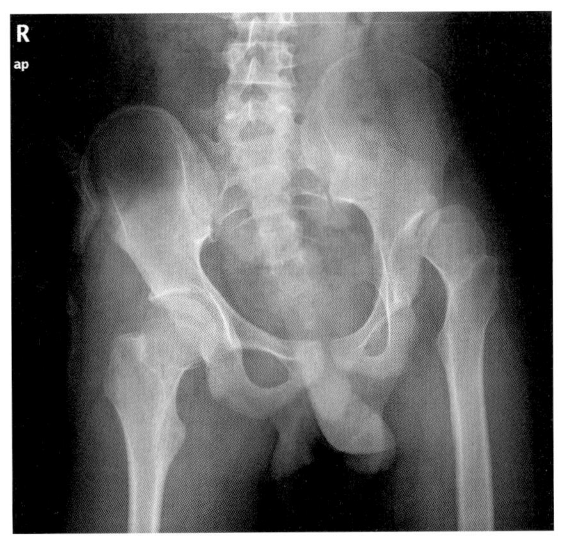

图 13-3　左髋 DDH，Crowe Ⅲ型

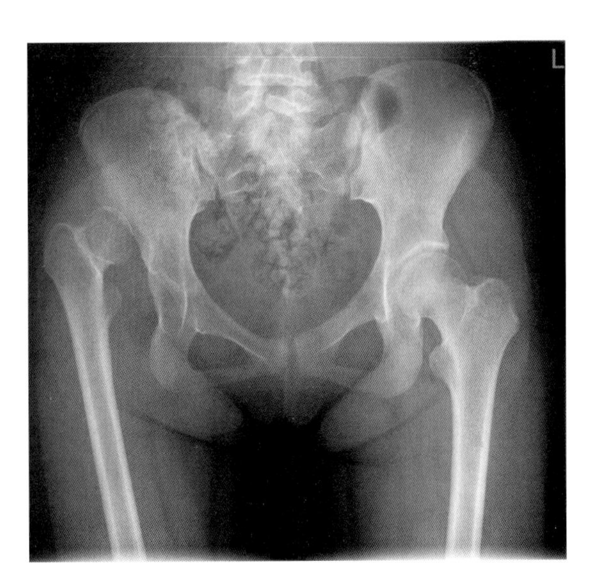

图 13-4　右髋 DDH，Crowe Ⅳ型

第二节　DDH 的临床表现

一、症状

DDH 患者在早期无明显的症状，随着时间的推移，多数患者在 20~40 岁会产生症状。初期表现为髋部的酸胀不适，久站或长时间行走后加重，休息后有所好转；之后逐步出现髋部疼痛，以大腿根部、腹股沟区为主。早期髋关节活动无明显受限。值得注意的是，髋关节出现疼痛往往意味着髋关节软骨已经发生了损伤；髋关节疼痛的严重程度与关节软骨损伤的程度和范围有一定的关系；随着病情的发展，髋关节的疼痛进一步加重，髋关节的活动受到明显影响，患者往往要借助于拐杖或者止痛药物才能行走。

二、体征

体格检查包括对站姿、步态、肢体长度、肌力和关节活动度的全面评估。合并关节内病变的患者站立时会表现出髋关节屈曲畸形和防痛步态，表现为站立期缩短和步长缩短。股骨颈前倾角的增加往往表现为髋关节内旋角度增加。如果内旋角度变小，髋关节往往已经出现继发性骨性关节炎。Trendelenburg 试验阳性。股骨髋臼撞击试验阳性表明存在骨性异常且伴有盂唇损伤，典型疼痛位于腹股沟区域。髋关节滚动试验阳性提示髋关节存在关节内病变。

第三节　DDH 的影像学检查

一、X 线平片

1. 骨盆正位　可以明确 DDH 的诊断及其严重程度（图 13-5）。

（1）中心边缘角（CE 角）：股骨头中心点到髋臼外侧缘的连线与通过股骨头中心点垂线的夹角。正常情况下，CE 角 >25°，临界值为 20°<CE 角 <25°，即 CE 角 <20° 可以诊断。

（2）Tönnis 角：髋臼负重区的倾斜角，正常髋关节中，这个角度应该小于 10°。

（3）髋臼前后倾：观察髋臼的前缘和后缘。如果前缘跨过后缘，即显示有交叉征，表明髋臼存在后倾。

（4）Shenton 线：正常闭孔上缘弧形线与股骨颈内侧弧形线相连在一个抛物线上，如果不连续表明继发于髋关节发育不良引起的半脱位。

（5）如果髋臼边缘存在骨折表示此处有应力集中。

（6）髋关节间隙大小可以用来评估关节软骨退变的程度。

2. 骨盆蛙式位　患者仰卧于摄影台上，双髋和双膝弯曲，两足内缘并拢，双下肢分开外旋与台面呈 30°，中心线对准耻骨联合上方 5 cm 处垂直射入。常用于观察双侧髋关节的对合、复位和覆盖情况，同时可以观察股骨头的病变、股骨颈部的骨质及有无发育畸形等（图 13-6）。

3. 假斜位　患者站立、患髋靠着 X 线片盒，骨盆旋转至与片盒呈 65°，但同侧的足仍然与片盒平

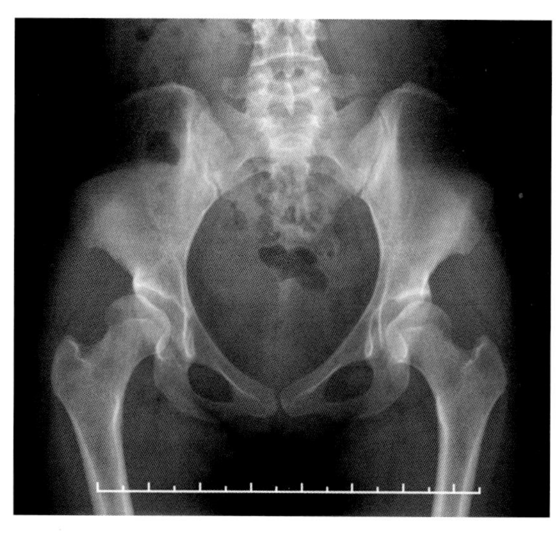

图 13-5　骨盆正位 X 线片，双侧 DDH

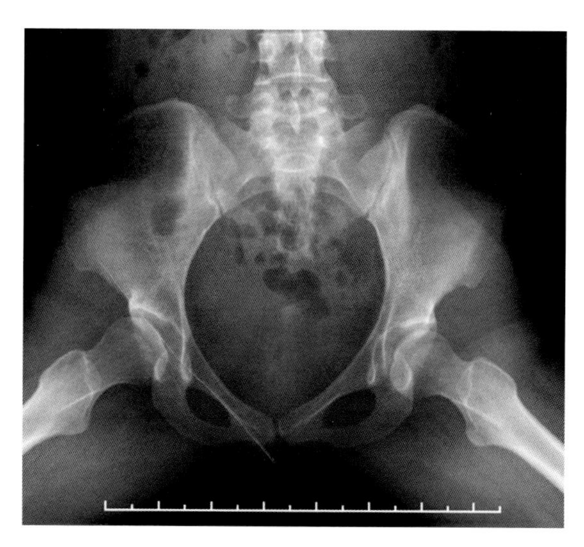

图 13-6　骨盆蛙式位 X 线片，双侧 DDH

行。可以用来评估股骨头前方的覆盖。前中心边缘角：股骨头中心点到髋臼前缘的连线与通过股骨头中心点垂线之间的夹角。正常情况下此角应大于 25°。

4. 外展功能位　髋关节置于最大外展的位置，可以用来模拟截骨需要纠正的角度，观察髋关节的对合、复位和覆盖情况。

二、CT 检查

CT 能够在三维空间观察髋臼和股骨头在冠状面、矢状面和横断面的变化（图 13-7）。CT 测量股骨颈前倾角既简便又准确，将股骨内外髁中点连线与股骨颈纵轴线重叠后的夹角即为股骨颈的前倾角，正常成人为 10°~15°。三维（3D）CT 可清晰地显示髋臼和股骨头以及周围组织的各种病理改变，作为术前评估和术后评价方法均优于其他检查方法，并能进行手术模拟，为制订个性化治疗方案提供帮助。

三、磁共振检查

磁共振成像（magnetic resonance image，MRI）具有较高的组织分辨率，同时可多参数成像，对显示关节复杂的三维结构及组织层次具有明显的优势；磁共振血管成像（magnetic resonance angiography，MRA）是使血管成像的磁共振技术，一般无须注射造影剂即可实现血管造影，从而可多角度观察血管。MRI 和 MRA 是目前诊断关节软骨损伤及软组织病变的最佳影像手段。目前临床上常用的检查方法包括常规髋关节 MRI、静脉增强髋关节 MRA（间接造影）、直接髋关节 MRA（直接造影）检查。对三者的比较研究发现，直接髋关节 MRA 具有明显优势，在诊断的可靠性与准确性上远高于其他两者。因此，除了常规髋关节 MRI 外，我们对 DDH 患者常采用 B 超引导下直接髋关节 MRA 来诊断关节内的病变（图 13-8）；通常注入 0.8%~1% 的钆喷酸葡胺 15~20 ml，造影剂的存在使得关节内组织结构对比明显，诊断更为准确可靠。

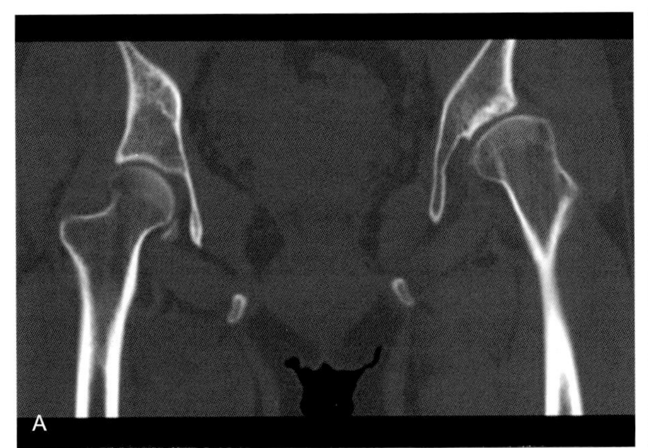

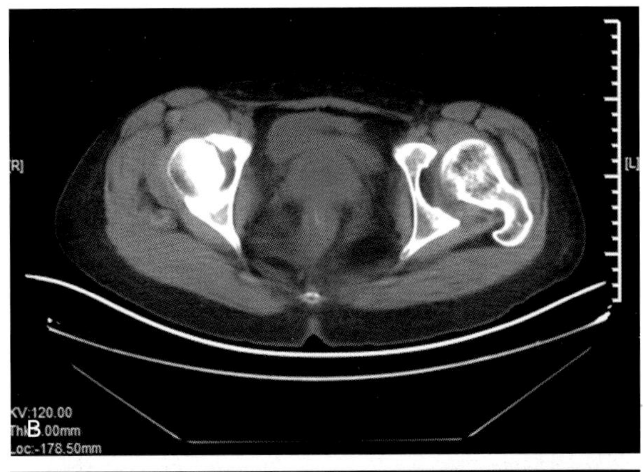

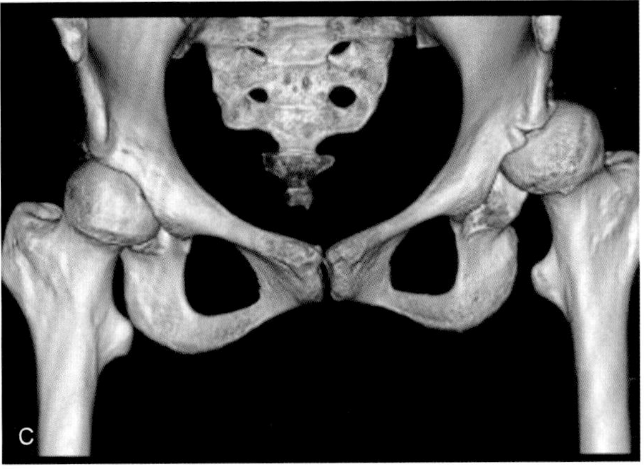

图 13-7　髋关节 CT 扫描，左侧为 DDH
A. 冠状面；B. 横断面；C. 三维重建

DDH患者常伴有髋臼唇盂损伤与软骨损伤，MRI和MRA的应用可以帮助分析髋臼盂唇形态结构以及与异常应力相关的影像学特征（如软骨的病变等），可以明确病变的特性，为切开手术或关节镜手术提供了可靠依据，为病变在术中的定位提供可靠的参考价值，也可以用于评估手术效果与预后。

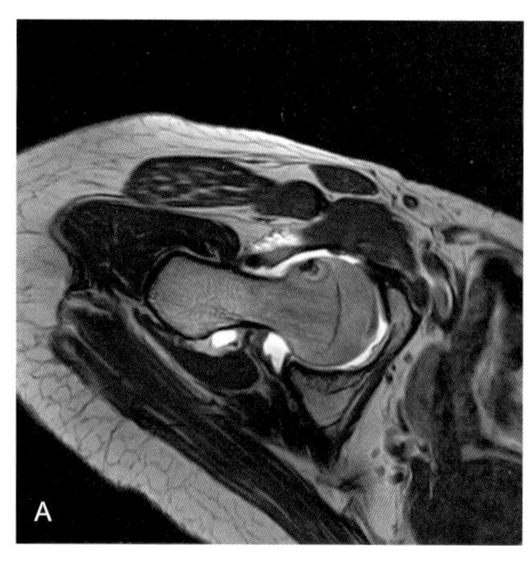

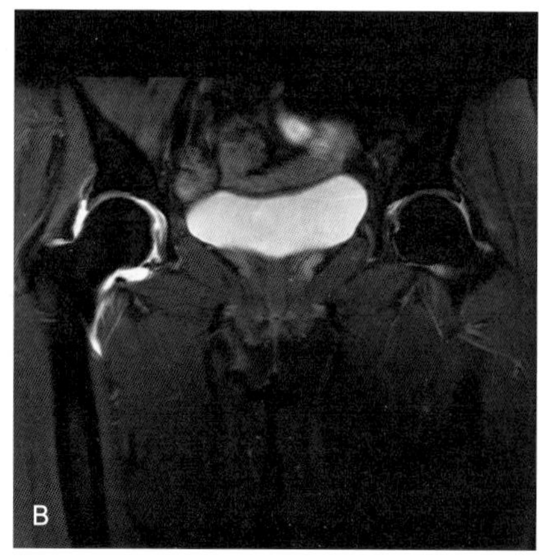

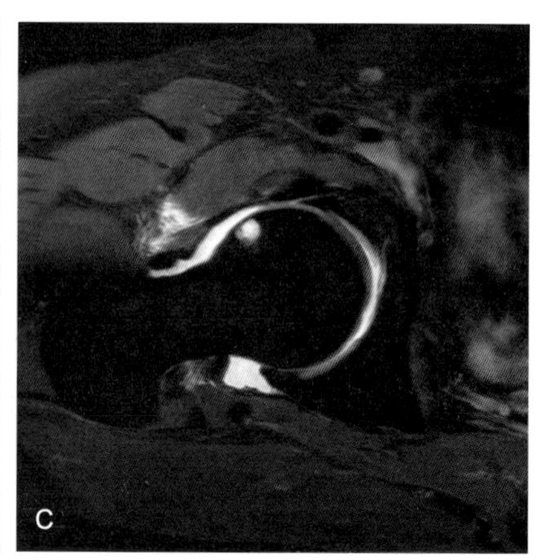

图 13-8 右侧髋关节直接MRA扫描

A. 沿股骨颈长轴的横断面扫描；B. 沿股骨颈长轴的冠状面扫描；C. 沿盂唇的放射状扫描

第四节 成人DDH的治疗

没有疼痛的DDH患者无须手术治疗，但需定期进行随访，一旦出现髋部疼痛，特别是对伴有日常活动受限的患者，则需要手术治疗。手术治疗的主要目的是减轻疼痛；矫正髋臼的形态以及恢复髋臼、股骨近端相对正常的解剖结构；处理盂唇撕裂和软骨损害等相关病变；解除股骨头颈交界部与髋臼边缘之间的异常接触和撞击；改善髋关节功能、阻止或延缓骨性关节炎的发展。

一、成人DDH外科保髋治疗

外科手术方法较多，目前主流的术式为髋臼周围截骨术（periacetabular osteotomy，PAO），将会予以重点介绍；球形髋臼截骨术（spherical acetabular osteotomy，SAO）在日本较为流行；随着3D打印技术的普及与盛行，对于DDH伴有股骨头明显的增大畸形，我们也会采用3D打印模型导引下股骨头成形术与髋臼内截骨术进行治疗；有些DDH患者需要联合股骨近端截骨术（proximal femoral osteotomy，PFO）会取得更佳的疗效；对出现骨性关节炎的晚期患者一般选择行人工全髋关节置换术（total hip arthroplasty，THA）或者髋关节表面置换术（hip resurfacing arthroplasty，HRA）；髋关节融合术（hip arthrodesis）现已很少被使用。

二、髋臼周围截骨术

（一）手术适应证

有症状的DDH患者；无或者轻度的继发性骨性关节炎，即Tönnis骨性关节炎分期1~2期；中青年；关节活动度正常或基本正常；功能位X线片髋臼与股骨头的对应关系较好，或明显改善；股骨头变形不显著，或通过关节内手术能够改善股骨头的形态。

（二）手术禁忌证

中度以上的继发性骨性关节炎，即Tönnis骨性关节炎分期2期以上；老年人；髋关节变形严重；肥胖；关节活动严重受限；存在严重的合并症；依从性差等。

（三）术前计划

影像学资料评估下列内容：发育异常的角度及特征；恢复至Tönnis臼顶角正常、复位半脱位并改善稳定性需要矫正的角度与方向。行PAO时，股骨近端的发育异常可能也需要治疗。髋臼关节或者盂唇的损伤也应该考虑在手术方案中，为了远期效果，可经髋关节镜（在PAO前）或术中关节囊有限切开进行有效治疗；针对DDH患者的盂唇损伤进行单独的治疗是禁忌证。撕裂的臼唇经常与髋关节的其他异常有关，如股骨髋臼撞击综合征或者DDH，为了最佳治疗效果也需要矫正。为了术后功能活动做准备，术前需要指导患者部分负重的锻炼技巧。

（四）手术技术

1. 体位　患者仰卧于手术床上，患肢进行消毒及铺巾。向上至肋膈下缘；向后至少消毒至髂骨后1/3；向内侧过脐。

2. 入路　通常采用标准的前方Smith-Peterson手术切口与入路（图13-9）。笔者团队采用的切口与此略有不同，习惯于使用髂腹股沟切口（Bikini）（图13-10），此切口相对美观，但缺点在于坐骨前方截骨显露不充分，因此，我们常规加做大腿根部内侧辅助纵行手术切口以更好地显露坐骨（图13-11）。

3. 坐骨支显露及截骨　经大腿根部内侧辅助纵行手术切口，依次切开。长收肌是重要的标志，从其内侧缘深入，即长收肌与股薄肌间隙经短收肌、大收肌与耻骨肌间隙到达手术部位。使用Hohmann拉钩暴露坐骨支（图13-12），克氏针定位满意后

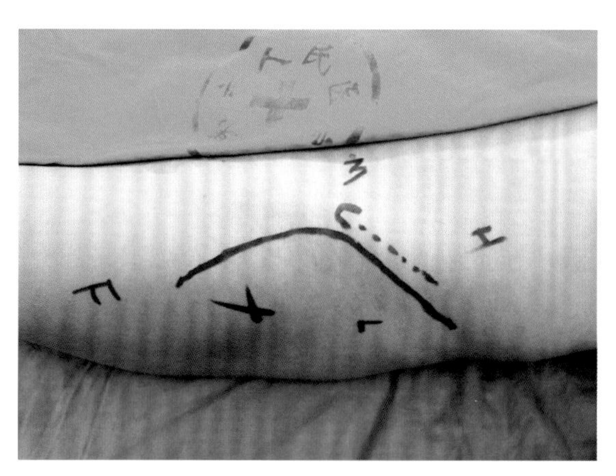

图13-9　左髋部Smith-Peterson入路手术切口示意图

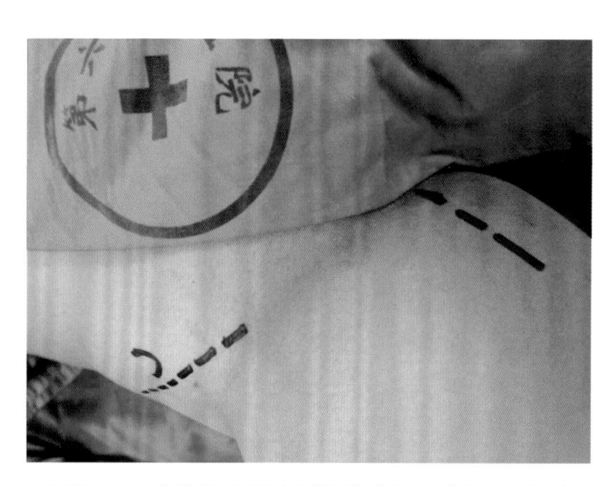

图13-11　右髋部大腿内侧辅助纵行手术切口示意图

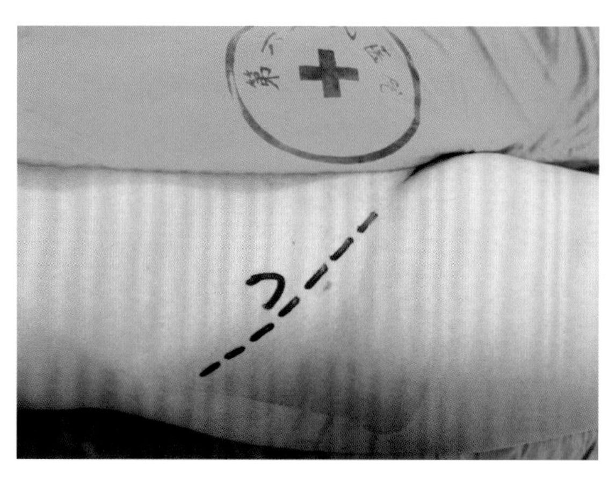

图13-10　右髋部髂腹股沟手术切口示意图

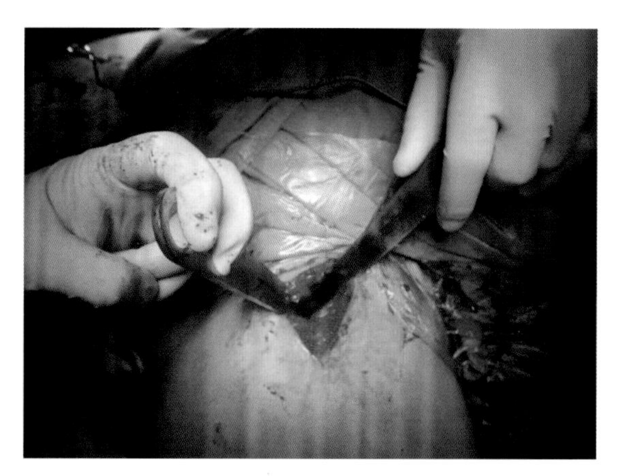

图13-12　右髋部经大腿根部内侧辅助纵行手术切口暴露坐骨支

（图 13-13），使用 30° 骨刀行坐骨支截骨（图 13-14）。透视确认截骨位置正确、深度满意（图 13-15），使用纱布暂时填塞切口。

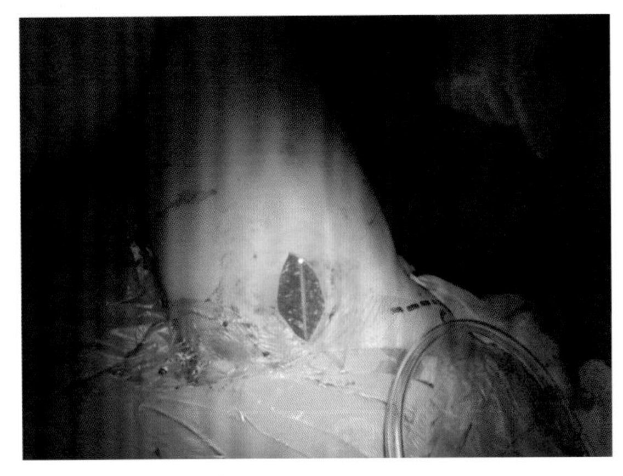

图 13-13 坐骨支打入克氏针定位

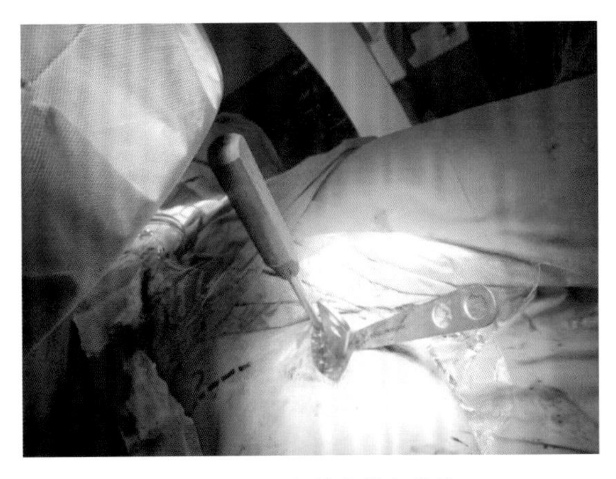

图 13-14 坐骨支前方截骨

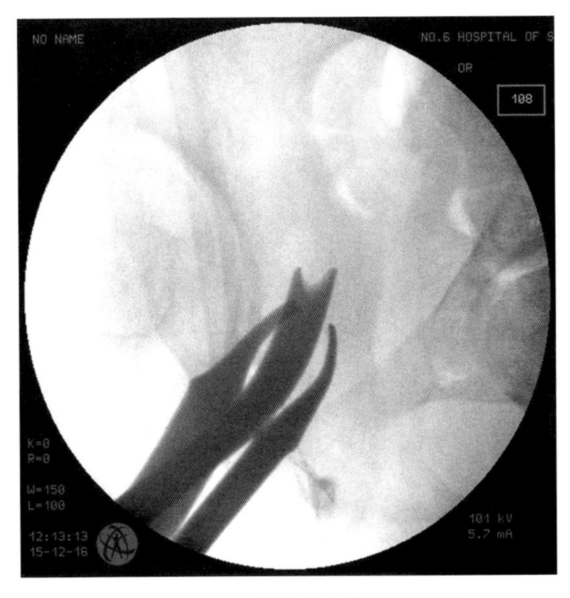

图 13-15 坐骨支前方截骨透视图

4. 髂腹股沟切口浅层分离 皮肤切开至皮下组织，显露腹外斜肌及臀中肌表面筋膜，向后切开至髂前上棘，沿两肌间隙进入。锐性切开髂嵴骨膜，骨膜下剥离髂骨内板，纱布填塞止血。进入阔筋膜张肌与缝匠肌间隔显露髂嵴骨膜，避免损伤股外侧皮神经。阔筋膜张肌从肌间隔及近端隔膜钝性分离，直到可触摸到髂前。

于髂前上棘处连同一薄骨片剥下缝匠肌，术后可原位缝合而不需要螺钉固定。也可使用 2.5 mm 钻头在髂前上棘周围钻孔，前部截骨截下一约 1 cm × 1 cm × 1 cm 的骨块，方便内侧显露及之后修补。

5. 深层分离 屈曲内收髋关节，方便骨盆内深部及耻骨上支显露。股直肌反折头从与直头连接处分离出来。股直肌直头和下面的关节囊髂肌一起分离并向内侧及远端反折，暴露出关节囊。髂肌、缝匠肌及腹部内脏牵向内侧。纵向切开腰肌鞘，向内侧牵开腰肌，显露出耻骨上支至髂耻隆起内侧。

6. 截骨 截骨的顺序通常为坐骨前方、耻骨上支、髋臼上髂骨、髋臼后柱截骨。

（1）坐骨前方截骨：如不采用大腿根部内侧辅助纵行手术切口时，坐骨的截骨方法为：打开内侧关节囊与髂腰肌肌腱间隙，用长柄 Mayo 剪扩大间隙，Lane 骨膜剥离器尖端插入髋臼下的坐骨骨突下。剪刀及骨剥的位置有利于术中透视确认位置。

髋关节屈曲 45°，轻度内收。30° 角度骨刀（20 mm）小心地插入上述内侧关节囊与髂腰肌肌腱间隙，其尖端放置在坐骨前侧髋臼下沟的上部，恰位于闭孔外肌肌腱的上方。靠近闭孔外肌肌腱近端放置以帮助保护附近的旋股内侧动脉。坐骨的内侧及外侧面应用骨刀轻柔地抵住，术中透视前后位及斜位以确认骨刀的位置（髋臼下唇下约 1 cm）（图 13-16）。骨刀向后方打入 15~20 mm 深，穿过坐骨的内外侧骨皮质。经外侧骨皮质坐骨截骨时，不能深入太多，因为附近就是坐骨神经。

（2）耻骨上支截骨：髋关节保持屈曲内收位，以放松髋关节前方软组织。髂腰肌肌腱及内侧结构轻柔地向内侧牵开。耻骨上支沿骨膜下剥离，两把 Hohmann 拉钩打入髂耻隆起内侧至少 1 cm 处以及耻骨上支的前后面（图 13-17），以保护闭孔神经和

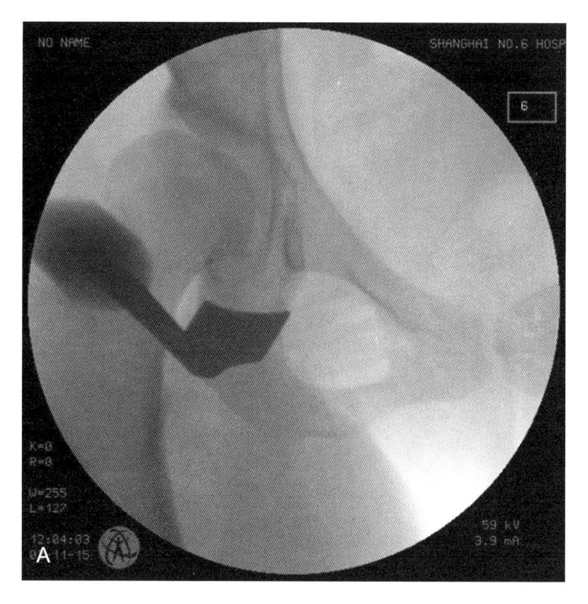

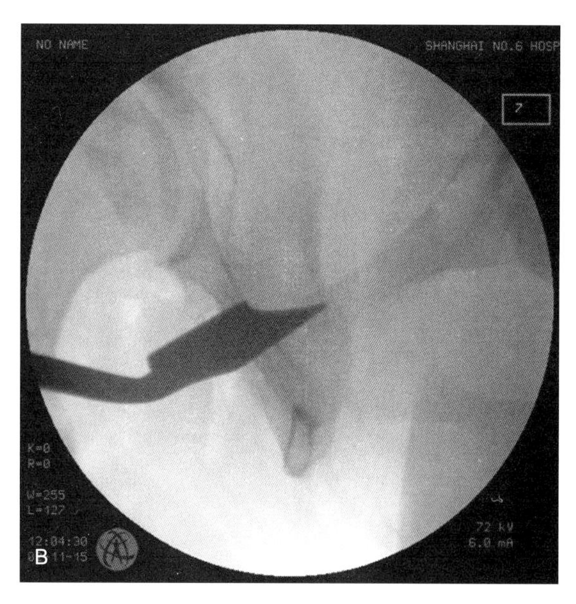

图 13-16　坐骨前方截骨术中透视图

术中透视确定截骨部位及方向。A. 前后位；B. 45° 斜位

血管。用克氏针定位（图 13-18）。术中透视前后位确定耻骨上支截骨部位及方向（图 13-19）。

从上方观察截骨垂直于耻骨支的长轴，但不能从前方观察从内远端向外近端截骨，可以使用 Gigli 线锯从拉钩周围向外锯，或使用骨刀由外向内截骨。截骨的关键是保证在髂耻隆起的内侧操作，以免进入髋臼内侧。

（3）髋臼上髂骨截骨：前外展肌的下方骨膜下行 1.5~2 mm 的小窗，恰在髂前上棘的远端，不干扰外展肌起点。髋关节轻度外展伸直位，用窄骨膜剥离器将骨膜向后坐骨大切迹方向剥离，但不进入大切迹。将窄长带尖的 Hohmann 拉钩放置在骨膜下小骨窗内，距骨盆内缘 1 cm 打入克氏针定

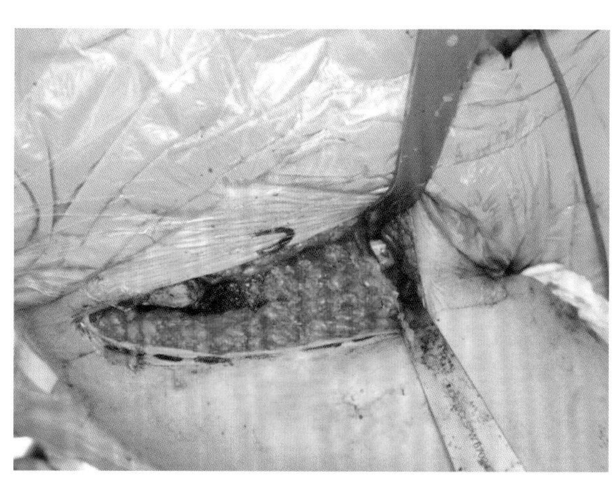

图 13-17　暴露耻骨上支

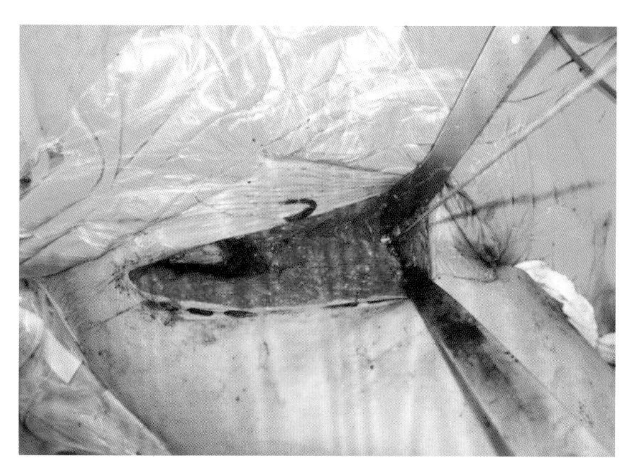

图 13-18　暴露耻骨上支，克氏针定位

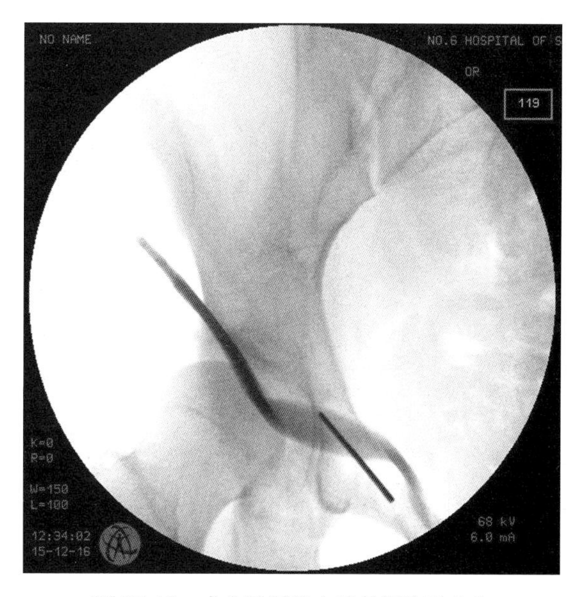

图 13-19　术中透视确定截骨部位及方向

位（图 13-20），透视下确认位置无误（图 13-21），从侧位像上观察 Hohmann 拉钩的尖端应顶在坐骨切迹的顶点。直视下摆锯截骨（图 13-22），与 Hohmann 拉钩一致方向，用生理盐水冲洗局部降温，一直截到髂耻线上方 1 cm（最好前侧至坐骨切迹）（图 13-23）。髂骨的截骨结束点正是髋臼周围截骨的后上角，这个角也是后柱截骨的开始点，位于坐骨切迹和后臼之间。在这一点上，髋臼骨块远端平行髂骨截骨线拧入 1 枚带 T 柄的 Schanz 钉，恰好位于髋臼顶上方。

(4) 后柱截骨：髋关节再次保持屈曲内收位，放松髋关节前方软组织。反转 Hohmann 拉钩尖端放置在坐骨棘。用 1.5 cm 宽的骨刀经内侧皮质截骨（图 13-24），向后达髂骨截骨面，经过髂耻线和内侧四边形骨板，在髂骨斜位片透视上平行于坐骨切迹的前缘，向坐骨棘方向（图 13-25）。

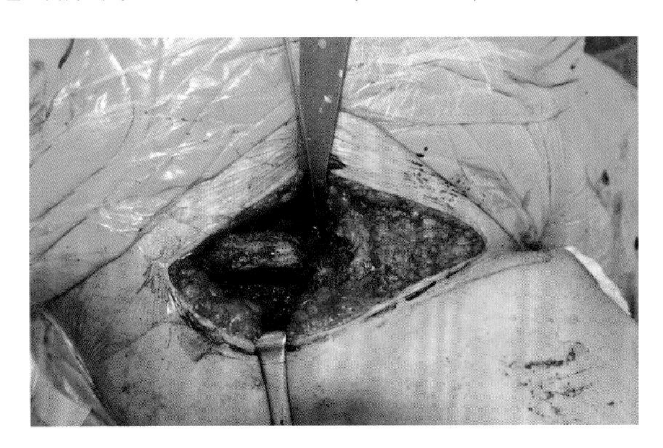

图 13-20 暴露髂骨，克氏针定位

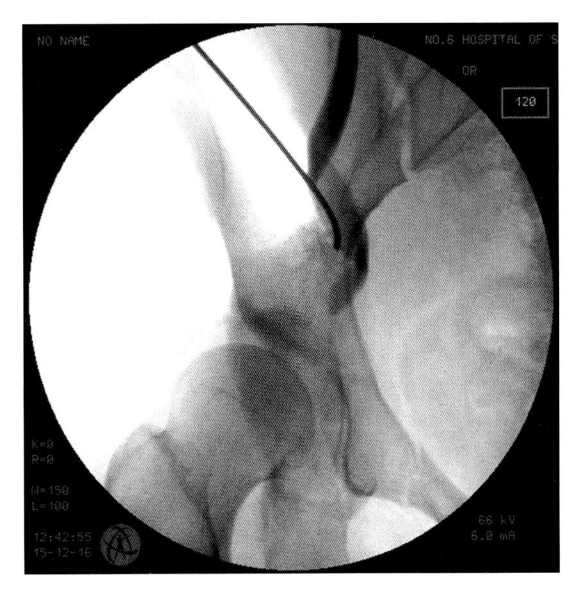

图 13-21 暴露髂骨，克氏针定位透视图

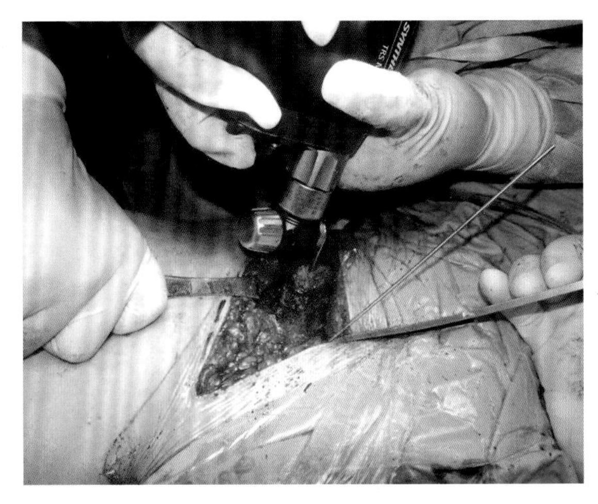

图 13-22 髋臼上髂骨截骨
Hohmann 拉钩暴露保护截骨内外侧

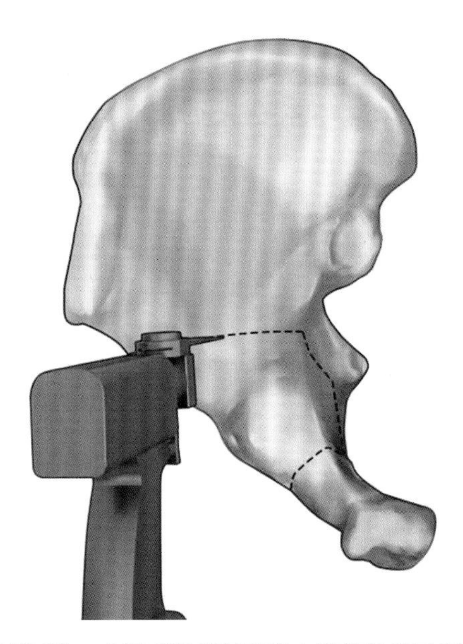

图 13-23 直视下摆锯行髋臼上髂骨截骨示意图

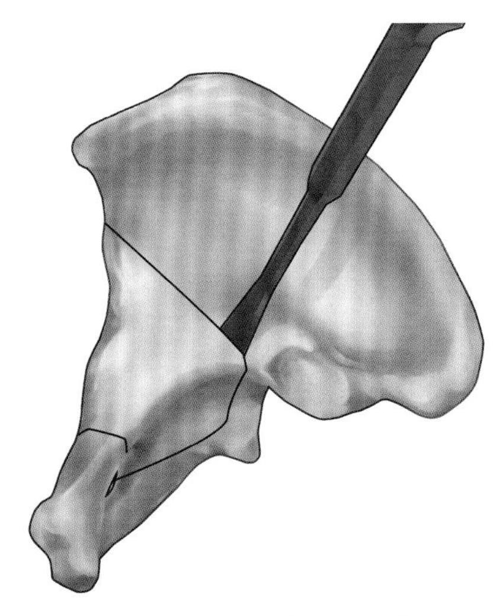

图 13-24 髋臼后柱截骨示意图

当完成最后的后下方臼下截骨时，必须在髂耻线下方至少 4 cm 处实施截骨，避免进入关节窝。后柱的截骨先从内侧开始，再经坐骨外侧壁完成。坐骨后柱较前部的坐骨要宽，如果从上向下观察，坐骨类似三柱体，最窄的顶端位于坐骨切迹的前缘。因此，骨刀不应该垂直中间的四边形的骨板。相反地，骨刀内侧边远离坐骨切迹方向倾斜 10°~15°。在一个真正的冠状面上，垂直于后柱的外侧皮质完成截骨。术中 X 线透视再次确认正确的截骨角度和部位。

最后的截骨部位在连接前侧和后侧截骨面四边形骨板的后下内角。30° 长柄骨刀将上述的两个截骨面连成一体。关键步骤：骨刀的刀刃放置在两截骨的连接处，刀面与四边形骨板不能大于 50° 角，以防骨刀从前侧不小心进入髋臼内。

7. 髋臼旋转定位　2.6 cm 直 Lambotte 骨刀放置到髋臼上的髂骨截骨面，可确认外侧骨皮质截骨完成情况，同时还可在髋臼移位时保护髋臼上方的髂骨骨松质。尖头的 Weber 骨钳放置到髋臼骨块的上支部，同样方法，在前方安装 Schanz 钉手柄（图 13-26）。薄板撑开器放置到髂骨后上方完全截骨部与前侧 Lambotte 骨刀之间。轻缓撑开撑开器，用 Weber 骨钳及 Schanz 钉同时移动髋臼骨块（图 13-27）。确认后侧及前侧的截骨是否完全是很重要的，否则骨块就不能自由旋转。如果外侧骨皮质还完整，同时在外侧形成铰链，髋臼骨块会向远端及外侧移位，可以用窄骨刀或者 30° 角宽骨刀检查截骨完成情况。

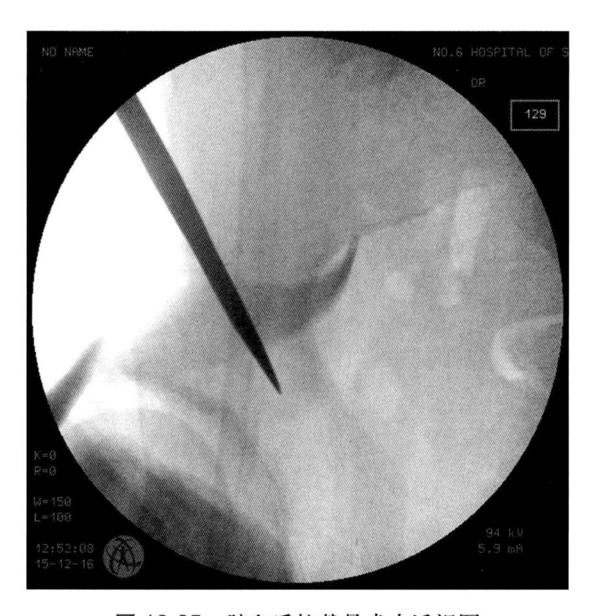

图 13-25　髋臼后柱截骨术中透视图
术中透视 45° 髂骨翼斜位确定截骨部位及方向

一旦骨块完全游离，它就可以放置到想要的矫正位置和角度。如前所述，髋臼最常见的发育不良位置在前侧及外侧。因此，最普遍的操作方法是先轻轻上提骨块至臼顶部增加覆盖，再向外、向远端及内旋分三步移动骨块。操作妥善，则髋臼骨块的后下角应轻压缩进髂骨上完整的截骨面内，髋臼骨块上方明显的骨突应与完整的髂骨棘大体成一直线。在髋臼骨块移位后，X 线片的“泪滴”征及与股骨头的关系应上升，且向外侧倾斜的量与骨块向外矫正的量相等。

预想的前外侧覆盖完成后，有必要再将髋臼骨块向内侧移动一点，以重建股骨头与内侧骨盆的关系。这样能维持股骨头与骨盆间适当的生物力学关系。

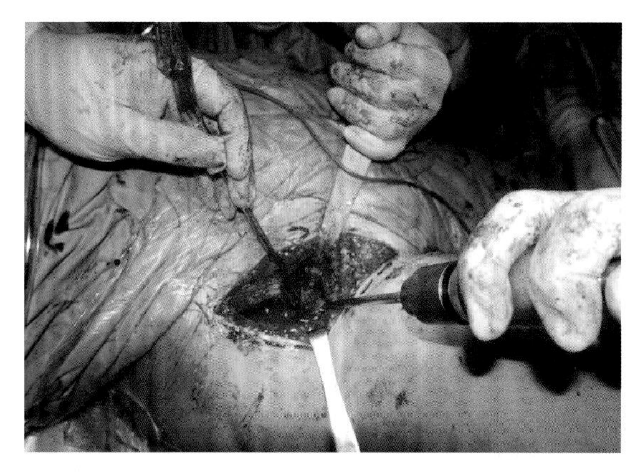

图 13-26　髋臼骨块上安装 Schanz 钉，便于旋转定位

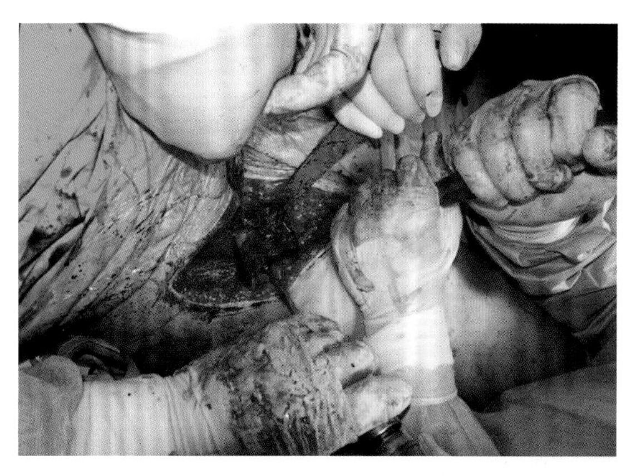

图 13-27　操控 Schanz 钉，使髋臼骨块达到理想的矫正位置

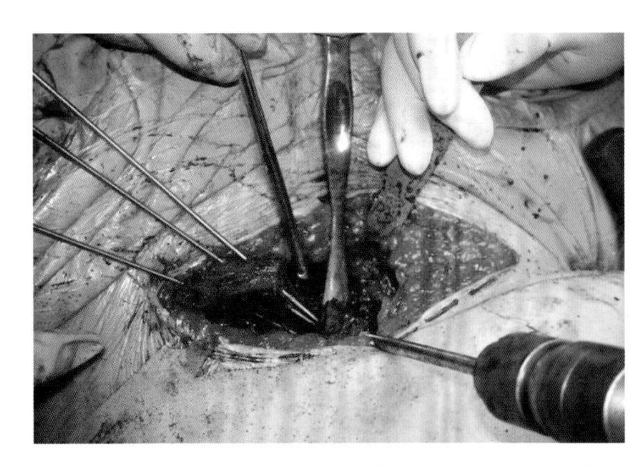

图 13-28　髋臼骨块达到理想的矫正位置后，克氏针临时固定

8. 髋臼固定　髋臼移位完成后，2.5 mm 的克氏针从近端向远端穿过髂骨固定到髋臼骨块的分叉部，通过透视最后一次确认髋臼骨块的位置（图 13-28）。在前后位及斜位进行评估：包括外侧 CE 角、AI 角、髋臼前倾角、Shenton 线等（图 13-29）。在应力位，检查髋关节自完全伸直位到屈曲 100°位间股骨头前方的覆盖是很重要的，确保股骨头没有过度覆盖，也没有因股骨畸形产生撞击。如果查体或者透视时髋关节屈曲 $<90^{\circ}$，有必要重新移动髋臼骨块或处理股骨侧畸形。

测量克氏针的深度，使用 3.5 mm 或 4.5 mm 的螺钉予以固定，术中透视骨盆前后位、闭孔斜位、髂骨翼斜位确认螺钉的位置及长度，并确保螺钉未进入关节腔（图 13-30）。对韧带松弛、神经肌肉系统疾病或者骨质较差患者，为了增强稳定性，可以从前向后拧入 1 枚“本垒打”螺钉，从髂前下棘后侧至髂骨下方。笔者团队的做法是，在常规螺钉固定的基础上，加用 1 块小钢板固定以增强其稳定性。髋臼截骨块螺钉固定完成后（图 13-31），髋臼骨块的髂前骨突可取骨用于骨移植，截骨面可以放置明胶海绵帮助止血。

9. 关闭切口　取出切口内填塞的纱布，彻底冲洗。髂肌下放置负压引流管。使用坚韧可吸收性缝线将带缝匠肌的薄骨片缝合回髂前上棘处。注意在髂嵴上方一定要适当松紧地关闭切口，在髂嵴上可再钻孔用坚韧可吸收性缝线穿孔固定外展肌、髂肌及腹外斜肌的止点，逐层关闭切口（图 13-32）。

（五）术后处理

多模式镇痛管理；术后当天及卧床期间加强床上足踝泵及股四头肌功能锻炼，避免深静脉血栓形成；预防异位骨化；术后第 2~3 天可扶双拐下地活动，患肢不负重行走及下肢功能锻炼；术后 6 周视情况部分负重，逐渐进行患肢直腿抬高、侧卧、侧抬腿等加强髋关节周围肌肉肌力的锻炼，改善行走步态；术后 10~12 周依据复查及骨愈合情况开始弃拐行走，并进行步态练习。

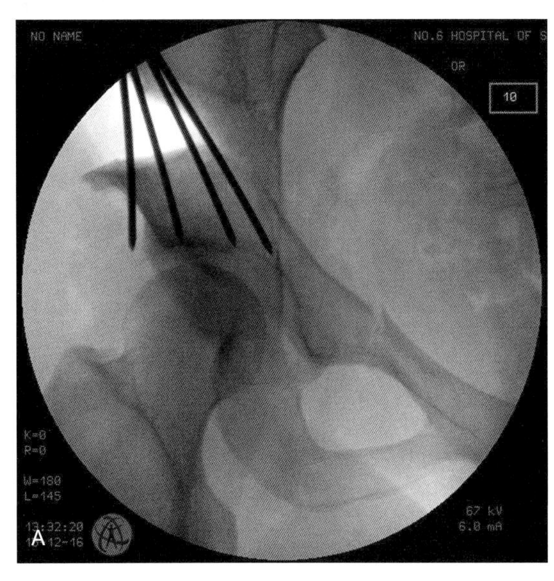

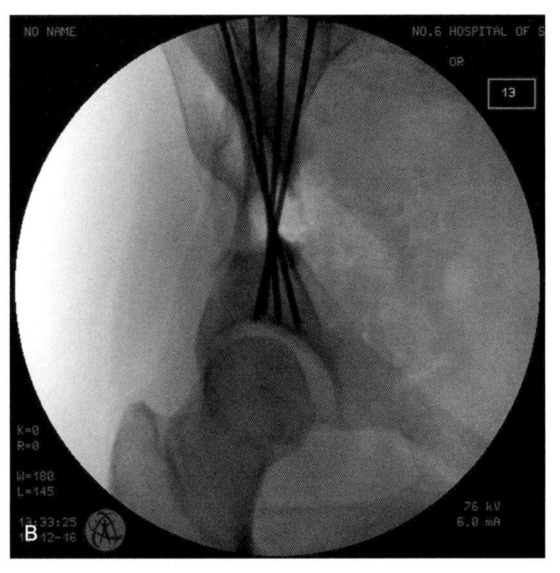

图 13-29　髋臼截骨块临时固定术中透视图
术中透视评估股骨头髋臼覆盖满意。A. 前后位；B. 45° 斜位

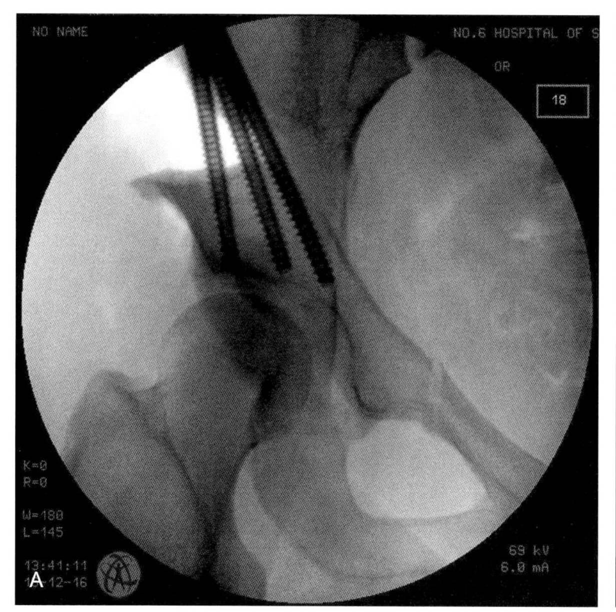

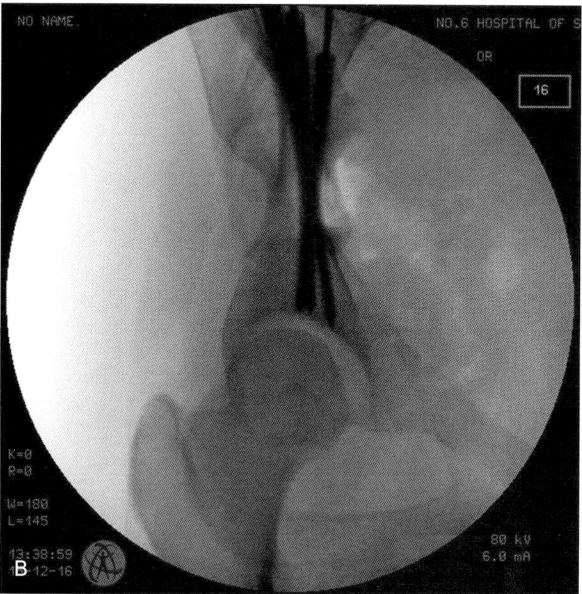

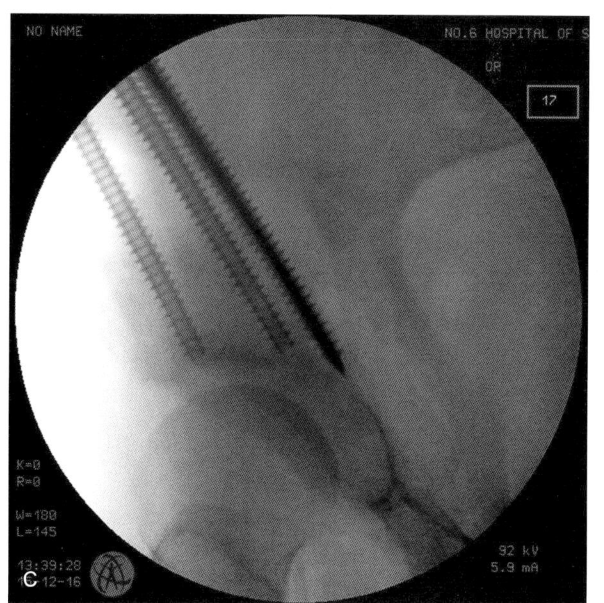

图 13-30　髋臼截骨块螺钉固定术中透视图
术中透视确认螺钉的位置及长度，并确保螺钉未进入关节腔。A. 骨盆前后位；B. 闭孔斜位；C. 髂骨翼斜位

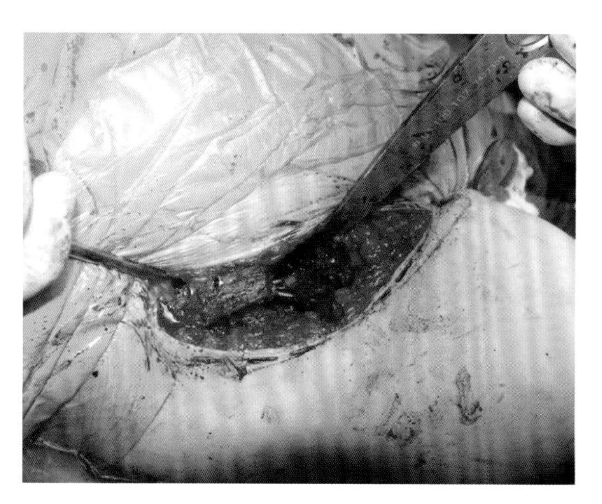

图 13-31　螺钉固定完成

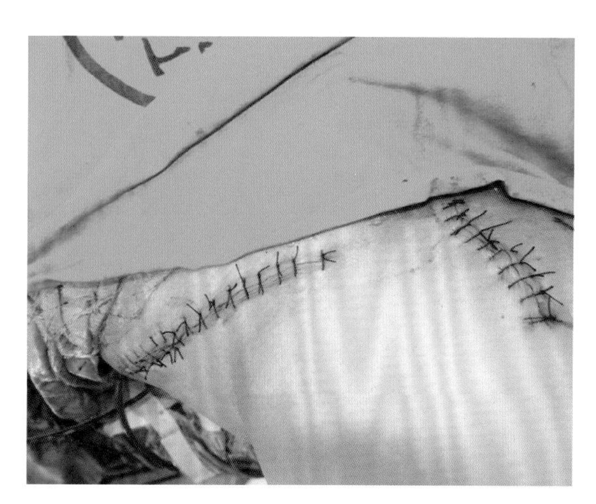

图 13-32　右髋部手术切口关闭

（六）手术并发症

并发症的发生与疾病的严重程度以及医生的学习曲线和经验有密切关系。Ganz 等报道了使用该术式治疗 63 例 75 髋的早期经验，共出现 28 个早期并发症，严重并发症均出现在前 18 例手术中。Davey 等曾对同一术者所做的 70 例伯尔尼髋臼周围截骨术进行研究，严重并发症的发生率从前 35 例的 17% 下降到后 35 例的 2.9%。常见并发症包括：神经和血管损伤；髋臼骨块旋转不良；继发性股骨髋臼撞击综合征；髋关节活动度减少；内固定失效；关节内截骨；骨不连；异位骨化；血肿形成等。

（七）结果

轻度髋关节骨性关节炎（关节间隙 >2 mm，没有明显半脱位）的年轻患者（<35 岁）术后明显改善，且至少维持 20 年；中至重度髋关节骨性关节炎的年长患者术后症状能明显改善，但是这些症状的缓解是短暂的，最终可能需要施行关节表面置换或者全髋关节置换术。

（八）关节内病变的处理

DDH 患者中有些会合并髋关节撞击综合征，引起持续性的疼痛，采取全面的体格检查和影像学检查可提高髋臼侧畸形、股骨头颈部凸轮畸形和盂唇损伤等的检出率。在 PAO 实施的同时或者分期予以相应处理，可以进一步提升 PAO 的临床疗效。目前常用的手术方式包括联合使用髋关节外科脱位术、髋关节囊前方切开术或髋关节镜治疗等。

三、球形髋臼截骨术

（一）手术适应证和禁忌证

球形髋臼截骨术（spherical acetabular osteotomy，SAO）手术适应证和禁忌证同 PAO。

（二）手术技术

手术原理同 PAO，但手术操作技术有所不同（图 13-33），此术式在日本较为流行，中长期随访结果报道令人满意。它是用球形骨凿沿髋臼的骨性部分做弧形截骨，截骨平面与关节面之间的距离保持在 15~20 mm，截骨完成后，游离髋臼的血液供应来自髋臼动脉和尚保持完整的关节囊的分支，因此应该避免切开关节囊。将截骨后的髋臼向前、向外、向下旋转以增加髋臼对股骨头的覆盖面，增

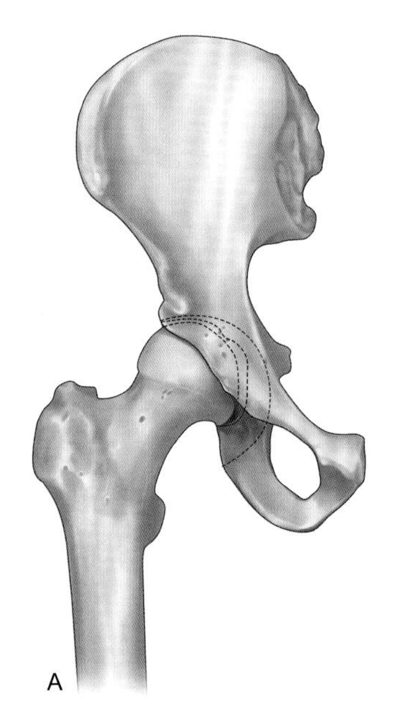

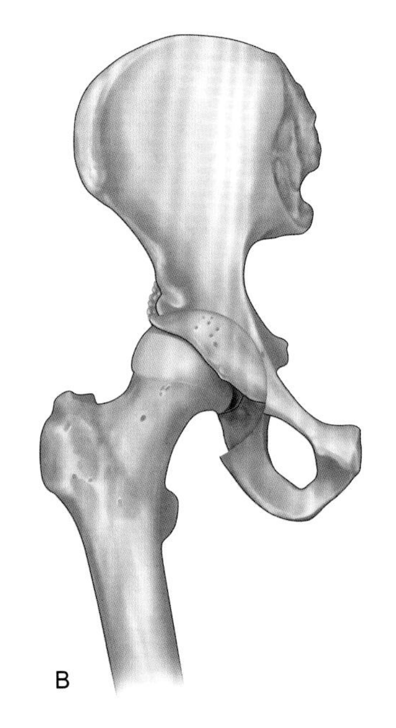

图 13-33 球形髋臼截骨
A. 术前；B. 术后

强髋关节的稳定性。标准固定采用2块改良的大块AO分叉管形钢板，其分叉插入髋臼骨块的游离面，每块钢板由2块双皮质骨螺钉固定于髂骨外侧壁。

（三）术后处理和手术并发症

同PAO。

四、3D打印模型导引下股骨头成形术与髋臼内截骨术

（一）手术适应证

有症状的DDH患者，伴有股骨头明显的增大变形；无或者轻度的继发性骨性关节炎，即Tönnis骨性关节炎分期1~2期；中青年，关节活动度正常或基本正常；功能位X线片显示髋臼与股骨头的对应关系较好，或明显改善。

（二）禁忌证

同PAO。

（三）术前计划

除了包括与PAO术前相同的评估外，患者需要常规行骨盆CT三维扫描。根据CT三维重建资料，分别打印相应的等比例骨盆与股骨近端模型，用于分析髋臼侧骨缺损部位及大小、股骨头侧变形部位及程度以及头臼匹配情况等，模拟术中髋臼侧截骨部位及需要矫正的角度与方向。同时需根据股骨头侧的形态及畸形部位，模拟术中进行股骨头侧成形术，以便取得良好的头臼覆盖与匹配，获得最佳的手术治疗效果。

（四）手术技术

1. 体位　患者仰卧于手术床上，患侧臀部垫高，患肢及术野进行常规消毒及铺巾，向上至肋膈下缘，向后至少消毒至髂骨后1/3，向内侧过脐。

2. 入路　通常采用标准的前方Smith-Peterson弧形手术切口与入路（图13-34）。

3. 浅层与深层分离　先行髂前上棘远侧切口切开皮肤、皮下组织，避免损伤股外侧皮神经，沿阔筋膜张肌与缝匠肌间隙进入，经股直肌外侧并将股直肌拉向内侧，暴露髋关节前方关节囊，纱布填塞止血（图13-35）。

沿髂嵴外侧缘行髂前上棘近侧切口切开，与远侧切口汇合，避免损伤股外侧皮神经，紧贴髂骨外侧板操作，将阔筋膜张肌剥离，充分显露髋关节囊前方及髋臼后外上方（图13-36）。

4. 3D打印模型导引下股骨头成形术　沿髋臼缘与股骨颈长轴方向T形切开关节囊，显露股骨头并将其前脱位（图13-37），将股骨头圆韧带自股骨头附着处切除。根据术前3D打印模型股骨头侧的畸形部位与术前手术设计，行股骨头成形术（图13-38），之后将股骨头复位，将患肢向远端牵引，将股骨头向内侧推挤，2.5 mm克氏针从股骨近端外侧、沿股骨颈长轴方向将股骨头与髋臼固定（图13-39），C臂机透视确定位置满意。

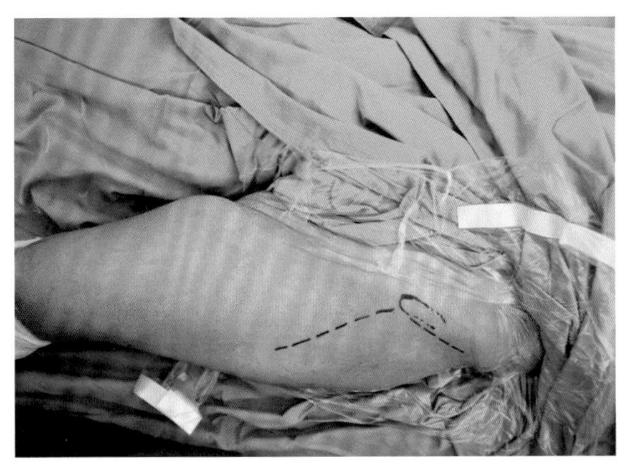

图13-34　左髋部前方Smith-Peterson手术切口示意图

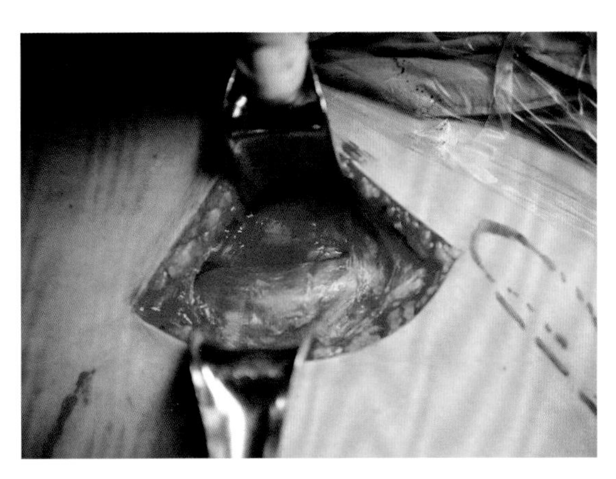

图13-35　Smith-Peterson切口髂前上棘以远部分的显露

5. 3D打印模型导引下髋臼内截骨术 确定髋臼边缘，并显露其近端骨质。根据术前髋臼侧3D打印模型上制订的髋臼截骨部位与方向，用骨刀于髋臼缘上5~8 mm处进行相应的髋臼内截骨（图13-40），并将截骨块撬向外下方，增加头臼覆盖与头臼匹配。髋臼截骨块关节外部分采用楔形髂骨块支撑（图13-41），据截骨部位大小采用2~3枚空心螺钉固定髂骨块（图13-42）。C臂机透视，观察头臼覆盖与头臼匹配情况，并与术前比较。

6. 关节囊紧缩加强缝合 将切开关节囊予以复位，多余关节囊切除，行关节囊紧缩加强缝合，防止髋关节脱位发生，拔出克氏针。

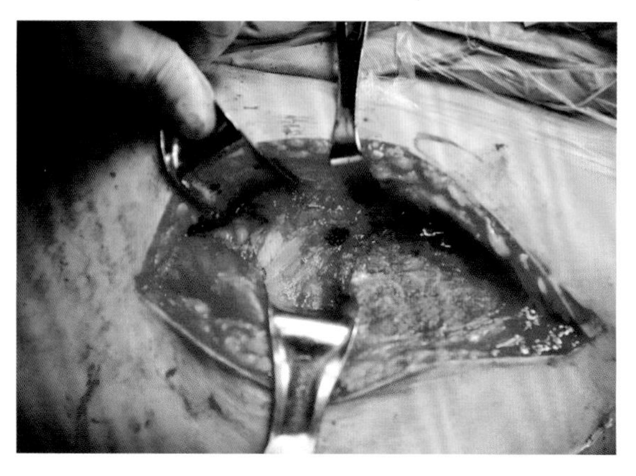

图13-36 显露髋关节囊前方与髋臼后外上方

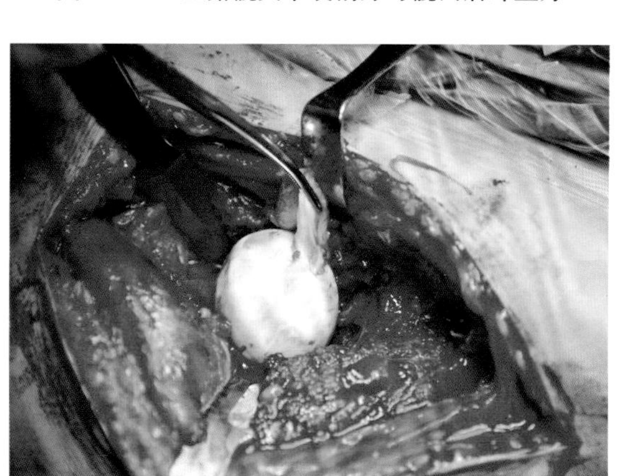

图13-37 前方关节囊切开，股骨头前脱位

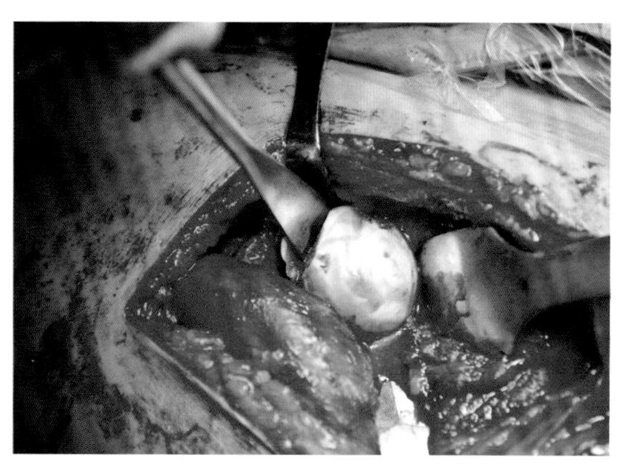

图13-38 据术前股骨近端3D模型与手术设计，行股骨头成形术

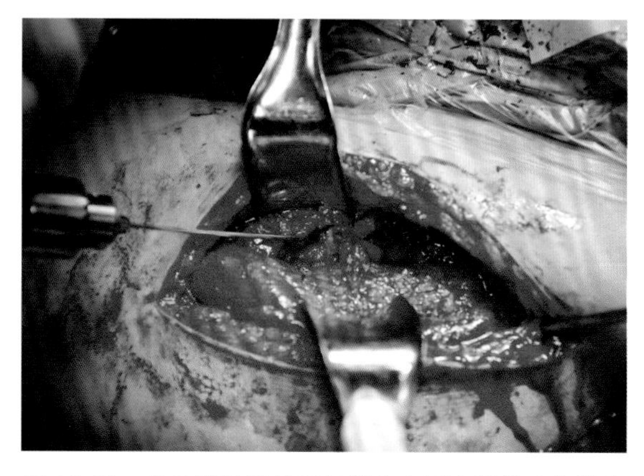

图13-39 克氏针沿股骨颈长轴方向固定股骨头与髋臼

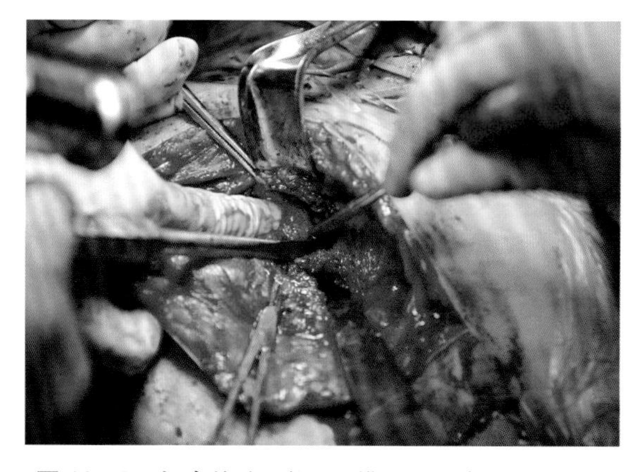

图13-40 据术前髋臼侧3D模型与手术设计，行髋臼内截骨

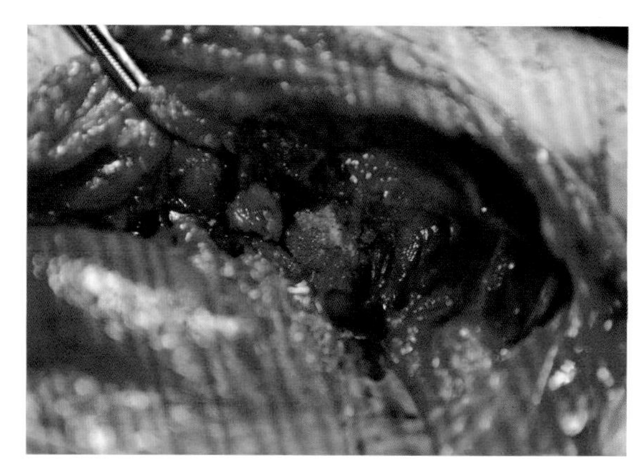

图13-41 髋臼内截骨完成后，将截骨块撬向下外方，截骨间隙使用髂骨块填充

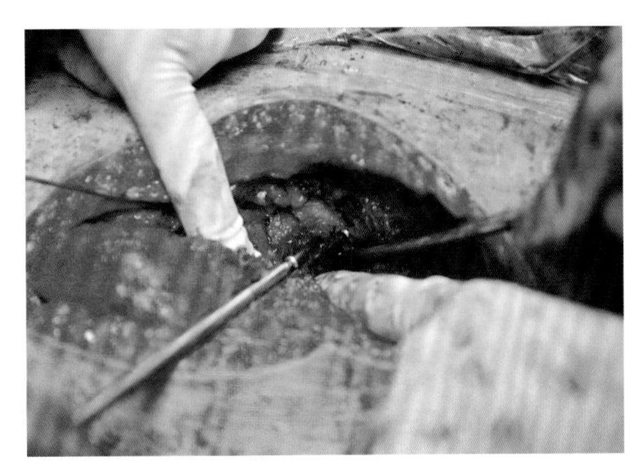

图 13-42　髂骨块采用空心螺钉予以固定

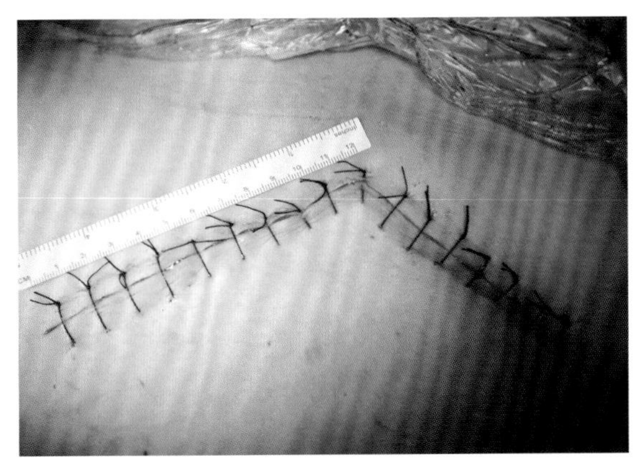

图 13-43　关闭切口

7. 关闭切口　止血，彻底冲洗，在髂嵴上用坚韧可吸收性缝线修复外展肌，逐层关闭切口（图 13-43）。

（五）术后处理

多模式镇痛管理；术后当天及卧床期间加强床上足踝泵及股四头肌功能锻炼，避免深静脉血栓形成；预防异位骨化；术后 6 周内患肢避免负重；6 周后视情况部分负重，逐渐进行患肢直腿抬高、侧卧侧抬腿等加强髋关节周围肌肉肌力的锻炼，改善行走步态；术后 10~12 周依据复查及骨愈合情况开始弃拐行走，并进行步态练习。

五、股骨近端截骨术

（一）手术适应证

DDH 患者外翻角过大、前倾角过大，髋臼股骨头不匹配，包容性欠佳。

（二）手术禁忌证

患者髋关节活动度明显受限，无法满足矫正需要。

（三）术前计划

透视检查必须证实通过截骨操作能改善髋关节的匹配和力学；量化股骨颈前倾的程度以确定所需要矫正旋转的幅度；术前绘图应当使术者能根据术中可以辨明的参考点来决定截骨的水平和部位，内植物的进针点和进针方向。

（四）手术技术

股骨近端截骨术包括内翻截骨术、外翻截骨术、去旋转截骨术，手术的最终目的是恢复髋关节的匹配度和正常的生物力学。

1. 入路与显露　患者仰卧位，采取股骨近端外侧标准入路，自大转子隆起处起在大腿上段外侧沿股骨做 10~12 cm 纵行切口；切开其下的阔筋膜，显露股外侧肌及位于大转子的滑囊；股外侧肌在其起点处横行切断，该部位前方对应于臀中肌止点的下缘；以“L”形方式沿其后侧边缘，在臀大肌止点的前方继续分离股外侧肌往下；小心辨认和电凝所遇到的穿支；股外侧肌自骨膜下剥离至显露足够的股骨外侧面以安放钢板。

2. 截骨与固定　在部分 DDH 患者行 PAO 时需要同时行股骨近端截骨来帮助矫形；但对于某些 DDH 患者，股骨近端截骨亦可单独施行。髋外翻伴髋臼轻度畸形的患者可行单独的股骨转子内翻截骨以改善关节的匹配程度。对于股骨头变扁平、其内侧有大量骨赘的 DDH 患者，可行股骨转子处的外翻截骨以改善关节的覆盖，并使股骨头中心点内移，改善外展肌功能。对前倾角过大的患者需行去旋转截骨术。

在计划好的截骨部位（小转子的上缘），用一弯的窄骨膜剥离器将骨膜环行剥开。在截骨近端打入 1 枚斯氏针，截骨后通过控制斯氏针来达到内翻或者外翻的目的。对股骨前倾角大的患者，可于计划截骨线的远近侧由前向后方向置入 2 枚互相平行并垂直于股骨长轴的克氏针（2.5 mm），当去旋转时，两针间的夹角能准确显示出矫正的幅度并有助于在钢板固定过程中维持复位。克氏针临时固定，透视达到满意的位置后，采用钢板予以固定，再次透视，若位置满意、螺钉长度合适，可去除克氏针。反复冲洗，修复股外侧肌，逐层缝合。

（五）手术并发症

截骨位置选择不当所致的骨折不愈合或者延期愈合，内固定失效，术中未考虑旋转对线将会出现下肢的外旋畸形等。

第五节 成人 DDH 的预后

通常髋臼截骨术后能够缓解疼痛和跛行，但是缓解程度与术前骨性关节炎的严重程度有关。对于股骨头呈球形、髋臼也呈球形的髋关节发育不良患者，此手术有望获得永久的疼痛缓解并防止骨性关节炎的发生。中长期随访研究证实了伯尔尼髋关节周围截骨术能够显著提高患者的术后功能，严重并发症很少，有效地推延了骨性关节炎的发生和进展，绝大多数患者对术后功能非常满意。据该术式的发源地——瑞士伯尔尼大学附属医院报道，预后不良的相关因素包括手术时患者的年龄、术前 Merle d'Aubigne and Postel 髋关节评分、股骨髋臼前侧撞击试验阳性、术前跛行、骨性关节炎的分级和术后股骨头突出指数等。哈佛大学医学院附属波士顿儿童医院报道，DDH 长期预后不良的相关因素包括手术时年龄大于 25 岁，术前髋臼股骨头不匹配或匹配不佳，术前关节间隙小于 2 mm 或者大于 5 mm 等。

【病例 1】

1. 病史　患者，女性，42 岁。因“双侧髋部不适、行走后乏力 4 年，右髋疼痛，进行性加重 1 年”入院。右髋症状较重，在休息或 20 分钟内行走时疼痛较轻，超过 20 分钟时或者剧烈运动时会诱发明显的疼痛，右下肢会出现明显乏力，跛行。左髋症状相对较轻。

2. 查体　右侧髋关节活动轻微受限，屈伸可，关节内旋外旋活动时可诱发疼痛，4 字征(+)，Trendelenburg 征阴性，直腿抬高及加强试验阴性。左侧髋关节活动轻微受限，4 字征 (+)，Trendelenburg 征阴性，直腿抬高及加强试验阴性。

3. X 线检查　骨盆正位与蛙式位 X 线片显示双侧髋关节发育不良，术前右侧 CE 角为 11°，左侧为 15°（图 13-44）。

4. 诊断　双侧髋关节发育不良。

5. 治疗　患者入院后完善术前常规检查，排除

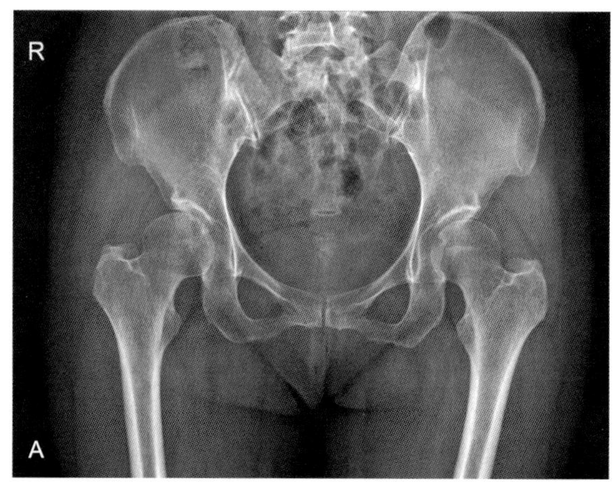

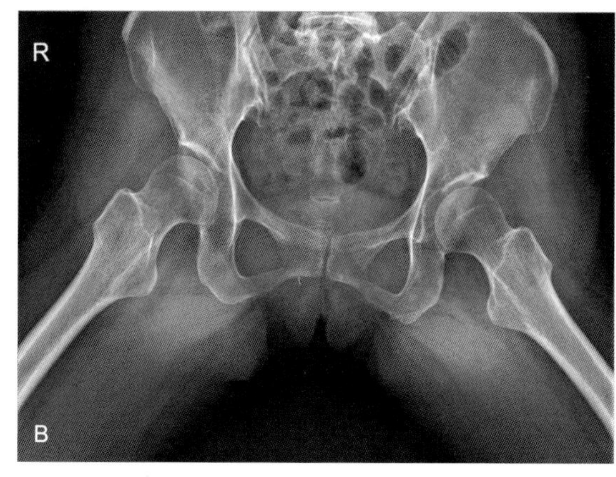

图 13-44　术前 X 线检查

显示双侧髋关节发育不良，右侧 CE 角为 11°。A. 骨盆正位 X 线片；B. 骨盆蛙式位 X 线片

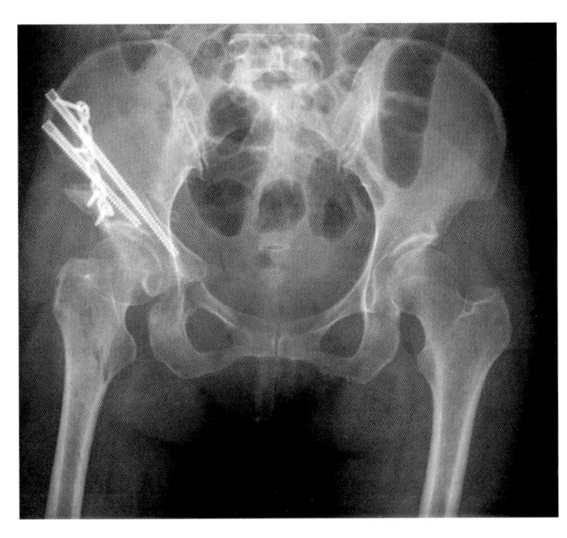

图 13-45　PAO 术后 X 线检查
骨盆正位片显示髋臼股骨头覆盖明显改善，右侧 CE 角为 30°

手术禁忌证。由于右侧疼痛明显，行右侧髋臼周围截骨术（PAO），手术顺利，术后第一天复查骨盆正位 X 线片显示右侧 CE 角为 30°（图 13-45）。

6. 随访　患者右侧髋部疼痛消失，仅有少许不适，不影响日常工作与生活。复查骨盆正位与蛙式位 X 线片，截骨部位愈合良好（图 13-46）。

【病例 2】

1. 病史　患者，女性，32 岁。因“左侧髋部不适，行走后乏力 6 年余，左髋疼痛，进行性加重 8 月余”入院。左髋休息或 30 分钟内行走时疼痛较轻，超过 30 分钟或者剧烈运动时会诱发明显的疼痛，左下肢会出现明显乏力，跛行。

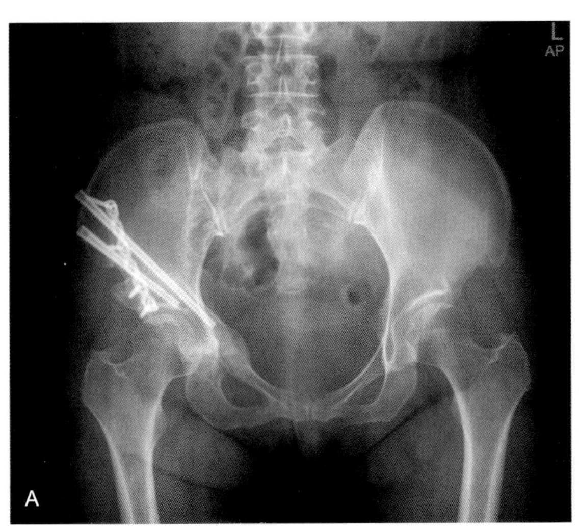

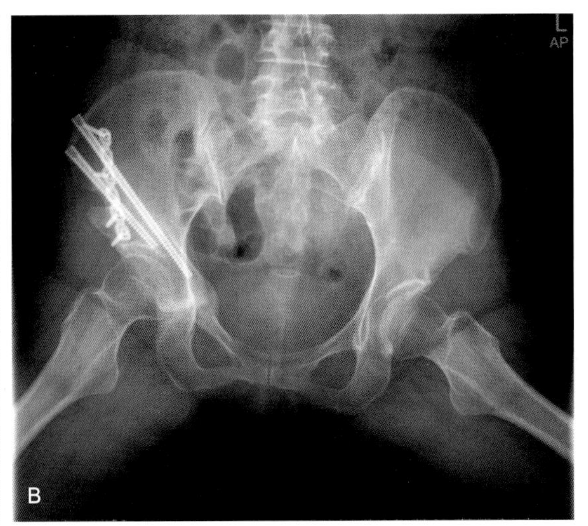

图 13-46　PAO 术后 X 线检查
显示髋臼股骨头覆盖明显改善，截骨处已愈合。A. 骨盆正位 X 线片；B. 骨盆蛙式位 X 线片

2. 查体　左侧髋关节活动受限，屈伸可，关节内旋外旋活动时可诱发疼痛，4 字征（+），Trendelenburg 征阴性，直腿抬高及加强试验阴性。

3. X 线检查　骨盆正位与蛙式位 X 线片显示左侧髋关节发育不良，术前左侧 CE 角为 0°。双侧对比，左侧股骨头明显变大，头臼匹配情况可（图 13-47）。

4. 诊断　左侧髋关节发育不良。

5. 3D 模型打印与术前准备　根据骨盆 CT 三维重建资料，分别打印相应的等比例骨盆与股骨近端模型，分析髋臼侧骨缺损部位及大小，股骨头侧增大、变形部位及程度，头臼匹配情况；模拟术中髋臼侧截骨部位及需要矫正的角度与方向；同时需根据股骨头侧的形态及畸形部位，模拟术中进行股骨头侧成形术，以便取得最佳的手术治疗效果（图 13-48）。

6. 治疗　患者入院后完善术前常规检查，排除手术禁忌证，行左侧股骨头成形术、髋臼内截骨术、关节囊紧缩加强缝合术。手术顺利，术后复查骨盆正位 X 线片（图 13-49）与骨盆 CT 及三维重建（图 13-50），左侧 CE 角为 35°，头臼匹配、覆盖明显改善。

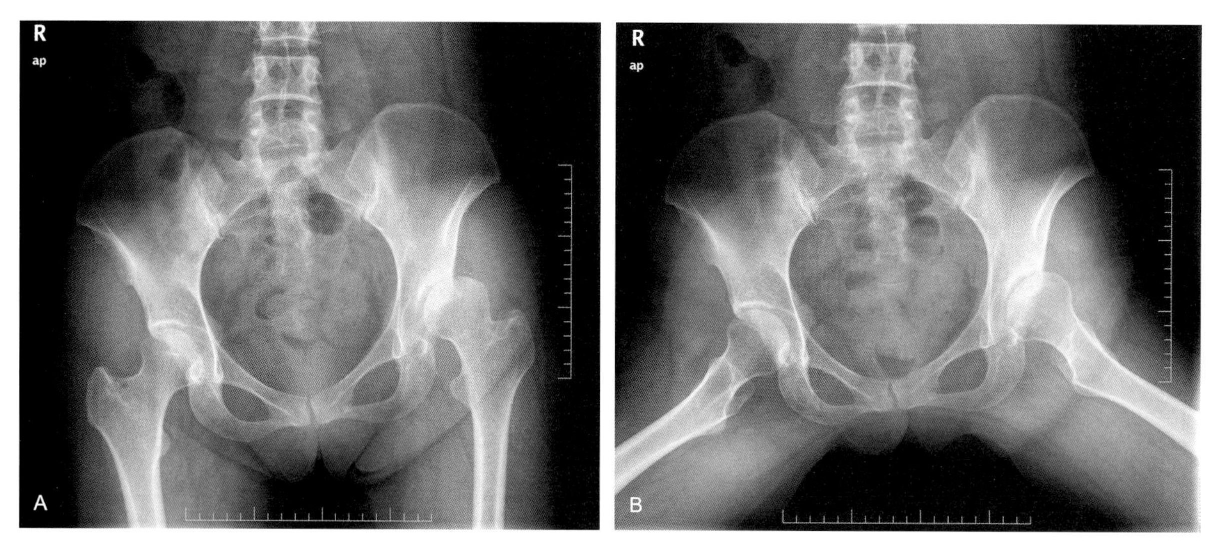

图 13-47 术前 X 线检查

显示左侧髋关节发育不良。A. 骨盆正位 X 线片；B. 骨盆蛙式位 X 线片

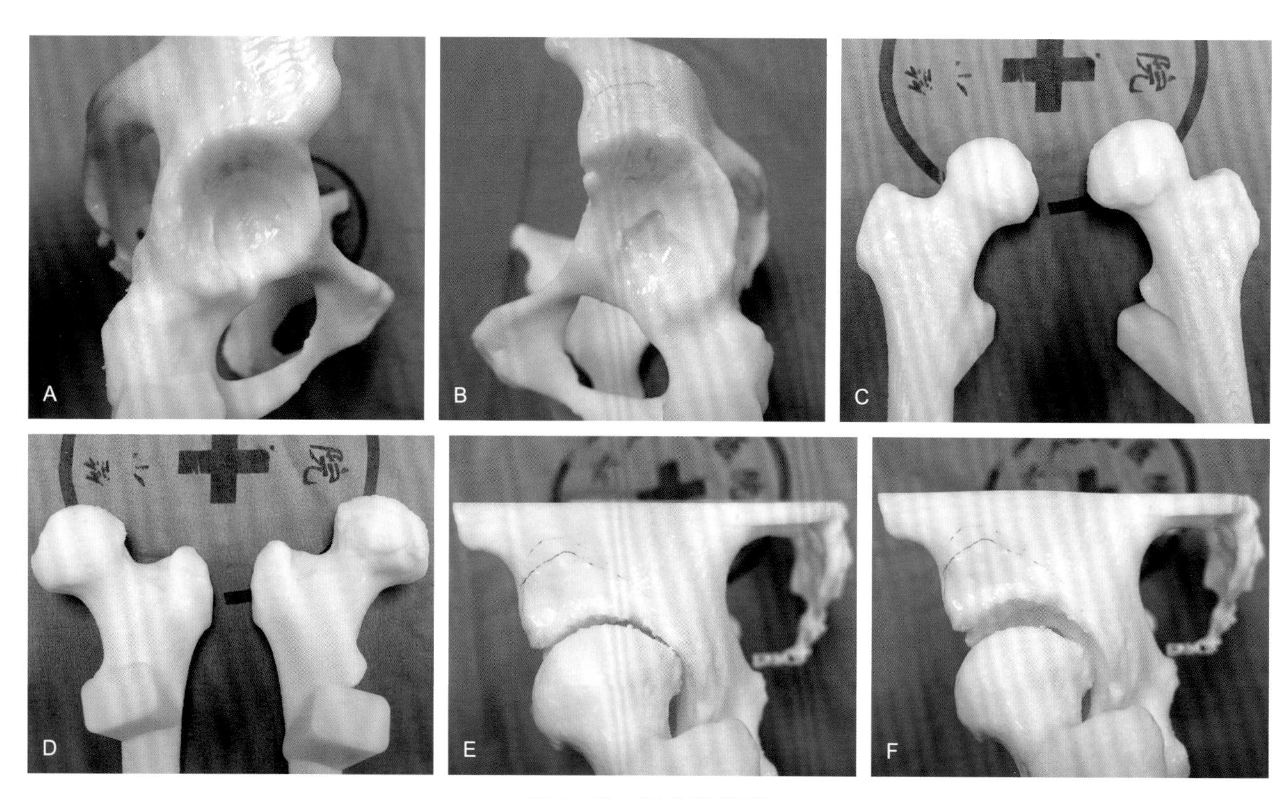

图 13-48 3D 打印模型

A~D. 3D 打印的等比例骨盆与股骨近端模型，用于分析髋臼侧与股骨侧畸形；E、F. 模拟股骨头复位后髋臼侧遗留缺损部位，据此设计术中髋臼内截骨的部位与方向。A. 正常侧髋臼形态（等比例骨盆）；B. DDH 侧髋臼形态（等比例骨盆）；C. 股骨侧形态前侧面；D. 股骨侧形态后侧面；E. 股骨头向上后方脱位，头臼不匹配；F. 股骨头复位后，头臼匹配，但髋臼上后方与股骨头之间遗留较大缺损，需要行髋臼内截骨增加覆盖

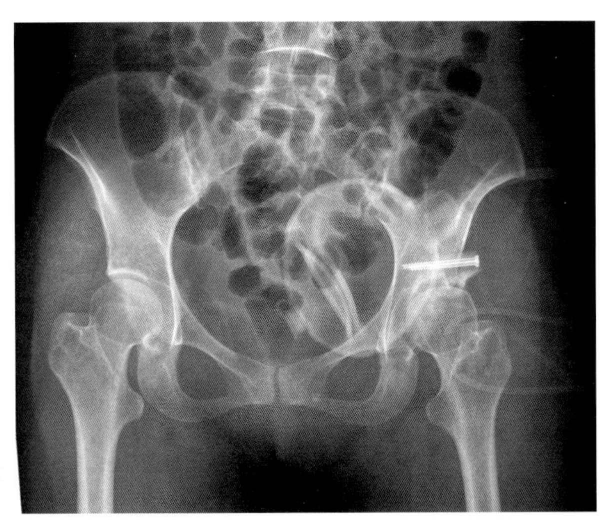

图 13-49　左侧股骨头成形术与髋臼内截骨术后 X 线检查
骨盆正位 X 线片显示髋臼股骨头覆盖明显改善，左侧 CE 角为 35°

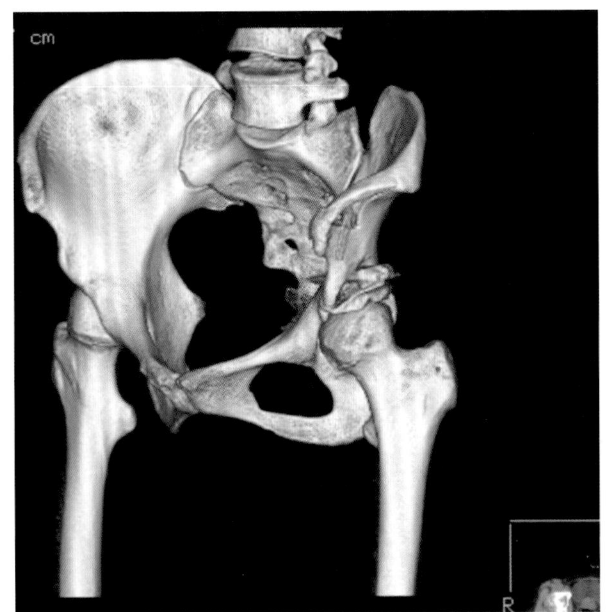

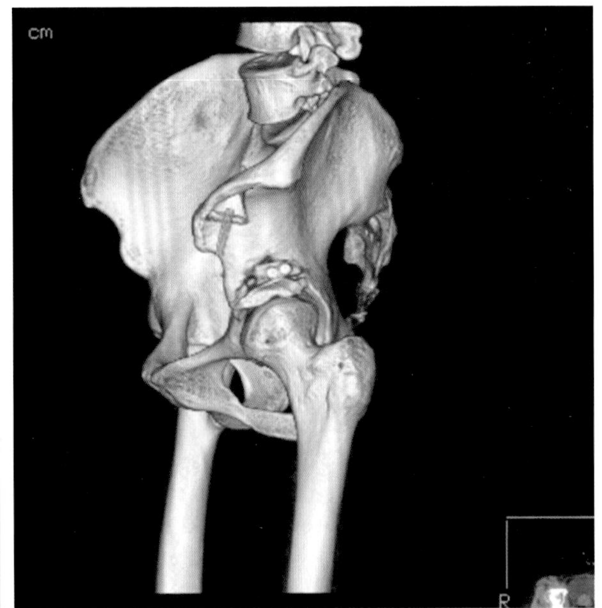

图 13-50　骨盆 CT 三维重建
左侧股骨头成形术与髋臼内截骨术后，骨盆 CT 三维重建显示左侧髋臼股骨头覆盖明显改善

（张长青　金东旭　冯　勇）

参考文献

[1] Albers C E, Steppacher S D, Ganz R, et al. Impingement adversely affects 10-year survivorship after periacetabular osteotomy for DDH[J]. Clin Orthop Relat Res, 2013, 471: 1602-1614.
[2] Byrd J W, Jones K S. Diagnostic accuracy of clinical assessment, magnetic resonance imaging, magnetic resonance arthrography, and intra-articular injection in hip arthroscopy patients[J]. Am J Sports Med, 2004, 32: 1668-1674.
[3] Clohisy J C, Nepple J J, Ross J R, et al. Does surgical hip dislocation and periacetabular osteotomy improve pain in patients with Perthes-like deformities and acetabular dysplasia? [J]. Clin Orthop Relat Res, 2015, 473: 1370-1377.
[4] Clohisy J C, Schutz A L, St John L, et al. Periacetabular osteotomy: a systematic literature review[J]. Clin Orthop Relat Res, 2009, 467: 2041-2052.

[5] Clohisy J C, St John L C, Nunley R M, et al. Combined periacetabular and femoral osteotomies for severe hip deformities[J]. Clin Orthop Relat Res, 2009, 467: 2221-2227.
[6] Crowe J F, Mani V J, Ranawat C S. Total hip replacement in congenital dislocation and dysplasia of the hip[J]. J Bone Joint Surg Am, 1979, 61: 15-23.
[7] Davey J P, Santore R F. Complications of periacetabular osteotomy[J]. Clin Orthop Relat Res, 1999: 33-37.
[8] Domb B G, LaReau J M, Hammarstedt J E, et al. Concomitant hip arthroscopy and periacetabular osteotomy[J]. Arthroscopy, 2015, 31: 2199-2206.
[9] Ganz R, Klaue K, Vinh T S, et al. A new periacetabular osteotomy for the treatment of hip dysplasias. Technique and preliminary results[J]. Clin Orthop Relat Res, 1988: 26-36.
[10] Ginnetti J G, Pelt C E, Erickson J A, et al. Prevalence and treatment of intraarticular pathology recognized at the time of periacetabular osteotomy for the dysplastic hip[J]. Clin Orthop Relat Res, 2013, 471: 498-503.
[11] Hartofilakidis G, Stamos K, Karachalios T, et al. Congenital hip disease in adults. Classification of acetabular deficiencies and operative treatment with acetabuloplasty combined with total hip arthroplasty[J]. J Bone Joint Surg Am, 1996, 78: 683-692.
[12] Hasegawa Y, Iwase T, Kitamura S, et al. Eccentric rotational acetabular osteotomy for acetabular dysplasia and osteoarthritis: follow-up at a mean duration of twenty years[J]. J Bone Joint Surg Am, 2014, 96: 1975-1982.
[13] Ito H, Tanino H, Yamanaka Y, et al. Intermediate to long-term results of periacetabular osteotomy in patients younger and older than forty years of age[J]. J Bone Joint Surg Am, 2011, 93: 1347-1354.
[14] Kaneuji A, Sugimori T, Ichiseki T, et al. Rotational acetabular osteotomy for osteoarthritis with acetabular dysplasia: conversion rate to total hip arthroplasty within twenty years and osteoarthritis progression after a minimum of twenty years[J]. J Bone Joint Surg Am, 2015, 97: 726-732.
[15] Lerch T D, Steppacher S D, Liechti E F, et al. One-third of hips after periacetabular osteotomy survive 30 years with good clinical results, no progression of arthritis, or conversion to THA[J]. Clin Orthop Relat Res, 2017, 475: 1154-1168.
[16] Matheney T, Kim Y J, Zurakowski D, et al. Intermediate to long-term results following the Bernese periacetabular osteotomy and predictors of clinical outcome[J]. J Bone Joint Surg Am, 2009, 91: 2113-2123.
[17] Matta J M, Stover M D, Siebenrock K. Periacetabular osteotomy through the Smith-Petersen approach[J]. Clin Orthop Relat Res, 1999: 21-32.
[18] Myers S R, Eijer H, Ganz R. Anterior femoroacetabular impingement after periacetabular osteotomy[J]. Clin Orthop Relat Res, 1999: 93-99.
[19] Redmond J M, Gupta A, Stake C E, et al. The prevalence of hip labral and chondral lesions identified by method of detection during periacetabular osteotomy: arthroscopy versus arthrotomy[J]. Arthroscopy, 2014, 30: 382-388.
[20] Steppacher S D, Tannast M, Ganz R, et al. Mean 20-year follow up of Bernese periacetabular osteotomy[J]. Clin Orthop Relat Res, 2008, 466: 1633-1644.
[21] Troelsen A, Elmengaard B, Soballe K. Medium-term outcome of periacetabular osteotomy and predictors of conversion to total hip replacement[J]. J Bone Joint Surg Am, 2009, 91: 2169-2179.
[22] Wells J, Millis M, Kim Y J, et al. Survivorship of the Bernese periacetabular osteotomy: what factors are associated with long-term failure? [J]. Clin Orthop Relat Res, 2017, 475: 396-405.
[23] Yasunaga Y, Ochi M, Terayama H, et al. Rotational acetabular osteotomy for advanced osteoarthritis secondary to dysplasia of the hip[J]. J Bone Joint Surg Am, 2006, 88: 1915-1919.
[24] Yasunaga Y, Ochi M, Yamasaki T, et al. Rotational acetabular osteotomy for pre and early osteoarthritis secondary to dysplasia provides durable results at 20 years[J]. Clin Orthop Relat Res, 2016, 474: 2145-2153.
[25] Yasunaga Y, Yamasaki T, Ochi M. Patient selection criteria for periacetabular osteotomy or rotational acetabular osteotomy[J]. Clin Orthop Relat Res, 2012, 470: 3342-3354.
[26] Yuasa T, Maezawa K, Kaneko K, et al. Rotational acetabular osteotomy for acetabular dysplasia and osteoarthritis: a mean follow-up of 20 years[J]. Arch Orthop Trauma Surg, 2017, 137: 465-469.

第十四章

股骨髋臼撞击综合征

股骨髋臼撞击综合征（femoroacetabular impingement，FAI）是指因股骨头、股骨颈和（或）髋臼细微结构发育异常所引起髋关节活动到一定范围，股骨近端与髋臼边缘异常接触，从而导致疼痛和髋关节功能障碍的一类疾病。这一概念最早于1936年由Smith-Petersen提出，他报道了11例股骨和（或）髋臼异常导致的FAI，通过切除部分髋臼前壁或股骨头颈前侧骨质疼痛可得到明显缓解、关节活动度获得一定恢复，但这一概念当时未得到重视。1975年，Stulberg等提出髋关节原发性的骨性关节炎可能与股骨近端和髋臼的形态异常有关，并将股骨近端的畸形称为手枪柄样畸形（pistol grip deformity），但未阐明骨形态异常导致关节退变的机制。1999年，Mayer等发现先天性髋臼发育不良患者行髋臼截骨术后出现进行性髋部疼痛是由于股骨近端和髋臼之间的异常接触导致，再次提出FAI是导致髋部疼痛的原因，并通过股骨头颈成形术治愈。在此基础上，Ganz等通过对超过600例患者的观察和治疗，于2003年全面系统地阐述了FAI的发病原因、病理机制和最终的结果，首次提出髋关节原发性的骨性关节炎是由FAI引起，并通过外科脱位术行髋臼成形、股骨头成形、盂唇修补，缓解疼痛，恢复关节的活动度，获得满意的疗效。他们的这一工作引起同行广泛的重视并得到推广。其后，这一理论得到多研究的支持，被广泛接受。

第一节　FAI的分型及发病机制

一、FAI的分型

FAI分为3种类型：①凸轮型（Cam型），主要原因为股骨头不圆，头颈部切迹消失或反常突起，当髋关节屈曲内旋活动时，突起的股骨头颈部反复强行进入髋臼，引起盂唇及相邻的髋臼软骨剥脱，关节镜下形成波纹征，而无明显的盂唇撕裂表现。②钳夹型（Pincer型），主要原因为髋臼结构异常，如髂前下棘位置异常、肥大，髋臼边缘局部异常突出，髋臼反倾或过深，使股骨头前上部覆盖增加，当髋关节屈曲内收、内旋时，髋臼前缘盂唇反复撞击股骨头颈部而造成损伤，导致明显的盂唇撕裂或钙化，有时伴相邻软骨损伤及后下髋臼软骨的对冲伤。③混合型，即同时具有股骨头颈部和髋臼的形态异常，既有Pincer型的损伤又有Cam型的损伤表现。临床上多数的FAI为混合型（图14-1、图14-2）。

1. Cam型　分为发育性的（股骨头不圆、髋内翻）、创伤性的（股骨颈骨折后畸形愈合、创伤后股骨头后倾）、童年疾病诱发的（股骨头骨骺滑脱、Perthes病）和医源性的（股骨截骨术后）。

2. Pincer型　分为发育性的（髋内翻、髋臼反倾、髋臼过深、髋臼局部突出、髂前下棘位置异常等）、创伤性的（髋臼骨折畸形愈合）和医源性的（髋臼截骨术后）。

二、髋臼盂唇的作用

髋臼盂唇主要有以下作用：

（1）吸收髋关节活动时受到的冲击力。

（2）在股骨头和髋臼边缘之间起密封胶圈的作用，负重时防止髋臼和股骨头之间关节液外流，使压力通过液体传导在髋臼和股骨头关节面之间均匀分布。

（3）含有髋关节的伤害感觉器和本体感觉器。

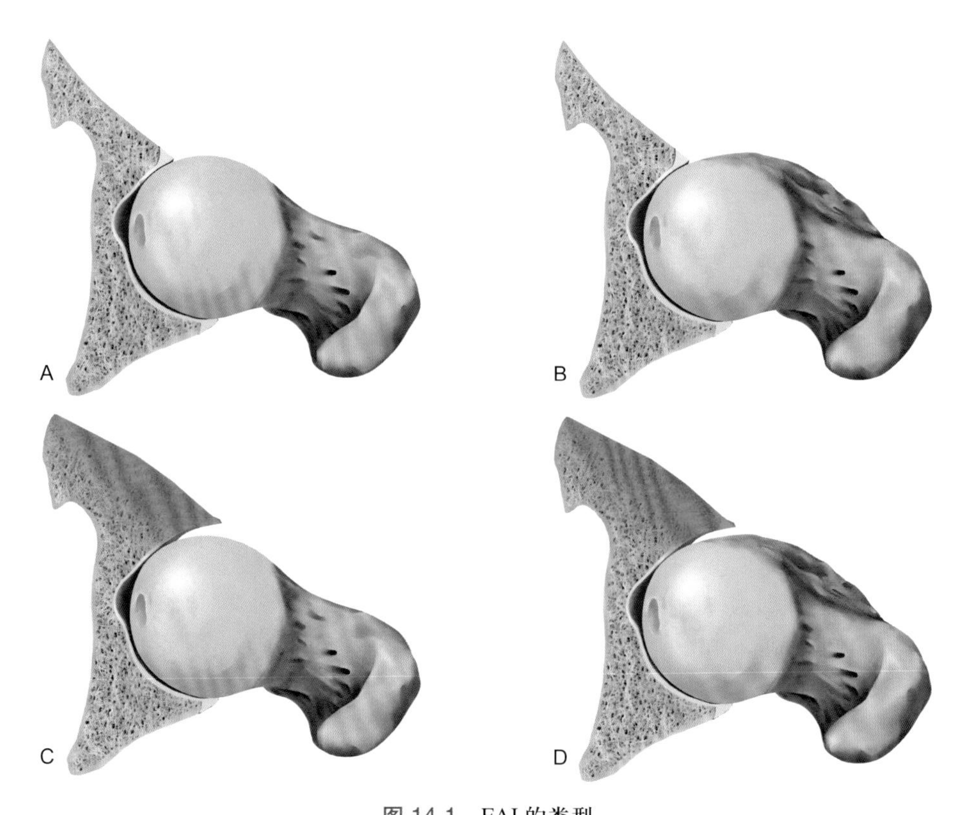

图 14-1　FAI 的类型

A. 正常的髋关节；B. 股骨头颈结合部切迹消失（Cam 型）；C. 髋臼前缘异常突出（Pincer 型）；D. 髋臼和股骨头颈均异常（混合型）

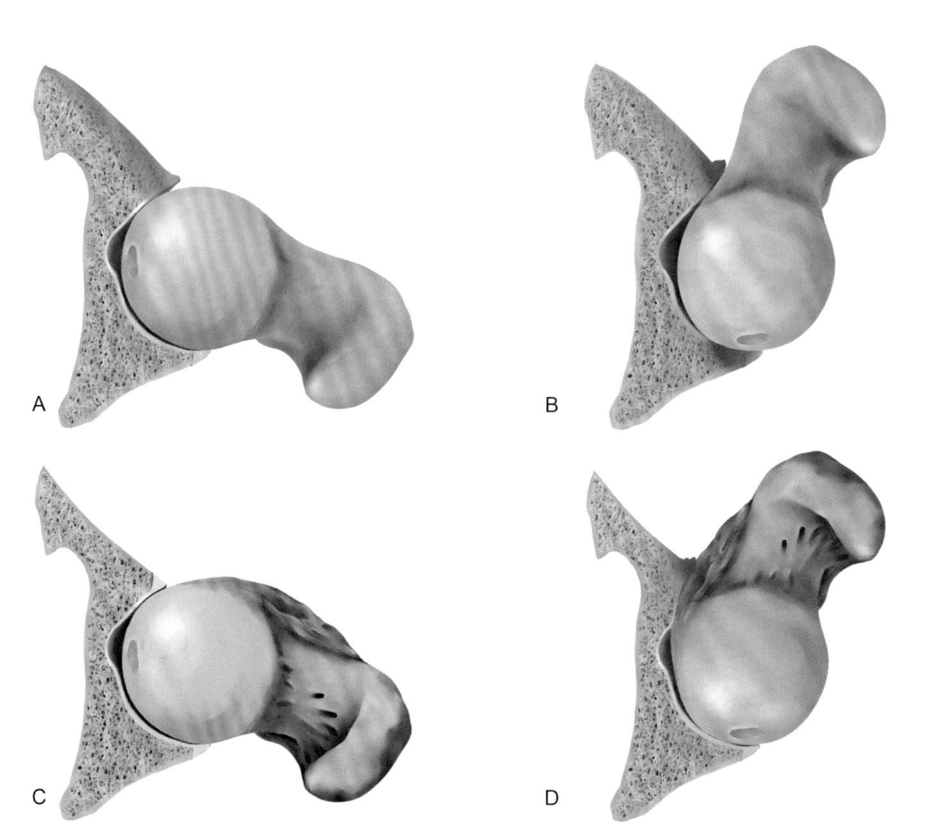

图 14-2　FAI 的发病机制

A、B. Pincer 型 FAI 的损伤机制：突出的髋臼前缘反复撞击股骨头颈部导致局部盂唇及相邻的软骨损伤，有时还会导致后下侧软骨的对冲伤；C、D. Cam 型损伤机制：髋关节屈曲内旋时异常突起的股骨头颈结合部强行进入髋臼，导致髋臼边缘的软骨损伤

第二节 FAI 的临床表现、诊断和治疗原则

一、病史

最初多表现为极度屈髋时腹股沟区或臀部不适，呈间歇性发作，其后逐渐出现活动后疼痛。疼痛多位于大腿根部、臀部和（或）腹股沟区（C 型征），少数也可表现为下腹部或腰骶部疼痛，久坐后加重，髋关节屈曲、内收、内旋逐渐受限。可伴有关节僵硬、绞锁感和弹响。随着病情进展，疼痛范围逐渐扩大，可向腰骶部、耻骨区、大腿、膝关节甚至小腿部位发展。

二、体征

腹股沟区多有压痛，髋关节活动范围受限，可伴有跛行。最重要的体征为撞击试验呈阳性（图 14-3），即患者取仰卧位，将患髋极度屈曲并内收、内旋可诱发疼痛，则强烈提示有髋臼前上缘有盂唇撕裂（最常见），此时将患髋逐渐伸直至屈髋 90° 同时外展、外旋极度后伸也可诱发疼痛，少数患者可只有这一体征阳性。如患髋撞击主要导致后上方盂唇撕裂时，则将患髋过伸同时极度外旋，可诱发疼痛。

三、髋关节诊断性注射

将局麻药物注入髋关节腔内，5~10 分钟后观察关节腔麻醉后髋部疼痛缓解的程度，同时对比麻醉前后髋关节撞击综合征的变化，可以帮助鉴别疼痛是关节内病变所致还是关节外的问题所致。因为髋部疼痛的原因有时是由髋关节内外的病变共同导致，通过麻醉关节腔后疼痛缓解的程度，可以帮助判断关节内问题导致的疼痛占多大的比重。通过诊断性注射，不仅可以帮助诊断 FAI 和患者疼痛的直接关系，同时也可以帮助预估手术后患者疼痛缓解的程度。

四、影像学检查

FAI 的影像学检查主要包括普通 X 线、三维 CT

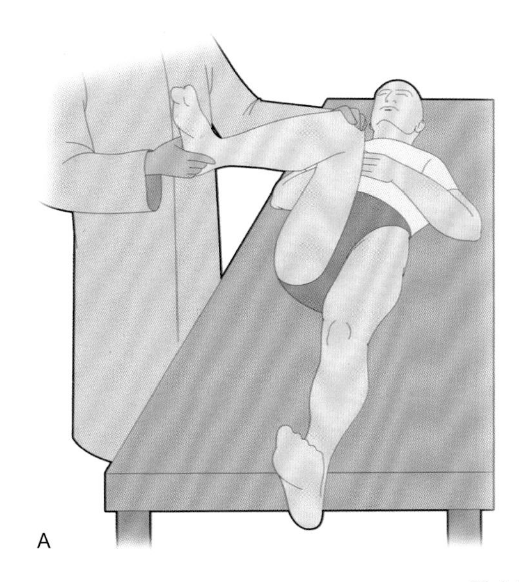

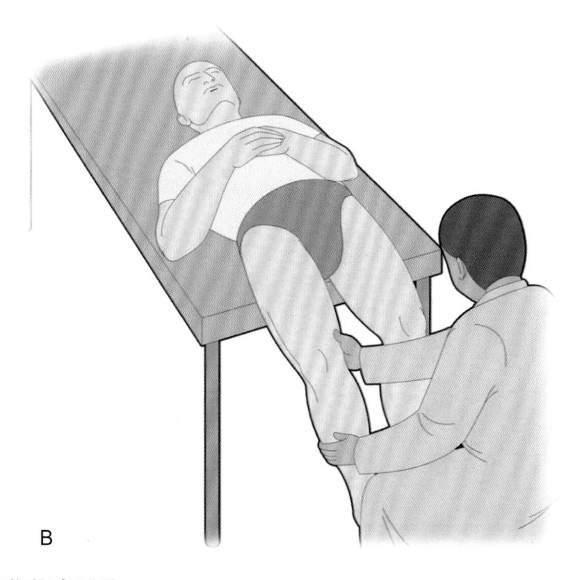

图 14-3 盂唇损伤撞击试验

A. 前侧撞击试验；B. 后侧撞击试验

及髋关节磁共振血管成像（MRA）。FAI 的 X 线拍摄有特殊的要求，为了提高其诊断价值，对于常规的骨盆正位片，要求尾骨正对着耻骨联合（防止骨盆旋转），尾骨尖和耻骨联合上缘的距离为 4~5 cm（避免髋臼前后壁边缘评估的误差）。正位片主要用于评估髋臼 Pincer 畸形的情况，尤其是髋臼反倾，主要表现为髋臼前后壁边缘交叉症、髋臼后壁症（髋臼后壁的边缘位于股骨头中心的内侧）及坐骨棘症（图 14-4）。除正位片外，为评估股骨头颈部的 Cam 畸形，还要拍摄特殊体位的 Dunn 位片，即患者取站立或仰卧、屈髋 45° 或 90°、外展 40°，主要是因为 Cam 畸形多位于股骨头颈的前上方。许多学者用 α 角（多在 Dunn 位片上测量）来评估 Cam 畸形的程度，多认为 α>50° 即考虑有 Cam 畸形（图 14-5）。三维 CT 的作用主要是通过三维重建髋臼和股骨近端，可以帮助精确判断髋臼 Pincer 畸形、股骨头颈 Cam 畸形的位置和程度，更精确地测量 α 角，精确观察撞击导致的髋臼边缘骨折、囊性变和股骨头颈部囊性变的情况，还可以观察关节软骨的退变情况，对术中的骨成形有极大的帮助（图 14-6）。MRA 是

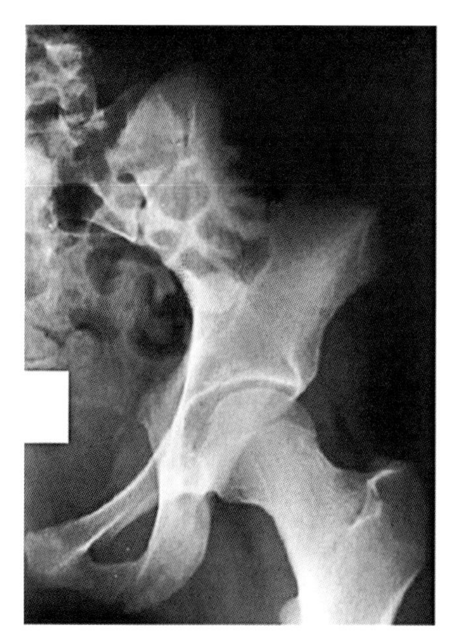
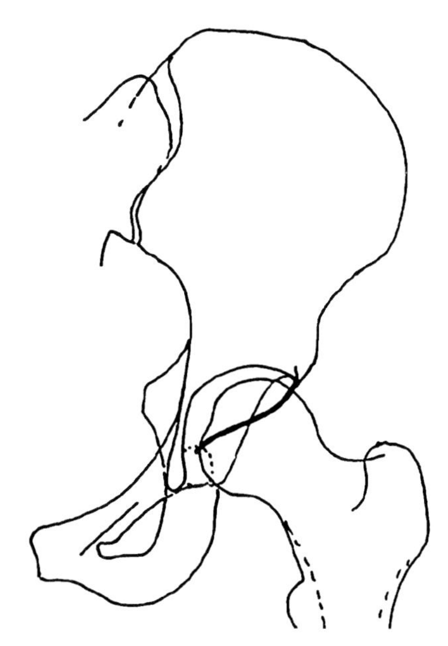

图 14-4　典型的髋臼反倾表现

髋臼交叉症、坐骨棘症（坐骨棘向盆腔内突出）及髋臼后壁症（髋臼后壁边缘位于股骨头中心的内侧）

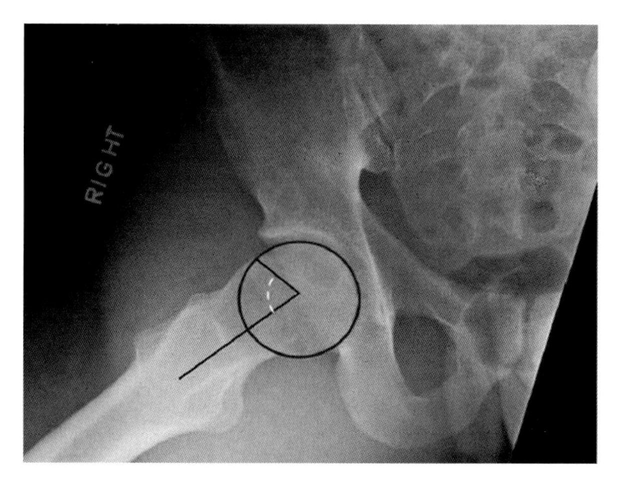

图 14-5　股骨头 α 角的测量

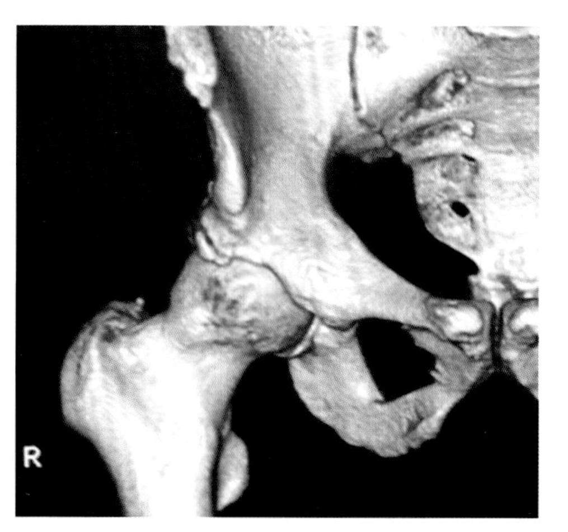

图 14-6　FAI 的三维 CT 表现

清楚地显示一 38 岁男性患者的右侧髋臼前上缘的 Pincer 畸形及由于反复撞击导致的微骨折、股骨头颈前上方的 Cam 畸形

FAI 诊断的一个重要的手段，可以极大地提高诊断盂唇损伤（部位及大小）的准确性（敏感性可达90%，特异性达91%）（图 14-7），同时可以更准确地诊断股骨头、髋臼软骨的损伤情况，以及帮助股骨头圆韧带损伤、关节内游离体、滑膜软骨瘤、色素沉着绒毛结节性滑膜炎（PVNS）的诊断等。

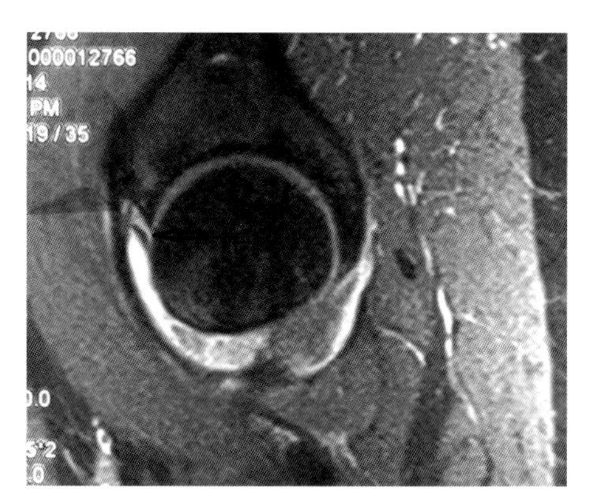

图 14-7 FAI 的 MRA 表现
清楚地显示一 24 岁女性患者的左侧髋臼前上缘的盂唇撕裂（黑色箭头所指）

五、FAI 的治疗原则

（一）保守治疗

保守治疗的关键是一段时间内避免引起疼痛的动作，避免深蹲及坐低矮的凳子，加强肌肉力量的训练及口服消炎镇痛药等。也有一些医生尝试用富血小板血浆（PRP）注射到髋关节腔。笔者早期也尝试在 B 超引导下行关节腔内封闭治疗，少数患者得到较长期的缓解，多数数周至数月后往往疼痛复发并加重。因为股骨头颈的外形没有变化，保守治疗只对少数患者有效。

（二）手术治疗

FAI 的手术治疗有 2 种，一种是开放手术（髋关节外科脱位术），另一种就是关节镜下手术。早期以髋关节外科脱位术为主，即将股骨头向前脱出，直视下行股骨头颈、髋臼成形、盂唇修补。近年来随着髋关节镜手术器械和技术的进步，目前绝大多数的 FAI 都可以通过关节镜手术治疗。

第三节 髋关节外科脱位术

一、手术指征和禁忌证

1. 手术指征 诊断明确的 FAI，经保守治疗无效，全身及局部情况无明显手术禁忌证，均可行外科脱位术治疗。

2. 手术禁忌证 全身条件不好，手术风险过高；合并明显的关节间隙狭窄，年龄超过 50 岁；局部或全身有感染者。

二、股骨头的血供

股骨头的主要供血管起于股动脉的旋股内侧动脉（MFCA）于髂腰肌与耻骨肌间，经闭孔外肌与短收肌之间到达髋关节后面，其终支在股方肌深侧沿闭孔外肌下缘向外上至转子窝，最后跨过闭孔外肌肌腱浅面或深面直接延续为 MFCA 的深支。MFCA 深支通过股骨颈外上方在股骨头颈交界处进入股骨头（图 14-8）。MFCA 深支是股骨头血供的命脉，仅靠 MFCA 深支即可保证股骨头的血供，而如果任何原因伤及股骨头颈交界处外侧 MFCA 深支进入股骨头的穿支，股骨头的血供将基本丧失。因此，保护好该血管进入股骨头的穿支是髋关节外科脱位技术的核心。

三、手术技巧

患者取健侧卧位，切口以大转子前 1/3 为中心纵切口，长约 15 cm（图 14-9）。逐层切开皮肤及浅筋膜和深筋膜，切断臀大肌在阔筋膜的止点，并

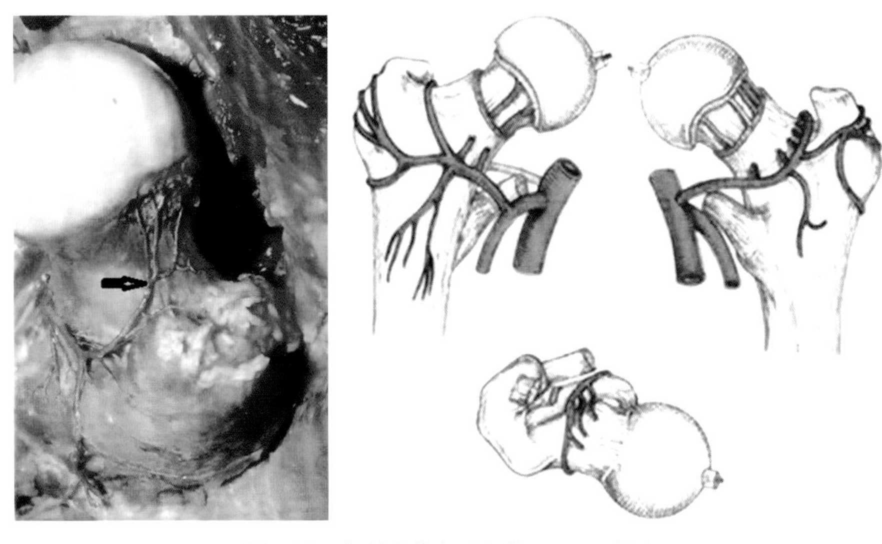

图 14-8　股骨头的主要血供：MFCA 深支

旋股内侧动脉（MFCA）的深支（箭头所指）是股骨头的主要供血管，术中要重点保护

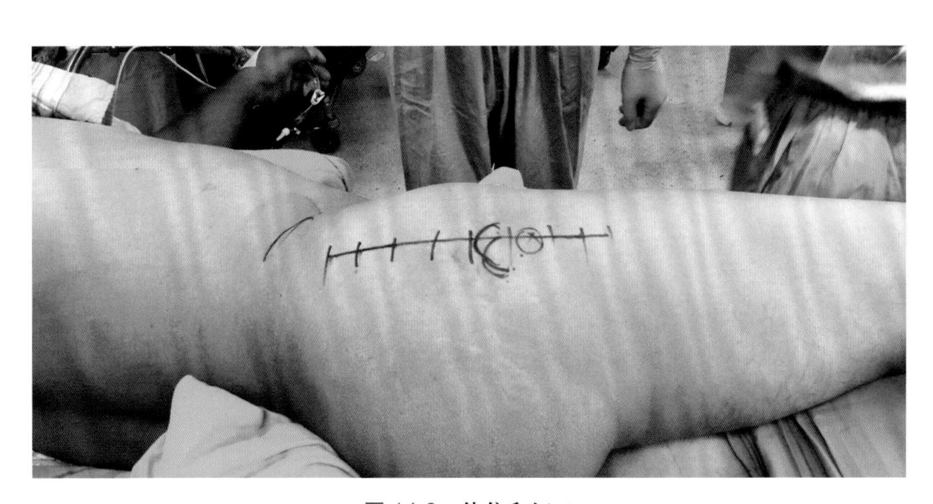

图 14-9　体位和切口

患者取健侧卧位，切口以大转子为中心，沿其前 1/3 与后 2/3 交界，向近端延长约 9 cm，远端延长约 6 cm

将其向后牵开。然后将大腿内旋，找到臀中肌后缘和大转子的后上方转子窝。用摆锯做一个厚度约为 1.5 cm 大转子截骨，保留其上臀中肌、臀小肌及股外侧肌止点，同时注意保持大转子窝旁骨组织的完整性，避免损伤其下方走行的 MFCA 深支。将分离的大转子连同臀中肌、臀小肌及股外侧肌向髋关节前侧牵开（图 14-10）。有时会有梨状肌肌腱附着其上，影响其移动，此时可将梨状肌肌腱止点切断。

找到梨状肌肌腱和臀小肌间隙，并从后向前剥离臀小肌关节囊附着部分，注意保护梨状肌肌腱及其下方支配股骨头的 MFCA 深支。显露关节囊的前部、上部和后上部。为了避免损伤 MFCA 在股骨头的穿支，需要沿着股骨颈长轴在大转子的前方纵行切开关节囊，之后呈 Z 形在关节囊股骨颈内侧的附丽处切开并延长，在髋臼交界处转向后方切开股骨头上后方的关节囊（图 14-11A）。

切开关节囊时应注意保护切口下方的股骨头软骨和关节盂唇结构。极度屈曲外旋股骨，剪断圆韧带，股骨头即可脱出。由于圆韧带动脉并非股骨头血供的主要来源，圆韧带在股骨头的残留部应被切除而不会影响股骨头血运。在髋臼前方和下方横韧带处放置骨撬，此时全部髋臼和股骨头颈结构完全显露清楚（图 14-11B）。

可先行股骨头圆韧带清理，检查髋臼盂唇撕裂

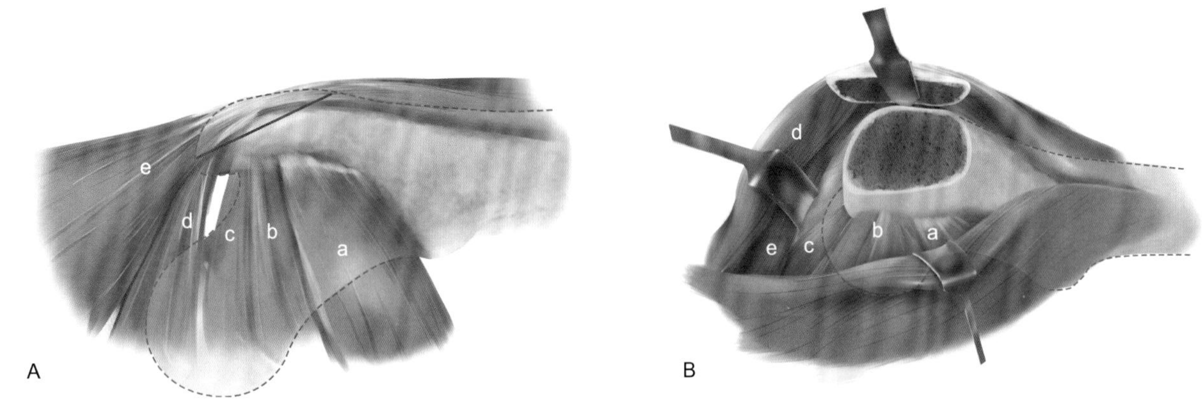

图 14-10 大转子截骨示意图

A. 大转子截骨方向；B. 截骨后将大转子向前侧牵开（a. 股方肌；b. 上下孖肌；c. 梨状肌；d. 臀小肌；e. 臀中肌）

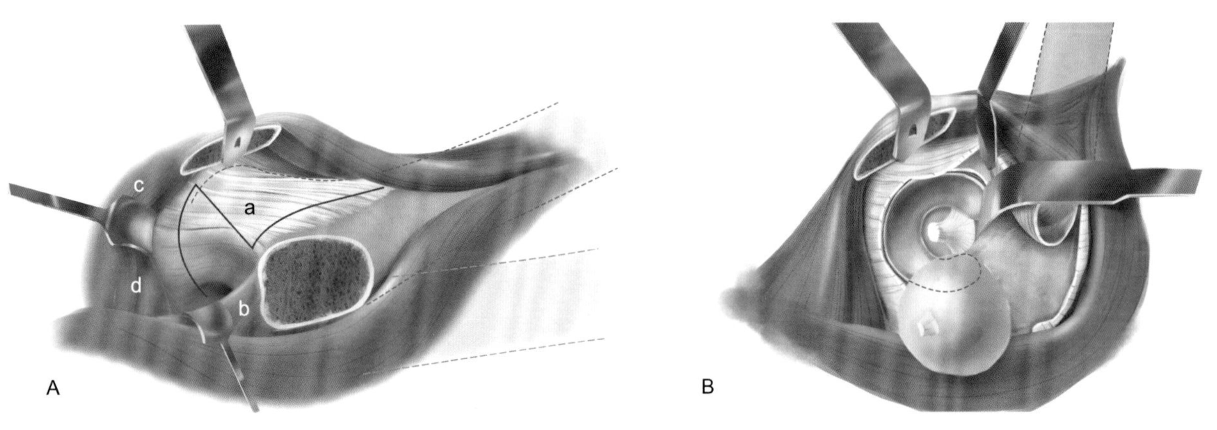

图 14-11 切开关节囊将股骨头脱出示意图

A. 将关节囊呈 Z 形切开（a. 关节囊；b. 梨状肌；c. 臀中肌；d. 臀小肌）；B. 将股骨头脱出，可 360° 显露髋臼及盂唇

的部位及髋臼 Pincer 畸形的位置和程度，结合术前三维 CT 的评估，以决定切除髋臼边缘宽度。其后以尖刀片将撕裂部位盂唇游离，切除髋臼边缘多余的部分，检查合适后，以锚钉将游离的盂唇固定在髋臼边缘上。再同样根据评估切除股骨头颈部分异常突出的软骨面及其下骨质，完成后伸直、内旋复位关节并各向活动髋关节，检查有无撞击，如有则再次脱出，进一步切除多余骨质，直至复位后活动关节股骨头颈与髋臼边缘之间无异常接触（图 14-12）。

修整完股骨头颈交界后，观察骨松质表面有无明显渗血，以帮助判断股骨头血供。在手术操作过程中，使用多普勒血流测量仪可以了解股骨头血液灌注的动态分布图。为防止关节软骨干燥，用生理盐水持续湿润关节软骨。

髋关节内手术操作完成后，牵引下肢，屈膝、内旋即可使髋关节复位。缝合关节囊不能过紧，否则会增加支持带血管的张力，从而导致股骨头血流灌注下降。以 3 枚 4.0 mm 空心螺钉加压固定大转子截骨块。

四、术后处理

术后第二天即可扶双拐下地，脚尖负重 6 周，其后全足负重直至截骨处愈合后弃拐完全负重行走。术后 4 周内避免屈髋超过 90°，以免影响盂唇愈合。术后循序渐进进行肌肉力量训练。

五、典型病例

【病例 1】

1. 病史　患者，男性，30 岁。因双侧腹股沟、臀部疼痛 2 年，加重伴跛行 1 个月入院。疼痛在久

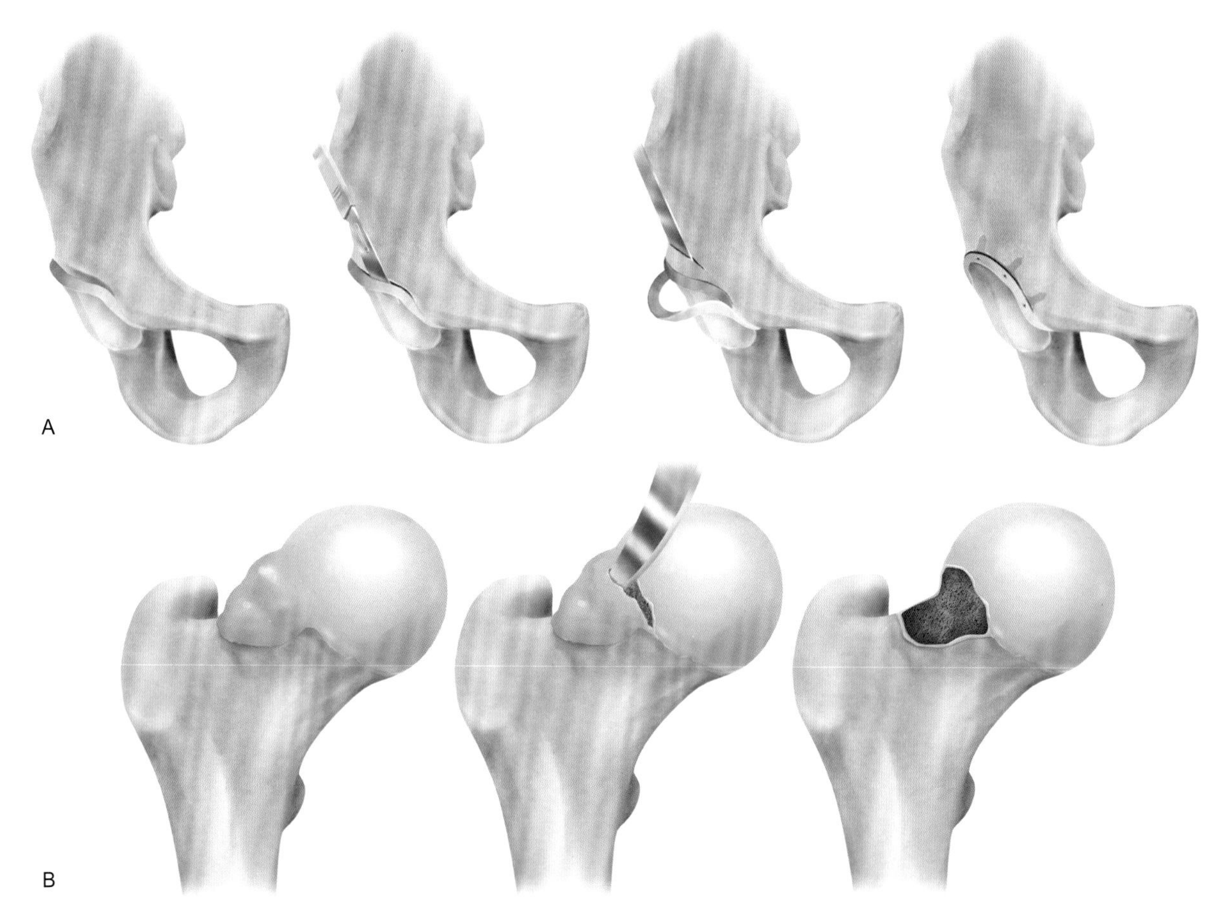

图 14-12　髋臼及股骨头颈成形、盂唇修补
A. 髋臼成形及以锚钉固定游离的盂唇；B. 股骨头颈成形

坐及行走后加重。入院时行走距离约 500 m。

2. 入院查体　跛行步态，不能深蹲，双髋撞击综合征强阳性、右侧更重，双侧髋关节屈曲、内收明显受限，右侧屈曲约 80°、内收 0°，左侧屈曲约 100°、内收约 5°。VAS 疼痛评分：右侧 9 分，左侧 7 分；HHS 评分：右侧 42 分，左侧 60 分。

3. 诊断　双侧股骨髋臼撞击综合征。

4. 治疗　入院后行右侧髋关节外科脱位术，术中见髋臼及股骨头软骨均明显退变、变薄，但无明显剥脱，前外侧盂唇撕裂，打磨髋臼边缘后以锚钉修补、清理髋臼窝圆韧带及增生滑膜，切除股骨头颈异常突出骨质，部分后上方骨质因贴近主要供血管、对应处盂唇完整（无撞击表现），为避免术后股骨头坏死，未做处理。

5. 预后　术后 3 个月复诊，右髋 VAS 评分为 0 分，行走正常，撞击综合征消失，屈曲约 120°、内收约 20°。术后 4 个月因左侧疼痛无法忍受，强烈要求再次入院行左侧髋臼盂唇修补、股骨头颈成形术。术后 20 个月复诊，双髋活动完全正常，无明显不适。

患者术前、术后 X 线表现以及术中照片见图 14-13。

【病例 2】

1. 病史　患者，男性，30 岁。右髋疼痛 5 年，加重伴跛行 2 个月入院。疼痛在久坐及行走后加重。入院时行走距离约 1 000 m。

2. 入院查体　轻度跛行步态，不能深蹲，右髋撞击综合征强阳性，右侧髋关节屈曲、内收轻度受限。VAS 疼痛评分：8 分；HHS 评分：52 分。

3. 诊断　右侧股骨髋臼撞击综合征。

4. 治疗　入院后行右侧髋关节外科脱位术，术中见前上侧（1、2 区）大片盂唇撕裂、相邻软骨损伤、股骨头颈前上方明显的 Cam 畸形，将撕裂盂唇附近的髋臼边缘骨质切除约 2 mm，将撕裂盂唇以锚钉固定在其上，再切除股骨头颈的 Cam 畸形、清理

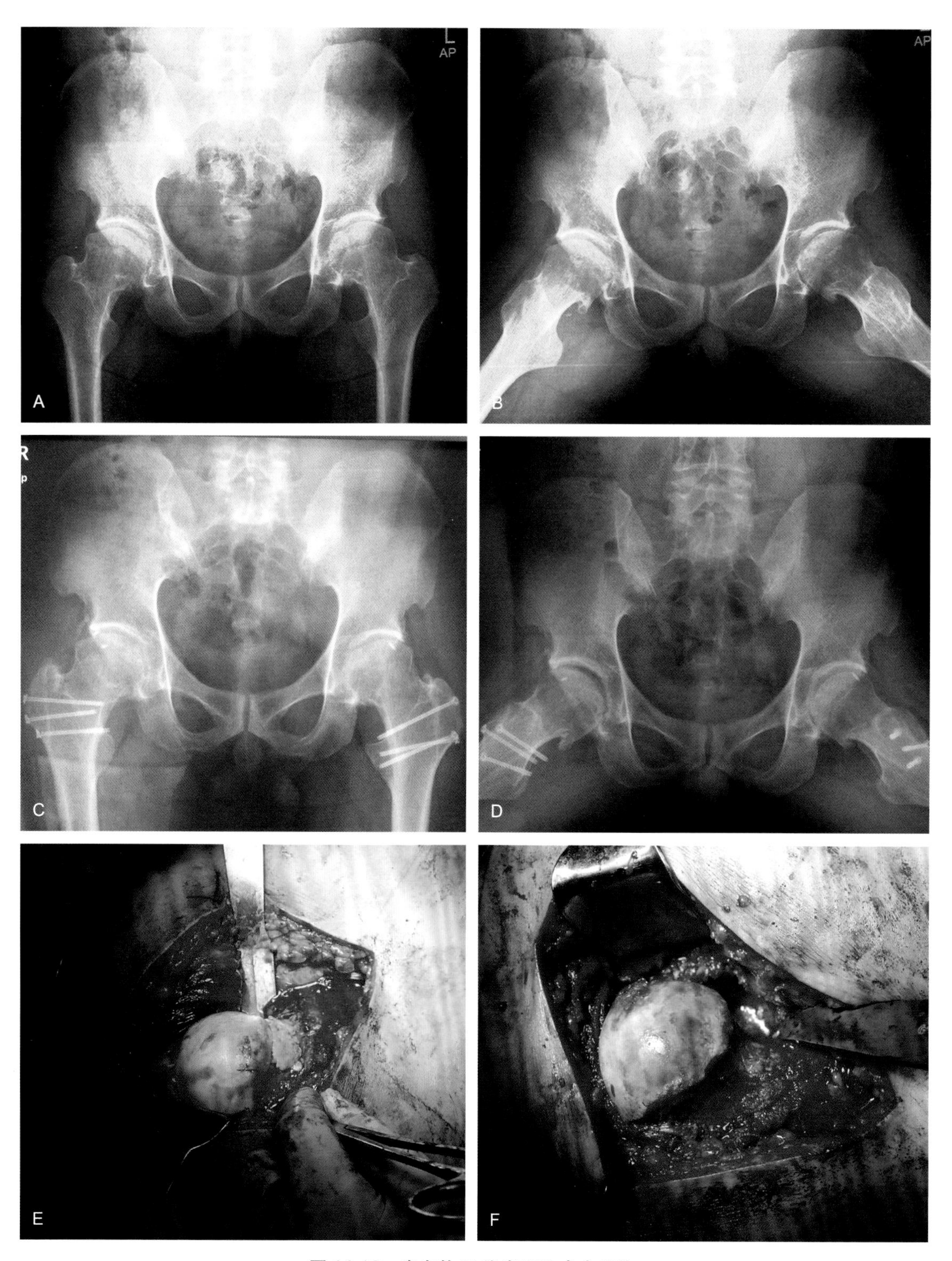

图 14-13 患者的 X 线表现及术中照片

A、B. 术前双髋正位及 Dunn 位 X 线片；C. 右髋术后 20 个月 X 线片；D. 左髋术后 16 个月 X 线片；E. 右侧股骨头直视下 Cam 畸形；F. 头颈畸形切除术后表现

臼窝，复位并活动关节检查有无畸形残留导致撞击。

5. 预后 术后 3 个月复诊，患髋疼痛消失，正常负重行走。术后 1 年复诊，VAS 评分为 0 分，HHS 评分为 100 分。

患者术前、术后 X 线表现，术前 CT、磁共振表现以及术中照片见图 14-14 和图 14-15。

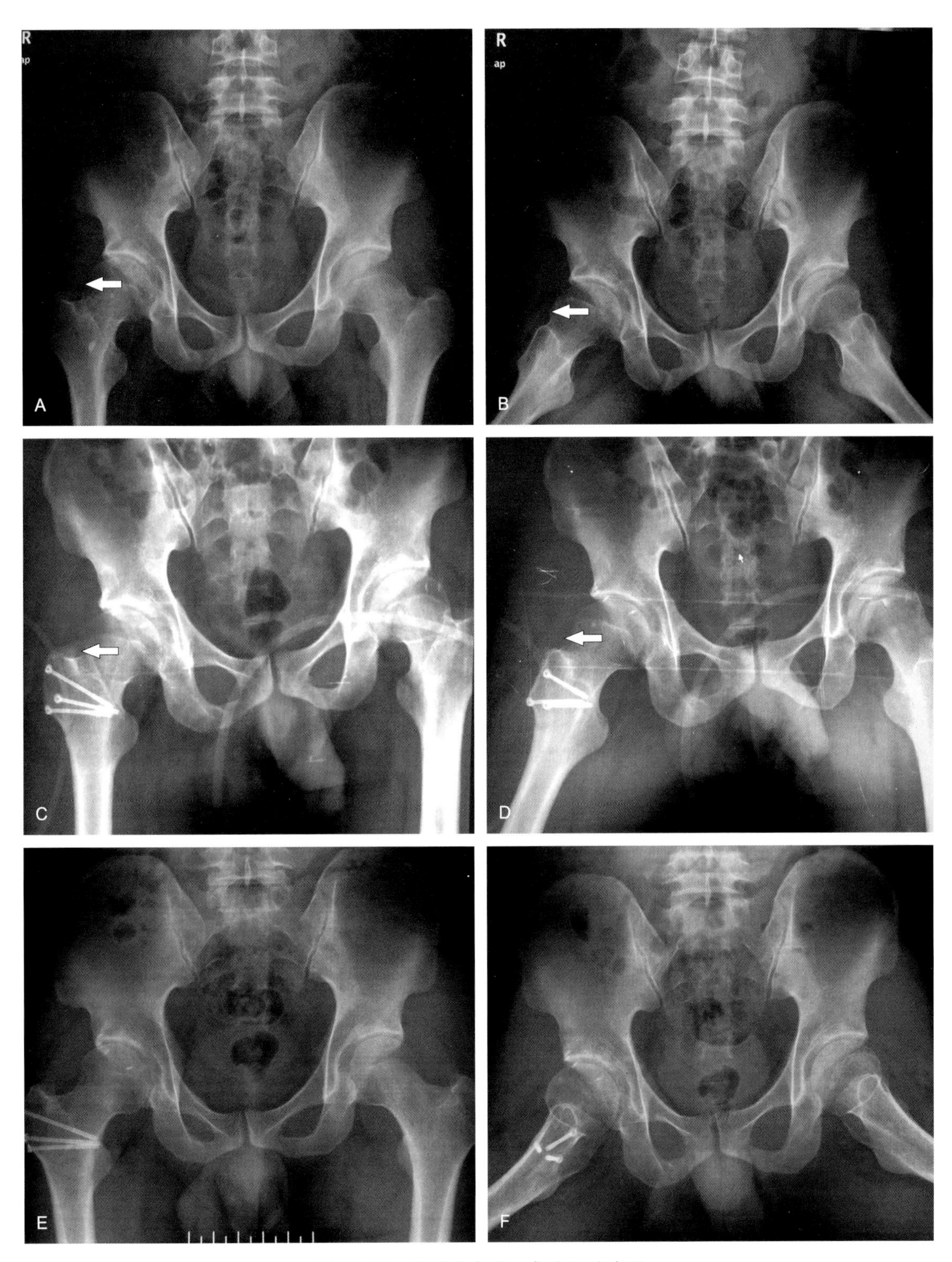

图 14-14　患者的术前、术后 X 线表现

A、B. 术前 X 线片显示轻度的髋臼反倾及明显的股骨头颈前上 Cam 畸形（箭头所指）；C、D. 术后 X 线片显示畸形被切除，髋臼及股骨头外形恢复正常；E、F. 术后 1 年 X 线片显示患髋恢复良好

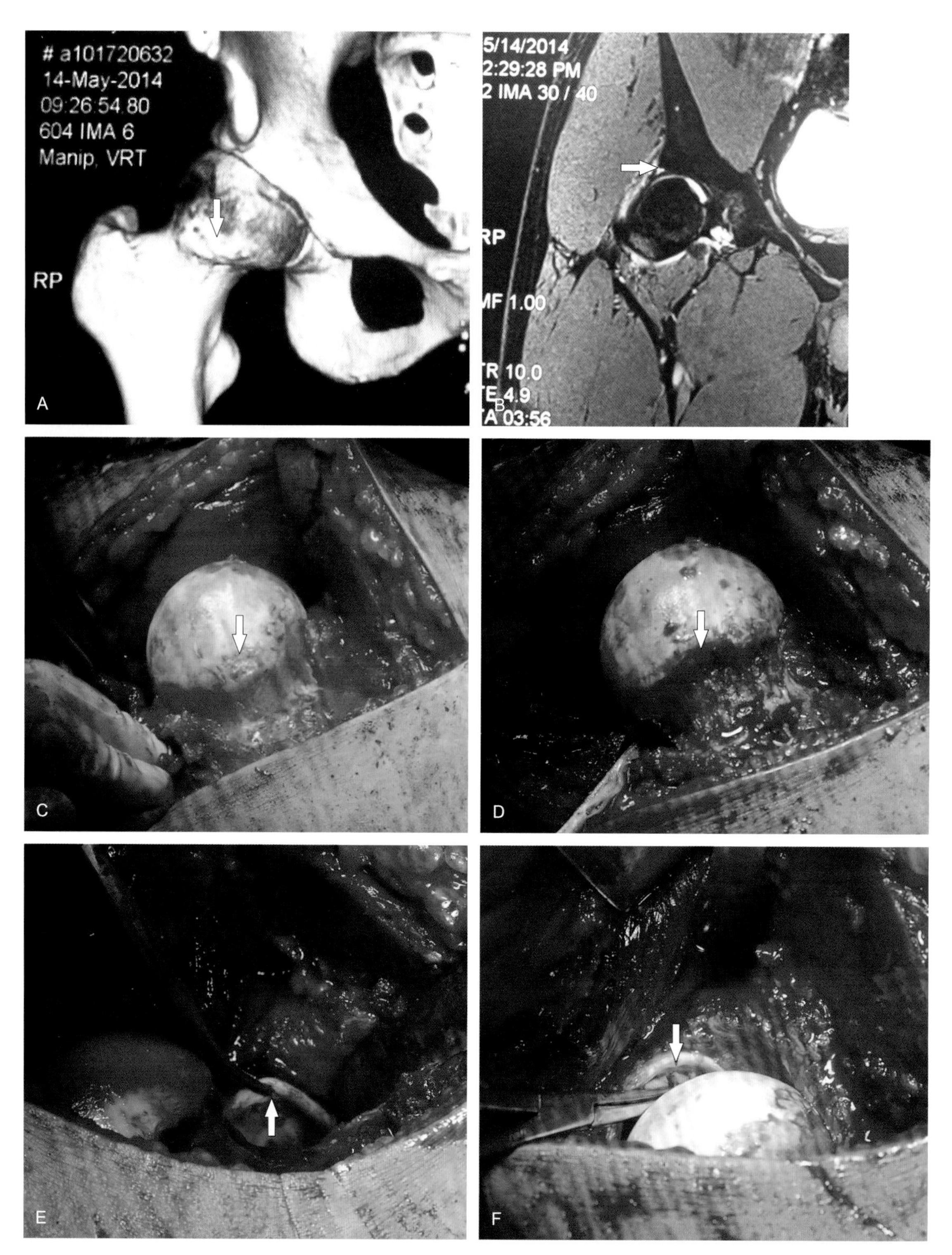

图 14-15 患者的术前 CT、磁共振及术中照片

A. 三维 CT 显示股骨头颈前上侧明显的 Cam 畸形；B. 磁共振髋关节造影清晰显示出前上盂唇撕裂（箭头所指）；C、D. 箭头所指是术中直视下股骨头颈 Cam 畸形切除前后表现；E、F. 箭头所指是术中所见髋臼前上盂唇撕裂、邻近软骨损伤

第四节　髋关节镜手术

一、手术指征

诊断明确的FAI，经保守治疗无效，全身及局部情况无明显手术禁忌证，盂唇撕裂位于前侧、外侧或外后侧均可行关节镜下手术治疗。

二、手术禁忌证

髋关节强直、僵硬者或关节囊挛缩，关节牵开受限的疾病；异位骨化关节无法牵开或充盈，关节镜器械无法进入者；邻近切口处皮肤病或溃疡患者；盂唇撕裂位于髋臼后侧；合并明显的关节间隙狭窄，年龄超过50岁；全身条件不好，手术风险过高；合并其他系统性基础疾病不宜手术者。

三、设备与器械

X线影像增强器对确保准确无误地进入髋关节腔隙是十分必要的。70°和30°镜头、冷光源、摄像成像系统、监视器关节镜、手动器械和电动切割刨削系统、射频是必备的器材；70°镜头主要用于中央间室，多数情况也可用于外周间室，30°镜头在外周间室可得到更好的视野；18号25 cm长的专用穿刺针、斯氏针、各种直径和长度的塑料套管及其配套工具，可以帮助建立镜头进入及各种操作的通道；关节囊切开刀；各种角度的鸟嘴钳用于牵开关节囊及缝合髋臼盂唇；各种角度的微骨凿用于髋臼软骨缺损的修复；探钩用于探查盂唇及软骨损伤情况；还有蓝钳、抓线器、剪线器等（图14-16）。

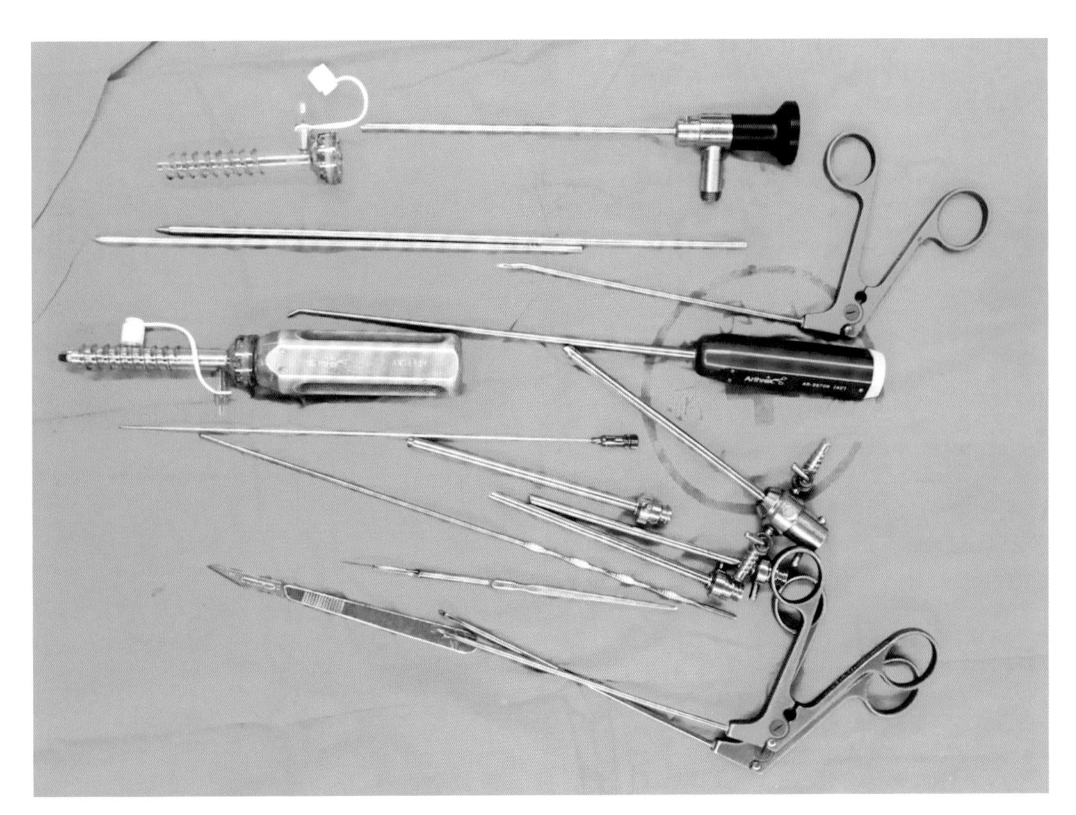

图14-16　髋关节镜常用的手术器械

四、手术步骤及相关技巧

1. 麻醉与手术体位　通过全麻或腰麻充分地阻滞运动神经，以便保证肌肉松弛。将患者置于骨科普通牵引床，取仰卧位，仰卧位的优势在于可以避免液体渗漏，同时摆体位方便。患髋置于伸直、外展中立位，轻度内旋，健侧下肢伸直、外展 60° 左右（图 14-17）。

2. 术前体表定位　将股骨大转子顶端、髂前上棘及髂前上棘向髌骨中点的连线上段标出，常用的 3 个入口分别为紧贴大转子前上缘一个（前外侧入口）、与其同高度髂前上棘下连线上一个（前侧入口）及向下与前 2 入口构成等边三角形顶点一个（前下侧入口），偶尔处理后外侧盂唇撕裂还需要大转子后上缘一个入口（后外侧入口）（图 14-17）。

3. 牵引　使用牵引床的并发症主要是会阴柱对阴部神经的压迫和对坐骨神经的牵拉。因此牵引时间不应超过 2 小时。为保护会阴部神经免受损伤，包裹好会阴柱（直径至少 9~12 cm）可有效分散对会阴部的压力。对侧肢体应尽量外展，在两腿之间可以放进影像增强器。在固定对侧足时应施以轻度的牵引以产生一个反牵引力，这样可以维持骨盆在手术床上的位置，使其不致因患侧的牵引而移位。通过透视可进一步确定施加在肢体上牵引力的大小以及髋关节牵开的程度。如果关节太紧，可以再加大些力量，但牵引力增加，这一操作必须小心谨慎。如果还不能顺利地牵开关节，可术中向关节内注入液体或空气以解除关节腔内的负压，即可牵开关节。控制髋关节牵开间隙为 1~1.5 cm，不要超过 1.5 cm。

4. 建立手术通道　用 18 号 25 cm 长的专用穿刺针进行髋关节穿刺，将穿刺针沿股骨大转子的顶点前缘穿入，沿髋臼缘刺入髋关节内。如果髋关节穿刺成功后，连接穿刺针的注射器内的生理盐水会自动吸入髋关节腔内 10~15 ml。液体注入髋关节

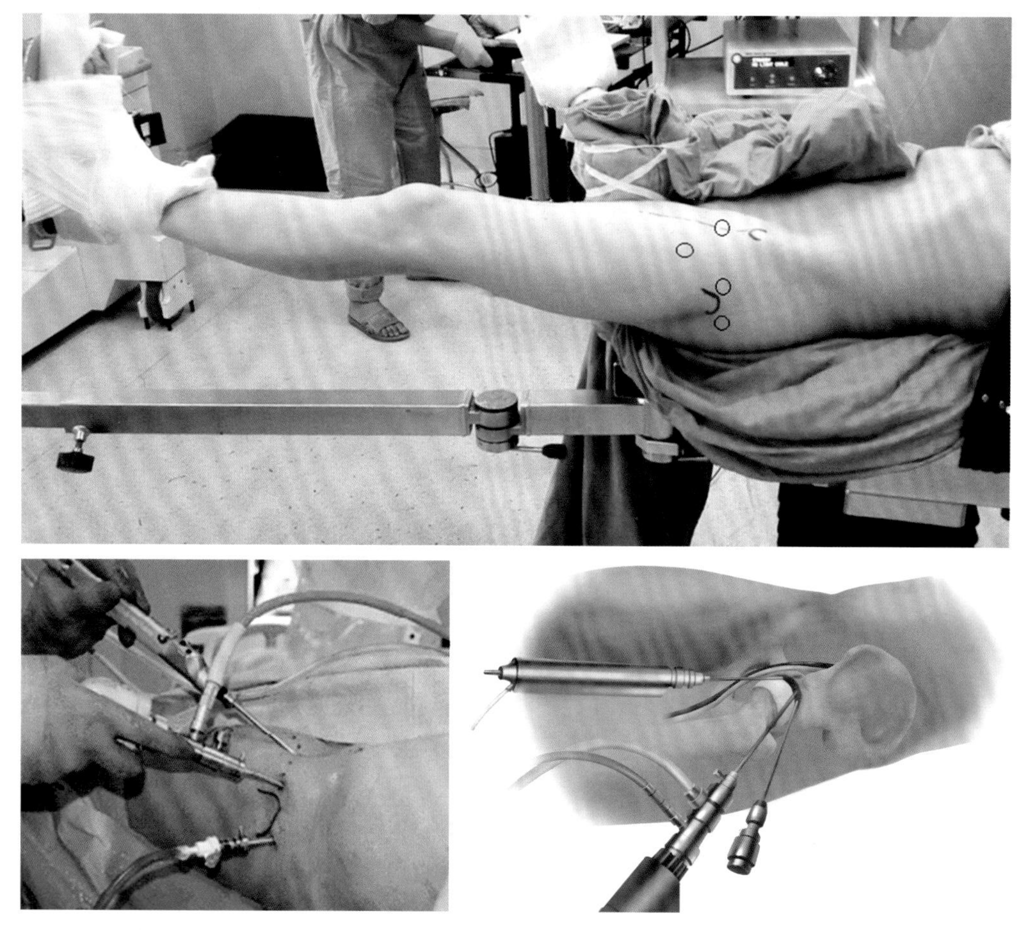

图 14-17　髋关节镜手术时患者体位摆放及其 4 个主要操作通道的体表标记

腔内会自动反流，说明穿刺针已在髋关节腔内。用注射器向关节内注射 10~15 ml 的水，用以解除关节腔内的负压，以便牵开。拔出穿刺针，透视下以 1 枚斯氏针沿前外侧入口穿入关节腔，注意避免损伤股骨头软骨和髋臼盂唇。将进入点皮肤做一长约 1.5 cm 的小切口，将小金属套管套在斯氏针上建立通道。透视证实进入关节腔后，去除斯氏针，插入 70° 关节镜头，直达股骨头前上方，器械与股骨头要保持一定的距离，以免磨损关节面。置入关节镜后，在关节镜监视下同样建立前侧入路。其后以关节囊切开刀横行切开 2 个通道之间的关节囊，以利于镜头和手术器械的移动操作。如有需要可以同样在镜头监视下建立前下入口和外后入口(图 14-18)。

5. 手术技巧　通道建立完成后，可以在其间互换手术器械和关节镜，以便于髋关节的系统检查和关节镜手术操作。用 30° 和 70° 关节镜，内旋和外旋髋关节能够很准确地观察到髋臼的上方负重区的滑膜、圆韧带以及髋臼盂唇的前侧面、后侧面和外侧面，股骨头负重关节面的大部分都可以看到。前外侧入路最适宜观察髋臼前壁和前盂唇，后外侧入路最适宜观察髋臼后壁和后盂唇，前方入路最适宜观察外侧盂唇及关节囊反折部。如果盂唇显露困难，可以用穿线器以 1 号缝线穿过其附近关节囊，用作牵引线，拉出通道向外将关节囊牵开，辅助显露盂唇。显露完成后，全面评估盂唇、髋臼和股骨

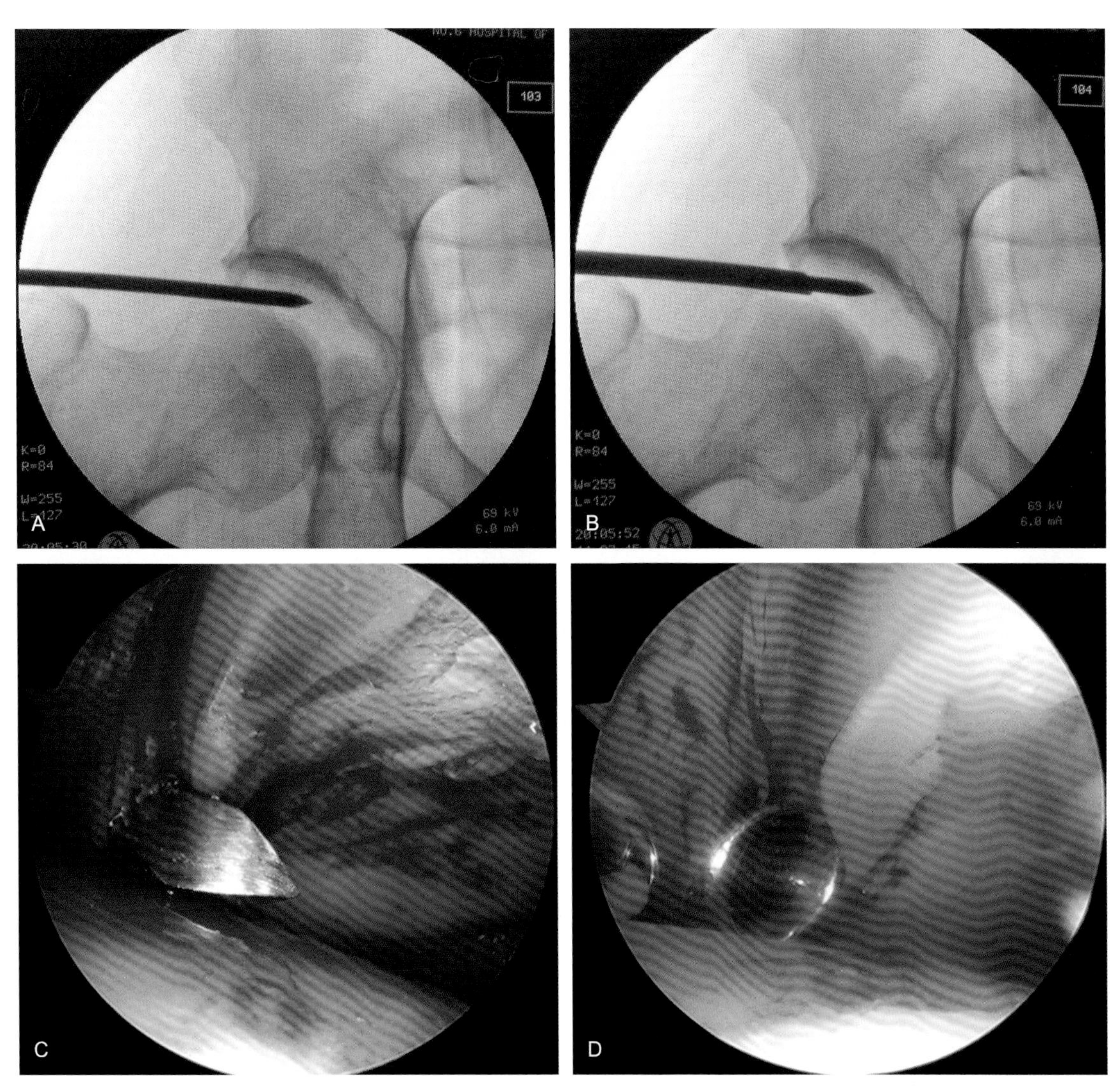

图 14-18　**建立通道**

A、B. 透视下建立前外侧通道；C、D. 关节镜直视下建立前侧通道

头软骨损伤、圆韧带损伤及滑膜炎症的情况。确定盂唇损伤部位后，以刨刀或射频消融清理其上滑膜直至髋臼骨性边缘，根据术前影像学评估确定要打磨的髋臼骨性突出部位，以磨钻打磨多余骨质，术中透视证实打磨是否足够。其后以锚钉将撕裂盂唇固定到打磨后的髋臼边缘。刨刀清理增生严重的滑膜和损伤的圆韧带，如有软骨损伤一并清理，严重的软骨缺损，清理后以微型骨凿行微骨折手术，以促进软骨再生。其后完全放松牵引，镜下观察股骨头颈异常突出的情况及部位，结合影像学评估，确定需要打磨的部位及深度，同样以磨钻行股骨头颈部位成形，术中反复透视核实成形的效果直至满意。最后缝合关节囊（也可不缝）、去除手术器械及牵引线、关闭皮肤切口。

五、术后处理

术后第二天即可扶双拐下地，脚尖负重 3~4 周，其后全足负重扶单拐 2 周后弃拐完全负重行走。术后 4 周内避免屈髋超过 90°，以免影响盂唇愈合。术后循序渐进地进行肌肉力量训练。术后 3 个月可恢复体育锻炼。

六、典型病例

【病例 1】

1. 病史　患者，男性，58 岁。因进行性右侧髋部疼痛半年伴活动受限入院。疼痛在久坐后加重。入院时行走距离约 800 m。

2. 入院查体　跛行步态，不能深蹲，右髋撞击综合征强阳性，右侧髋关节屈曲、内收明显受限，屈曲约 100°、内收约 5°。VAS 疼痛评分：8 分；HHS 评分：56 分。X 线片及三维 CT 均提示髋臼 Pincer 畸形、股骨头颈处 Cam 畸形，MRA 提示右侧髋臼前侧盂唇撕裂（图 14-19）。

3. 诊断　入院诊断为右侧股骨髋臼撞击综合征。

4. 治疗　入院后行右侧髋关节镜下髋臼、股骨头颈成形、盂唇修补术，术中见髋臼及股骨头软骨均明显退变、变薄，伴有部分缺损，前外侧盂唇严重撕裂，打磨髋臼边缘后以锚钉修补撕裂盂唇，打磨股骨头颈异常突出骨质。

5. 预后　术后 3 个月及 12 个月复诊，右髋 VAS 评分为 0 分，HHS 评分：96 分。行走正常，撞击综合征消失，屈曲约 120°、内收约 20°。

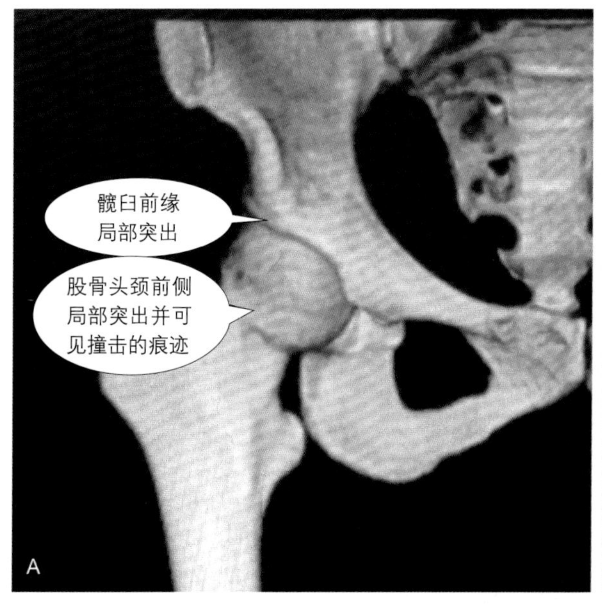

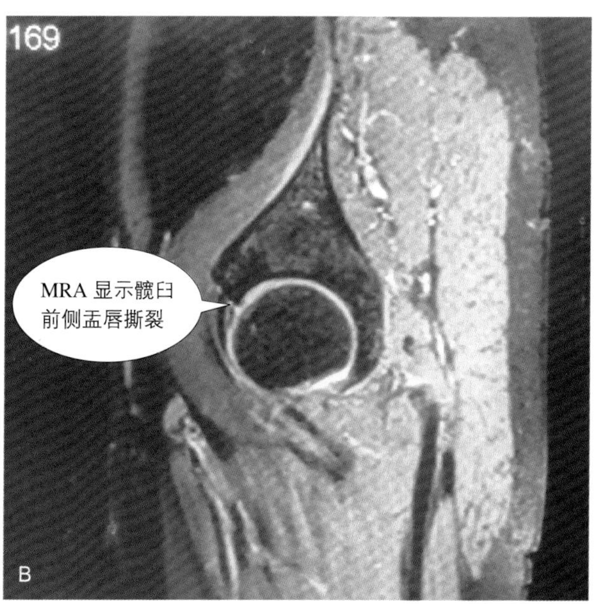

图 14-19　患者术前行三维 CT 和磁共振检查

A. 术前三维 CT 显示右髋典型的 Pincer 畸形和 Cam 畸形；B. 髋关节 MRA 显示髋臼前侧盂唇撕裂

【病例 2】

1. 病史　患者，男性，43 岁。因右侧髋部疼痛 4 个月加重伴活动受限 1 个月入院。近 1 个月无法下地行走，疼痛呈持续性。

2. 入院查体　轮椅推入，右髋撞击综合征强阳性，右髋各向主、被动活动均严重受限。VAS 疼痛评分：10 分；HHS 评分：2 分。X 线片及三维 CT 均

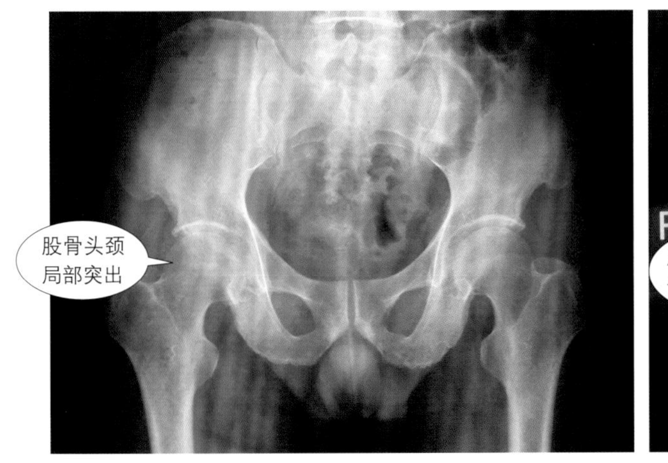

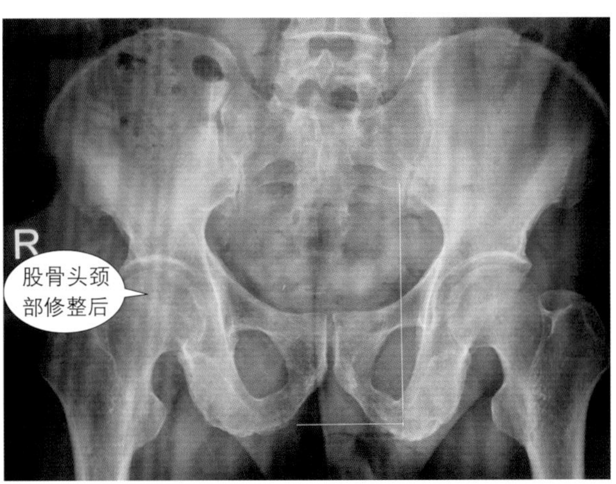

图 14-20　术前及术后的髋关节前后位 X 片表现
术后右侧股骨头颈 Cam 畸形得到矫正

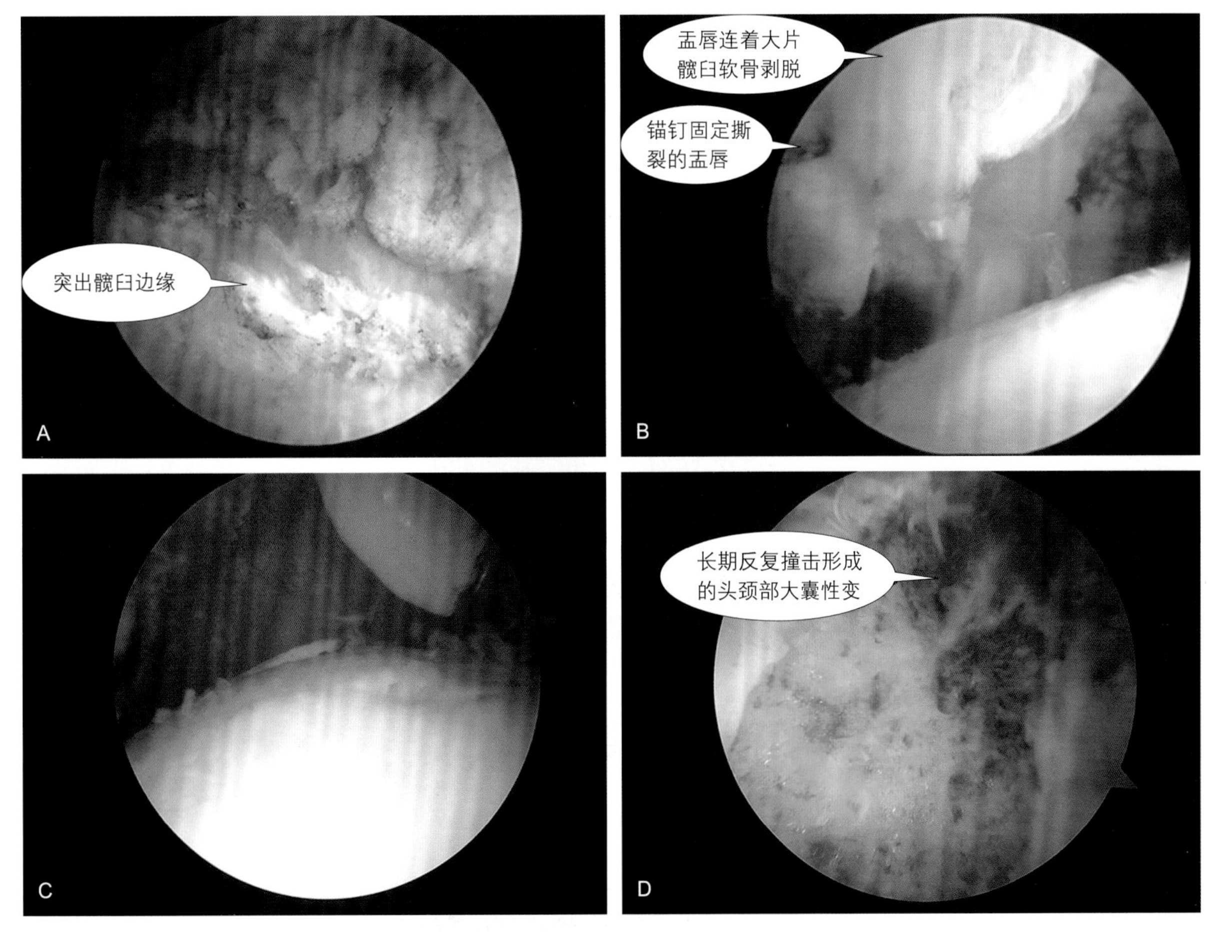

图 14-21　镜下骨成形及盂唇修补
A. 关节镜下 Pincer 畸形；B. 畸形成形后以锚钉修补盂唇及与盂唇相连剥脱的髋臼软骨；C、D. Cam 畸形成形术前术后的镜下表现

提示股骨头颈处明显的 Cam 畸形，MRA 提示右侧髋臼前上缘盂唇撕裂。

3. 诊断　入院诊断为右侧股骨髋臼撞击综合征。

4. 治疗　入院后行右侧髋关节镜下股骨头颈成形、盂唇修补术，术中见髋臼软骨轻度退变，前侧及外侧盂唇严重撕裂，髋臼边缘稍打磨后以锚钉修补撕裂盂唇，打磨股骨头颈异常突出骨质。

5. 预后　术后 3 个月及 12 个月复诊，右髋 VAS 评分为 0 分，HHS 评分为 92 分。行走正常，撞击综合征消失，屈曲约 130°、内收约 15°。

患者术前、术中及术后相关影像学检查见图 14-20 至图 14-25。

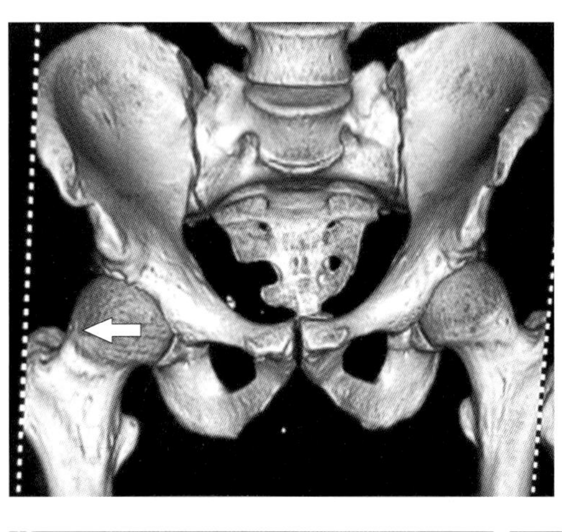

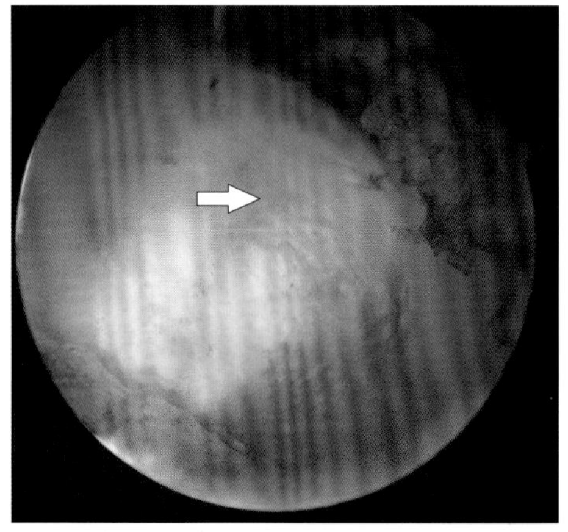

图 14-22　术前的三维 CT 及术中直视下可见右股骨头颈典型的 Cam 畸形（箭头所指）

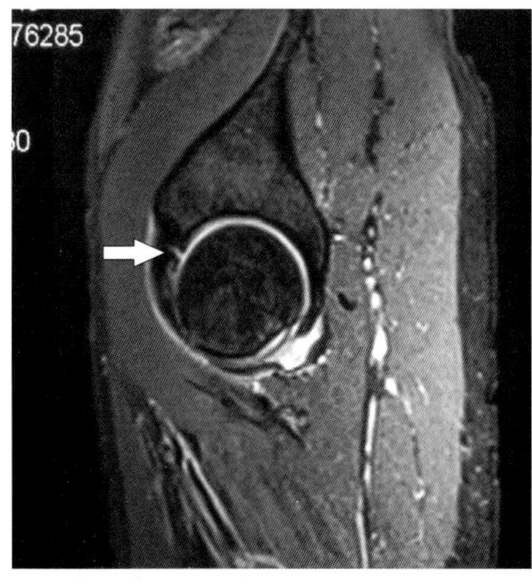

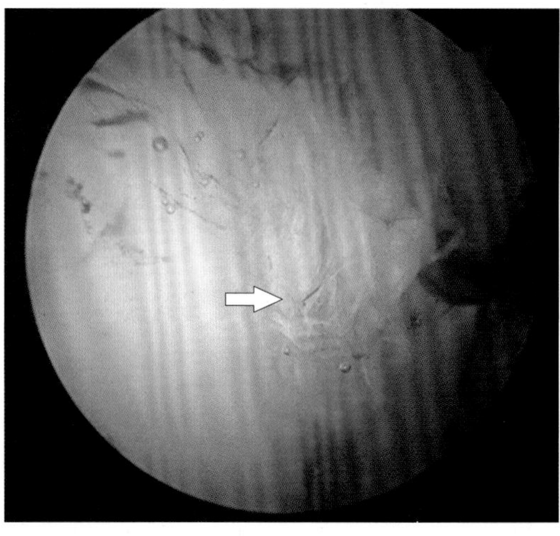

图 14-23　术前的 MRA 及术中直视下前侧盂唇撕裂（箭头所指）

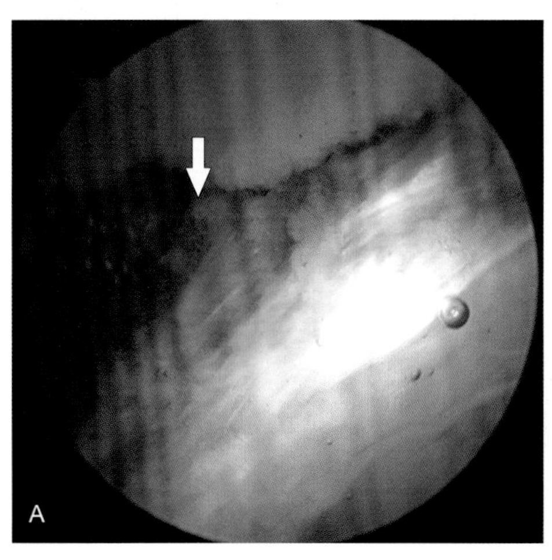

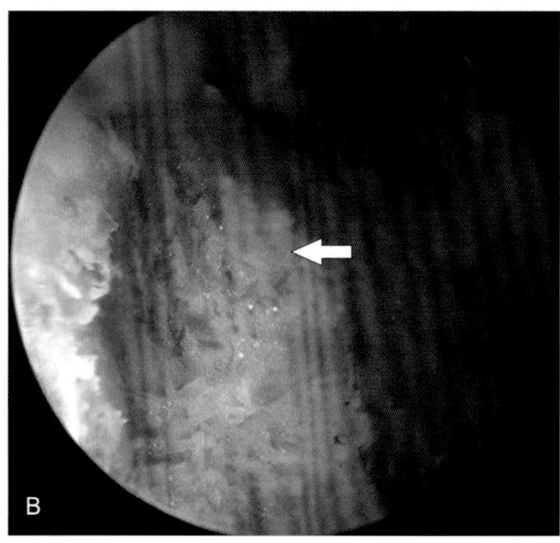

图 14-24　镜下盂唇修补及头颈部成形

A. 锚钉将撕裂的盂唇固定好（术中直视）；B. 股骨头颈交界处打磨后显示出撞击引起的局部囊性变（箭头所指）

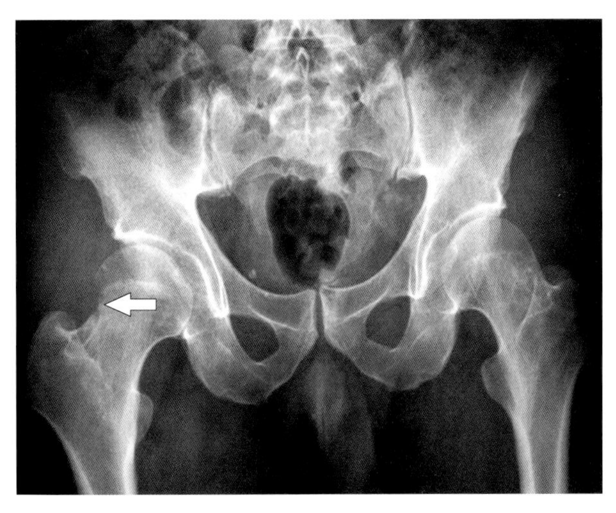

图 14-25 术后 X 线片
对比左侧，右侧股骨头颈 Cam 畸形已经完全矫正（箭头所指）

（谢宗平）

参考文献

[1] Smith-Petersen M N. The classic: treatment of malum coxae senilis, old slipped upper femoral epiphysis, intrapelvic protrusion of the acetabulum, and coxa plana by means of acetabuloplasty. 1936[J]. Clin Orthop Relat Res, 2009: 608-615.

[2] Stulberg S D, Cordell L D, Harris W H, et al. Un-recognised childhood disease: a major cause of idiopathic osteoarthritis of the hip[D]. The Proceedings of the Third Open Scientific Meeting of the Hip Society. St Louis, MO: CV Mosby, 1975: 212-212.

[3] Mayers S R, Eijer H, Ganz R. Anterior femoroacetabular impingement after periacetabular osteotomy[J]. Clin Ortop Relat Res, 1999, 363: 93-99.

[4] Ganz R, Parvizi J, Beck M, et al. Femoroacetabular impingement: a cause for osteoarthritis of the hip[J]. Clin Ortop Relat Res, 2003, 417: 112-120.

[5] Banerjee P, McLean C R. Femoroacetabular impingement: a review of diagnosis and management[J]. Curr Rev Musculoskelet Med, 2011, 4(1): 23-32.

[6] Amanatullah DF, Antkowiak T, Pillay K, et al. Femoroacetabular impingement: current concepts in diagnosis and treatment[J]. Orthopedics, 2015, 38(3): 185-199.

[7] Grant A D, Sala D A, Schwarzkopf R. Femoro-acetabular impingement: the diagnosis-a review[J]. J Child Orthop, 2012, 6(1): 1-12.

[8] Ganz R, Leunig M, Leunig-Ganz K, et al. The etiology of osteoarthritis of the hip: an integrated mechanical concept[J]. Clin Orthop Relat Res, 2008, 466(2): 264-272.

[9] Byrd J W, Jones K S. Diagnostic accuracy of clinical assessment, magnetic resonance imaging, magnetic resonance arthrography, and intra-articular injection in hip arthroscopy patients[J]. Am J Sports Med, 2004, 32(7): 1668-1674.

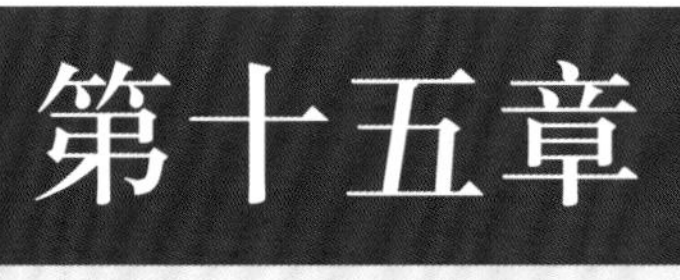

第十五章 人工髋关节置换术

在过去40年里，人工全髋关节置换术已发展成为骨科领域里最有效的手术方式之一，目前已广泛应用于治疗多种终末期髋关节疾病，包括退行性、炎性、创伤性、缺血性、发育性和代谢性疾病等。

人工关节置换技术的发展取决于多种因素综合作用，包括股骨头假体设计的改进、假体材料和工艺的提升以及手术技术的完善等，以进一步提高术后疗效及关节使用年限。为改善骨水泥假体固定，采用低黏度骨水泥、阻塞远端髓腔、加压注入骨水泥等技术延长假体固定寿命。针对骨水泥破坏造成的假体松动，人们研究出紧密压配、多孔表面及羟基磷灰石涂层的假体，依靠骨长入以达到持久的固定效果。随着假体固定年限的延长，与关节面磨损相关的问题变得更加明显。高交联聚乙烯、陶瓷对陶瓷界面及金属对金属等界面研究，均在不同程度提高了关节面的耐磨性，同时这些材料的改进允许使用更大尺寸的股骨头，从而降低了患者术后康复过程中并发症（如脱位）的发生风险。

第一节 人工髋关节假体的设计

目前人工髋关节假体的设计仍存在广阔的研究空间，包括假体固定的改进、关节摩擦界面的设计及微创手术技术和专用器械的革新等。

一、摩擦界面

随着全髋关节置换手术的不断成熟，患者的疾病谱及要求也逐渐发生变化。由于髋关节置换术可获得接近正常的关节功能，因此关节融合及截骨矫形类手术数量逐渐下降，越来越多的年轻患者倾向于全髋关节置换术，患者对关节的活动能力和预期寿命提出了更新的要求，从而促使关节摩擦界面的材料和设计不断发展。目前，临床应用较为广泛的摩擦界面材料包括以下几种类型。

（一）高交联聚乙烯界面

超高分子量聚乙烯由聚乙烯分子的长链组成，经γ射线照射后会释放自由基，此时两条链可能在释放自由基的位点交联，其数量取决于各种辐射条件。通过交联可提高聚乙烯抗黏性磨损和摩擦磨损的特性，使其线性及容积性磨损均较普通聚乙烯降低。新一代高交联聚乙烯可以匹配陶瓷头，进一步降低磨损率。但高交联聚乙烯所产生磨损颗粒的生物活性却是普通聚乙烯的2倍，这可能会在一定程度上抵消其减少骨溶解的作用。此外，交联聚乙烯的抗张强度、屈服强度等物理特性均有所下降。这些物理特性对假体寿命至关重要，每一种物理特性的下降均可能对应着一种假体失败的方式，因此材料研究中还需要在高交联聚乙烯的抗磨损特性和降低的物理特性之间找到平衡。

（二）金属-金属界面

金属对金属关节的磨损是所有摩擦界面中最复杂的，其磨损特性取决于所有合金的成分、关节大小、置换后时间长短以及假体部件之间的匹配间隙，如低碳合金磨损率远高于高碳合金，大直径假体磨损率低于小直径假体。此外，金属对金属假体存在典型的“磨合期”，在此期中每百万周期磨损几十微米，进入稳定期之后每百万周期仅磨损几微米。而对一个普通患者来说，其每年步行约需要一百万到两百万个周期。

该关节的优点在于容积性磨损低、活动度大及脱位率低，但对其最大的顾虑在于术后患者血液及尿液中金属离子（主要是钴和铬）浓度升高。研究显示，假体正常使用的患者体内，上述金属离子浓度为正常值的5~10倍；而在假体磨损率异常增高（如外力导致的假体损伤或假体位置欠佳）的患者体内，金属离子浓度可能高于正常值上百倍。红细胞是钴离子和铬离子的“蓄水池”，而尿液对金属离子的排泄作用对控制体内浓度非常重要，随着年龄的增长及离子排泄能力的下降，金属离子浓度会进一步升高，金属离子本身的长期排泄压力也可能导致肾功能早期受损。此外，还可能存在潜在的致癌风险及金属过敏。过敏有时也很难确诊，因其症状多种多样，从慢性腹股沟痛到急性广泛的骨溶解。如果不进行治疗，磨损或过敏反应会导致软组织囊扩张、血管闭塞及肌肉骨骼坏死，在影像学上出现类似于假性肿瘤的表现。组织学检查显示金属过敏患者软组织内、血管周围出现广泛的淋巴细胞及浆细胞浸润，伴组织坏死，提示为无菌性淋巴血管炎。此时唯一有效的治疗方式就是将摩擦界面更换为更加惰性的材料。

（三）陶瓷对陶瓷界面

最先应用于髋关节的陶瓷假体是氧化铝陶瓷，即可用陶瓷股骨头与聚乙烯内衬匹配，也可由陶瓷和陶瓷匹配。陶瓷与聚乙烯之间的磨损率低于金属假体。陶瓷对陶瓷假体整体磨损率更低，为每年几个微米，髋关节模拟机测试为每百万周期 0.1 mm^3，比金属对普通聚乙烯的容积性磨损率低 350 倍，比金属对高交联聚乙烯磨损率低 50 倍，与其他摩擦面相比陶瓷对陶瓷关节产生的磨损颗粒也明显减少。在体内，陶瓷对陶瓷关节产生的磨损与完成磨合期进入稳定磨损期的金属对金属关节相似，因此已成为年轻活跃患者的首选。

陶瓷关节的主要缺点在于可能发生脆性断裂，如假体脱位或股骨颈撞击髋臼内衬边缘，虽然现代陶瓷断裂的概率仅为 0.004%，但造成的后果很严重。近年推出的第四代 BIOLOX delta 复合陶瓷，结合了氧化铝和氧化锆的优点，一旦发生细微裂纹，陶瓷基体中的氧化锆粒子可阻碍裂纹前进，从而显著降低陶瓷碎裂的发生率，特别是大直径 36 mm 球头。陶瓷假体碎裂后，翻修时还应选用陶瓷界面，如果陶瓷碎裂时发生股骨颈椎部损害，还需要安装新的股骨头假体，这时就不得不取出固定良好的股骨柄假体。此外，还有 1%~3% 患者可听到不同程度的摩擦音，其机制尚未完全明了，可能与假体界面间的轻微分离有关。

（四）陶瓷 – 金属界面

陶瓷头对钴铬合金臼杯的组合，既能够减少磨损颗粒的数量，还能够降低体内金属离子的浓度，同时降低了陶瓷对陶瓷髋臼假体断裂的风险，但尚缺乏中长期的临床研究结果。

二、假体设计

（一）骨水泥型股骨假体

骨水泥型股骨假体的使用年限高度依赖于骨水泥技术及假体设计。假体主要包括两种设计，即锥形柄及复合式柱状柄。锥形柄利用了骨水泥的黏弹特性，并在持续负荷下不断沉降导致锥形柄更紧地嵌入，在骨水泥内部产生压应力并减少骨 – 水泥界面的剪切力。复合式柱状柄在假体柄 – 骨水泥界面处增加黏合力，如设计成粗糙表面的假体柄，或在假体柄预涂聚甲基丙烯酸甲酯，颈领部通过加压水泥、降低沉降以加强假体柄 – 骨水泥的结合。假体柄的材料及界面的几何形状影响对骨水泥的应力。钴铬合金能够降低骨水泥应力。同时假体柄内侧面如果较宽，也能够减轻近端骨水泥的疲劳。骨水泥柄失败的危险因素包括年轻、男性、肥胖和高水平活动。当代骨水泥技术通过降低孔隙装置、加压器、中置器以及完善的股骨髓腔准备来达到骨松质和骨水泥的最佳接触，以获得均一的水泥套，提高假体的远期疗效。

（二）非骨水泥型髋臼假体

生物型髋臼假体获得骨长入最关键的因素是早期髋臼假体的稳定性，小于 28~50 μm 的微动能够持续获得可靠的骨长入，而微动超过此范围则会引起纤维组织长入，进而造成早期髋臼杯松动。早期臼杯稳定一般采用压配技术，使用螺纹加强固定时可能会引起神经和血管损伤，螺钉和螺孔还有可能形成聚乙烯磨损颗粒的通路，并在螺钉和臼杯之间造成侵蚀。此外，金属表面孔隙大小在

100~400 μm 的骨长入效果最佳，现在设计的新型多孔表面和骨小梁形态相近，其长期疗效较好。髋臼假体形状以半球形最为常用，带螺纹髋臼杯由于难以实现骨长入，且置入时容易造成臼杯位置偏差，现在已被淘汰。

（三）非骨水泥型股骨假体

生物型假体柄材料主要包括钴铬合金及钛合金。与前者相比，钛合金弹性模量更接近天然骨皮质，因此能够提供更多骨重塑、较少的应力遮挡及更好的长期稳定性，并避免钴铬合金假体近端常见的骨量丢失。只要实现了骨长入，这一类假体无菌性松动率比较低。

假体柄的形状包括锥形柄、柱状柄和解剖柄。锥形柄通常设计成无领，依靠骨的黏弹特性及假体的锥形形状，可以嵌入最紧密配合的位置进而改进假体近端的载荷分布，以便于骨长入和应力遮挡达到最理想的程度。柱状柄通常在柄的近端和远端大部分区域都有孔隙状的涂层，可促进骨长入及增强长期稳定性，其早期稳定机制主要依赖于假体远端和骨干的紧密配合，这一技术还可以允许术中对假体进行灵活的操纵（如提升或旋转）而不会影响与骨的固定。基于股骨近端解剖形状而设计的解剖柄，无论在冠状面和矢状面都有好的骨接触面，但如果匹配不佳，容易引起大腿疼痛及骨溶解，早期松动率高。

第二节 人工全髋关节置换术的手术指征

理论上，人工全髋关节置换术几乎适用于各种髋关节疾病所导致的严重疼痛及功能障碍患者，如各种原因导致的关节炎（类风湿关节炎、强直性脊柱炎、退行性关节病变等）、股骨头缺血性坏死、化脓性髋关节骨性关节炎或骨髓炎、先天性髋关节脱位、髋关节结核、累及股骨近端或髋臼的骨肿瘤以及部分股骨颈骨折患者。

以往的研究认为 60~75 岁是最适合做全髋关节置换术的年龄，但随着人口的老龄化以及人工关节材料的改进，这一年龄范围已被放宽。目前高龄已非手术禁忌证，而需更多考虑患者的其他伴随疾病。全髋关节置换术的首要目的是改善患者由于髋关节疾病导致的疼痛，最常见的为腹股沟或大腿前方的疼痛，但一般不会延伸到膝关节下方，偶尔也会出现臀部疼痛，需要与腰骶部疾患相鉴别。有些髋关节强直的患者尽管髋部疼痛不明显，但可能存在明显的腰部、膝部及对侧髋关节疼痛，也可通过全髋关节置换术予以改善，但这部分患者可能由于活动量的增加，术后髋关节功能不一定能达到预期，因此需要术前予以细致的沟通。部分患者尽管疼痛严重，但影像学检查显示关节仅有轻度病变，对该类患者应先进行系统的非手术治疗，包括应用助行工具、减少活动量及使用非甾体抗炎药物，根据其疗效决定是否进行全髋关节置换术。如果患者发生夜间痛或负重痛，严重影响日常生活，或止痛药物剂量增加，则有手术指征。

对于年龄在 40~60 岁的患者，由于活动量大、预期寿命长，往往超过人工髋关节的使用年限，因此选择全髋关节置换术时应当更加谨慎，此时影像学检查对疾病病情的判断更为重要。对于年龄小于 40 岁的患者，全髋关节置换术并非解决疼痛的唯一方法，如有条件，应尽可能采取保髋治疗，如股骨头缺血性坏死患者可进行带血管的游离腓骨移植术，骨性关节炎患者可采用转子下内翻或者外翻截骨术。与保髋手术相比，虽然全髋关节置换术对疼痛及活动度的改善更明显，但后期可能发生严重的并发症（如关节松动）等，而且年轻患者人工髋关节的使用年限明显低于年龄较大的患者。对于年轻的、单侧疾患的患者，特别是体力劳动者，髋关节融合术也是一种选择，但患者通常难以接受。对这一类患者，全髋关节置换术仅适用于希望保留髋关节活动度而保髋手术又不能达到预期疗效的患者。此外，伴有疼痛的严重双侧髋关节疾病也是重要的手术指征，至少一侧需要进行置换手术。

由于全髋关节置换术是可能发生一系列并发症的大手术，因此术前需要对患者进行细致的评估，以排除存在手术禁忌证的患者。全髋关节置换术的绝对禁忌证为髋关节局部或全身存在活动性感染，因其可能导致严重的深部假体周围感染，即使是多年以前的髋关节感染，其全髋关节置换术后感染发生率也较一般患者高，如果不能确定感染是否为活动性，则需要进行系统的辅助检查，包括实验室检查（血白细胞计数、C反应蛋白和细胞胞沉降率）及关节穿刺（白细胞计数和细菌培养）。手术相对禁忌证包括存在心脏、肺脏、肝脏等内科合并症的患者，需要术前调整全身状况。骨盆接受过大剂量放射治疗的患者手术失败率也较高。Charcot关节病的患者术后容易发生关节松动。此外，髋外展肌力不足、酗酒以及老年痴呆症患者术后容易发生髋关节不稳定。体重指数超过40的患者应在术前减轻体重。

第三节　人工全髋关节置换术的术前计划

一、术前X线评价

人工全髋关节置换前要对下肢长度差异和髋部畸形进行全面、系统的临床检查；同时要求患者3个月之内进行X线检查，X线片拍摄位置要标准、可靠，通常以耻骨联合的下方为中心拍摄骨盆前后位片，拍摄时双膝靠拢，小腿悬在床缘并相互平行，确保骨盆无倾斜，球管中心对准耻骨联合，胶片对焦距离120 mm（图15-1）。髋关节及股骨干的前后位和侧位X线片有助于了解骨皮质厚度、骨髓腔宽度及形状，如年轻患者以及先天性髋关节脱位的患者，常存在股骨髓腔狭窄，此时可能需要特制细柄假体。部分患者（如髋关节已融合者）还需要拍摄站立位全长片以明确负重力线。髋臼侧需要注意是否有足够的骨质固定髋臼假体，以及是否需要植骨。CT扫描有助于判断是否存在髋臼后壁骨缺损。

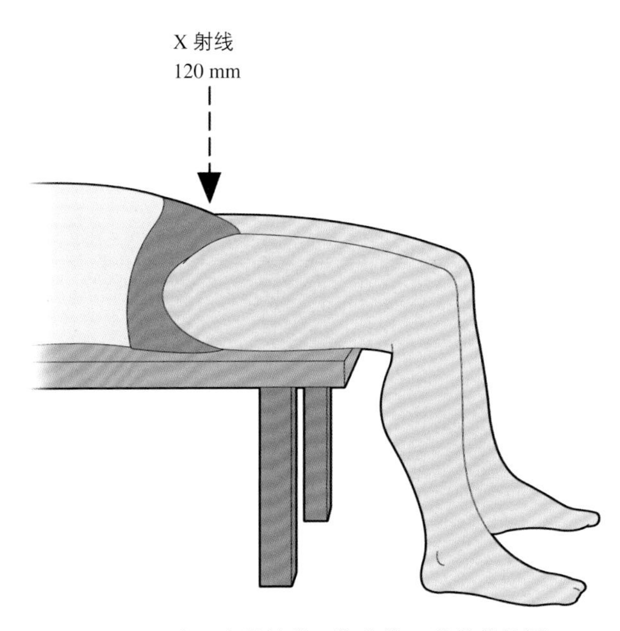

图15-1　人工全髋关节置换术前X线片的拍摄

二、术前测量

手术前测量的目的是恢复髋关节正常的旋转中心、偏心距和肢体长度。在双侧坐骨结节下缘画平行线，比较与两侧小转子交点的位置，测量两者间的距离即为肢体短缩程度。双侧股骨头上标记股骨头旋转中心，此点对应新的髋臼旋转中心（图15-2）。将髋臼模板覆盖于X线片上，髋臼模板内侧位于泪滴和闭孔水平的髋臼下缘，覆盖髋臼外上缘及泪滴外侧，选择外形适合患者髋臼又尽可能保留软骨下骨的假体尺寸。旋转中心最佳位置位于泪滴连线垂直距离35 mm以内，泪滴外缘25 mm。

同样将股骨透明模板覆盖于X线片上，选择合

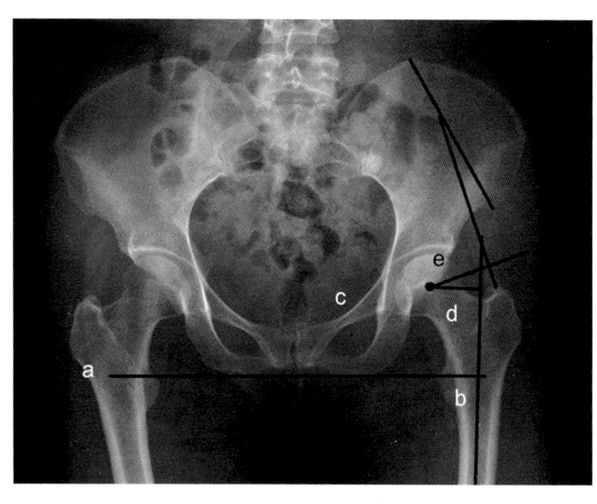

图 15-2 髋关节术前 X 线测量

ab. 双侧坐骨结节连线；c. 股骨头旋转中心；cd. 偏心距；ce. 外展肌力臂（髂前上棘髂后上棘连线的中后 1/3 至大转子尖代表臀中肌方向，c 至该线距离代表外展肌力臂）

适的假体精确匹配股骨近端髓腔，骨水泥假体需要留出足够的空间填充骨水泥。然后选择合适的颈长以恢复下肢长度和偏心距。如果肢体没有短缩，股骨头中心与先前标注的髋臼中心重叠；如果两者有差距，股骨头中心与髋臼中心的距离应与之前测量的肢体长度差异一致。测量时沿股骨近端纵轴线移动模板，使假体柄的中心与股骨头旋转中心重合（图 15-3）。如果假体柄中心偏内会增加偏心距，偏外则会减小偏心距，应当尽量避免；如果偏上会肢体延长，偏下则会使肢体短缩。确定假体型号后标记股骨颈截骨平面，测量其到小转子近端的距离作为术中截骨参考。同样在侧位片上测量，观察假体能否顺利置入。

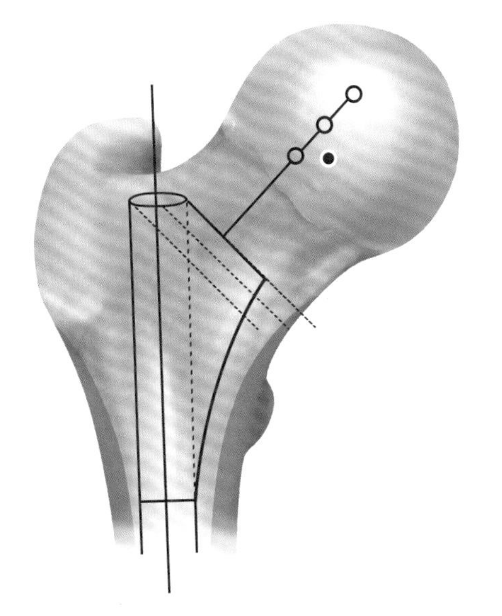

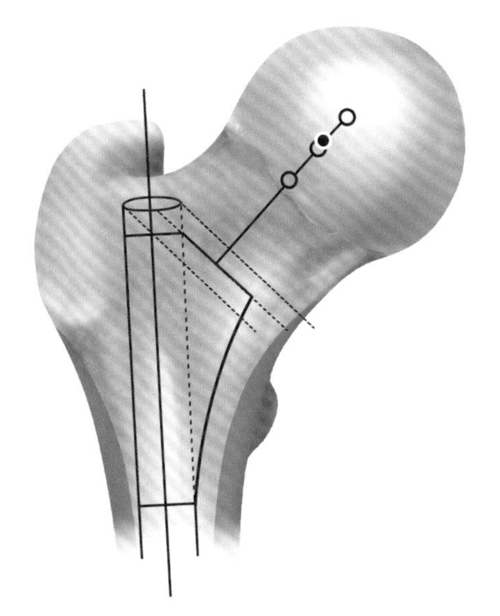

图 15-3 股骨侧假体术前 X 线片的模板测量

第四节 仰卧位外侧入路全髋关节置换术

人工全髋关节置换术的手术入路有多种选择，最常用的包括前侧入路、外侧入路及后外侧入路，各种手术入路都有其优缺点。近年来在上述常规入路的基础上又发展了一系列微创技术，进一步减小了手术创伤，可提高患者恢复速度和改善早期康复。事实上无论采用何种手术入路，都必须熟练掌握各种手术技巧，使髋关节充分显露，这样才能够顺利地完成全髋关节假体的置入。

外侧入路首先由 McFarland 和 Osborne 用于髋关节手术，将整个臀中肌连同股外侧肌自大转子后缘止点处剥离，并翻向前方，从而使股骨近端获得了良好的显露，但外展肌群切断对髋关节术后康复及臀中肌肌力有一定影响。Hardinge 等于 1982 年将该入路进行改良，即仅切开臀中肌前侧部分，从而减小了对外展肌群的破坏。笔者在该手术入路的基础上对臀中肌切断部位进行优化，并配合患者术中体位的调整，使仰卧位外侧入路对髋关节的显露得到进一步改善，在显著降低脱位风险的同时，使人工髋关节假体的安装更加便捷。目前该入路在全髋关节置换中已得到广泛应用。

一、手术方法

（一）体位

患者取仰卧位，身体靠近手术台术侧边缘，消毒铺单，助手保持患肢处于 45° 屈髋位。

（二）手术入路

以大转子顶点上方为中心做一直切口，长度为 12~15 cm，根据患者体重的不同进行适当的调整（图 15-4）。

切开皮肤、皮下组织及阔筋膜，切开大转子表面的滑囊，即可显露大转子、近端的臀中肌及远端的股外侧肌起点（图 15-5）。注意切开阔筋膜的位置不要过于靠后，以免大转子显露困难。

在纵轴线上沿肌纤维方向切开股外侧肌起点 1~2 cm，直至股骨，插入骨膜剥离子并将股外侧肌向前方抬起，这一步骤有助于向近端切开臀中肌止点（图 15-6A）。股外侧肌起点处有旋股外侧动脉横支及旋股内侧动脉升支的分支，如切断需彻底止血。随后在靠近止点处 0.5 cm 处切开臀中肌前 1/3，至大转子顶点处沿肌纤维方向劈开臀中肌（与

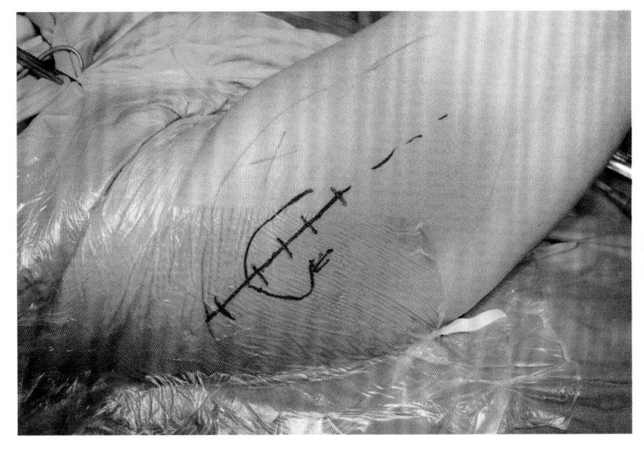
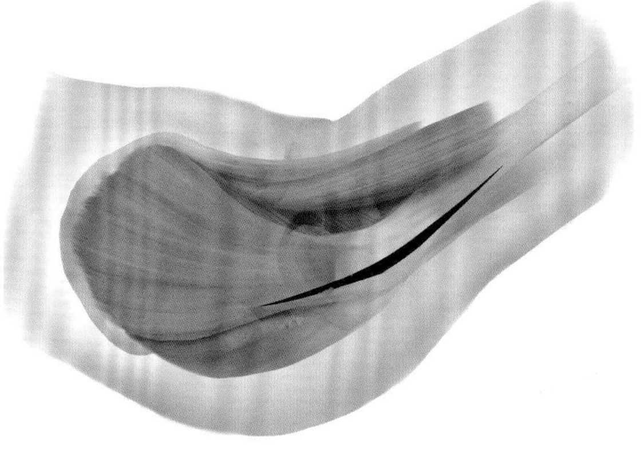

图 15-4 仰卧位外侧入路皮肤切口

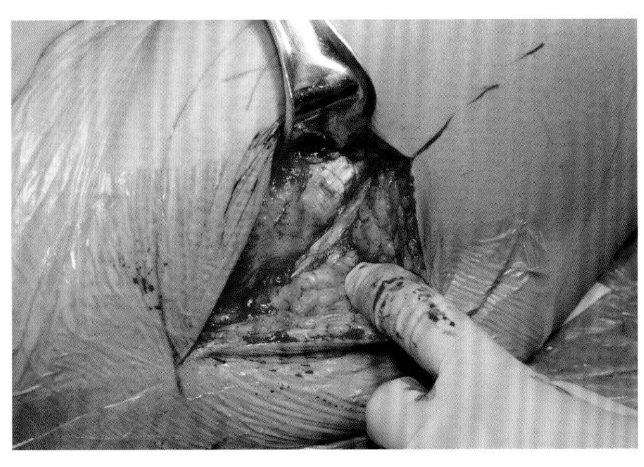
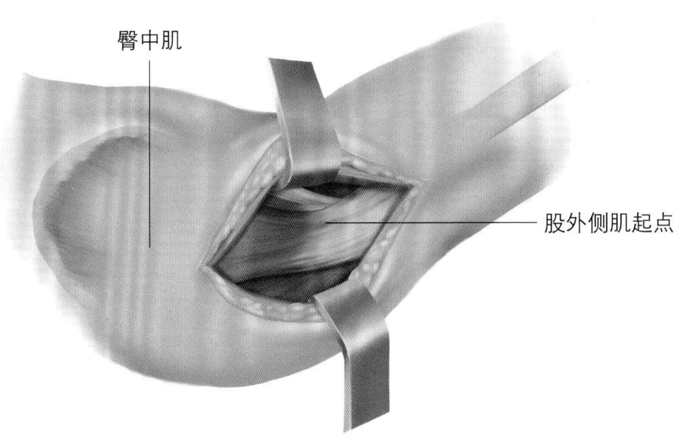

图 15-5 外侧入路臀中肌及股外侧肌的显露

切口方向约呈 45°），注意向近端劈开臀中肌不要超过 3 cm，以保护臀上神经下支，避免臀中肌功能受损（图 15-6B）。切开臀中肌及其深面的臀小肌后，用一把 Hohmann 拉钩置于股骨颈前方将上述肌肉向前方牵开，显露并切开关节囊。此时将髋关节屈曲、内收及外旋位，进一步显露并松解关节囊紧张部分（图 15-6C、图 15-6D）。

将大腿内收跨过对侧下肢，轻轻外旋髋关节，使残存的圆韧带断裂及髋关节脱位（图 15-7）。脱位困难时要检查是否存在限制髋关节脱位的软组织

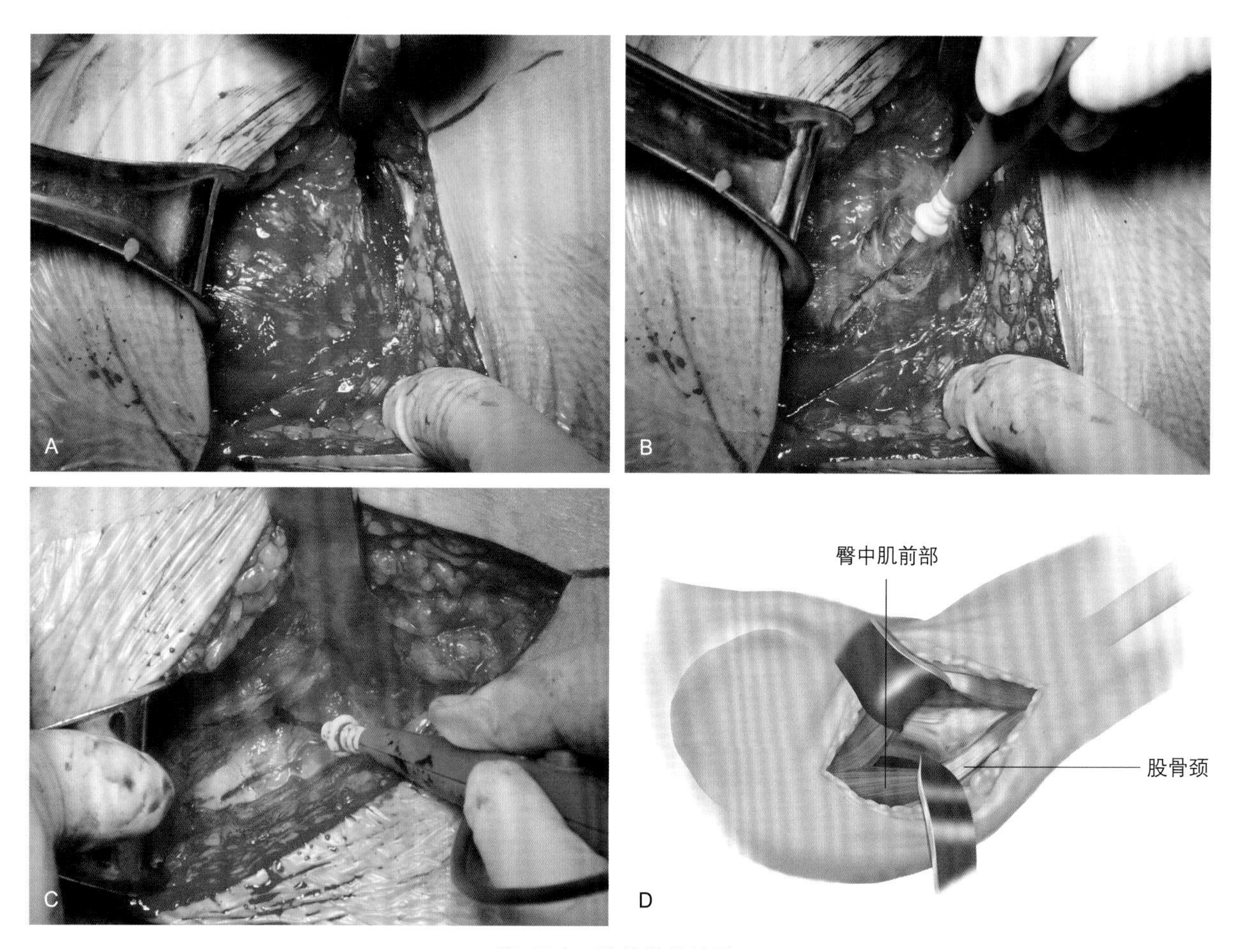

图 15-6 髋关节的显露

A. 显露臀中肌前部；B. 切开臀中肌前 1/3；C. 切开前方关节囊，显露股骨头；D. 髋关节显露示意图

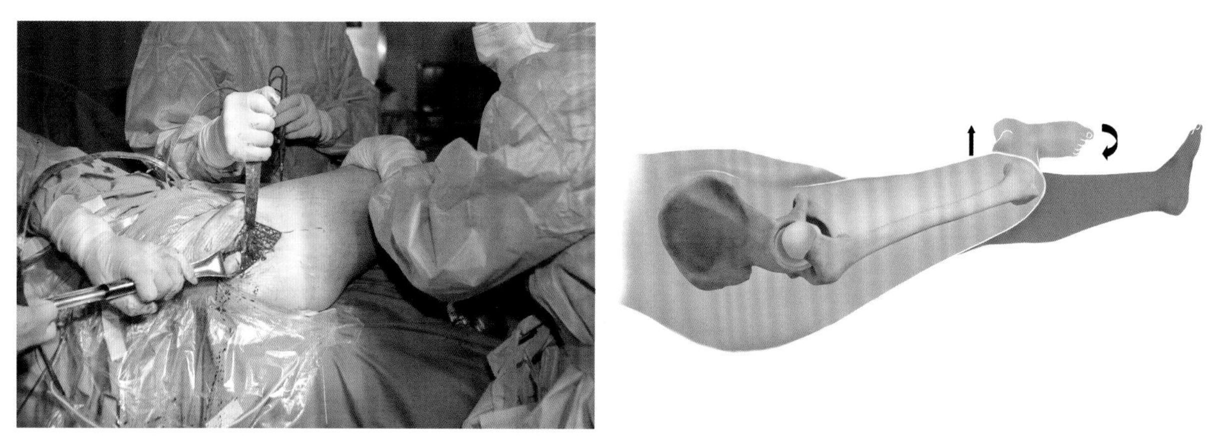

图 15-7 髋关节脱位

结构，并进行再次松解，有时可用骨撬插入股骨头下方协助脱位。切忌使用暴力以免发生股骨干骨折，特别是存在骨质疏松的患者。

（三）非骨水泥髋臼假体置换

1. 髋臼显露 脱位完成后，根据术前设计的截骨平面用电动摆锯将股骨颈完全锯开，截骨水平应与术前模板测量确定的小转子顶点至股骨颈截骨平面距离相符，截骨方向在冠状面及矢状面均垂直于股骨颈。如果截骨平面低于股骨颈外侧与股骨大转子的交接部位，还需紧贴大转子内侧面做一纵向截骨。一把长柄弧形 Hohmann 拉钩自关节囊内插于髋臼前缘和腰大肌肌腱之间，将肌肉向前方掀起，注意拉钩要紧贴髋臼，以免损伤股神经及邻近血管。第二把拉钩置于髋臼坐骨部与股骨颈前方之间，并将股骨近端推向后方，随后用第三把拉钩牵开髋臼上方的肌肉，从而彻底显露髋臼（图 15-8）。

2. 髋臼床的准备 将髋臼周围的盂唇和增生骨赘彻底清除，切除股骨头圆韧带，并刮除髋臼窝内软组织。在髋臼切迹内触摸髋臼底，严重的骨性关节炎患者增生骨赘会覆盖髋臼切迹，股骨头外移，妨碍髋臼内壁位置的判断，应将其彻底清除，以避免将髋臼假体安放于过度偏外的位置。先天性髋关节发育不良的患者，可先用一小直径锉（比预计髋臼尺寸小 6~10 mm）垂直向内锉至髋臼窝底。随后在同一方向用髋臼锉逐级锉大髋臼，每次直径增加 1~2 mm，注意使锉的下缘与泪滴相平，保持前倾角 10°~15°，外展角 40°~45°，从而重建髋臼旋转中心。刚开始磨锉时不要过度用力，防止穿透髋臼内壁，特别是因长期活动较少而骨质疏松严重的患者，待明确骨的质量后再决定是否需要加力。术中锉至新鲜的软骨下骨或骨松质点状出血，应尽可能多地保留髋臼头侧软骨下硬化区。髋臼横韧带要予以保留。偶尔该韧带过度增生，需切除以使髋臼容纳更大的臼杯时，不要使刀片切入过深，以防止发生下方动脉分支的损伤。如果髋臼外上方有明显缺损，则髋臼内侧缘要紧贴在泪滴上方。软骨下囊肿要仔细刮除，并用取自股骨头的自体骨填充植骨。

3. 臼杯的安放 为实现压配稳定，应选用比最后使用的髋臼锉大 1~2 mm 的臼杯，以保证髋臼假体具有足够的初始稳定性。但如果臼杯直径超过最后使用髋臼锉 4 mm，会大大增加骨折风险。可先放置髋臼试模，观察髋臼缘及臼顶是否已达到紧密接触。按照髋臼磨锉的方向精确放置臼杯，前侧入路前倾角不宜过大，以避免发生髋关节前脱位。臼杯放好后检测其稳定性，压配良好的髋臼杯通常无须附加螺钉固定。如果必须加装螺钉时，其安全区以两条线为基准：一条为髂前上棘与髋臼中心的连线；另一条为通过髋臼中心、与第一条相垂直的线，从而将髋臼分为 4 个象限。其中后上象限最为安全，可在该区域内拧入超过 25 mm 的螺钉；前上象限的螺钉可能损伤髂外血管，非常危险；前下象

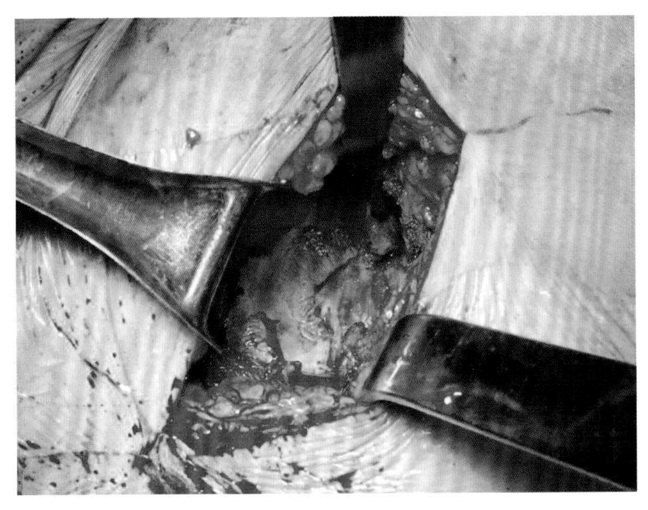
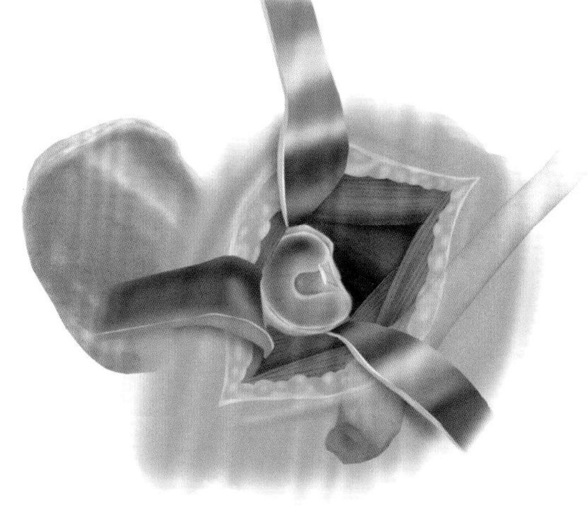

图 15-8 髋臼显露

限螺钉可能损伤闭孔神经和血管；后下象限螺钉可能穿过坐骨切迹而损伤坐骨神经和臀上血管。随后直视下放入内衬，注意不要卷入软组织。用骨刀凿除前后方残留骨赘，确保不发生髋关节撞击。

（四）骨水泥型髋臼假体置换

1. 髋臼床的准备　髋臼假体无论是骨水泥还是生物型固定，去除关节软骨和锉磨髋臼这一步是相似的。切除股骨头圆韧带并刮除残留软组织，随后逐级锉磨髋臼，直到在前方尺骨和后方坐骨上看到渗血的骨松质，并保留髋臼上缘坚硬的软骨下骨。在硬化骨上钻几个孔以便骨水泥进入。

用髋臼试模为髋臼假体选择合适的位置并做标记，应当没有骨或软组织阻挡，很容易地放入假体试模。在耻骨、坐骨和髂骨内钻孔，以利于骨水泥的深入，不能在髋臼内壁上钻孔以避免骨水泥进入盆腔。为了使骨水泥和骨松质之间牢固固定，应去除松动的骨质，脉冲冲去髋臼表面的碎屑和血块，并彻底擦干，也可局部使用含 1:500 000 肾上腺素的明胶海绵止血。

2. 臼杯的安放　调 1~2 袋骨水泥，在成团早期将骨水泥放在髋臼上，此时骨水泥应像面团一样柔软，但保持较低的黏度。用骨水泥加压器轻轻加压骨水泥 30~60 秒，以保证髋臼内骨水泥压力一致。随后用定位器置入髋臼假体。骨水泥髋臼假体需整体置入，大多数骨假体周围有多个凸起，能够保证假体周围形成一层 3 mm 厚的骨水泥套。磨锉后髋臼大小应与包括凸起在内的假体外径一致。置入无凸起全聚乙烯髋臼假体时应格外小心，保证周围有均匀的骨水泥套。放入髋臼假体时注意和试模选定的角度一致。骨水泥硬化之前，应用 Charnley 推进器在髋臼假体上维持加压直至骨水泥完全硬化。彻底去除边缘多余的骨水泥，以防止撞击和术后脱位。

3. 生物型股骨侧假体的安装　髋关节屈曲，并最大限度地内收及外旋后，一把拉钩置于小转子下方牵开髂腰肌，另一把置于股骨颈下方牵开臀肌，显露股骨近端（图 15-9）。这种体位会导致下肢近端血管扭转，因此应当控制手术时间，以减少术后发生深静脉血栓的风险。

清理股骨颈外侧、大转子内侧的软组织，必要时同时清除股骨前方的骨赘。沿股骨颈轴线方向用矩形骨刀将股骨髓腔开口，并用骨凿去除大转子后外侧部分骨质（图 15-10A、图 15-10B）。随后在梨状窝位置插入最小号髓腔钻，插入点应位于股骨颈截骨面后外方，插入点错误则不能进入股骨髓腔的中心，插入时手柄应偏向大转子外侧，并向股骨内侧髁方向钻入（图 15-10C）。必要时切除大转子内侧部分皮质，以防止发生股骨假体内翻。逐渐扩大髓腔钻直径，直到感觉磨到坚硬的骨皮质为止。直柄型假体要求使用直的、全长开槽的髓腔钻，而解剖型假体常需用软钻处理髓腔以适应柄的轻微曲度。逐渐增大髓腔钻扩髓时要立即吸走从髓腔溢出的脂肪，以降低术后异位骨化的风险。随后用小号髓腔锉处理股骨近端，插入过程中要将手柄向大转子外侧推，并旋转髓腔锉控制前倾，使其与

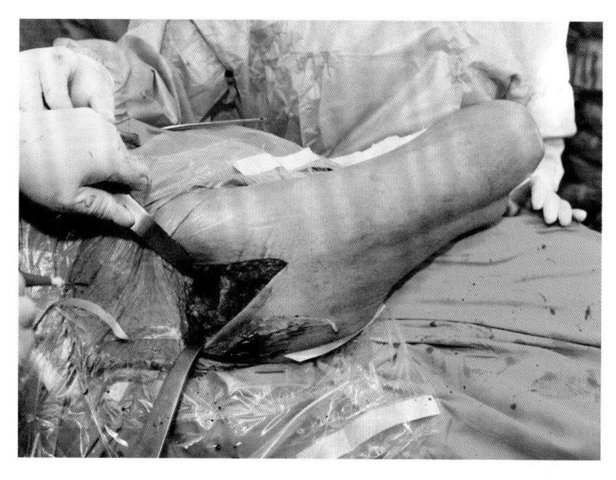

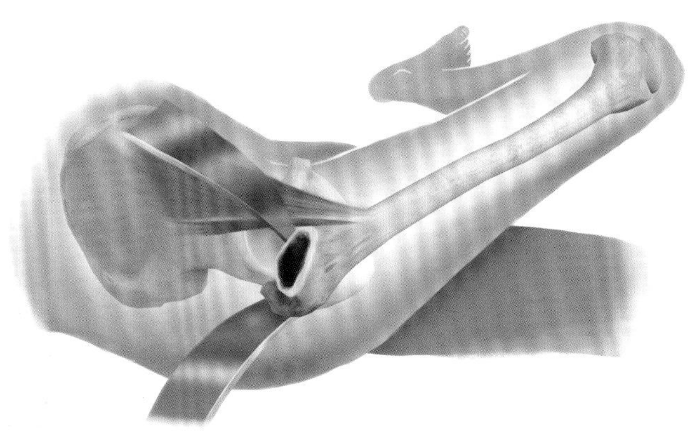

图 15-9　股骨近端的显露

股骨颈截面的轴线精确匹配。保持相同的旋转角度和方向，逐渐增大髓腔锉（图 15-10D）。平稳地锤击髓腔锉，切勿使用暴力，必要时检查锉的旋转角度、型号及远端扩髓尺寸，每次应将锯齿完全打入截骨线平面。有时髓腔锉会卡在股骨颈后侧的坚硬皮质上，此时可用球磨钻或骨凿去除阻挡的骨质。最后的髓腔锉应处于截骨平面，切锤击后不再前进，髓腔锉应与大部分髓内骨皮质紧贴，特别是后侧和内侧皮质，采用直柄假体时，前方可能会残留薄层骨松质。此时可用手试着旋转髓腔锉，检查有无松动，以判断其旋转稳定性。如果仍存在明显的异常活动，应进一步加大锉的型号，直至达到充分的轴向和旋转稳定。选用带颈领的柄还需精确处理股骨颈截骨平面。随后置入同样大小的股骨假体。

4. 骨水泥型股骨侧假体的安装　骨水泥固定假体适用于股骨皮质菲薄、严重骨质疏松及不能获得可靠压配固定的患者。股骨侧的显露和髓腔开口与生物型假体相似，但无须广泛地矬磨髓腔，保留骨松质可以使骨水泥达到最佳固定，此时要求假体柄充满髓腔并在周围形成充分的骨水泥层。应选用可轻易插入股骨近端髓腔的最大号髓腔锉。通常髓腔锉尺寸略大于相应假体柄，处理后的髓腔应允许假期周围形成厚度合适的骨水泥层，通常近端 2~5 mm，远端为 2 mm。取出股骨试模，在预计假体柄插入深度下方大约 1 cm 放置骨水泥限制器，以避免骨水泥进入过深。股骨髓腔以脉冲冲洗，用负压吸干，纱布填塞髓腔。将骨水泥真空搅拌，并倒入骨水泥枪。当骨水泥不再黏手套时，确保骨水泥枪尖端没有空气后，以逆行方式从髓腔远端向近端注入骨水泥，使骨水泥推动骨水泥枪退出髓腔，至截骨平面后，安装骨水泥加压装置。置入前确定

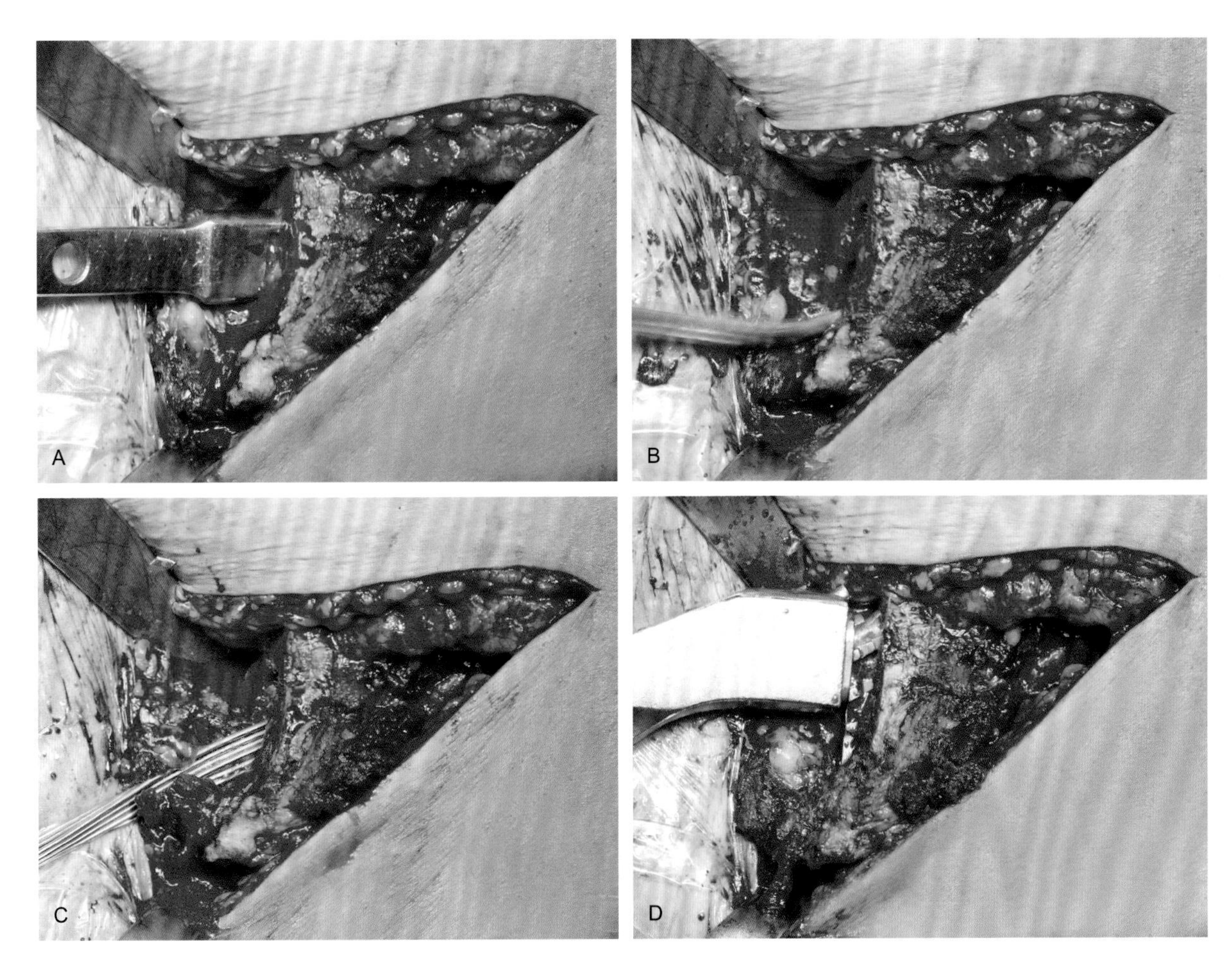

图 15-10　股骨侧假体的安装

A. 矩形开口器行股骨髓腔开口；B. 股骨近端外侧扩大开口；C. 远端髓腔磨锉；D. 髓腔锉准备股骨侧

理想的前倾和外展角度，随后以连续平滑的动作插入假体柄，避免内外翻和旋转，防止骨水泥层出现空隙。当假体到了试模时的位置后，轻轻在假体上加压，去除多余骨水泥，并用手指对假体柄周围骨水泥加压。如果股骨干相对较宽，可加用远端中置器以降低假体内翻的风险。

5. 软骨组织张力和下肢长度的确定　安装模板测量确定的股骨头颈试模，复位髋关节，评估软组织张力、活动度和关节稳定性、是否存在撞击及下肢长度。复位时将髋关节略内收、屈曲，牵引下肢，将股骨头牵过髋臼上缘，随后内旋复位。复位困难时要检查是否存在软组织挛缩，特别是后方的关节囊，如有应将其进一步松解。如果仍然不能复位，则需要改用颈长较短的试模。注意髋关节复位时不要过度扭转股骨，以防止发生股骨骨折。复位后软组织张力应允许 1~2 mm 松弛度。在各方向活动髋观察有无脱位趋势，特别是要内收外旋关节，或伸髋外旋，判断是否存在前脱位倾向。髋关节在下列情况下应当是稳定的，即伸直并外旋 40°、屈曲 90° 并内旋 45° 以及屈曲 40° 时内收并轴向加压。如果关节发生碰脱位，需要改用加长颈。如果髋关节不能伸直，要改用短颈。还需注意髋关节在极度位置有无碰撞，如髋臼前方骨赘屈髋内收内旋时会发生碰撞，后方骨赘则影响外旋，必要时需去除相应骨质。进一步判断轴向和旋转稳定性。将确定的假体头装配之前要仔细将假体椎部擦干净，特别是使用陶瓷头时，以防止后期陶瓷头假体破裂。使用金属头时需确保其朝向关节的一面没有划痕，否则会增加长期磨损。

6. 关闭伤口　仔细将臀中肌牢固地缝于大转子上的腱膜止点处，并在阔筋膜深部假体平面置入引流管。屈髋外旋有助于缝合阔筋膜。可吸收线间断缝合皮下，常规缝合皮肤。

二、术后处理

术后如果患者能够忍受，应尽早开始负重行走。术后最初 6 周步行时因臀中肌力未恢复，应在助行器辅助下部分负重行走，随后逐步过渡到手杖，这段时期应避免过度后伸、外旋和内收等活动，6 周后视外展肌力恢复情况开始完全负重行走。

三、注意事项

（1）髋关节脱位时不要采用过分粗暴的动作，以防止发生股骨干骨折。如果关节脱位时阻力较大，要进一步松解关节囊，把关节近端的骨赘完全切除，或脱位之前先行股骨颈截骨。

（2）髋臼杯压配良好时无须附加螺钉固定。

（3）锉股骨髓腔远端时触摸股骨近端有助于判断和控制髓腔钻的方向，避免穿出至髓腔外。

（4）术前模板测量的尺寸仅供参考，正确的假体选择还必须通过术中锤击的声音、软组织张力、肢体长度等综合判断。

（5）增加偏心距有助于减少撞击综合征的发生。

四、典型病例

1. 病史　患者，女性，56 岁。左侧髋关节疼痛 10 年，进行性加重 1 年。患者诉左侧腹股沟区疼痛，并向左膝近端及左侧臀部放射。

2. 入院查体　见下肢短缩 3 cm，髋关节主动活动与被动活动均受限，运动范围终末期均出现明显疼痛。

3. 诊断　辅助 X 线检查，诊断为左侧发育性髋关节发育不良（Crowe Ⅲ型），左髋骨性关节炎改变，髋关节脱位，关节间隙消失（图 15-11A）。

4. 治疗　患者在神经阻滞复合喉罩全麻下行左侧人工全髋关节置换术。手术采用仰卧位外侧入路，假体为非骨水泥型，陶瓷 - 陶瓷摩擦界面（图 15-11B）。

5. 预后　患者住院期间恢复良好，术后 2 天在助行器辅助下训练部分负重行走，术后 3 天出院，术后 6 周脱离助行器行走。

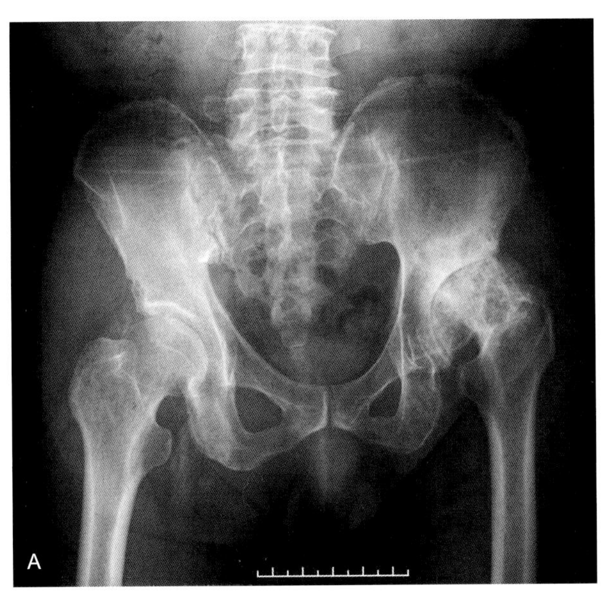

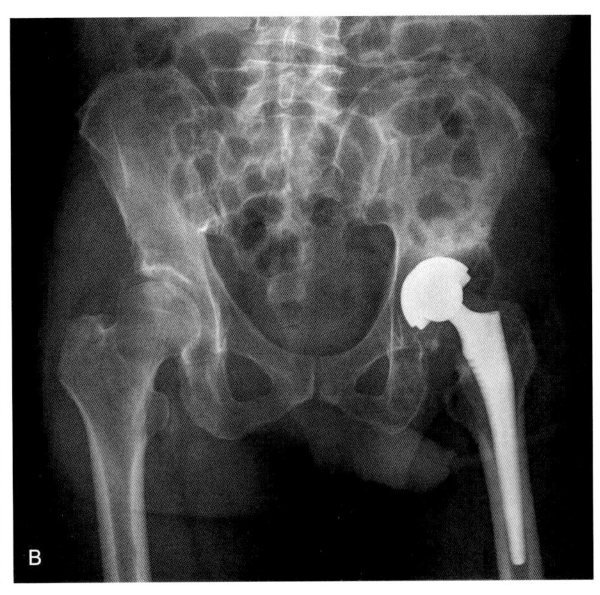

图 15-11 患者影像资料

A. 术前 X 线片显示左髋关节半脱位、骨性关节炎；B. 人工全髋关节置换术后 X 线片

第五节 后外侧入路人工全髋关节置换术

后侧入路在初次人工全髋关节成形术中应用也非常广泛，其最大的优点在于显露范围大，易于扩大髋臼和股骨髓腔以便于假体置入，而且解剖分离容易，因此几乎适用于所有全髋关节置换术的患者，除非患者伴有严重的骨性强直或关节周围严重异位骨化，需行转子截骨术以改善髋关节活动度。严重髋关节发育不良、股骨头完全脱位的患者行转子截骨术也更有利于肢体的延长。与前外侧入路相比，其最大的缺点在于高脱位率，主要原因为手术松解导致后方关节囊和肌腱稳定结构的破坏，还可能与后入路导致髋臼假体位置欠佳有关。将后关节囊和外旋肌群在大转子和股骨近端后侧进行止点重建，有助于解决髋关节后方软组织稳定性破坏的问题。

一、手术方法

1. 体位 患者取侧卧位，前方和后方用支撑垫固定骨盆于标准侧位体位，肩胛部用垫支撑，双臂板保护好腋部和肩部。

2. 手术入路 切口从大转子下 4~6 cm 经大转子顶点中后部向近端弧形延伸，指向髂后上棘远端，通常形成一约 140° 夹角。切口长度依据患者体型及切口深度而定，要切开足够的长度以减少周边软组织损伤，注意使筋膜切口位于大转子区域内，以避免切入臀大肌而发生过多出血。切开筋膜后向近端沿肌纤维方向劈开臀大肌。分离转子滑囊后，识别臀中肌后缘、深面的臀小肌及梨状肌肌腱后，用 Hohmann 拉钩放置于臀小肌后缘深面，将臀中肌、臀小肌牵开，显露出梨状肌及联合肌腱（图 15-12A）。将其从大转子止点上切断并用不可吸收线标记，然后向后方牵开外旋肌群，显露后关节囊（图 15-12B）。

用电刀沿股骨颈基底部切开关节囊，并继续向后上和后下方切开直到髋臼盂唇，从而形成一基底部宽的后方关节囊瓣，将其用缝线标记并向后方牵开以显露股骨头和股骨颈，随后屈曲内旋髋关节，使股骨头脱位。

3. 股骨截骨　切断股方肌上半止点，注意电凝旋股内侧动脉的分支，此时可看到小转子近端，按照术前模板测量在小转子上合适的高度进行截骨，截骨时应保持大腿与地面平行，小腿垂直于地面(图 15-13)。截骨角度取决于假体形状及插入位置，截骨完成后立即冲掉骨碎屑，以减少术后异位骨化风险。

4. 髋臼显露　伸髋后，在前方盂唇放置弧形牵开器，将股骨向前牵开，在髋臼前上方分离残存的关节囊和股直肌反折头，进一步松解前关节囊有助于显露髋臼前方。后方用一宽大的弧形 Hohmann 拉钩从关节囊内放置在盂唇周围，并用锤子轻轻敲入坐骨内（图 15-14）。注意不要损伤坐骨神经。然后清除盂唇及髋臼切迹内的软组织。

5. 假体安装　与前外侧入路相似，注意臼杯前倾角要大于外侧入路（20°~25°）以防止髋关节后脱位。髋关节屈曲、内收、内旋 90° 后处理股骨近端，用标准直角 Hohmann 拉钩向上牵开外展肌，清理股骨颈和大转子后方的软组织才能够充分显露股骨近端髓腔开口处，使股骨侧假体顺利置入。这种体位会导致下肢近端血管发生扭转，应控制手术时间，以减少术后发生深静脉血栓的风险。

6. 关节囊修复　髋臼和股骨假体置入后，用 2 mm 钻头在股骨近端、大转子后方钻 2 个孔，复

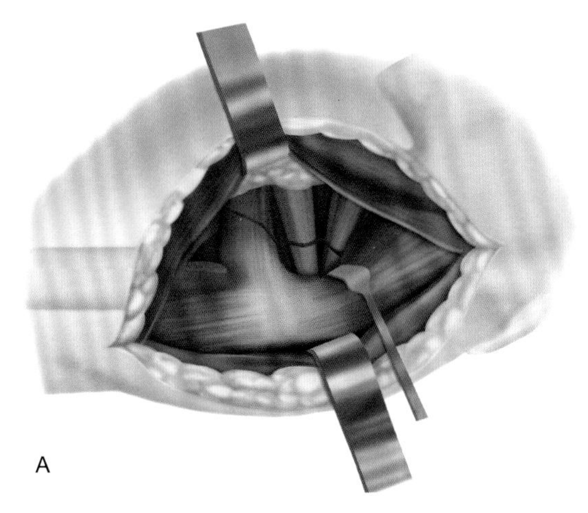

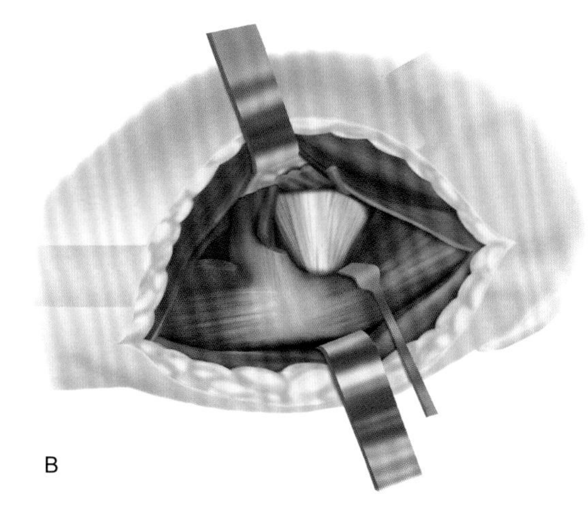

图 15-12　后外侧入路的髋关节显露

A. 显露外旋肌群；B. 显露髋关节后关节囊

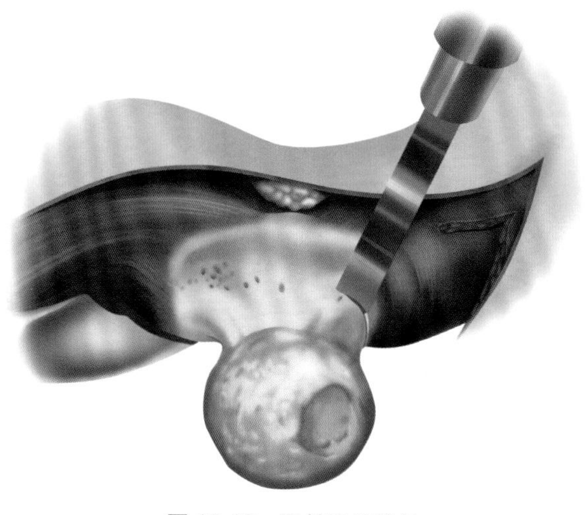

图 15-13　股骨近端截骨

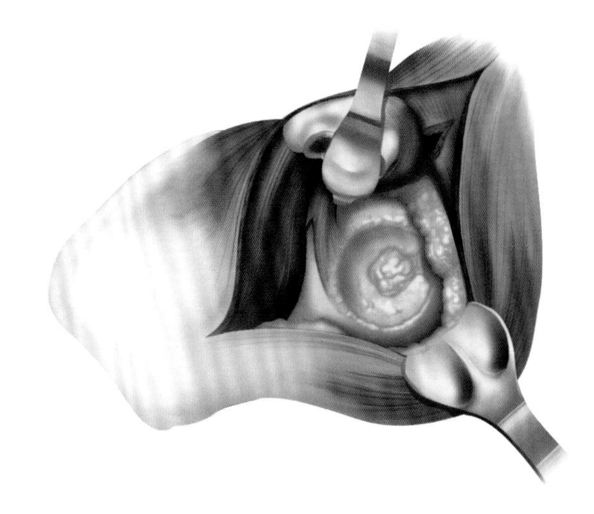

图 15-14　显露髋臼

位髋关节后，用2-0不可吸收线将后方关节囊和外旋肌群缝合固定于大转子钻孔处。

二、术后处理

术后避免坐低矮的椅子；避免髋关节过屈或过度内旋以及手术侧侧卧位；术后6周复查时，鼓励患者开始脱离助步器行走，并训练外展肌。

三、注意事项

髋关节后外侧入路主要并发症是假体后脱位增多，因此在假体安装合理的基础上，修复髋关节后方结构有助于降低脱位率。另一个潜在并发症是由于后方缺乏软组织，造成髋关节和皮肤的交通，可能通过伤口开放通路污染髋关节。修复后部结构也能够提供一层额外的软组织保护。

后外侧入路一定要避免损伤紧贴外旋肌群走形的坐骨神经。此外，股骨假体置入时还可能由于极度内旋、屈曲和内收髋关节，造成坐骨神经损伤。因此要确保患者软组织松解彻底，以避免过度牵拉或压迫坐骨神经。

关节囊明显挛缩的患者，即使不能够通过修复关节囊完全闭合后方创口，也应当尽可能修复关节囊和外旋肌群，以提供术后即刻的内旋对抗作用。

第六节　直接前侧入路微创人工全髋关节置换术

近十余年来，在人工髋关节置换领域内，微创理念也逐渐受到重视，出现一系列以减小手术切口、降低肌肉损伤为目的的微创手术。这些手术均为上述标准入路的改良，通过专用手术器械辅助，在更小的软组织创伤下完成手术。其中，直接前侧入路（direct anterior approach，DAA）应用最为广泛，该入路利用阔筋膜张肌和缝匠肌间隙显露髋关节，无须破坏任何肌肉，理论上具有软组织损伤小、术后恢复快、脱位率低等优点，因此更加符合微创全髋关节置换的理念。

髋关节前侧入路由法国医师Judet于1947年首先应用于髋关节置换术，当时他所使用的假体为股骨颈内短柄的丙烯酸股骨头假体。到19世纪60年代，随着Charnley低摩擦人工髋关节假体的流行，前侧入路在股骨侧假体安装中的局限性日益凸显，因而逐渐淡出人们的视野。直至Matt等设计出前侧入路专用手术床及手术器械，在髋关节前侧10 cm以内的单切口内完成微创人工全髋关节置换术，使这一技术再次得到重视。由于直接前侧入路完全利用神经界面，在术后疼痛控制及功能锻炼方面具有天然的优势，因此近年来在人工全髋关节置换领域被迅速推广。

前侧入路微创全髋关节置换术带来的影响是多方面的，包括改进手术器械、优化麻醉技术、改善术后康复方案及更好地满足患者预期等。已有临床研究证实其术后早期（6个月内）功能恢复速度更快，步态的恢复也优于传统手术。但前侧入路微创手术存在明显的学习曲线，手术医师的经验将直接影响患者疗效及并发症的发生，与传统手术方式相比其优越性及远期疗效还需要进一步证实。

一、适应证和禁忌证

符合初次人工全髋关节置换术手术指征的大多数患者均可通过该入路完成，但髋臼后壁明显缺损的患者不适合采用该入路。

美国髋膝外科医师学会循证医学委员会的指南中，不推荐体重指数超过40的患者行择期全髋关节置换，这对直接前侧入路的患者同样适用。尽管髋关节前方区域的皮下脂肪少于外侧和后侧，但采用前侧入路仍然存在一定困难，腹型肥胖患者存在腹部和大腿皮肤的重叠，容易造成伤口愈合不良及感染。

髋关节严重畸形、挛缩的病例，由于操作空间小，采用微创前侧入路需要相当丰富的经验，应当慎重选择。此外，以往有髋部手术史，需要通过外侧切口取出内植物的患者，也并非该手术的最佳指征。

二、手术方法

该入路完全利用缝匠肌和阔筋膜张肌的肌间隙显露，无须切断任何肌肉，从而降低了患者后期跛行的风险。由于股骨近端入口的显露程度决定股骨端假体能否顺利安装，因此这是手术中最关键，也是最困难的一个步骤。术中除了牵引床之外，还需要一些特殊的器械辅助显露及假体安装（图 15-15）。

1. 髋关节显露

（1）患者平卧于 HANA 手术床，双下肢中立位，通过专用足套连接于牵引架，下肢轻度内旋有助于触摸阔筋膜张肌界限（图 15-16）。该手术床可透视 X 线，能够方便地对术侧髋关节进行后伸、内收及外旋，还可以术中安放消毒转子钩辅助抬高股骨近端，以便于置入股骨侧假体。

（2）切口起自髂前上棘后方 2 cm、远端 1 cm

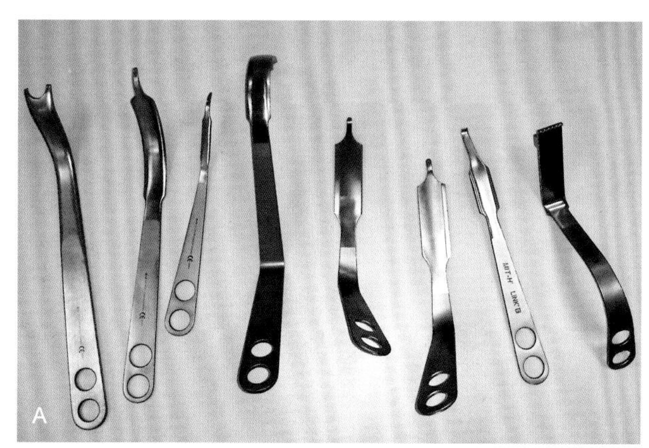

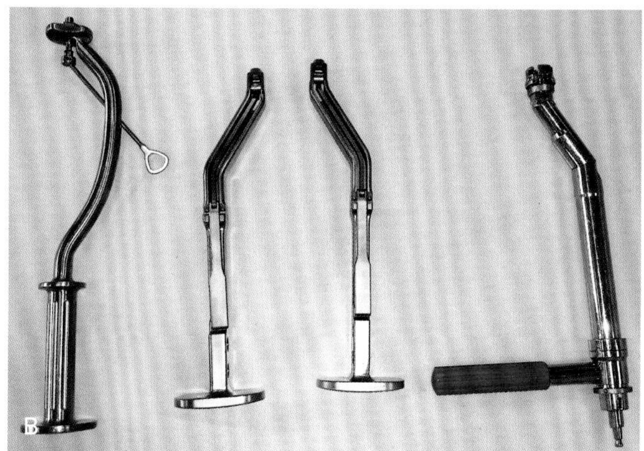

图 15-15　直接前侧入路全髋关节置换术专用器械

A. 牵开器；B. 安装股骨侧假体的偏心手柄

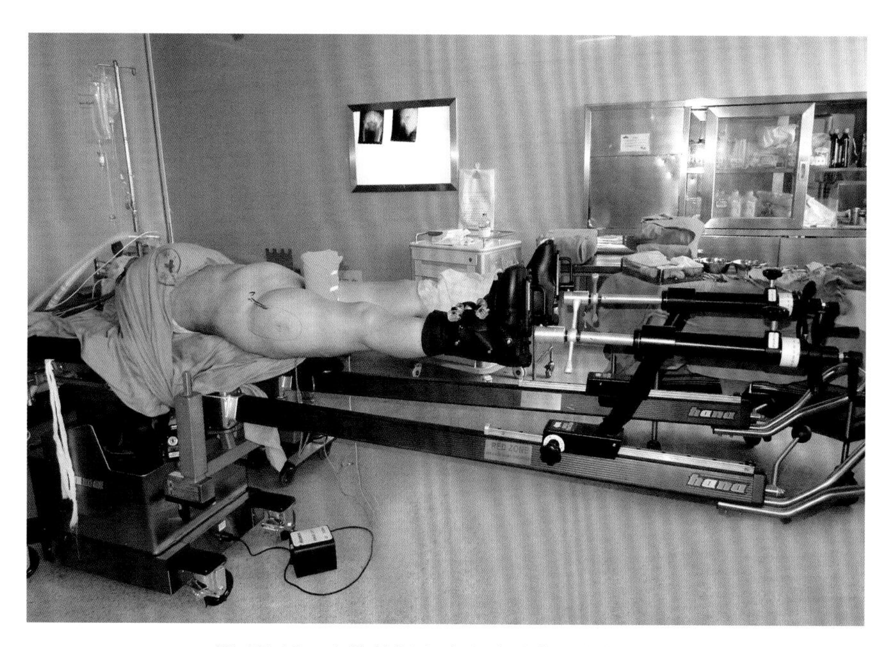

图 15-16　直接前侧入路全髋关节置换的体位

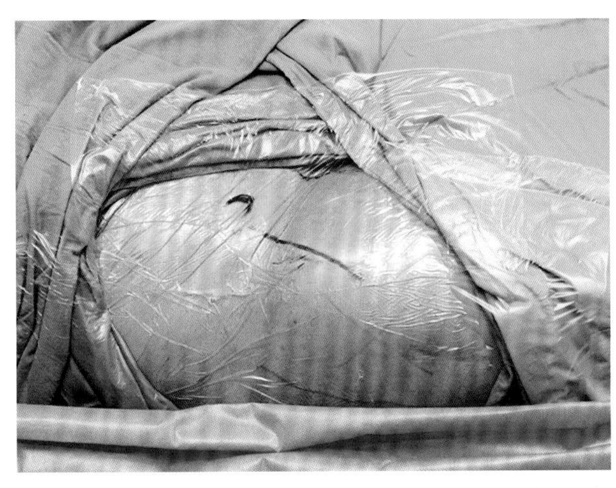
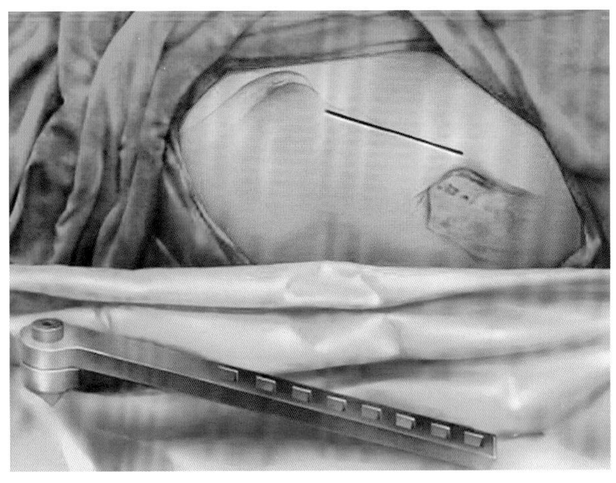

图 15-17　直接前侧入路全髋关节置换的手术切口

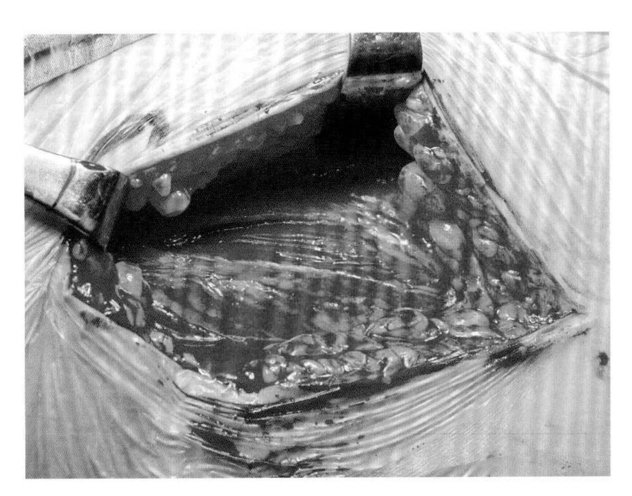
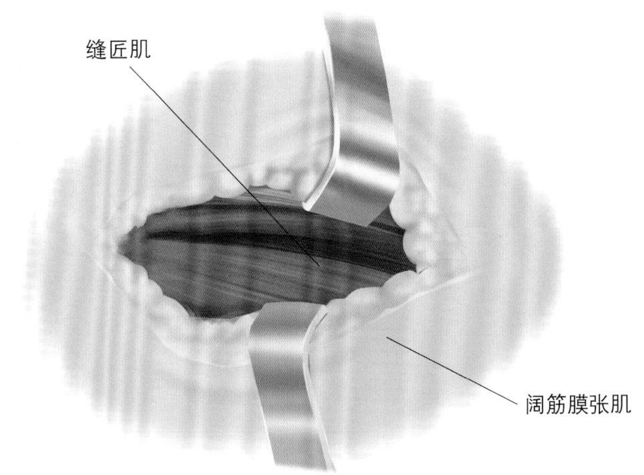

图 15-18　浅层显露，沿切口线在阔筋膜张肌表面切开阔筋膜

(该点常位于腹股沟的皱褶处)，随后沿阔筋膜张肌表面向远端及后方延伸（指向腓骨小头方向）至大转子前方，在髂前上棘外侧可触及该肌肉的起点(图 15-17)。

(3) 沿切口线在阔筋膜张肌表面切开阔筋膜，沿鞘内阔筋膜张肌前缘钝性分离，将筋膜内侧缘与肌肉分开，即可见深面的脂肪条带，沿着脂肪条带向股骨颈内上方分离，于阔筋膜张肌和缝匠肌间隙显露髋关节囊前外侧（图 15-18)。

一把 Hohmann 拉钩于关节囊外置于股骨颈外上方，另一把置于股骨颈内侧牵开股直肌与缝匠肌，显露并用骨膜剥离器剥开股直肌反折头及髂腰肌后，在关节囊内侧股骨颈下方放置第三把拉钩，在切口远端结扎横穿的旋股外侧动脉升支及其伴行静脉（图 15-19)。

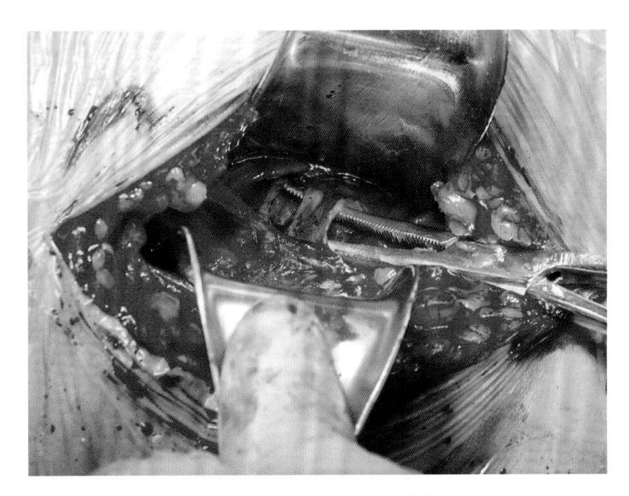

图 15-19　显露髋关节囊前方

随后依次切开关节囊表面的筋膜、深面的脂肪组织及关节囊，注意要切至股骨颈外侧与大转子交界处，然后将 Hohmann 拉钩移至关节囊内，显露

股骨颈和股骨头（图 15-20）。

2. 髋臼侧假体的安装　在股骨颈截骨之前先轴向牵引髋关节，待髋关节间隙增大后插入一专用弧形股骨头骨撬，向内侧松解股骨头圆韧带，并在其他方向上松解关节内粘连。随后进行股骨颈截骨（图 15-21A），将取头器拧入股骨头并向后旋转，如脱位困难可在此位置进一步松解后方软组织，即可取出股骨头（图 15-21B）。

外旋 45° 并轻轻牵引下肢有助于显露髋臼，牵引过度会妨碍髋臼显露。用一把弧形 Hohmann 拉钩置于髋臼前缘，另一把放在髋臼后缘中点，充分显露髋臼（图 15-22）。

切除盂唇后，将髋臼锉至合适大小。用偏心手柄置入髋臼杯假体，注意避免由于软组织阻挡而造成髋臼前倾角及外展角过大，必要时术中透视以确定髋臼假体位置，然后放入内衬（图 15-23）。

3. 股骨侧假体的安装　髋臼置入后，开始安装股骨侧假体，这也是该手术最为困难的部分。股骨近端的显露要借助通过电动支架连接于手术床的大转子钩，先松开下肢牵引，将髋关节外旋 90°，并过伸、内收，并将股骨内旋至中立位，然后将大转子钩置于股骨近端后方，并通过连接杆上最近的孔与手术床相连。用电动控制将股骨近端向前抬起，以显露股骨假体柄入口，不要过度抬高以避免转子部骨折（图 15-24）。股骨近端抬高有困难时，要进一步松解紧张的关节囊，特别是后外侧靠近大转子的部分。

用偏心手柄扩髓及置入假体柄（图 15-25）。装

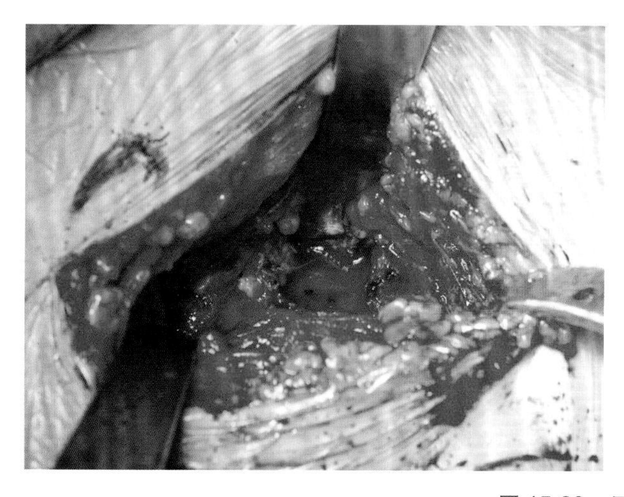

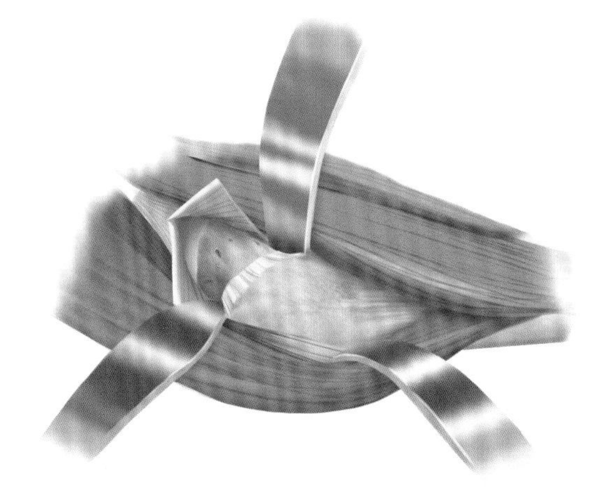

图 15-20　显露髋关节

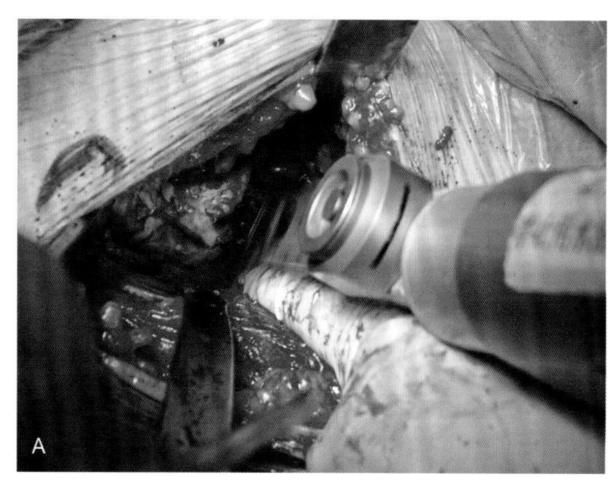

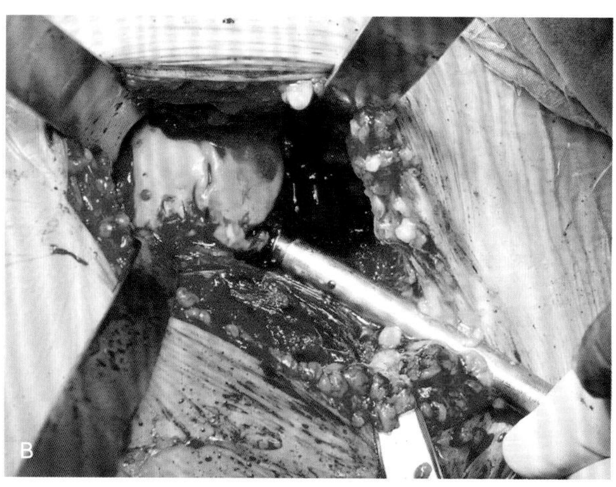

图 15-21　股骨侧处理

A. 股骨颈截骨；B. 股骨头取出

好试模后移除大转子钩，牵引内旋复位，在透视下判断肢体长度及偏心距。试模选定后，再把大转子钩放回去，牵引，外旋 90°、过伸、内收和股骨钩上抬脱位髋关节，装入假体并复位。进一步评估软组织张力、髋关节稳定性和活动度，明确是否存在髋关节撞击、肢体长度是否合适以及生理活动范围

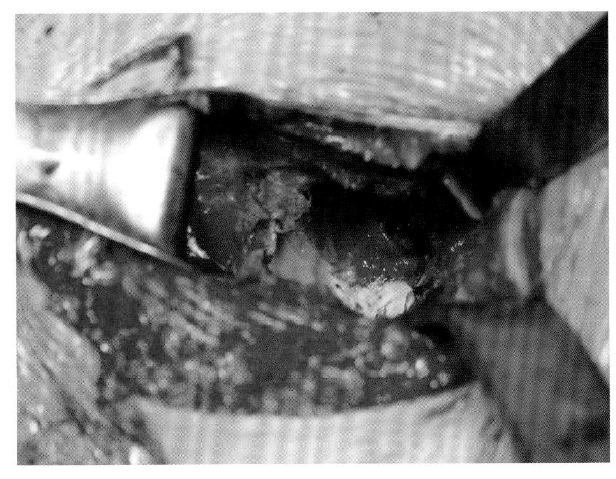
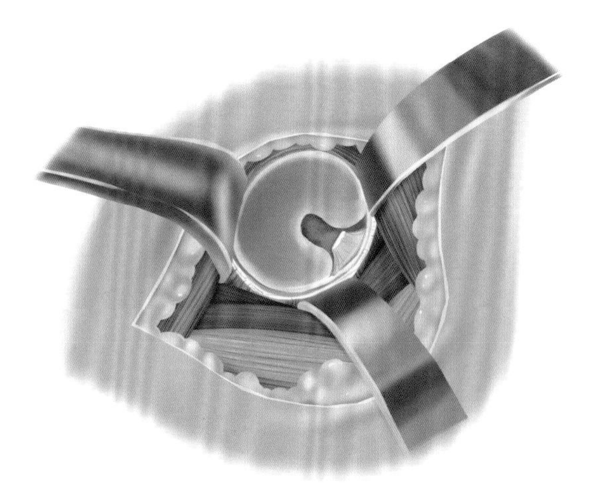

图 15-22　髋臼显露

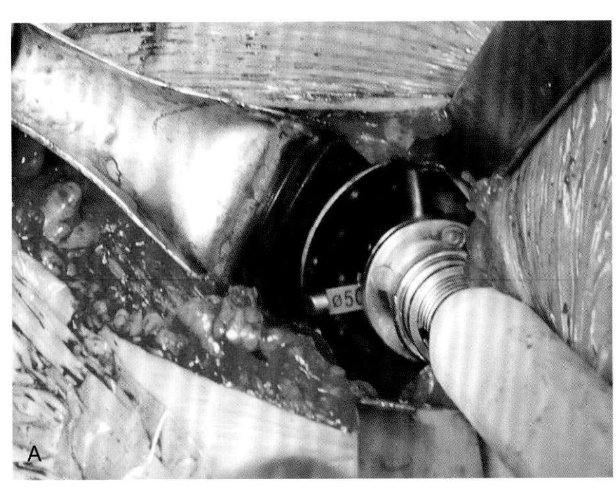

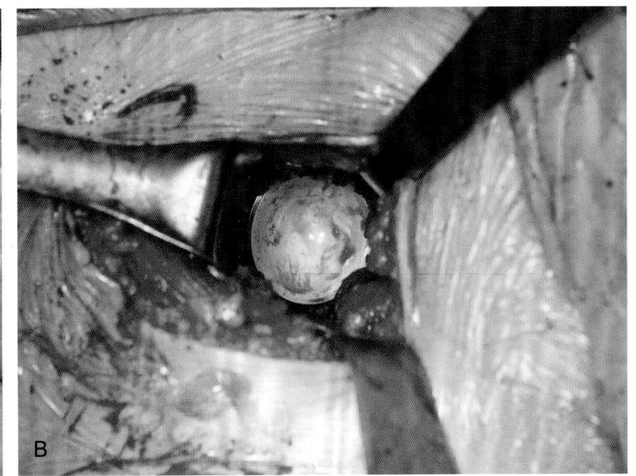

图 15-23　髋臼杯的安装
A. 髋臼侧的准备；B. 安装臼杯

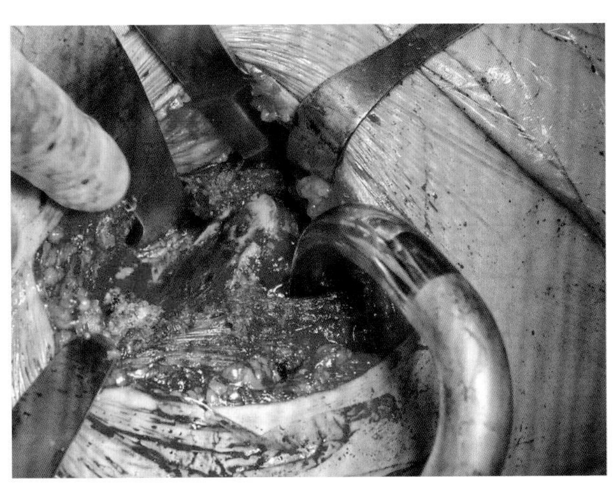
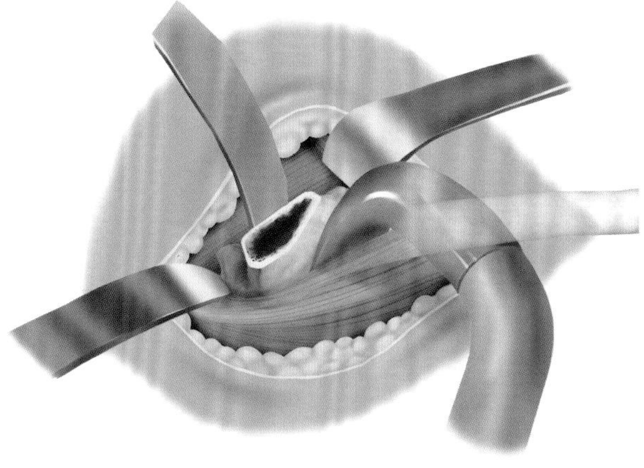

图 15-24　股骨近端髓腔显露

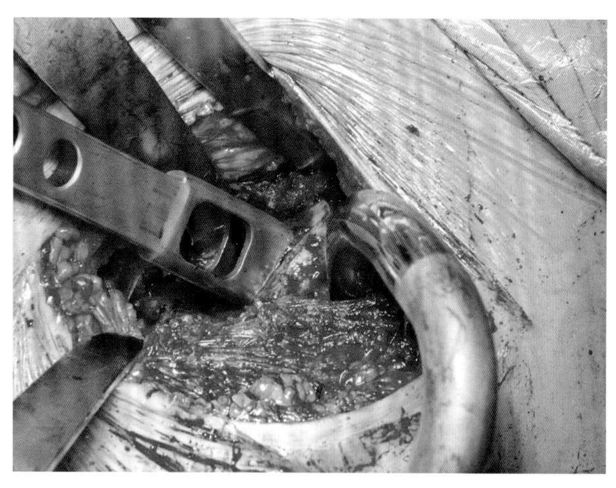
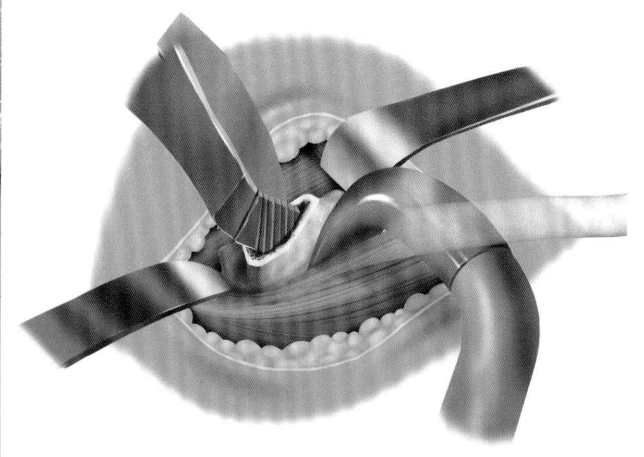

图 15-25 直接前侧入路股骨侧假体的安装

内髋关节能否保持稳定，如果不稳定，还需要重新调整假体位置。

4. 关闭伤口 彻底冲洗伤口，逐层缝合深筋膜、皮下软组织及皮肤。缝合深筋膜时要注意不要损伤股前外侧皮神经。

三、并发症

该手术并发症容易发生于学习曲线的早期阶段，主要与没有充分掌握手术要点、术中显露不充分有关。Goytia 等根据手术先后顺序对 81 例前侧入路全髋关节置换手术进行对比，发现前 20 例的出血量及手术时间均高于最后 21 例，手术熟练程度从第 60 例之后才开始显著提高，表明该手术也存在一定的学习曲线。该手术的常见并发症主要包括以下几种类型。

1. 股骨近端骨折 大转子部位的股骨骨折，一般是由于为了追求髓腔显露，过度上抬大转子钩所致。股骨距发生的骨折多见于近端抬高不充分，扩髓腔时局部应力过大。为减少骨折的发生率，一定要充分松解关节囊，特别是存在严重髋关节囊挛缩的患者，以及肥胖患者。使用带有偏心距的手柄更有助于扩髓及置入假体柄，切忌不可勉强操作，以防发生术中骨折。

2. 股前外侧皮神经损伤 该神经离开腰大肌外侧缘后，在腹股沟韧带下方，在髂前上棘以远 1.5~5 cm 处走行于阔筋膜张肌表面。直接前侧入路沿阔筋膜张肌和缝匠肌间隙分离，靠近股前外侧皮神经，而且该神经与阔筋膜张肌和腹股沟韧带的解剖关系存在多种变异，因此术中有可能损伤。多数患者为一过性神经麻痹，3 个月内可逐渐恢复。神经损伤与切口位置、皮下组织分离及拉钩放置等因素均有关，缩短手术时间以减少对皮神经的牵拉。采用带偏心距的弧形手柄在锉髋臼、放置髋臼杯及锉髓腔均有助于降低神经损伤概率。

3. 其他并发症 与传统入路相似。传统手术的脱位率为 2%~4%，微创前侧入路手术可将其降至 1% 以下。早期经验不足时，有可能导致假体安装欠佳，从而出现早期松动。

采用直接前侧入路进行全髋关节置换术具有微创、恢复时间短、假体置入精确、脱位率低等优点。但是需要专用手术床、专用器械及专门训练的医师，通过较长的学习曲线，才能够充分掌握手术技巧，从而降低并发症的发生率。因此，笔者认为手术医师改变熟悉的手术入路而选择前侧入路手术时，应当特别谨慎，只有选择合适的病例以及掌握正确的手术技巧，才能够充分保证手术的成功，降低并发症的发生率。

四、典型病例

1. 病史 患者，女性，53 岁。左髋进行性疼痛 3 年。患者诉左腹股沟区疼痛，并向左膝近端放射，行走超过 500 m 即出现疼痛、跛行，后发展为左髋

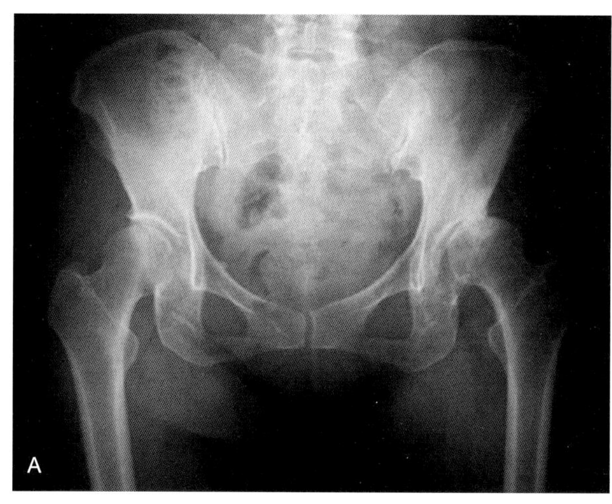

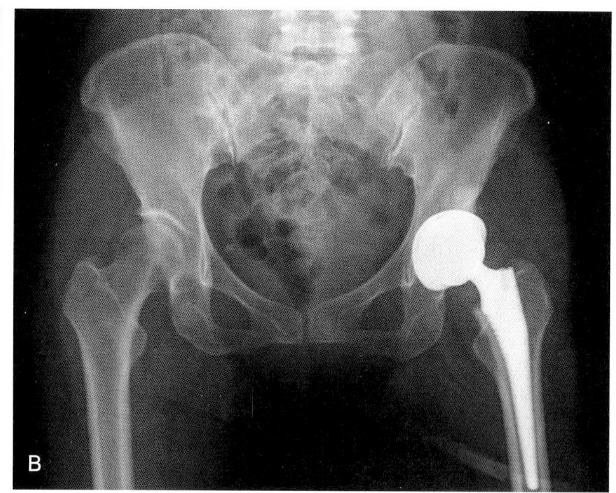

图 15-26 患者影像资料

A. 术前 X 线片显示左髋半脱位、骨性关节炎；B. HANA 手术床辅助下行前侧入路微创人工全髋关节置换术后 X 线片

静息痛，严重妨碍日常活动。

2. 入院查体　查体见髋关节主动活动与被动活动均受限，运动范围终末期均出现明显疼痛。

3. 诊断　辅助 X 线检查，诊断为左侧发育性髋关节发育不良（Crowe Ⅰ型），左髋骨性关节炎改变，上部关节间隙消失，臼顶部可见骨质密度增高，下肢轻度短缩（图 15-26A）。

4. 治疗　患者在神经阻滞复合喉罩全麻下行左侧人工全髋关节置换术，假体为非骨水泥型，陶瓷－陶瓷摩擦界面（图 15-26B）。

5. 预后　患者住院期间恢复良好，术后 4 天出院，术后 5 周脱离助行器正常行走，屈髋、下蹲活动范围正常。

（黄轶刚）

参考文献

[1] Willert H G, Buchhorn G H, Fayyazi A, et al. Metal-on-metal bearings and hypersensitivity in patients with artificial hip joints. A clinical and histomorphological study[J]. J Bone Joint Surg Am, 2005, 87(1): 28-36.

[2] Stewart T D, Tipper J L, Insley G, et al. Long-term wear of ceramic matrix composite materials for hip prostheses under severe swing phase microseparation[J]. J Biomed Mater Res B Appl Biomater, 2003, 66(2): 567-573.

[3] Bierbaum B E, Nairus J, Kuesis D, et al. Ceramic-on-ceramic bearings in total hip arthroplasty[J]. Clin Orthop Relat Res, 2002, (405): 158-163.

[4] Hannouche D, Nich C, Bizot P, et al. Fractures of ceramic bearings: history and present status[J]. Clin Orthop Relat Res, 2003, (417): 19-26.

[5] Lee G C, Kim R H. Incidence of modern alumina ceramic and alumina matrix composite femoral head failures in nearly 6 million hip implants[J]. J Arthroplasty, 2017, 32(2): 546-551.

[6] Walter W L, O'Toole G C, Walter W K, et al. Squeaking in ceramic-on-ceramic hips: the importance of acetabular component orientation[J]. J Arthroplasty, 2007, 22(4): 496-503.

[7] Illgen R, 2nd, Rubash H E. The optimal fixation of the cementless acetabular component in primary total hip arthroplasty[J]. J Am Acad Orthop Surg, 2002, 10(1): 43-56.

[8] Parvizi J, Keisu K S, Hozack W J, et al. Primary total hip arthroplasty with an uncemented femoral component: a long-term study of the taperloc stem[J]. J Arthroplasty, 2004, 19(2): 151-156.

[9] Berry D J, Harmsen W S, Cabanela M E, et al. Twenty-five-year survivorship of two thousand consecutive primary charnley total hip replacements: factors affecting survivorship of acetabular and femoral components[J]. J Bone Joint Surg Am, 2002, 84 (2): 171-177.

[10] Harkess J W. Arthroplasty of hip[M]. Canale ST (ed). Campbell's operative orthopaedics. 9th Edition. St Louis: Mosby Publishers, 1998.

[11] Berry D J. Primary total hip arthroplasty[M]. Chapman MW (ed). Chapman's orthopaedic surgery. 3rd Edition. Philadelphia: Lippincott Williams & Wilkins, 2001: 2769-2795.

[12] Della Valle C J, Rosenberg A J. Primary total hip arthroplasty[M]. Callaghan J J, Rosenberg A G, Rubash HE (eds). The adult hip. 2nd

edition. Philadephia: Lippincott Williams & Wilkins, 2007.
[13] Petis S, Howard J L, Lanting B L, et al. Surgical approach in primary total hip arthroplasty: anatomy, technique and clinical outcomes[J]. Can J Surgery, 2015, 58(2): 128-139.
[14] McFarland B, Osborne G. Approach to the hip: a suggested improvement on kocher's method[J]. J Bone Joint Surg Br, 1954, 36(3): 364-367.
[15] Hardinge K. The direct lateral approach to the hip[J]. J Bone Joint Surg Br, 1982, 64(1): 17-19.
[16] Gibson A. Posterior exposure of the hip joint[J]. J Bone Joint Surg Br, 1950, 32 (2): 183-186.
[17] Gore D R, Murray M P, Sepic S B, et al. Anterolateral compared to posterior approach in total hip arthroplasty: differences in component positioning, hip strength, and hip motion[J]. Clin Orthop Relat Res, 1982, (165): 180-187.
[18] Bal B S, Haltom D, Aleto T, et al. Early complications of primary total hip replacement performed with a two-incision minimally invasive technique[J]. J Bone Joint Surg Am, 2005, 87(11): 2432-2438.
[19] Bal B S, Haltom D, Aleto T, et al. Early complications of primary total hip replacement performed with a two-incision minimally invasive technique. Surgical technique[J]. J Bone Joint Surg Am, 2006, 88(S1): 221-233.
[20] Pagnano M W, Leone J, Lewallen D G, et al. Two-incision tha had modest outcomes and some substantial complications[J]. Clin Orthop Relat Res, 2005, (441): 86-90.
[21] Post Z D, Orozco F, Diaz-Ledezma C, et al. Direct anterior approach for total hip arthroplasty: indications, technique, and results[J]. J Am Acad Orthop Surg, 2014, 22(9): 595-603.
[22] Matta J M, Shahrdar C, Ferguson T. Single-incision anterior approach for total hip arthroplasty on an orthopaedic table[J]. Clin Orthop Relat Res, 2005, (441): 115-124.
[23] Bhargava T, Goytia R N, Jones L C, et al. Lateral femoral cutaneous nerve impairment after direct anterior approach for total hip arthroplasty[J]. Orthopedics, 2010, 33(7): 472.

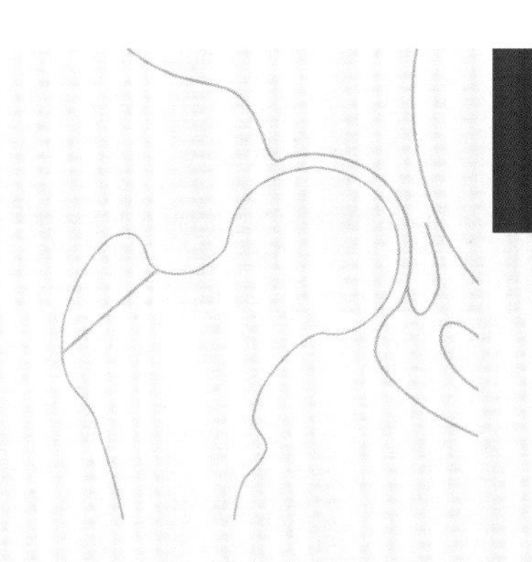

第十六章

股骨头软骨面的修复与重建

第一节 概述

关节软骨为透明软骨，它覆盖于关节的表面，以超低摩擦系数的界面分散关节载荷。股骨头由于体重载荷集中，表面软骨经常受到损伤从而产生缺损。股骨头软骨缺损产生原因有很多种，可以为暴力挤压扭转髋关节导致的关节软骨急性损伤，也可以是长期、高负荷运动对股骨头软骨造成的慢性损伤；强直性脊柱炎、髋关节感染等病变也可以导致股骨头病理性软骨缺损，这种损伤多为单纯的软骨损伤，患者常出现髋关节间隙变窄，甚至僵直，严重影响生活。此外，股骨头坏死（osteonecrosis of the femoral head，ONFH）不仅造成股骨头局部骨质的破坏，而且股骨头负重区骨质被纤维组织代替，股骨头变扁塌陷，骨坏死区表面软骨退变损伤并与软骨下骨剥离，关节间隙变窄，最终形成骨性关节炎。股骨头塌陷继发的表面软骨退行病变已被组织学研究证实，而此时影像学可以显示关节间隙正常、软骨并未发现变性征象。如果对坏死组织进行彻底清除，将在股骨头留下大面积骨软骨缺损，现有修复手段极其复杂与困难。成年软骨组织内部没有神经和血管，软骨细胞局限在陷窝中，所以股骨头关节面一旦产生软骨缺损，无法自愈，病情会逐渐加重，直至形成骨性关节炎。因此，股骨头软骨面的修复与治疗一直在骨科领域极具挑战。

保守治疗和髋关节镜下灌洗清创术（arthroscopic lavage and debridement）虽然可以对软骨损伤早期起到一定缓解作用，但这些方法仅仅是局部对症处理，并不能够达到修复软骨损伤的目的。微骨折术（microfracture）是一种利用骨面钻孔使得含有间充质干细胞的骨髓血渗出从而修复软骨的技术，但其术后充填软骨缺损的为纤维软骨，在生物力学与组织形态上与透明软骨有很大差异。转子间旋转截骨等保髋手术方式可以将非负重区未受损股骨头软骨面旋转至负重区，但这些手术方式在实际操作中对于可旋转角度有一定的局限性，且手术本身可能对股骨头血运造成进一步破坏，为下一步可能的髋关节置换增加了难度；带血管或不带血管的骨移植术无法解决股骨头软骨病变问题。将关节软骨严重病变的股骨头整体用人工髋关节进行置换在治疗上最为彻底，是骨科学领域最成功的手术之一，但与之相关的并发症（包括感染、假体松动、脱位、假体周围骨折等）也日益凸显。关节假体寿命有限、费用昂贵等问题也限制了其在青壮年患者中广泛应用。所以，对于青壮年应极力避免人工关节置换术，应积极尝试以软骨缺损修复为主要目标的保髋治疗。本章将介绍以股骨头软骨表面修复重建为主要目的的手术治疗方式，包括目前已有的传统治疗方法和上海交通大学附属第六人民医院首创的肋软骨移植股骨头软骨修复重建的最新技术。

第二节 股骨头软骨面修复重建手术现状

目前的股骨头软骨修复重建保髋治疗并没有哪种方式得到广泛的认可，都需要进一步深入研究和长期随访。但是对于年轻患者来说，如果实施了髋关节置换，就意味着要面临骨溶解和假体松动导致的多次翻修手术。因此，对于年轻患者要尽一切可能尝试保髋治疗，因为无论结果如何，对于年轻患者来说都将优于髋关节置换这一最坏结局。

下面介绍几种已在临床上有所应用的股骨头局部软骨面修复重建手术方式。

一、软骨活板门技术

股骨头软骨活板门状开窗减压、病灶清除植骨术（trapdoor procedure），该方法先外科脱位显露股骨头坏死区，沿坏死区边缘切开软骨窗瓣（股骨头软骨表面积 10%~30%），保留铰链以便扣回，通过软骨窗用刮匙、磨钻彻底清除所有坏死骨直至出现新鲜渗血的骨床。取自体髂骨植骨，骨皮质支撑加骨松质填充，将塌陷的股骨头软骨顶起，恢复股骨头的外形，最后将软骨窗瓣原位植回，用可吸收缝线或可吸收钉固定（图 16-1）。Mont 等报道了 24 例采用此方法治疗的Ⅲ期股骨头坏死患者中（平均随访 4.7 年），22 例效果优良。但是回植的坏死区软骨通常已经变性或退变，十分薄弱，在固定时很容易碎裂，甚至无法完整保留，回植软骨的最终转归也缺乏组织学证据。

二、同种异体骨软骨组织移植

新鲜同种异体骨软骨（fresh osteochondral allograft，OCA）具有活性软骨细胞、成熟的透明软骨、完整的软骨下骨。将与软骨损伤区大小匹配的同种异体骨软骨移植骨坏死区，可以通过一次性手术重建面积较大的软骨或骨软骨缺损（图 16-2）。研究表

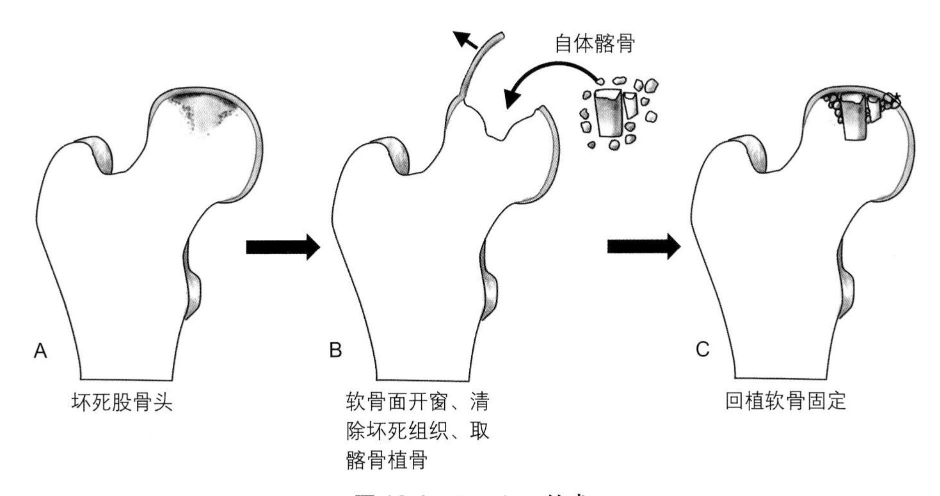

图 16-1　Trapdoor 技术

A. 外科脱位显露股骨头坏死区；B. 沿坏死区边缘切开软骨窗瓣，用刮匙、磨钻彻底清除所有坏死骨直至出现新鲜渗血的骨床，取自体髂骨植骨；C. 软骨窗瓣原位植回，用可吸收缝线或可吸收钉固定

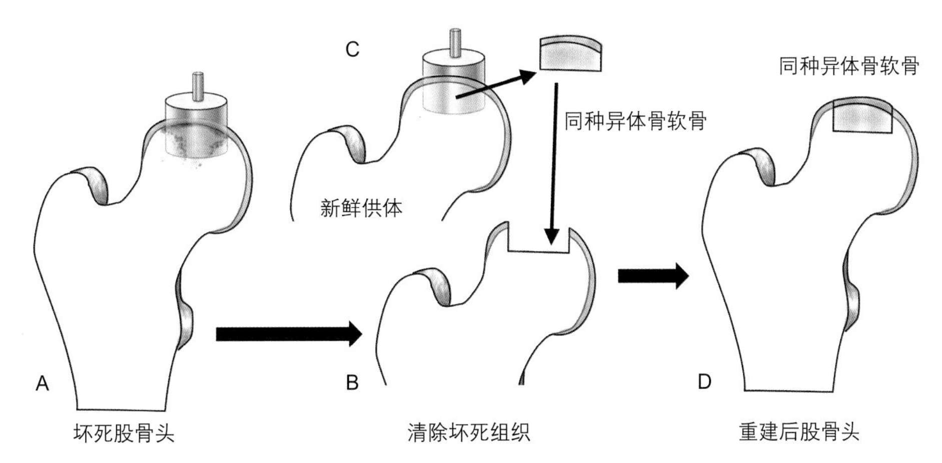

图 16-2　同种异体骨软骨组织移植技术

A. 外科脱位显露坏死股骨头；B. 清除坏死组织；C. 由新鲜供体取同种异体骨软骨；D. 将同种异体骨软骨移植缺损重建股骨头

明，使用储存时间小于 28 天、软骨细胞活性率大于 70% 的新鲜同种异体骨软骨移植物可以取得最好的临床效果。Oladeji 等用新鲜同种异体骨软骨重建 10 例患者股骨头软骨面，7 例取得成功，3 例失败。

同种异体骨软骨组织移植也存在局限性，因为获得与患者匹配的新鲜同种异体骨软骨十分困难而且价格昂贵；同时股骨头大小有差异，移植后股骨头形态上也不一定契合良好；此外，同种异体移植还存在排异反应和潜在疾病传染的可能性。

三、自体关节骨软骨组织移植成形

1. 骨软骨柱取自膝关节非负重区　髋关节外科脱位后，彻底或部分清除股骨头软骨病变区（因为股骨头曲率很大，不像膝关节那样相对平滑，因此如果坏死区清除范围过大有时很难实现骨软骨柱重建后的可靠固定）。用专用工具从膝关节非负重区根据股骨头坏死区域大小取若干骨软骨柱（直径 6 mm 或 8 mm），马赛克移植入股骨头坏死区，重建股骨头外形（图 16-3A）。Fotopoulos 等用采自膝关节非负重区的自体骨软骨重建激素性坏死股骨头，随访 3 年，取得了良好的临床与影像学效果。但该方法存在膝关节与股骨头软骨面曲度差异大的问题，移植后的骨软骨柱与股骨头很难在外形上很好匹配，并且难于固定。另外，软骨采取时对正常膝关节的额外损伤是这种方法的另一个局限性。Rittmeister 等用这种方法重建了 5 个重度坏死股骨头，平均结果随访 4.8 年后，只有 1 例在 31 个月后仍然非常成功。

2. 骨软骨柱取自股骨头非负重区　Sotereanos 等将股骨头外科脱位后，彻底清除骨坏死区，形成 15 mm 无软骨缺损，从股骨头下方非负重区提取若干骨软骨柱（直径 6 mm 或 8 mm），马赛克移植入股骨头坏死区，重建股骨头外形（图 16-3B），随访 5.5 年，患者疗效良好。Won 等用该方法修复股骨头 2.5 cm × 1 cm 负重区软骨缺损，1 年后关节镜探查见局部轻微磨损和变软，但患者髋关节功能良好，疼痛缓解。然而由股骨头非负重区采取骨软骨有进一步增加股骨头损伤的风险，尤其当坏死面积较大时，而且股骨头下方骨软骨柱采取困难，采取量非常有限。

四、自体软骨细胞移植技术

自体软骨细胞移植（autologous chondrocyte implantation，ACI）最早应用于膝关节软骨缺损的治疗，它一般分为两个步骤（图 16-4）。第一步，利用微创技术从膝关节非负重区采取少量关节软骨组织，送往专门机构进行细胞培养扩增。第二步，将体外培养的软骨细胞回植入骨软骨缺损，此时可以用组织片、生物黏合剂等将软骨细胞限制于缺损区，还可以用生物降解支架（如脱细胞 I 型胶原多孔支架）辅助将培养后的软骨细胞种植于缺损区（matrix-assisted ACI，MACI）。Akimau 等首次用 ACI 技术治疗 1 例 31 岁创伤后 ONFH 患者，首

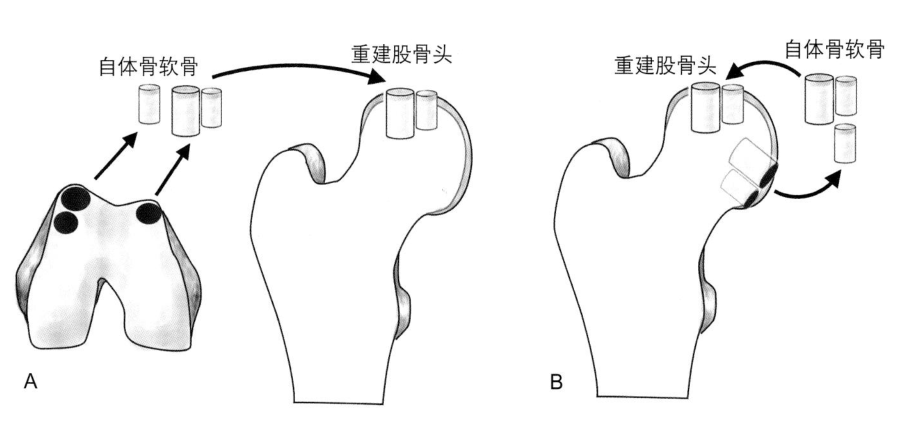

图 16-3　自体骨软骨组织移植技术

A. 骨软骨柱取自膝关节非负重区；B. 骨软骨柱取自股骨头内下方非负重区

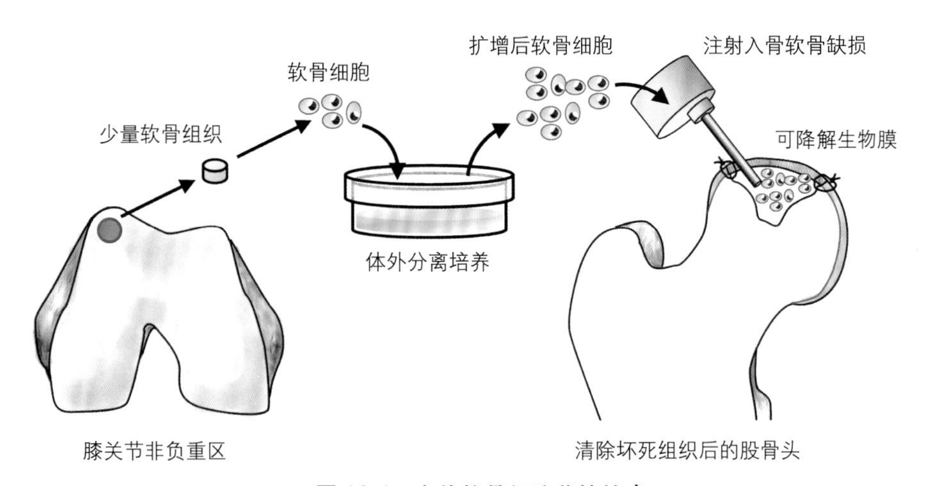

图 16-4 自体软骨细胞移植技术

微创从膝关节非负重区采取少量关节软骨组织，体外细胞分离培养扩增后回植入骨软骨缺损

先手术采取患者同侧膝关节 240 mg 透明软骨组织并体外分离培养 3 周，再次手术行髋关节外科脱位、清除股骨头坏死组织，用Ⅰ型胶原生物膜包裹股骨头缺损区后，将培养的软骨细胞注射入病损区域。术后患者髋关节功能恢复良好，1.5 年后镜检见局部形成 2 mm 厚纤维软骨，CT 提示局部部分骨硬化及囊性变、关节间隙变窄。Fontana 等应用 MACI 技术治疗 30 例髋关节软骨损伤（平均 2.6 cm^2）患者，平均随访 6.2 年，效果良好。

ACI 和 MACI 在重建软骨时缺乏力学强度，在膝关节应用时需要软骨下骨完整，提示这两种方法在股骨头坏死治疗中应用要慎重。此外，体外培养软骨细胞费时且费用较高，软骨细胞在体外扩增时还存在脱分化现象。

第三节 肋软骨移植修复重建股骨头软骨

肋软骨是透明软骨，其组织形态与关节软骨接近，因此可以是关节软骨面重建的可靠自体软骨来源。肋软骨移植已被常规应用于外耳和气管重建，肋骨软骨结合部被用于指间关节、下颚关节、肘关节及腕关节软骨损伤的修复与重建。最新研究结果表明，肋软骨在移植入软骨缺损后，可以和骨床之间重新形成可靠的生物性结合界面（图 16-5），并且透明软骨组织形态未见明显改变。因此，上海交通大学附属第六人民医院张长青教授首次提出采用自体肋软骨镶嵌移植技术修复重建股骨头严重损伤软骨面（图 16-6），这样我们能在清除股骨头病变骨软骨组织的同时，重建缺损的软骨面，使髋关节功能在术后得到良好改善。

在保髋手术中采用自体肋软骨镶嵌移植技术修复重建股骨头软骨具有以下优点：①在副损伤上，与传统自体膝关节非负重区软骨移植相比，采取肋软骨移植副损伤小，可以微创操作，避免了膝关节疼痛及骨关节病等并发症的风险。②在组织学上，自体肋软骨与关节软骨同为透明软骨，不仅原有肋骨软骨结合部可以直接用于软骨修复，单纯游离肋软骨在移植后也可与骨床重新形成稳定的骨 – 软骨生物结合界面。③在软骨可采取量上，与有限的膝关节非负重区相比，可采取的肋软骨很充足，结合马赛克成形技术，一根肋骨如果截成多部分镶嵌拼接即可修复大面积骨软骨缺损，重建股骨头表面形态。因此，自体肋软骨移植技术修复

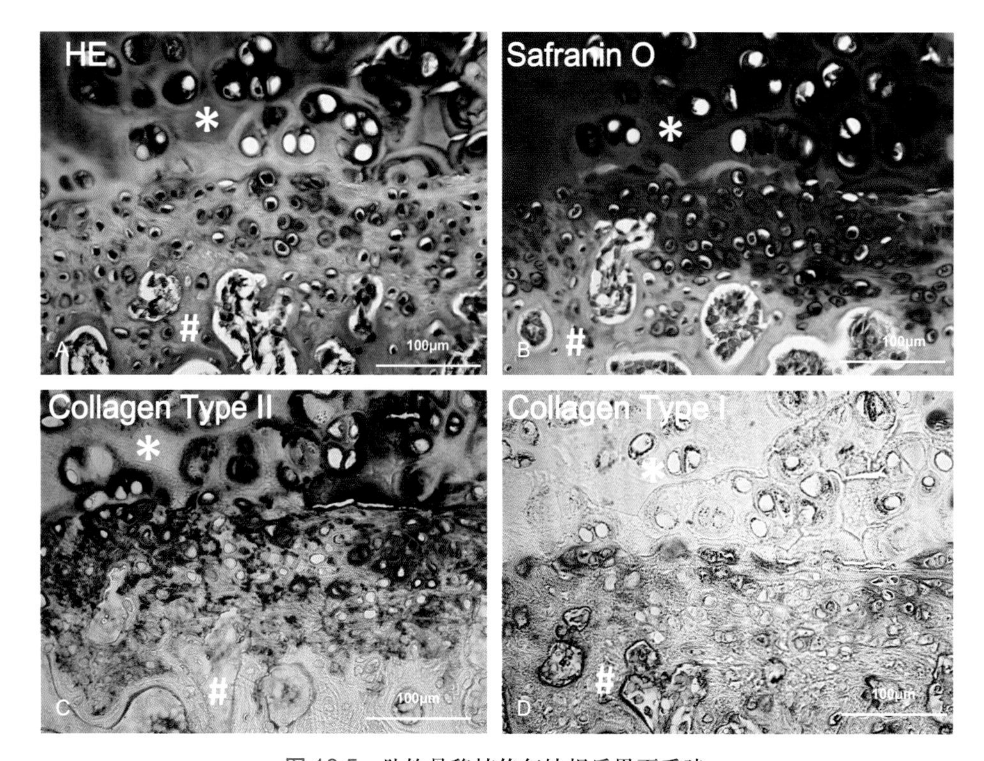

图 16-5 肋软骨移植修复缺损后界面重建

肋软骨移植后和骨床之间重新形成可靠的生物性结合界面（3 个月）。*. 移植后的肋软骨；#. 骨松质骨床

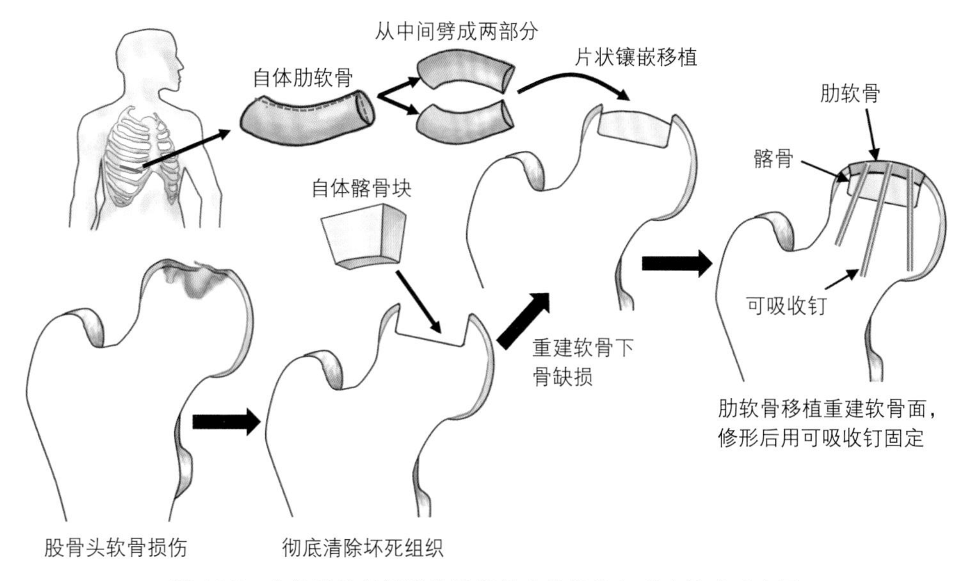

图 16-6 自体肋软骨镶嵌移植股骨头软骨修复重建技术示意图

重建股骨头病变软骨技术也可称为“one rib for one hip”技术。此外，因为肋软骨量充足，甚至可以满足多次股骨头软骨重建及翻修手术的需要。④在外形可控性上，肋软骨由于厚度较大，使用手术刀即可简单修整外形，使重建修复后的软骨表面与原始外形及周围软骨面形态相匹配，结合 3D 打印技术，甚至可以实现个体化重建坏死股骨头软骨表面，这些优势是其他软骨重建手段所不具备的。即使将来植入的肋软骨发生坏死等改变，我们认为这种手术对于年轻患者也是很有价值的，因为该手术方式并不会对后续的任何髋关节重建手术造成不利影响。

一、手术指征

1. 手术适应证　诊断明确的感染或炎症导致的股骨头软骨损伤、关节僵直；股骨头缺血性坏死(Steinberg 分期标准Ⅱ B~Ⅳ期)，有疼痛症状，经保守治疗无效，全身及局部情况无明显手术禁忌证，均可行肋软骨移植股骨头重建术。术前须行胸部 CT 扫描，确认有无肋软骨骨化，根据其程度决定是否适合移植手术，选取最佳肋软骨取材部位。

2. 手术禁忌证　全身条件不好，手术风险过高；合并明显的关节间隙狭窄，肋骨骨化严重；局部或全身有感染者。

二、手术技巧

采用持续硬膜外麻醉或全麻下，患者取仰卧位，自髂前上棘内下 2 cm，向下朝向髌骨外缘做 8~10 cm 长纵行切口。依次切开皮肤、皮下组织和阔筋膜，注意保护股前外侧皮神经，通过阔筋膜张肌和缝匠肌的肌间隙显露股直肌。将股直肌直头在其起点下 1 cm 处切断，向远侧翻开，显露并结扎旋股外侧动静脉升支。注意 MFCA 在股骨头的穿支，沿股骨颈长轴在大转子前方切开关节囊，之后呈“Z”形于关节囊在股骨颈前方基底附着部切开并延长，在髋臼交界处注意保护盂唇的前提下向后方切开。极度屈曲外旋股骨，剪短圆韧带，脱出股骨头。显露并确认股骨头软骨损伤区，彻底清理股骨头骨软骨病灶，直至骨松质骨床新鲜渗血，生理盐水冲洗清除坏死组织碎屑。如果骨缺损较大，需要利用同切口头侧取髂骨骨块结构性植骨。在髋关节手术同时，另一组医生站在对侧取肋骨，沿目标肋骨（通常为第 7~9 肋）长轴切开皮肤长约 4 cm(移动窗技术)。注意保护肋间血管及神经，尤其在采取肋骨骨软骨结合部时要保护下方紧贴的胸膜，根据股骨头缺损大小，用线锯截取相应长度肋软骨及肋骨。根据缺损大小及形状，将肋骨按设计切成几部分并修整，以马赛克形式植入股骨头软骨缺损区并使之压配，可将肋骨骨软骨结合部植入到负重区中央，必要时用可吸收钉辅助固定。用手术刀沿股骨头关节面曲度切削肋软骨表面，使之与股骨头外形相适应。牵引下肢，屈膝、内旋即可复位髋关节，活动髋关节。确认植入后的肋软骨稳定，与髋臼边缘等无撞击等异常接触。缝合关节囊不能过紧，大量生理盐水冲洗后，修复切断的股直肌直头，放置负压引流，逐层关闭各切口。

三、术后处理

术后第 2 天即可拄双拐下地，术后 12 周开始部分负重，术后 4 周内避免屈髋超过 90°。术后循序渐进进行肌肉力量训练。

四、典型病例

【病例 1】

1. 患者资料　患者，男性，15 岁。因车祸伤致右侧髋部疼痛且无法活动，行 X 线平片及 CT 检查后诊断为“右侧股骨头骨骺滑脱”。行“右侧股骨骨骺滑脱切开复位内固定术”，术中复位滑脱骨骺并以 2 枚克氏针和 2 枚可吸收螺钉固定，术后患肢持续胫骨结节牵引治疗。

患者术后体温反复波动伴右髋肿痛 20 余日，并出现右侧髋关节活动受限进行性加重，无法独立坐起及下地行走，于术后 7 个月左右再次入院。入院查体：右髋轻度肿胀，无破溃，皮温不高，可见陈旧性手术瘢痕，愈合良好。右下肢放松状态下，髋关节呈前屈 30°、外展 10°、外旋 15° 畸形，右下肢较健侧短缩约 8 cm。右髋内收肌起点轻度压痛，纵向叩击痛可及，Thomas 征（+），“4”字征（+），髋关节超伸试验（+）。右髋被动活动前屈 0°~75°、后伸 −20°~−10°、外展 0°~20°、内收 0°~15°，髋关节前屈时外旋 0°~15°、内旋 0°~20° 即感疼痛。Harris 评分：右侧 61 分，左侧 87 分。X 线平片（图 16-7A）显示：右侧股骨头骨骺内固定在位，骨骺密度不均匀，关节间隙狭窄、模糊；三维重建 CT（图 16-7B）显示：右侧髋关节间隙变窄，股骨头表面骨质破坏，骨骺内骨质密度不均匀；

MRI 检查显示：右侧股骨头软骨变薄、剥离，关节间隙狭窄。诊断为右侧股骨头骨骺坏死，考虑与骨骺滑脱损伤、内固定术及术后感染有关。经术前评估及讨论，判断股骨头软骨发生严重损伤剥离，导致髋关节僵直。因患者年龄小，决定行肋软骨移植重建修复股骨头软骨面，改善患者髋关节功能。

2. 手术方法　全麻下，患者取仰卧位。取患者髋关节外侧缘切口，逐层暴露后，取出原内固定克氏针 2 枚。采用 Smith-Peterson 入路，依次切开皮肤、皮下组织和阔筋膜，注意保护股前外侧皮神经，充分显露髋关节前侧关节囊，并行 T 形切开。先将髋关节内充分松解后，极度内收、外旋股骨，脱出股骨头。术中见股骨头变形严重，负重区严重塌陷，股骨头关节面软骨大面积变性、漂浮、剥脱

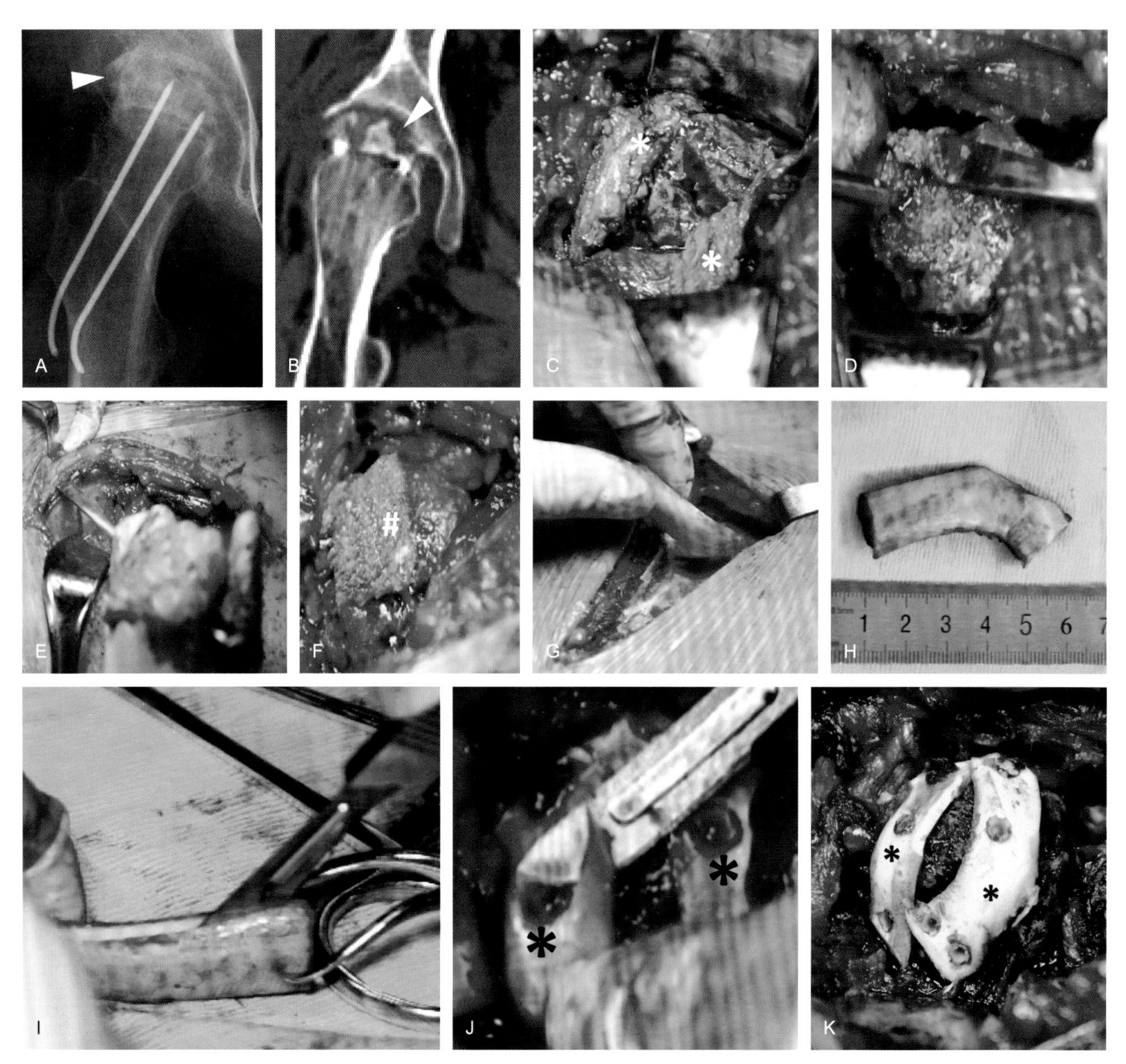

图 16-7　患者，男性，15 岁。右侧股骨头骨骺坏死，髋关节僵直

A. X 线平片显示股骨头骨骺密度不均匀，关节间隙狭窄、模糊（白色三角指向关节间隙）；B. 术前三维重建 CT 显示右侧髋关节间隙变窄，股骨头表面骨质破坏，骨骺内骨质密度不均匀（白色三角指向严重破坏的股骨头骨软骨面）；C. 术中见股骨头变形严重，负重区严重塌陷，股骨头关节面软骨变性、漂浮、剥脱（白色 * 标记为剥脱的软骨）；D. 彻底清理股骨头变性坏死骨及软骨组织；E. 在同一切口内取同侧髂骨骨块；F. 修整髂骨后移植修复股骨头软骨下骨缺损（白色 # 标记为移植股骨头的髂骨骨块）；G、H. 手术截取肋软骨；I. 将肋软骨整块用手术刀纵向劈成两片；J. 将 I 制备的肋软骨镶嵌移植在股骨头表面，用 6 枚可吸收螺钉固定，并用手术刀修整肋软骨重塑股骨头关节面；K. 修复重建后的股骨头表面外观（J、K 中黑色 * 标记为移植后的肋软骨）

(图 16-7C)。彻底清理股骨头变性坏死骨及软骨组织，清除后确认股骨头表面骨软骨缺损区占股骨头总表面约 1/3（图 16-7D）。根据骨缺损情况，在同一切口内取同侧髂骨骨块以重建股骨头软骨下骨缺损（图 16-7E）。在髋关节手术同时，另一组医生站在右侧取肋软骨，沿右侧第 6 肋骨长轴切开皮肤长约 6 cm，注意保护肋间血管及神经。根据股骨头骨软骨缺损大小，用线锯截取相应长度肋软骨长 5~6 cm（图 16-7G、图 16-7H）。确认胸膜完整无损伤后，缝合肋骨骨膜，关闭胸部切口。修整取下的髂骨骨块，镶嵌于股骨头负重区软骨下骨缺损中，并修整外形（图 16-7F）；将肋软骨整块用手术刀纵向劈成两片后（图 16-7I），移植至髂骨植入后的股骨头软骨缺损表面，用 6 枚可吸收螺钉固定肋软骨及髂骨块，用手术刀沿股骨头关节面曲度切削移植后的肋软骨表面（图 16-7J），重塑股骨头关节面外形（图 16-7K）。牵引下肢，屈膝、内旋复位髋关节，于各个方向活动髋关节，确认植入后的肋软骨稳定，与髋臼边缘等无撞击等异常接触。确认被动髋关节活动范围：前屈 0°~75°，后伸 0°~10°，外展 0°~40°，内收 0°~25°，髋关节前屈时外旋 0°~30°、内旋 0°~30°，移植软骨骨块稳定。C 臂机透视见股骨头外形良好。缝合关节囊，大量生理盐水冲洗逐层关闭各切口。手术顺利，患者苏醒后返回病房。

3. 预后　本例肋软骨移植重建股骨头手术，手术时间 150 分钟，出血 900 ml，肋部手术切口长约 6 cm。术后嘱患者患髋被动全范围活动，禁止髋关节同时内收外旋活动。术后第二天即可扶双拐下地，术后 2 周开始主动全范围功能锻炼，循序渐进进行肌肉力量训练。术后骨盆正位片显示髂骨植骨在位，关节间隙较术前明显增宽。患者无不适感、无切口感染。术后随访 6 周。

患者于术后 4 周回院复查。查体：右髋轻度肿胀，无明显皮损，可见手术瘢痕，愈合良好。右下肢未见明显畸形，双下肢未见明显长短差异。右髋压痛不明显，纵向叩击痛未及，Thomas 征（−），“4”字征（+），髋关节超伸试验（−）。右髋被动活动前屈 0°~90°、后伸 0°~15°、外展 0°~40°、内收 0°~30°、髋关节前屈时外旋 0°~30°、内旋 0°~30°。右下肢肌张力正常，肌力 4 级。右下肢余关节基本正常，末梢感觉、血运、皮温良好。X 线平片（图 16-8A）及 CT（图 16-8B、图 16-8C）提示：右侧股骨头术后股骨头外形较术前改善，关节在位，关节间隙较术前增宽。患者自觉髋关节疼痛及活动功能较术前改善，疗效满意。

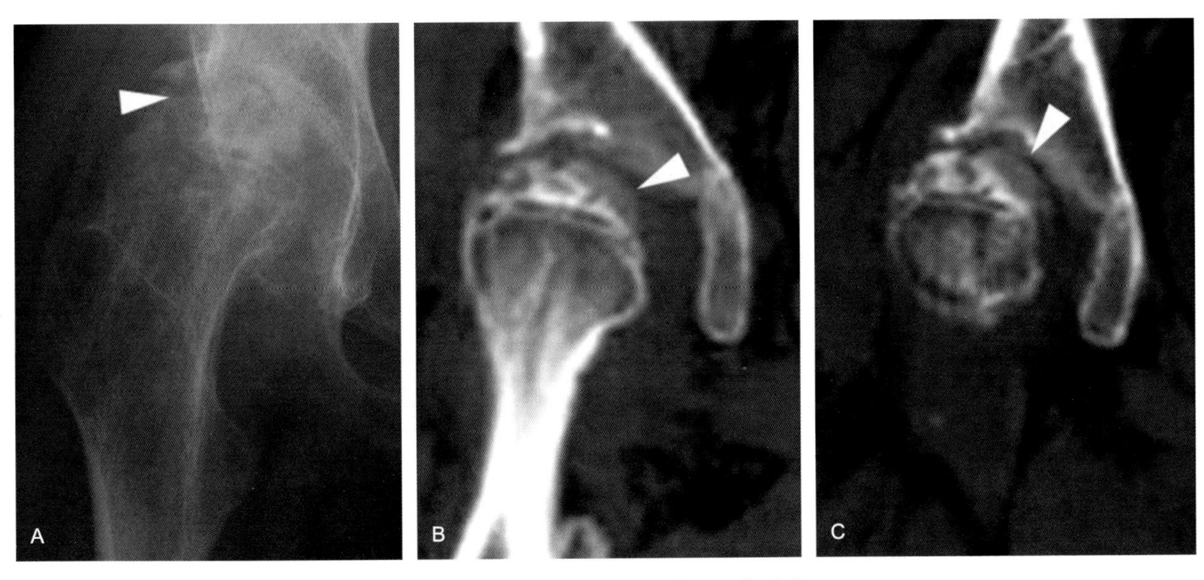

图 16-8　患者术后复查 X 线片和三维重建 CT

A. 术后 6 周复查 X 线显示股骨头外形较术前改善，关节在位，关节间隙较术前增宽（白色三角指向关节间隙）；B、C. 分别于术后 1 日和 6 周复查三维重建 CT，股骨头外形较术前改善，关节在位，关节间隙较术前增宽（白色三角指向修复重建后的股骨头骨软骨面）

【病例 2】

1. 患者资料 患者，男性，20 岁。1 年前外伤致左侧髋部疼痛且左足背伸受限。查 X 线平片及 CT 后诊断为“左侧髋臼骨折，左侧坐骨神经损伤”。遂行“左侧髋臼骨折切开复位内固定术”，术中复位髋臼后壁以金属内植物固定。术后拄双拐下地锻炼，术后 7 月余改以单拐行走，后患者自感左侧髋部疼痛伴活动受限进行性加重，严重影响日常生活。患者及家长遂至我院就诊，查 X 线平片提示：左侧髋臼骨折术后，内固定在位，关节间隙狭窄、模糊。入院后查体：左髋轻度肿胀，无明显皮损，可见陈旧性手术瘢痕，愈合良好。左足垂足畸形，双下肢未见明显长短差异。左髋内收肌起点轻度压痛，纵向叩击痛可及，Thomas 征（+），“4”字征（+），髋关节超伸试验（+）。右髋被动活动前屈 0°~65°、后伸 −10°~0°、外展 0°~15°、内收 0°~10° 即感疼痛不可忍。左踝及左足感觉较右侧减退。Harris 评分：右侧 88 分，左侧 28 分。X 线平片（图 16-9A）显示：左侧髋臼内固定在位，左髋

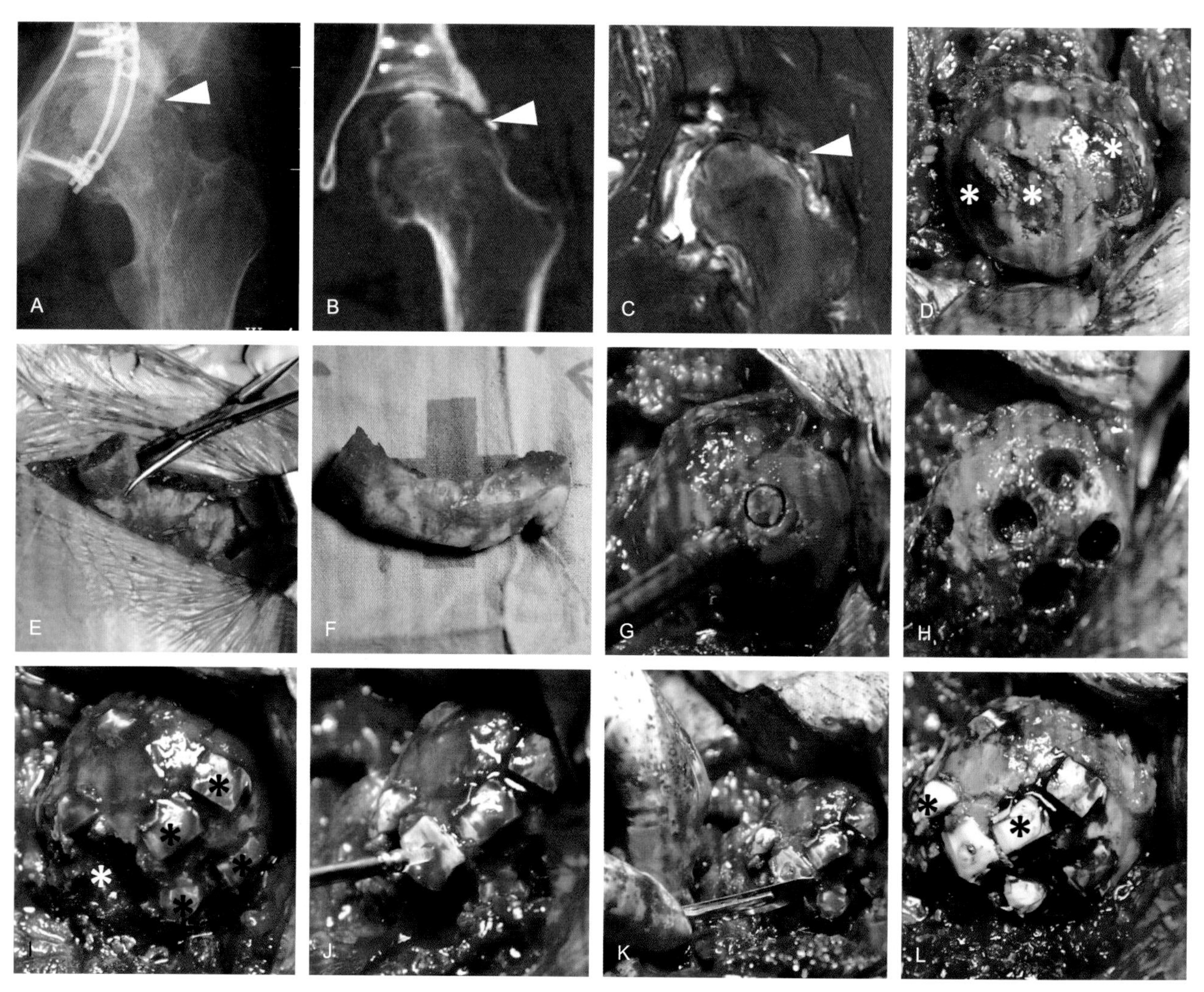

图 16-9 患者，男性，20 岁

A. X 线平片显示左侧髋关节间隙狭窄、模糊（白色三角指向关节间隙）；B. 术前三维重建 CT 显示右侧髋关节左侧股骨头表面骨质破坏，关节内可见游离体（白色三角指向关节间隙）；C. 术前 MRI 显示左侧股骨头、髋臼骨髓水肿，股骨头软骨变薄，关节间隙狭窄（白色三角指向关节间隙）；D. 术中见股骨头关节面软骨大面积缺损，软骨下骨外露（白色 * 标记为软骨的缺损区）；E、F. 手术截取肋软骨及 2~3 cm 交界部肋骨；G、H. 彻底清理股骨头变性坏死骨及软骨组织，用环钻于股骨头软骨缺损区钻多个孔，深度 2~3 cm；I. 根据钻孔深度和大小将肋软骨及肋骨修整后镶嵌压配于骨孔内（白色 * 标记为软骨的缺损区，黑色 * 标记为镶嵌移植后的肋软骨）；J. 可吸收钉固定移植后的肋软骨；K. 用手术刀沿股骨头关节面曲度切削移植后的肋软骨表面，使其于股骨头外形完全匹配并略高于周围关节软骨；L. 修复重建后的股骨头表面外观（黑色 * 标记为移植后的肋软骨）

关节间隙狭窄，模糊；CT 片（图 16-9B）显示：左侧股骨头表面骨质破坏，关节内可见游离体；MRI（图 16-9C）显示：左侧股骨头、髋臼骨髓水肿，股骨头软骨变薄，关节间隙狭窄。诊断为“左侧髋关节骨性关节炎”。考虑患者髋关节软骨损伤严重、年龄小，经术前评估及讨论后，拟行肋软骨马赛克移植重建股骨头软骨面，改善患者髋关节功能。

2. 手术方法　全麻下，患者取仰卧位，采用 Smith-Peterson 入路，沿阔筋膜张肌和缝匠肌间隙分离，充分显露髋关节前侧关节囊，T 形切开。极度内收、外旋股骨，脱出股骨头。见股骨头负重区关节面软骨几乎完全缺损，软骨下骨外露，股骨头边缘骨赘增生（图 16-9D）。彻底清理股骨头变性坏死骨及软骨组织，清除股骨头边缘骨赘。沿右侧第 9 肋骨做斜行切口，将肋软骨及 2~3 cm 交界部肋骨完整取下（图 16-9E、图 16-9F）。确认胸膜完整无损伤后，缝合肋骨骨膜，关闭胸部切口。用环钻于股骨头软骨缺损区钻多个孔，深度 2~3 cm（图 16-9G、图 16-9H），根据钻孔深度和大小将肋软骨及肋骨修整后镶嵌压配于骨孔内（图 16-9I），必要时用可吸收螺钉固定肋软骨（图 16-9J），用手术刀沿股骨头关节面曲度切削移植后的肋软骨表面（图 16-9K），使其于股骨头外形完全匹配并略高于周围关节软骨（图 16-9L）。复位髋关节，于各个方向活动髋关节，确认植入后的肋软骨稳定，与髋臼边缘等无撞击等异常接触。C 臂机透视见股骨头外形良好，关节间隙改善明显。缝合关节囊，大量生理盐水冲洗逐层关闭各切口。手术顺利，患者苏醒后安返病房。

3. 预后　本例肋软骨移植重建股骨头手术，手术时间 90 分钟，出血 600 ml，肋部手术切口长约 8 cm。术后嘱患者患髋被动全范围活动，禁止髋关节同时内收外旋活动，术后第二天即可拄双拐下地，术后 2 周开始主动全范围功能锻炼，循序渐进进行肌肉力量训练。术后骨盆正位片显示股骨头外形良好，关节间隙较术前明显增宽。患者无不适感、无切口感染。术后随访 3 个月。术后 1.5 个月家属携片复查。X 线片显示：左侧髋臼内植物存留，左侧股骨头术后关节在位，关节间隙较术前增宽。告诉患者髋关节活动较术前改善，叮嘱继续髋关节主动全范围活动，下肢加重肌肉力量锻炼，拄双拐下地加强锻炼强度。患者于术后 3 个月回院复查。查体：左侧髋关节手术瘢痕愈合良好，左下肢未见明显畸形，双下肢未见明显长短差异。左侧髋关节压痛不明显，纵向叩击痛未及，Thomas 征（−），“4”字征（+），髋关节超伸试验（−）。左髋被动活动前屈 0°~95°、后伸 0°~15°、外展 0°~45°、内收 0°~30°，髋关节前屈时外旋 0°~30°、内旋 0°~30°。左下肢肌张力正常，肌力 4 级。X 线平片（图 16-10A）提示：左侧髋臼内植物存留，左侧股骨头术后关节在位，股骨头外形满意。三维重建 CT（图 16-10B）提示：钻孔植骨处骨质愈合，关节间隙满意。患者自觉髋关节疼痛及活动功能较术前明显改善，疗效满意。

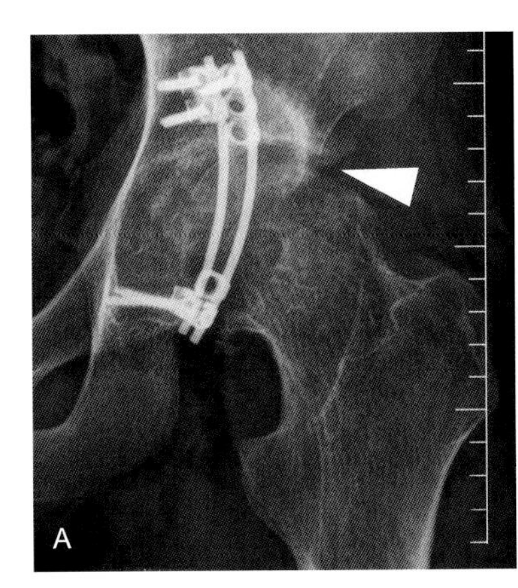

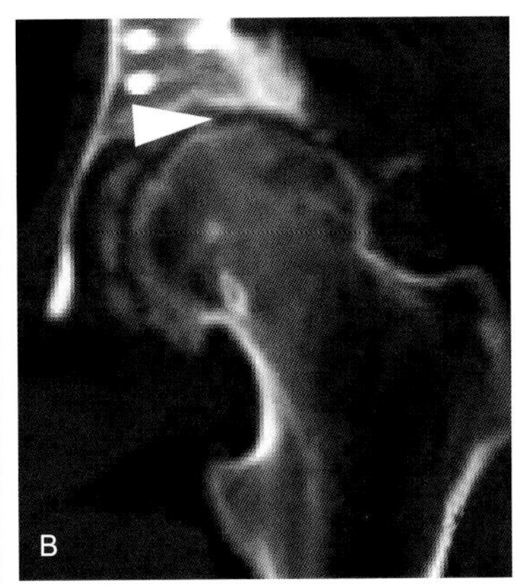

图 16-10　术后 3 个月复查 X 线和三维重建 CT

A. X 线显示股骨头外形较术前改善，关节在位，关节间隙较术前增宽（白色三角指向关节间隙）；B. 三维重建 CT 显示股骨头外形较术前改善，关节在位，关节间隙较术前增宽（白色三角指向关节间隙）

（杜大江　徐佩君）

参考文献

[1] Sonoda K, Motomura G, Kawanami S, et al. Degeneration of articular cartilage in osteonecrosis of the femoral head begins at the necrotic region after collapse: a preliminary study using T1 rho MRI[J]. Skeletal Radiol, 2017, 46(4): 463-467.

[2] Glimcher M J, Kenzora J E. The biology of osteonecrosis of the human femoral head and its clinical implications: Ⅱ. The pathological changes in the femoral head as an organ and in the hip joint[J]. Clin Orthop Relat Res, 1979, 139: 283-312.

[3] Magnussen R A, Guilak F, Vail T P. Articular cartilage degeneration in post-collapse osteonecrosis of the femoral head: radiographic staging, macroscopic staging, and histologic changes[J]. J Bone Joint Surg Am, 2005, 87: 1272-1277.

[4] Ruch D S, Sekiya J, Dickson S W, et al. The role of hip arthroscopy in the evaluation of avascular necrosis[J]. Orthopedics, 2001, 24: 339-343.

[5] Lee J H, Lee B W, Lee B J, et al. Midterm results of primary total hip arthroplasty using high cross-linked polyethylene: minimum 7 year follow-up study[J]. J Arthroplasty, 2011, 26: 1014-1019.

[6] Mont M A, Einhorn T A, Sponseller P D, et al. The trapdoor procedure using autogenous cortical and cancellous bone grafts for osteonecrosis of the femoral head[J]. J Bone Joint Surg Br, 1998, 80(1): 56-62.

[7] Ganz R, Büchler U. Overview of attempts to revitalize the dead head in aseptic necrosis of the femoral head—osteotomy and revascularization[J].Hip, 1983: 296-305.

[8] Itoman M, Yamamoto M. Pathogenesis and treatment of idiopathic aseptic necrosis of the femoral head[J]. Clin Immunol, 1969, 21: 713-725.

[9] Judet R, Judet J, Launois B, et al. Trial of experimental revascularization of the femoral head[J]. Rev Chir Orthop Reparatrice Appar Mot, 1966, 52: 277-303.

[10] Merle D'Aubigné R, Postel M, Mazabraud A, et al. Idiopathic necrosis of the femoral head in adults[J]. J Bone Joint Surg [Br], 1965, 47-B: 612-633.

[11] Meyers M H, Convery F R. Grafting procedures in osteonecrosis of the hip[J]. Sem Arthroplasty, 1991, 2: 189-197.

[12] Yamamoto M, Itoman M, Sagamoto N, et al. Strut bone graft for aseptic necrosis of the femoral head: theory and surgical technique[J]. Orthop Surg, 1983, 34: 902-908.

[13] Xu H, Niu X, Li Y, et al. What are the results using the modified trapdoor procedure to treat chondroblastoma of the femoral head? [J]. Clin Orthop Relat Res, 2014, 472(11): 3462-3467.

[14] Nuelle C W, Nuelle J A, Cook J L, et al. Patient factors, donor age, and graft storage duration affect osteochondral allograft outcomes in knees with or without comorbidities[J]. J Knee Surg, 2017, 30(2): 179-184.

[15] Cook J L, Stannard J P, Stoker A M, et al. Importance of donor chondrocyte viability for osteochondral allografts[J]. Am J Sports Med, 2016, 44(5): 1260-1268.

[16] Oladeji L O, Cook J L, Stannard J P, et al. Large fresh osteochondral allografts for the hip: growing the evidence[J]. Hip Int, 2017, 0. doi: 10.5301/hipint.5000568.

[17] Fotopoulos V C, Mouzopoulos G, Floros T, et al. Steroid-induced femoral head osteonecrosis in immune thrombocytopenia treatment with osteochondral autograft transplantation[J].Knee Surg Sports Traumatol Arthrosc, 2015, 23(9): 2605-2610.

[18] Rittmeister M, Hochmuth K, Kriener S, et al. Five year results following autogenous osteochondral transplantation to the femoral head[J]. Orthopade, 2005, 34(4): 320, 322-326.

[19] Sotereanos N G, DeMeo P J, Hughes T B, et al. Autogenous osteochondral transfer in the femoral head after osteonecrosis[J]. Orthopedics, 2008, 31(2): 177.

[20] Girard J, Roumazeille T, Sakr M, et al. Osteochondral mosaicplasty of the femoral head[J]. Hip Int, 2011, 21(5): 542-548.

[21] Nam D, Shindle M K, Buly R L, et al. Traumatic osteochondral injury of the femoral head treated by mosaicplasty: a report of two cases[J]. HSS J, 2010, 6(2): 228-234.

[22] Won Y, Lee G S, Kim S B, et al. Osteochondral autograft from the ipsilateral femoral head by surgical dislocation for treatment of femoral head fracture dislocation: a case report[J]. Yonsei Med J, 2016, 57(6): 1527-1530.

[23] Knutsen G, Drogset J O, Engebretsen L, et al. A randomized trial comparing autologous chondrocyte implantation with microfracture: findings at five years[J]. J Bone Joint Surg Am, 2007, 89(10): 2105-2112.

[24] Gooding C R, Bartlett W, Bentley G, et al. A prospective, randomised study comparing two techniques of autologous chondrocyte implantation for osteochondral defects in the knee: periosteum covered versus type Ⅰ/Ⅲ collagen covered[J]. Knee, 2006, 13(3): 203-210.

[25] Bartlett W, Skinner J A, Gooding C R, et al. Autologous chondrocyte implantation versus matrix-induced autologous chondrocyte implantation for osteochondral defects of the knee: a prospective, randomised study[J]. J Bone Joint Surg Br, 2005, 87(5): 640-645.

[26] Zeifang F, Oberle D, Nierhoff C, et al. Autologous chondrocyte implantation using the original periosteum-cover technique versus matrix-associated autologous chondrocyte implantation: a randomized clinical trial[J]. Am J Sports Med, 2010, 38(5): 924-933.

[27] Fontana A, Bistolfi A, Crova M, et al. Arthroscopic treatment of hip chondral defects: autologous chondrocyte transplantation versus simple debridement. A pilot study[J]. Arthroscopy, 2012, 28(3): 322-329.

[28] Marcacci M, Zaffagnini S, Kon E, et al. Arthroscopic autologous chondrocyte transplantation: technical note[J]. Knee Surg Sports Traumatol Arthrosc, 2002, 10(3): 154-159.

[29] Akimau P, Bhosale A, Harrison P E, et al. Autologous chondrocyte implantation with bone grafting for osteochondral defect due to posttraumatic osteonecrosis of the hip: a case report[J]. Acta Orthop, 2006, 77(2): 333-336.

[30] Du D, Sugita N, Liu Z, et al. Repairing osteochondral defects of critical size using multiple costal grafts: an experimental study[J]. Cartilage, 2015, 6(4): 241-251.